21世纪普通高等教育基础课系列教材

医用物理学

第2版

主　编　李新忠　王晓飞
副主编　吕珍龙　刘世杰　胡秋波
参　编　王鑫鑫　王开通　于秋红

机械工业出版社

本书是编者根据多年的教学实践及教学研究成果编写而成的。作者以现代观点审视物理学在医学类学生培养过程中的地位和作用，合理地组织了教学内容，既保持了物理学的系统性，又适当结合现代医学，突出医学特色，使医学类专业学生初步了解物理学最基本的知识和理论，并使他们看到物理学与他们的生活和将要投入的专业工作之间的密切联系，激发他们的学习热情，从而提高教学效果。

本书可供高等医药类院校临床医学、检验、影像、口腔、药学和护理学等专业作为医用物理教材使用，也可供医学工作者参考。

图书在版编目（CIP）数据

医用物理学/李新忠，王晓飞主编. --2 版.
北京：机械工业出版社，2025.4. --（21 世纪普通高等教育基础课系列教材）. -- ISBN 978 - 7 - 111 - 77098 - 5

Ⅰ. R312

中国国家版本馆 CIP 数据核字第 202458Q82A 号

机械工业出版社（北京市百万庄大街 22 号　邮政编码 100037）
策划编辑：张金奎　　　　　责任编辑：张金奎　汤　嘉
责任校对：曹若菲　张　薇　　封面设计：张　静
责任印制：李　昂
北京新华印刷有限公司印刷
2025 年 4 月第 2 版第 1 次印刷
184mm×260mm · 23.25 印张 · 576 千字
标准书号：ISBN 978-7-111-77098-5
定价：69.80 元

电话服务　　　　　　　　　网络服务
客服电话：010-88361066　　机 工 官 网：www.cmpbook.com
　　　　　010-88379833　　机 工 官 博：weibo.com/cmp1952
　　　　　010-68326294　　金 书 网：www.golden-book.com
封底无防伪标均为盗版　　　机工教育服务网：www.cmpedu.com

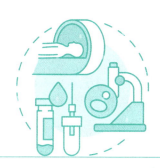

前　言

　　物理学是研究自然界最普遍、最基本的运动形态及运动规律的科学，这种最普遍、最基本的运动规律是各种高级复杂运动规律的基础。因此，物理学是一切自然科学和技术科学的基础。物理学研究所形成的物质观、自然观、时空观、宇宙观对人类文化都产生了极其深刻的影响。物理学研究所形成的方法，是培养和提高人的观察能力、思维能力、表达能力、理论联系实际能力和创新能力等素质的最有效的方法。物理学既是一门科学，也是一种文化，它是人类思想文明的源泉。

　　认清物理学的特点，转变教学思想，合理组织教学内容，改革教学方法是人才素质培养的关键。基于这一理念，我们在长期的教学研究与实践的基础上，参考国内外有关教材，编写了本书。

　　本书基于现代物理思想、概念、方法和现代教育思想、理念，根据现代医学技术对物理学的基本需求，力求在一个比较完整的结构体系上进行编写。本书的任务一方面是使医科类专业学生初步了解物理学科最基本的理论和知识，另一方面是使他们看到物理学与他们的生活和将要投入的专业工作之间的密切联系。同时，试图开发医科类专业学生的创造思维，以体现出医用物理基础课程素质教育的宗旨。因此，本书在编写上遵循如下原则：

　　（1）加大近代物理教学内容的比重，实现经典物理内容的现代化，从而建立一个完整的、面向现代社会的医用物理课程内容教学体系。

　　（2）突出医用物理的基本特点，注重物理原理、技术和方法在医疗技术中的应用，借此培养学生理论联系实际的能力，使他们初步树立学科应用意识。

　　（3）强调物理学中的唯物史观和辩证法，确立医用物理的基本概念、基本定律、基本思想、基本方法。

　　（4）增强教材的启发性和易读性。考虑到近几年高考模式的改变，部分医科类专业学生的中学物理基础知识相对薄弱，本书尽量精简物理公式和减少数学推导，尤其是避免采用难度较大的高等数学推导，力求删繁就简，减轻学生负担。

　　全书共17章，每章配有一定数量的例题和习题，教学参考学时为48～72学时。

　　本书的编写得到河南科技大学物理工程学院的大力支持，在此深表谢意。

　　参加本书编写的人员有：河南科技大学的李新忠、王晓飞、吕珍龙、刘世杰、王鑫鑫、王开通、丁秋红和洛阳理工学院的胡秋波。其中李新忠、王晓飞任主编，吕珍龙、刘世杰、胡秋波任副主编。具体编写分工：李新忠编写第10章和第11章，王晓飞编写第13章和第

16章，吕珍龙编写第14章和第15章，刘世杰编写第2章和第3章，胡秋波编写第7章、第8章和第9章，王鑫鑫编写第4章和第17章，王开通编写第5章和第12章，于秋红编写第1章和第6章。

由于编者水平有限，不当之处在所难免，欢迎读者批评指正。

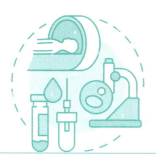

目 录

前言

绪论 / 1

第1章 | 物体的弹性 骨与肌肉的力学特性 / 4

1.1 应力和应变 ………………………………………………………… 4
    1.1.1 应力 ……………………………………………………… 4
    1.1.2 应变 ……………………………………………………… 5

1.2 弹性与塑性 弹性模量 ……………………………………………… 6
    1.2.1 弹性与塑性 ……………………………………………… 6
    1.2.2 弹性模量 ………………………………………………… 6

1.3 骨与肌肉的力学特性 ……………………………………………… 7
    1.3.1 骨骼的力学特性 ………………………………………… 7
    1.3.2 肌肉的力学特性 ………………………………………… 10

1.4 力学在医学中的应用 ……………………………………………… 12
    1.4.1 骨骼系统的力学分析 …………………………………… 12
    1.4.2 心血管系统的力学分析 ………………………………… 13
    1.4.3 呼吸系统的力学分析 …………………………………… 13
    1.4.4 康复工程中的力学应用 ………………………………… 14
    1.4.5 医疗器械中的力学设计 ………………………………… 15

习题1 ……………………………………………………………………… 16

第2章 | 振动 / 17

2.1 简谐振动 …………………………………………………………… 17
    2.1.1 简谐振动方程 …………………………………………… 17
    2.1.2 描述简谐振动的特征量 ………………………………… 18
    2.1.3 简谐振动的旋转矢量表示法 …………………………… 21
    2.1.4 简谐振动的能量 ………………………………………… 22

2.2 简谐振动的合成 …………………………………………………… 23
    2.2.1 两个同方向、同频率简谐振动的合成 ………………… 23
    2.2.2 两个同方向、不同频率简谐振动的合成 ……………… 24

2.2.3　两个互相垂直的简谐振动的合成 ………………………………………… 25
2.3　振动的分解　频谱分析 ……………………………………………………… 26
2.4　阻尼振动　受迫振动　共振 ………………………………………………… 28
    2.4.1　阻尼振动 ………………………………………………………………… 28
    2.4.2　受迫振动 ………………………………………………………………… 29
    2.4.3　共振 ……………………………………………………………………… 30
2.5　振动在医学中的应用 ………………………………………………………… 30
    2.5.1　机械振动对人体的生物效应 …………………………………………… 30
    2.5.2　振动测量技术在临床上的应用 ………………………………………… 32
习题 2 ………………………………………………………………………………… 34

第3章　波动　声波　/ 35

3.1　机械波 ………………………………………………………………………… 35
    3.1.1　机械波的产生 …………………………………………………………… 35
    3.1.2　波面　波线 ……………………………………………………………… 35
    3.1.3　波长、波的周期和频率、波速 ………………………………………… 36
3.2　平面简谐波的波动方程 ……………………………………………………… 37
    3.2.1　平面简谐波的波函数 …………………………………………………… 37
    3.2.2　波函数的物理意义 ……………………………………………………… 38
3.3　波的能量、强度和衰减 ……………………………………………………… 40
    3.3.1　波的能量 ………………………………………………………………… 41
    3.3.2　波的强度 ………………………………………………………………… 42
    3.3.3　波的衰减 ………………………………………………………………… 42
3.4　惠更斯原理　波的衍射及其解释 …………………………………………… 42
    3.4.1　惠更斯原理 ……………………………………………………………… 42
    3.4.2　波的衍射及其解释 ……………………………………………………… 43
3.5　波的叠加与干涉 ……………………………………………………………… 43
    3.5.1　波的叠加原理 …………………………………………………………… 43
    3.5.2　波的干涉 ………………………………………………………………… 44
3.6　驻波 …………………………………………………………………………… 47
    3.6.1　驻波实验 ………………………………………………………………… 47
    3.6.2　驻波方程 ………………………………………………………………… 48
    3.6.3　驻波的特点 ……………………………………………………………… 49
3.7　声波 …………………………………………………………………………… 50
    3.7.1　声压、声阻和声强 ……………………………………………………… 50
    3.7.2　声波的反射和透射 ……………………………………………………… 52
    3.7.3　听觉区域 ………………………………………………………………… 52
    3.7.4　声强级和响度级 ………………………………………………………… 53
3.8　声波的多普勒效应 …………………………………………………………… 55
    3.8.1　声源和观察者在其连线上运动 ………………………………………… 55
    3.8.2　声源和观察者的运动不在其连线上 …………………………………… 56

3.8.3 多普勒效应的应用 ········· 57
3.9 超声波及其医学应用 ········· 59
3.9.1 超声波的特性 ········· 59
3.9.2 超声波的作用 ········· 59
3.9.3 超声波的产生和探测 ········· 60
3.9.4 超声波在医学中的应用 ········· 61
习题 3 ········· 63

第 4 章　液体的流动　/ 65

4.1 理想液体的稳定流动 ········· 65
4.1.1 理想液体 ········· 65
4.1.2 连续性方程 ········· 66
4.2 伯努利方程及其应用 ········· 67
4.2.1 伯努利方程 ········· 67
4.2.2 伯努利方程的应用 ········· 69
4.3 实际液体的流动 ········· 72
4.3.1 实际液体的黏性与黏度 ········· 72
4.3.2 血液的黏度 ········· 74
4.3.3 湍流和雷诺数 ········· 75
4.4 黏性液体的流动规律 ········· 76
4.4.1 实际液体的伯努利方程 ········· 76
4.4.2 泊肃叶定律 ········· 77
4.4.3 血液的流动及血压在血流过程中的分布 ········· 79
4.4.4 斯托克斯定律 ········· 80
4.5 生物材料的结构特点及黏弹性 ········· 81
4.5.1 生物材料的结构特点 ········· 81
4.5.2 生物材料的黏弹性 ········· 82
4.5.3 黏弹性材料的力学模型 ········· 83
4.6 流体力学在医学中的应用 ········· 84
4.6.1 心血管疾病与血液流动的关系 ········· 84
4.6.2 血流动力学在医学诊疗中的应用 ········· 85
习题 4 ········· 86

第 5 章　液体的表面现象　/ 89

5.1 液体的表面张力和表面能 ········· 89
5.1.1 表面张力 ········· 89
5.1.2 液体的表面层和表面能 ········· 91
5.2 弯曲液面的附加压强及液泡内外的压强差 ········· 93
5.2.1 弯曲液面的附加压强 ········· 93
5.2.2 液泡内外的压强差 ········· 94
5.3 毛细现象　气体栓塞 ········· 95

5.3.1 液体与固体接触处的表面现象 ………………………………………… 95
5.3.2 毛细现象 …………………………………………………………………… 96
5.3.3 气体栓塞 …………………………………………………………………… 98

5.4 表面活性物质和表面吸附 肺泡中的表面活性物质 ………………… 99
5.4.1 表面活性物质和表面吸附 ……………………………………………… 99
5.4.2 肺泡中的表面活性物质 ………………………………………………… 100

5.5 表面活性剂在医学中的应用 ……………………………………………… 101
5.5.1 表面活性剂的原理和作用 ……………………………………………… 101
5.5.2 表面活性剂在医药技术中的应用 ……………………………………… 102

习题5 …………………………………………………………………………………… 102

第6章 气体动理论与热力学定律 / 105

6.1 气体动理论 ………………………………………………………………… 105
6.1.1 气体动理论的基本概念 ………………………………………………… 105
6.1.2 理想气体状态方程 ……………………………………………………… 106
6.1.3 理想气体的微观模型与压强公式 ……………………………………… 107
6.1.4 理想气体的能量公式 …………………………………………………… 109
6.1.5 速率分布函数与麦克斯韦速率分布律 ………………………………… 112
6.1.6 玻尔兹曼能量定律 ……………………………………………………… 113
6.1.7 气体的溶解 高压氧疗 ………………………………………………… 114

6.2 平衡态 热力学第一定律 ………………………………………………… 115
6.2.1 热力学系统与平衡态 …………………………………………………… 115
6.2.2 准静态过程 ……………………………………………………………… 116
6.2.3 功、热量和内能 ………………………………………………………… 116
6.2.4 热力学第一定律 ………………………………………………………… 118

6.3 理想气体的热力学过程 …………………………………………………… 119
6.3.1 等体过程 ………………………………………………………………… 119
6.3.2 等压过程 ………………………………………………………………… 119
6.3.3 等温过程 ………………………………………………………………… 120
6.3.4 绝热过程 ………………………………………………………………… 121

6.4 热力学第一定律的应用 …………………………………………………… 122
6.4.1 人体的能量交换与基础代谢 …………………………………………… 122
6.4.2 体温的恒定和控制 ……………………………………………………… 123
6.4.3 卡诺循环 ………………………………………………………………… 125
6.4.4 制冷机 …………………………………………………………………… 126

6.5 热力学第二定律及应用 …………………………………………………… 128
6.5.1 可逆过程与不可逆过程 ………………………………………………… 128
6.5.2 热力学第二定律 ………………………………………………………… 129
6.5.3 卡诺定理 ………………………………………………………………… 129
6.5.4 熵的概念与熵增加原理 ………………………………………………… 130
6.5.5 生命系统的熵变 ………………………………………………………… 131

6.6 热学在医学中的应用 ……………………………………………………… 132

习题 6 ·· 133

第 7 章 | 真空中的静电场 / 134

7.1 库仑定律 电场强度 ·· 134
7.1.1 电荷 库仑定律 ·· 134
7.1.2 电场与电场强度 ·· 135
7.1.3 电场强度叠加原理 ·· 136

7.2 电通量 高斯定理 ·· 138
7.2.1 电场线 ·· 139
7.2.2 电通量 ·· 139
7.2.3 高斯定理 ·· 140

7.3 静电场力的功 电势 ·· 145
7.3.1 静电场力的功 ·· 145
7.3.2 静电场的环路定理 ·· 146
7.3.3 电势能 电势 电势差 ·· 146
7.3.4 电势的计算 ·· 147
7.3.5 等势面 电场强度与电势的关系 ·· 148

7.4 电偶极子 电偶层 ·· 150
7.4.1 电偶极子电场的电势 ·· 150
7.4.2 电偶层 ·· 150

7.5 静电场中的电介质 ·· 151
7.5.1 电介质的分类与极化 ·· 151
7.5.2 电介质中的静电场 ·· 153

7.6 电泳及其医学应用 ·· 154
7.6.1 电泳 ·· 154
7.6.2 电泳的分类 ·· 154
7.6.3 电泳在医学上的应用 ·· 154

习题 7 ·· 154

第 8 章 | 稳恒电流 / 156

8.1 电流 ·· 156
8.1.1 电流强度 ·· 156
8.1.2 电流密度 ·· 157

8.2 欧姆定律 ·· 158
8.2.1 电阻 电阻率 ·· 158
8.2.2 欧姆定律推导 ·· 159

8.3 含源电路的欧姆定律 ·· 159
8.3.1 电动势 ·· 159
8.3.2 一段含源电路的欧姆定律 ·· 160

8.4 基尔霍夫方程组 ·· 160
8.4.1 节点电流方程组 ·· 161

8.4.2　回路电压方程组 …… 161
8.5　直流电在医学中的应用 …… 162
  8.5.1　人体的导电性 …… 162
  8.5.2　直流电对机体的作用 …… 163
  8.5.3　离子透入疗法 …… 163
  8.5.4　心电知识 …… 164
习题 8 …… 166

第 9 章　电磁现象　/ 169

9.1　磁感应强度　磁通量 …… 169
  9.1.1　磁场 …… 169
  9.1.2　磁感应强度 …… 169
  9.1.3　磁通量 …… 170
9.2　电流的磁场 …… 171
  9.2.1　毕奥-萨伐尔定律 …… 171
  9.2.2　安培环路定理 …… 174
9.3　磁场对电流的作用 …… 177
  9.3.1　磁场对运动电荷的作用 …… 177
  9.3.2　磁场对载流导线的作用 …… 180
  9.3.3　磁场对载流线圈的作用　磁矩 …… 181
9.4　磁介质 …… 182
  9.4.1　磁介质的分类 …… 182
  9.4.2　顺磁质和抗磁质的磁化机制 …… 183
  9.4.3　铁磁质 …… 183
9.5　电磁感应 …… 184
  9.5.1　电磁感应现象　法拉第电磁感应定律 …… 184
  9.5.2　动生电动势 …… 186
  9.5.3　感生电动势　感生电场 …… 187
  9.5.4　自感　互感 …… 187
9.6　磁场在医学中的应用 …… 190
  9.6.1　生物的磁场现象 …… 190
  9.6.2　磁场的生物效应 …… 190
习题 9 …… 190

第 10 章　几何光学　/ 193

10.1　球面折射 …… 193
  10.1.1　单球面的折射 …… 193
  10.1.2　共轴球面系统 …… 195
10.2　透镜 …… 196
  10.2.1　薄透镜公式 …… 196
  10.2.2　透镜组合 …… 197
  10.2.3　像差 …… 198

- 10.3 共轴球面系统的基点和成像公式 ································ 199
  - 10.3.1 共轴球面系统的三对基点 ································ 199
  - 10.3.2 作图成像法 ································ 200
  - 10.3.3 成像公式 ································ 200
- 10.4 眼睛 ································ 201
  - 10.4.1 眼球结构简介 ································ 201
  - 10.4.2 眼睛的光学系统 ································ 201
  - 10.4.3 眼的分辨本领 ································ 202
  - 10.4.4 眼的调节及非正常眼的矫正 ································ 204
- 10.5 放大镜　显微镜 ································ 207
  - 10.5.1 放大镜 ································ 207
  - 10.5.2 显微镜 ································ 207
  - 10.5.3 显微镜的分辨本领 ································ 208
  - 10.5.4 电子显微镜 ································ 209
- 10.6 纤镜的原理及其在医学中的应用 ································ 211
  - 10.6.1 光学纤维导光原理 ································ 211
  - 10.6.2 纤镜及其医疗应用 ································ 212
- 习题 10 ································ 212

第 11 章 ｜波动光学 / 214

- 11.1 光的干涉 ································ 214
  - 11.1.1 光的相干性 ································ 214
  - 11.1.2 光程　光程差 ································ 215
  - 11.1.3 杨氏双缝干涉 ································ 216
  - 11.1.4 劳埃德镜 ································ 218
  - 11.1.5 薄膜干涉 ································ 219
  - 11.1.6 等厚干涉 ································ 221
  - 11.1.7 迈克耳孙干涉仪 ································ 223
- 11.2 光的衍射 ································ 224
  - 11.2.1 单缝衍射 ································ 225
  - 11.2.2 圆孔衍射 ································ 227
  - 11.2.3 光栅衍射 ································ 229
- 11.3 光的偏振 ································ 230
  - 11.3.1 自然光和偏振光 ································ 230
  - 11.3.2 起偏与检偏　马吕斯定律 ································ 232
  - 11.3.3 布儒斯特定律 ································ 233
  - 11.3.4 光的双折射现象与二向色性 ································ 234
  - 11.3.5 物质的旋光性 ································ 237
- *11.4 波动光学在医学中的应用 ································ 238
  - 11.4.1 CD 光盘的播放原理 ································ 238
  - 11.4.2 计算机芯片的制作 ································ 239
  - 11.4.3 糖量计 ································ 239

习题 11 ··· 240

第 12 章 量子力学基础 / 243

12.1 光的波粒二象性 ·· 243
12.1.1 黑体辐射 ··· 243
12.1.2 光电效应 ··· 245

12.2 氢原子光谱 玻尔的氢原子理论 ·· 246
12.2.1 氢原子光谱 ·· 246
12.2.2 玻尔的氢原子理论 ·· 247

12.3 微观粒子的波粒二象性 ·· 249
12.3.1 德布罗意波 ·· 249
12.3.2 电子衍射 ··· 249
12.3.3 不确定关系 ·· 250

12.4 薛定谔方程 ·· 251
12.4.1 薛定谔方程的建立 ·· 251
12.4.2 一维无限深势阱 ··· 252
12.4.3 势垒 隧道效应 ·· 254
12.4.4 薛定谔方程在原子分子中的应用 ·· 255

12.5 量子点在医学中的应用 ·· 256
12.5.1 量子点结构 ·· 256
12.5.2 量子点的医学应用 ·· 257

习题 12 ··· 257

第 13 章 相对论基础 / 259

13.1 力学相对性原理 伽利略变换 ·· 259
13.1.1 力学相对性原理 ··· 259
13.1.2 绝对时空观和伽利略变换 ·· 260
13.1.3 伽利略变换遇到的问题 ··· 261

13.2 狭义相对论的基本假设和时空观 ··· 262
13.2.1 狭义相对论的两条基本假设 ··· 262
13.2.2 狭义相对论的时空观 ··· 262

13.3 狭义相对论动力学基础 ·· 271
13.3.1 相对论质量 ·· 271
13.3.2 相对论动力学基本方程 ··· 272
13.3.3 相对论能量 ·· 272
13.3.4 动量和能量的关系 ·· 273

13.4 相对论理论在医学中的应用 ·· 274

习题 13 ··· 275

第 14 章 X 射线 / 277

14.1 X 射线的性质 ·· 277

14.2 X 射线的产生 …… 278
14.2.1 产生 X 射线的装置 …… 278
14.2.2 有效焦点和实际焦点 …… 280
14.3 X 射线的强度和硬度 …… 280
14.3.1 X 射线的强度 …… 280
14.3.2 X 射线的硬度 …… 281
14.4 X 射线谱 …… 281
14.4.1 连续 X 射线谱 …… 282
14.4.2 标识 X 射线谱 …… 283
14.5 X 射线的吸收 …… 284
14.5.1 单色 X 射线的衰减规律 …… 284
14.5.2 吸收系数与波长、原子序数的关系 …… 286
14.6 X 射线在医学中的应用 …… 286
14.6.1 治疗 …… 286
14.6.2 诊断 …… 287
14.6.3 X – CT …… 288
习题 14 …… 295

第 15 章 原子核和放射性 / 297

15.1 原子核的基本性质 …… 297
15.1.1 原子核的组成 …… 297
15.1.2 原子核的性质 …… 298
15.1.3 质量亏损和结合能 …… 298
15.2 原子核的衰变类型 …… 300
15.2.1 α 衰变 …… 300
15.2.2 β 衰变和电子俘获 …… 301
15.2.3 γ 衰变和内转换 …… 303
15.3 原子核的衰变规律 …… 303
15.3.1 核衰变定律 …… 303
15.3.2 半衰期和平均寿命 …… 304
15.3.3 放射性活度 …… 306
15.3.4 放射性平衡 …… 306
15.4 射线与物质的相互作用 …… 307
15.4.1 带电粒子与物质的相互作用 …… 307
15.4.2 光子与物质的相互作用 …… 309
15.4.3 中子与物质的相互作用 …… 309
15.5 射线的剂量、防护与测量 …… 310
15.5.1 射线的剂量 …… 310
15.5.2 射线的防护 …… 311
15.5.3 射线的测量 …… 312
15.6 放射性核素在医学中的应用 …… 315

15.6.1 示踪的原理 ·· 315
15.6.2 放射诊断 ·· 315
15.6.3 放射治疗 ·· 319
习题 15 ··· 320

第 16 章 激光及其医学应用 / 322

16.1 激光的基本原理 ·· 322
16.1.1 原子的能级与粒子数按能级分布的规律 ··········· 322
16.1.2 光与物质的相互作用 ································ 323
16.1.3 光的受激辐射放大与粒子数反转分布 ··········· 324
16.1.4 光学谐振腔 ·· 325

16.2 激光器 ··· 326
16.2.1 激光器的构成 ··· 327
16.2.2 激光器举例 ·· 327
16.2.3 医用激光器 ·· 328

16.3 激光的特性 ·· 329
16.3.1 方向性好 ··· 329
16.3.2 亮度高、强度大 ······································ 329
16.3.3 单色性好 ··· 329
16.3.4 相干性好 ··· 330
16.3.5 偏振性好 ··· 330

16.4 激光的医学应用 ·· 331
16.4.1 激光的生物作用 ······································ 331
16.4.2 激光在基础医学研究中的应用 ····················· 334
16.4.3 激光的临床应用 ······································ 336
16.4.4 激光的安全防护 ······································ 337
习题 16 ·· 337

第 17 章 磁共振成像 / 338

17.1 磁共振的基本概念 ····································· 338
17.1.1 原子核的自旋和磁矩 ································ 338
17.1.2 原子核在外磁场中的运动 ·························· 339
17.1.3 原子核在外磁场中的能级分裂 ···················· 340
17.1.4 纵向磁化与纵向磁化强度 ·························· 340

17.2 磁共振 ··· 341
17.2.1 磁共振现象 ·· 341
17.2.2 弛豫过程与弛豫时间 ································ 343
17.2.3 自由感应衰减信号 ··································· 344
17.2.4 人体组织的质子密度 ································ 345

17.3 磁共振成像原理 ·· 346
17.3.1 加权图像 ··· 346
17.3.2 空间编码 ··· 347

17.3.3 图像重建 ………………………………………………………………………………… 349
17.4 磁共振成像设备 ……………………………………………………………………………… 349
　17.4.1 磁体系统 ………………………………………………………………………………… 349
　17.4.2 谱仪系统 ………………………………………………………………………………… 351
　17.4.3 计算机图像重建系统 …………………………………………………………………… 352
17.5 磁共振成像在医学中的应用 ………………………………………………………………… 352
　17.5.1 磁共振成像在疾病诊断中的应用 ……………………………………………………… 352
　17.5.2 磁共振成像的现状与发展趋势 ………………………………………………………… 354
习题 17 ……………………………………………………………………………………………… 354

参考文献 | / 356

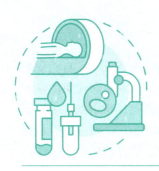

绪 论

1. 物理学与医用物理学的研究对象

物理学和其他自然科学一样，是以认识物质的基本属性、研究物质运动规律为研究目的的。我们周围的所有客观实在都是物质，一切物质（包括实物和场）都在永恒不息地运动着，宇宙一切自然现象都是物质运动的表现。这里所指的运动是广义的，它包括机械运动、变化、生长、相互作用等过程。物质的运动形式是极其多样的，且各种形式之间相互依存又本质上相互区别。它们既服从普遍规律，又有自己独特的规律，自然科学的分类就是根据其所研究对象的不同而区分的。

在所有自然科学中，物理学所研究的物质运动形式具有最基本和最普遍的性质。具体地说，物理学所研究的运动包括：机械运动、分子热运动、电磁运动、原子内部运动、场和实物的相互作用等。物理学所研究的运动形式普遍存在于其他高级的、复杂的物质运动形式之中。因此，物理学所研究的基本规律具有最基本、最普遍的意义，这使得物理学知识成为研究其他自然科学所不可缺少的基础。在自然科学尚未分类的古代，物理学几乎就是全部自然科学。随着科学的发展，出现了许多自然科学分支，并陆续独立成为一门学科。由于近代科学的快速发展和相互渗透，出现了许多和物理学直接相关的边缘交叉学科，如化学物理学、物理化学、生物物理学、天体物理学、生物物理化学等。

医用物理学是物理学的重要分支学科，它是现代物理学与医学相结合所形成的交叉学科，是生物医学工程的基础，是用物理学的理论解释生命过程中的生理及病理现象，把物理技术应用于医学实践的一门边缘交叉学科。医用物理学的出现大大提高了医学教育水平，促进了临床诊断、治疗、预防和康复手段的改进和更新进程。医用物理学涉及的范围相当广泛，包括用物理学的概念和方法解释人体器官、系统的功能正常及异常的生理过程、物理因子（如噪声、电磁辐射等）对人体及各种人体组织所产生的效应等，并将具有定量特征的物理学思想和技术引入到临床的诊断和治疗中。

从研究物质运动的普遍性这一角度看，医用物理学的研究对象包含在物理学的研究对象之内。

2. 物理学与生命科学和医学的关系

物理学与生命科学和医学的关系可归结为两个主要方面：一是物理学知识是揭示生命现象不可缺少的基础；二是物理学所提供的技术和方法为生命科学的研究、临床实践开辟了许多新的途径。

医学研究的是生物机体的正常生命活动规律以及患病机体的某些特殊现象，在自然现象中属于较复杂较高级的物质运动形式。随着现代物理学的迅速发展，人类对生命现象的认识逐步深入，生命科学和医学已从宏观性形态的研究进入到微观机制的研究，从细胞水平的研究上升到分子水平的研究，并日益将其理论建立在精确的物理学基础之上。任何生命过程都是和物理过程密切相联系的。揭示生命现象的本质，诸如能量的交换、信息的传递、人体内控制和调节、疾病发生机制、物理因素对机体的作用等，都必须应用物理学规律。大量事实表明，物理学在生物医学领域中的应用日益广泛和深入。生物物理学的迅速发展正在对阐明生命现象的本质不断做出新的贡献。

另外，物理学所提供的技术和方法已日益广泛应用于生命科学、医学研究及临床医疗实践之中，并且不断更新。例如，光学显微镜、X射线透射和摄影、放射性核素等在医学上的应用已是人们早已熟知的，而现代电子显微镜与光学显微镜相比，分辨率提高了近千倍，成为研究细胞内部超微结构的重要工具；计算机X射线断层扫描技术（X-CT）与通常X射线相比，其灵敏度提高了百倍；磁共振成像（MRI）技术把既能显示人体解剖学结构图像，又能显示反映功能和代谢过程与生化信息的图像的梦想得以实现。各种光纤内镜取代了刚性导管内镜，提高了疾病的诊断率，减轻了病人的痛苦。物理治疗除常见的热疗、电疗、光疗、放疗、超声治疗等方法外，还应用低温冷冻、微波、激光等手段。电子计算机不仅应用于研究人体生理和病理过程中的各种控制调节，而且应用于辅助诊断、自动监护和医院管理。在研究生物大分子本身的结构、构象、能量状态及其变化，以及这些状态和变化与功能之间的关系方面，除应用物理学中的量子力学方法外，还普遍应用了物理学中的各种光谱和波谱技术等，如电子自旋共振谱、核磁共振谱、激光拉曼、圆二色术、旋光色散、红外光谱、荧光光谱、X射线衍射、光散射以及激光全息等。

物理学在理论上和技术上的新成就不断为生命科学和医学的发展提供理论基础和技术方法；同时，生命科学和医学的发展，又不断地为物理学提出了新的研究课题，两者相互促进、相辅相成。物理学与医学的结合不仅促进了医学的发展和物理学的发展，同时也促使医用物理学这门边缘学科的逐渐成熟和发展。

在高等医学院校开设的医用物理学是一门重要的必不可少的必修课，它的主要任务是给医科类学生提供系统的物理学知识，使他们在中学物理学基础上，进一步掌握物理学的基本概念、基本规律、研究方法，扩大物理学知识的领域，为学习现代医学准备必要的物理基础。物理学的发展对人类生产力的提高起到了极大的推动作用，过去如此，现在如此，展望将来也如此。

3. 医用物理学的研究方法

观察和实验是研究医用物理学的基础。例如，1895年德国物理学家伦琴（W. K. Rontgen）在研究阴极射线时偶然发现了一种新的未知射线，即X射线。几天后，伦琴利用X射线照射了他夫人的手掌，拍摄了世界上第一张X射线照片。进一步的观察和实验证明了X射线是电磁波家族中的一员，波长很短。自然科学的很多规律是通过实验发现的，其理论是通过实验的反复验证而总结出来的，医用物理学的研究方法也是如此。对医用物理学及其科学思维和研究方法的了解，不仅有助于学生对医用物理学和其他学科的学习，使之具备高级医学卫生人才所应有的理科素质，而且有助于启迪学生思维。具体地说，医用物理学的研究方法包括观察、实验、假说和理论各个环节。观察和实验所获得的大量资料是理论的依据。理论是从几条基本原理出发，说明一定范围内的各种物理现象，并且还能在一定程度上预言未知现象的存在，指导进一步的实践。

科学理论具有三个显著的特征：系统化、自我运动的能力和趋向普遍性。理论建立后将继续受到实践的考验，如果发现新的实验事实与理论有矛盾，就将使理论得到修正和发展，甚至推翻原有的理论，而建立更能反映客观实际的新理论。

医用物理学的研究方法是开发智力和提高能力的途径。医用物理学思想能启迪学生的创新思维，是培养创新型人才的火种。

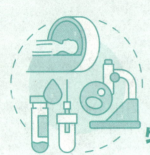

第 1 章 物体的弹性 骨与肌肉的力学特性

任何物体在外力作用下其形状和大小都会发生变化,即产生一定的形变。如果形变在一定限度内,当除去外力后,物体能完全恢复原状,这种形变称为弹性形变;若形变超过一定限度,当除去外力后,物体不能再恢复原状,这种形变称为塑性形变。研究物体在力的作用下产生的形变,不仅在工程上,而且在生物医学上也有着重要意义。

本章主要讨论物体的弹性形变及骨与肌肉的力学特性。

1.1 应力和应变

1.1.1 应力

设有一粗细均匀、截面积为 S 的棒,其两端施加大小相等、方向相反的拉力 $\boldsymbol{F} = -\boldsymbol{F}'$,如图 1-1 所示。图 1-1 中阴影 AB 表示在棒上任取的一横截面,由于棒处于平衡状态,根据牛顿第三定律,则棒被 AB 分开的两部分存在相互作用,这种相互作用力称为张力。对整个棒来说,张力是内力,对被分开的部分来说,它又是外力,而且是作用在整个横截

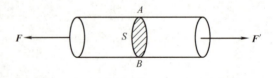

图 1-1 张应力

面上的,其大小与所施加的拉力 $\boldsymbol{F}$ 的大小相等,在横截面上均匀分布。横截面上的力的大小 F 与横截面的面积比称为应力,用 σ 表示,即

$$\sigma = \frac{F}{S} \tag{1-1}$$

当棒处于拉伸状态时,这一应力称为**张应力**;当棒处于压缩状态时,这一应力称为**压应力**。无论张应力还是压应力,其方向都是垂直横截面的,因此又都称为**正应力**。在国际单位制中,应力的单位为 $N \cdot m^{-2}$。

设有一长方体物体,底面固定,现在上表面施加一与表面相切的作用力 F,如图 1-2 所示。由于物体处于平衡状态,所以下底面也受到一与 F 大小相等、方向相反的切向力 F' 作用。任取一与底面平行的横截面,横截面上下两部分也受到与截面相切的且与 F 大小相等的力的作用,这种

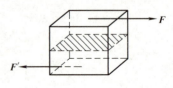

图 1-2 切应力

力是沿切向的内力。这种情况下单位截面上的内力称为**切应力**,用 τ 表示。若横截面的面积为 S,则切应力为

$$\tau = \frac{F}{S} \tag{1-2}$$

应力是作用在物体内单位截面上的内力。应力反映了发生形变的物体内部的紧张程度。不同的物体都存在应力的阈值,一旦应力超过阈值,物体即可被破坏。

【**例题 1-1**】 人骨骼上的二头肌臂上部的肌肉可以对连接的骨骼施加约 600N 的力,设二头肌的横截面面积为 50cm^2。腱将肌肉下端联到肘关节下面的骨骼上,设腱的截面积为 0.5cm^2。试求二头肌和腱的张应力。

【**解**】 张应力是作用在单位面积上的内力,对二头肌

$$\sigma = \frac{F}{S} = \frac{600\text{N}}{50 \times 10^{-4}\text{m}^2} = 1.2 \times 10^5 \text{N} \cdot \text{m}^{-2}$$

对腱

$$\sigma = \frac{F}{S} = \frac{600\text{N}}{0.5 \times 10^{-4}\text{m}^2} = 1.2 \times 10^7 \text{N} \cdot \text{m}^{-2}$$

例题 1-1 讲解

1.1.2 应变

当物体受到应力作用时,其长度、形状或体积都要发生变化,这种变化与物体原来的长度、形状或体积的比称为应变。应变为无量纲量。按变化的不同,应变有线应变、切应变及体应变等。

1. 线应变

有一原长为 l_0 的棒,当棒的两端受到大小相等、方向相反的拉力作用时,棒伸长到 l,则棒的绝对伸长量为 $\Delta l = l - l_0$,棒单位长度的伸长率为

$$\varepsilon = \frac{l - l_0}{l_0} = \frac{\Delta l}{l_0} \tag{1-3}$$

称 ε 为**线应变**。若棒受到压力作用,式(1-3)仍成立,此时,$\Delta l < 0$,$\varepsilon < 0$。

2. 切应变

如图 1-3 所示的长方体,下底面固定,在其上底面平行施加一作用力 F,使之形状发生变化。设上下两底面相对偏移距离为 Δx,垂直距离为 l_0,倾斜角为 φ,定义

$$\gamma = \frac{\Delta x}{l_0} = \tan\varphi \tag{1-4}$$

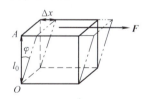

图 1-3 切应变

为**切应变**,也叫**剪应变**。

3. 体应变

物体在各个方向上均匀压强 p 作用下,体积变小。设初始体积为 V_0,受压后体积变为 $V_0 - \Delta V$,定义物体的体积变化量与物体原来体积的比为**体应变**,用 θ 表示,即

$$\theta = \frac{(V_0 - \Delta V) - V_0}{V_0} = -\frac{\Delta V}{V_0} \tag{1-5}$$

1.2 弹性与塑性 弹性模量

1.2.1 弹性与塑性

弹簧被拉伸,长度发生变化,但同时也相伴产生一种反拉伸力量。一般而言,当外力不超过一定范围时,绝大多数物体在除去外力后能够恢复原有形状,这种物体称为完全弹性体,物体能够恢复变形的特性为弹性。

若外力过大,外力除去后,有一部分变形将不能恢复,这种物体称为弹塑性体,外力除去后变形不能恢复的特性为塑性。

物体发生形变而产生的应力与应变的关系反映了材料在受力状态下的性质,因此,常通过测定材料的应力与应变曲线来研究材料的性质。不同材料的应力-应变曲线不同,图1-4是对某种金属材料进行拉伸实验得到的应力-应变曲线。曲线的第一阶段由 O 点到 A 点为一直线,这一阶段应力不大,相应的应变也不大,应力与应变成正比。A 点称为**比例极限**,在比例极限内应力与应变成正比,这一规律称为胡克定律,不同的材料其比例系数也不同。由 A 点到 B 点,随着应力的增大,相应的应变有比较大的增加,这时应力与应变不再成正比。但是由 O 点到 B 点之间将引起形变的外力除去后,材料可沿着原曲线返回,即恢复原来的长度,形变消失。这表明,在 OB 范围内材料具有弹性,所以将 B 点称为**弹性极限**。当应力超过 B 点后,就是曲线的第二阶段,如到达 C 点,这时除去外力后,应变不会变为零,材料不会沿实线返回,而是沿虚线返回,存在剩余形变 OM。超过 C 点后,再增大外力,应变也随之有较大的增加,直到 D 点时材料发生断裂。由 B 点到 D 点材料发生的不再是弹性形变,而是**塑性形变**。材料断裂时的应力称为**抗拉强度**或**极限强度**。

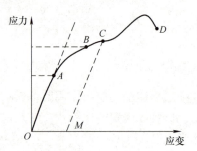

图 1-4 应力-应变曲线

如果材料的断裂点 D 离弹性极限点 B 较远,即材料能产生较大的塑性形变,则说这种材料具有塑性(或延性);如果断裂点 D 离弹性极限点 B 很近,则说这种材料具有脆性。

1.2.2 弹性模量

依据胡克定律,在弹性极限内,应力与应变成正比。我们把材料应力与应变的比值称为该材料的**弹性模量**。在国际单位制中,弹性模量的单位为 $N \cdot m^{-2}$。

当物体产生线应变时,其应力与应变的比值即**弹性模量**(也称杨氏模量)用 E 表示,即

$$E = \frac{\sigma}{\varepsilon} \tag{1-6}$$

当物体产生切应变时,其切应力与切应变的比值称为**切变模量**,一般用 G 表示,即

$$G = \frac{\tau}{\gamma} \tag{1-7}$$

大多数材料切变模量的数值为弹性模量的 1/3 到 1/2。

弹性模量和切变模量表示物体变形的难易程度，其值越大，物体越不容易变形。例如钢的弹性模量为 $20\times10^{10}\mathrm{N\cdot m^{-2}}$，切变模量为 $8\times10^{10}\mathrm{N\cdot m^{-2}}$；人骨骼的弹性模量为 $15\times10^{9}\mathrm{N\cdot m^{-2}}$，切变模量为 $3.2\times10^{9}\mathrm{N\cdot m^{-2}}$。当物体所受作用力较小时，应力与应变成正比，比例系数——弹性模量为常数。但当所受作用力较大时，应力与应变表现为非线性关系，其弹性模量与变形相关，不再为常量。一般称弹性模量与物体变形有关的物体为非线性弹性体，大多数生物材料均为非线性弹性体。

除弹性模量、切变模量外，我们还经常使用体积模量描述材料的体变弹性。**体积模量**定义为压强 p 与体应变的负比值，用 K 表示，即

$$K=-\frac{p}{\theta}=-\frac{p}{\Delta V/V_0} \tag{1-8}$$

式中，p 为物体所受压强；V_0 为物体变形前的体积；ΔV 为物体受压强作用后体积的减少量。

【**例题 1-2**】一横截面面积为 $1.5\mathrm{cm}^2$ 的圆柱形的骨样品，在其上端加上一质量为 $10\mathrm{kg}$ 的重物，则其长度缩小 0.0065%，求骨样品的弹性模量。

【**解**】骨样品的压应变和所受压应力分别为

$$\varepsilon=\frac{\Delta l}{l_0}=6.5\times10^{-5}$$

$$\sigma=\frac{F}{S}=\frac{mg}{S}=\frac{10\times9.8\mathrm{N}}{1.5\times10^{-4}\mathrm{m}^2}=6.53\times10^{5}\mathrm{N\cdot m^{-2}}$$

则骨样品的弹性模量为

$$E=\frac{\sigma}{\varepsilon}=\frac{6.53\times10^{5}}{6.5\times10^{-5}}\mathrm{N\cdot m^{-2}}\approx1.0\times10^{10}\mathrm{N\cdot m^{-2}}$$

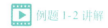
例题 1-2 讲解

1.3 骨与肌肉的力学特性

骨骼与肌肉是人体的主要承载系统和做功单元，它们的力学性能对其功能的完成至关重要，骨骼与肌肉力学是目前生物力学的主要研究内容。

1.3.1 骨骼的力学特性

人体的骨骼系统是人体的支架，它主要起着抵抗重力、维持体形、完成运动和保护内脏等重要作用。骨组织是一种特殊的结缔组织，它既有一定的结构形状及力学特性，又有很强的自我修复功能与力学适应性。骨折是常见的临床疾病，研究骨折经常使用强度与刚度的概念。强度是指骨在载荷作用下抵抗破坏的能力；刚度表示骨在载荷作用下抵抗变形的能力，骨的这两种最基本的物理性能取决于它的成分和结构。

实验表明，骨骼是典型的非线性弹性体，图 1-5 是三种人的湿润密质骨拉伸实验时的应力-应变曲线，从图可以看出，当应变 $\varepsilon<0.5\%$ 时，应力和应变之间是一种线性关系，即符合胡克定律，属于弹性体；当应变 $\varepsilon>0.5\%$ 时，直线逐渐变成曲线，说明当应力增大时应变将增大得更快；随着应力继续增大，当应变 $\varepsilon=1.5\%$ 左右时，曲线会突然停止，这相当于骨的断裂。骨断裂时的应力称为**极限抗张强度**。另外，与一般金属材料不同，骨骼在不同

方向载荷的作用下会表现出不同的力学性能（材料的这种特性称为**各向异性**）。图 1-6 所示是人股骨标准试样在不同方向拉伸时的应力-应变曲线示意图，可以看出，在纵轴方向上加载时试样的刚度和强度最大，而在横轴方向最小。

人体的骨骼受不同方式的力或力矩作用时会有不同的力学反应，骨骼的变形、破坏与其受力方式有关。人体骨骼的受力形式多种多样，可根据外力和外力矩的方向，分为拉伸、弯曲、压缩、剪切、扭转及复合载荷六种。

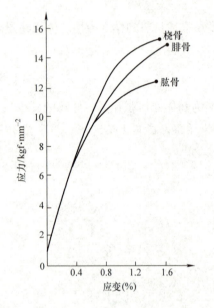

图 1-5　成人湿润密质骨拉伸时应力-应变曲线

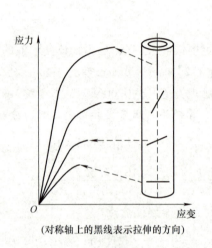

（对称轴上的黑线表示拉伸的方向）

图 1-6　股骨标准试样在不同方向的拉伸时应力-应变曲线

拉伸：拉伸载荷是指自骨的表面向外施加的载荷，如人体进行悬垂动作时骨受到的载荷。骨骼在较大载荷作用下可伸长并变细，载荷增加到一定程度时可发生骨断裂。临床上拉伸所致骨断裂多见于松质骨，骨断裂的机制主要是骨单位间结合线的分离和骨单位的脱离。

弯曲：弯曲是指骨骼受到使其轴线发生弯曲的载荷作用。受到弯曲作用的骨，在其中性对称轴的凹侧受压缩载荷作用，凸侧受拉伸载荷的作用。骨骼上承受的应力大小与到中性对称轴的距离成正比，离轴越远，应力越大。对于成人骨，骨破裂始于拉伸侧，因为成人骨骼的抗拉能力弱于抗压能力；未成年人骨则首先自压缩侧开始。

压缩：压缩载荷是指加于骨表面大小相等、方向相反的载荷（如举重时身体各部分都要受到压缩载荷）。骨骼经常承受的是压缩载荷，压缩载荷能刺激骨的增长，促进骨折的愈合，较大的压缩载荷可使骨缩短并变粗。骨组织在压缩载荷作用下破坏的表现主要是骨组织的斜行劈裂。人润湿骨破坏的极限应力大于拉伸极限应力，拉伸与压缩的极限应力分别为 $134 MN·m^{-2}$ 与 $170 MN·m^{-2}$。

剪切：剪切是指载荷施加方向与骨骼横截面平行。人骨骼所能承受的剪切载荷远低于拉伸和压缩载荷。

扭转：扭转是指载荷（扭转力矩作用）加于骨骼并使其沿轴线产生扭曲时的扭转状态。

常见于人体或局部肢体做旋转时，骨骼所承受的绕纵轴的两个反向力矩作用，如掷铁饼最后阶段腿部所承受的载荷。扭转载荷使骨骼横截面上每一点均承受切应力作用，切应力的大小与该点到中性轴的距离成正比。骨骼的抗扭转能力最小，因而，过大的扭转载荷很容易造成扭转性骨折。

复合载荷：实际上骨骼很少只受到一种载荷的作用，作用在骨骼上的载荷，往往是前述的两种或两种以上载荷的同时作用，即复合载荷的作用。

骨骼经常处于反复的受力过程中，当这种反复作用的力超过人的某一生理限度时，就可能造成骨组织损伤，这种循环载荷下的骨损伤称为**疲劳损伤**。实验表明，疲劳损伤可引起骨骼的多种力学参数改变，如使骨骼的强度、刚度下降等。疲劳寿命随载荷增加而减少，随温度升高而减少，随密度增加而增加。疲劳骨折常常发生于持续而激烈的体力活动期间，这种活动易造成肌肉疲劳，肌肉疲劳时收缩能力减弱，以致难以对抗施加于骨骼上的应力，结果改变了骨骼上的应力分布，致使骨骼受到异常的高载荷而导致骨折。断裂可发生于骨的拉伸侧、压缩侧或两者都有。拉伸侧的断裂为横向裂纹并迅速发展为完全骨折。压缩侧的骨折发生缓慢，如不超过骨重建的速度就可能不致发展到完全骨折。

当外界物体以某一速度作用于骨骼上时，骨骼将受到很大的冲击，受冲击作用的骨骼可产生较大的应力与变形，并获得一定的能量。如果这些力学量超过骨的强度极限，即可造成冲击损伤。在骨骼冲击损伤中，对人体生命有直接威胁的是颅骨损伤和脊柱损伤。当然，冲击方式不同，它们的损伤特性也不同。若是质量较大、与头相对运动速度较慢的钝器伤，作用能量将能够通过折裂处消散，因此，损伤可能表现为一条断裂线，也可能是从一点或一个区域发出的多条辐射状断裂线；若撞击物与颅骨相对运动速度较快，较大能量无法短时间内通过简单裂纹消散，颅骨可能表现为广泛性的破坏，即粉碎性骨折。

很大的冲击载荷或加速度均可使脊柱受到损伤。如飞行员在空中发生意外事故时，往往必须以很高的速度弹射出座舱，这样，飞行员的髋部将受到来自坐骑的强大冲击载荷，它与飞行头盔、头、上躯干的惯性载荷在脊柱上相互平衡，造成脊柱上的瞬间高压应力，此应力可达脊柱正常载荷的十多倍，如此大的高强度作用，可使脊柱出现严重的损伤。

骨骼具有良好的自身修复能力，并可随力学环境的变化而改变其性质和外形。

应力的增加使骨骼中的基质呈碱性，这使基质中的带有碱性的磷酸盐沉淀下来，骨骼中的无机盐成分因此增加，骨骼的密度、抗压性就得到增加。相反，如果应力减少，则骨骼中基质呈酸性，它将溶解骨中一部分无机盐，并将这些无机盐排出体外，使骨骼萎缩，产生骨质疏松。

骨骼中的应力如果在变化后长期维持在新的水平，则不仅骨中的无机盐成分发生改变，而且整个骨的形状也发生改变。在较高应力的持续作用下，一部分骨细胞变成成骨细胞，这种细胞的胞浆呈碱性，有能力使无机盐沉淀，并能产生纤维与黏多糖蛋白等细胞间质，这些和无机盐共同组成骨质，骨质将成骨细胞包围在其中，细胞合成活动逐渐停止，胞浆减少，胞体变形，成骨细胞变为骨细胞，从而使骨的承载面积增大。相反，作用在骨骼上的应力减少后，骨细胞变成破骨细胞，它产生酸性磷酸酶可以溶解骨骼中的黏多糖蛋白、胶原纤维和无机盐，这种活动的结果是降低了骨的有效面积。

应力引起基质内酸碱度的变化以及促使骨细胞转化为成骨细胞或破骨细胞的机制，通常认为是由于应力产生的骨骼压电效应所导致的。

1.3.2 肌肉的力学特性

肌肉是运动系统的动力部分,在神经系统的支配下,肌肉收缩或伸长,牵引骨骼而产生运动。

肌纤维是肌肉的主要成分。肌纤维的直径为 $10\sim60\mu m$,它由直径为 $1\mu m$ 左右的许多肌原纤维组成,肌原纤维又由许多直径更小的蛋白微丝组成。这些蛋白微丝之间可以相互作用,使肌肉发生收缩或伸长。肌原纤维发生伸缩的基本单元为肌节,肌节的长度是变化的,充分缩短时长约 $1.5\mu m$,放松时长为 $2.0\sim2.5\mu m$。肌肉的功能是将化学能转化为机械能。

人体的肌肉分为骨骼肌、平滑肌和心肌三种,它们的组织要素相同,收缩的生物化学机制也大致相同,但结构、功能及力学特性却有差异。骨骼肌可随意收缩,故称其为随意肌;心肌和平滑肌的收缩则受制于机体的自主控制,与意念无关,研究较为困难。目前,关于肌肉力学性质的研究大多针对骨骼肌,而很少涉及心肌和平滑肌。

与一般材料特性不同,肌肉收缩时产生的张力变化主要依赖于肌节内部结构的变化,其肌节长度-相对张力曲线如图 1-7 所示。由图可以看出,当肌节处于放松长度 $2.0\mu m$ 左右时,张力最大;当肌节长度达到 $3.6\mu m$ 以后张力变为零。

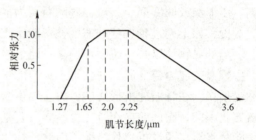

图 1-7 肌节长度-主动张力曲线

肌纤维具有主动收缩性,肌纤维及其周围的结缔组织还可以被动承载,因此,整块肌肉收缩时总张力应为主动张力与被动张力之和,如图 1-8 所示。图中曲线 C 表示肌纤维收缩时长度变化-主动张力变化的关系;曲线 A 表示肌纤维被动承载时的长度变化-被动张力的变化关系;曲线 B 是曲线 C 与曲线 A 之和,表示总张力。从图中可见,就肌原纤维来说,当其长度为 $1.7L_0$(L_0 为肌肉原长)时,主动张力为零,此时粗丝与细丝间完全无结合,被动张力最大;随肌肉长度的缩短,粗丝与细丝间的结合增多,主动张力逐渐变大,被动张力逐渐变小;至粗丝与细丝完全结合时,主动张力达到最大值 P_0(曲线 C 的顶点),而被动张力则减小到零;此后,肌肉在缩短时,由于粗丝与细丝叠合后粗丝皱褶,张力逐渐减小,当长度等于 $0.5L_0$ 时,张力为零。

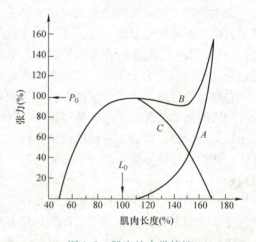

图 1-8 肌肉的力学特性

整块肌肉的力学特性较为复杂,为研究方便,可将其表示为图 1-9 所示的三单元模型。图中收缩元代表肌肉中有活性的主动收缩成分,当肌肉兴奋时可产生主动张力,其张力的大小与其微观结构有关,当骨骼肌处于休息状态时,收缩元对张力没有贡献;并联弹性元代表肌肉被动状态下的力学性质,主要与主动收缩元周围的结缔组织有关;串联弹性元主要代表主动收缩单元的固有弹性及与之相串联的部分结缔组织。

整块肌肉可认为是由许多这样的模型混联在一起构成，模型的串联构成肌肉的长度，模型的并联构成肌肉的厚度。因此，可以把肌肉看成由许多个模型串联与并联而成。由多个模型串联成的肌肉，各个收缩元产生相同的收缩力，每个模型受到的外力相等，也等于整个肌肉两端的外力，而肌肉的伸长或缩短的总长度却等于各个模型伸长或缩短之和。由此可见，肌肉长度的增加，对收缩速度有良好的影响，但不影响它的收缩力。在多个模型并联而成的肌肉横断面上，各个模型产生相同的收缩速度，而肌肉两端的作用力是各个模型对其两端作用力之和。因此，肌肉生理横断面的增加会导致肌肉收缩力的增加，但不影响肌肉收缩速度。

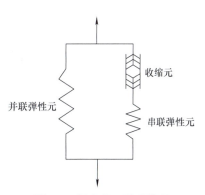

图1-9 肌肉的三单元模型

肌肉的收缩速度与收缩力之间存在一定的关系，对此，希尔（Hill）进行了大量的实验研究。希尔以青蛙的缝匠肌为试样，两端夹紧，保持长度 L_0 不变，以频率足够高的电压加电刺激，使之挛缩产生张力 F_0，然后将其一端放松，使其张力下降为 F，在张力下降过程中测量张力 F 和收缩速度 v，并同时测定肌肉收缩时产生的热量与维持挛缩状态需要的热量。考虑到肌肉收缩时所消耗的能量 E 用于两部分，一部分是对外做机械功，另一部分是产生收缩热量。因此，可定量对此问题进行研究。

肌肉收缩时对外所做的机械功 A，等于负荷 F 与收缩距离 x 的乘积，即

$$A = Fx \tag{1-9}$$

另外，从实验发现，肌肉收缩时产生的收缩热量 Q 与肌肉收缩的距离成正比，即

$$Q = \alpha x \tag{1-10}$$

式中，比例系数 α 表示肌肉收缩单位长度所产生的收缩热，具有力的量纲。对于不同的肌肉，α 的值都相同，它与负荷的大小无关，但和肌肉的横截面积成正比，且与温度相关。根据能量守恒定律，肌肉收缩时对外释放的能量应为

$$E = A + Q = (A + \alpha)x \tag{1-11}$$

将式（1-11）对时间求导数，考虑到距离对时间的导数等于速度，即 $\dfrac{\mathrm{d}x}{\mathrm{d}t} = v$，则有

$$\frac{\mathrm{d}E}{\mathrm{d}t} = (F + \alpha)v \tag{1-12}$$

实验还证明，当肌肉收缩时，能量 E 对时间的变化率随负荷减小而增大，且与肌肉能提起的最大负荷 F_0 和实际负荷 F 之差成正比，设其比例系数为 b（b 具有速度的量纲），则

$$\frac{\mathrm{d}E}{\mathrm{d}t} = b(F_0 - F) \tag{1-13}$$

由式（1-12）和式（1-13）得

$$(F + \alpha)v = b(F_0 - F) \tag{1-14}$$

将上式改写为

$$(F + \alpha)(v + b) = (F_0 + \alpha)b \tag{1-15}$$

式（1-15）就是希尔最早提出的关于肌肉收缩的基本方程，称为**希尔方程式**。由此可知，肌肉的收缩速度 v 随负荷 F 的增大而呈双曲线型下降。

1.4 力学在医学中的应用

力学作为研究物体受力运动规律的科学，在医学领域有着广泛的应用。人体是一个复杂的生物力学系统，力学原理的应用贯穿于人体的各个系统和组织器官中。了解并应用力学知识，进行疾病的诊断、治疗和预防都有重要意义。本小节将介绍力学在医学各个领域的应用，包括骨骼系统、心血管系统、呼吸系统的力学分析，以及康复工程和医疗器械设计中的力学问题。

1.4.1 骨骼系统的力学分析

骨骼是人体的支撑和保护结构，其力学性能直接影响人体的运动功能。骨骼的结构与力学性能是骨科力学研究的重点。骨折的发生与固定也涉及力学问题，如骨折的力学机制、固定方法的力学原理等。此外，关节置换作为治疗关节疾病的重要手段，也需要考虑假体材料和设计的力学优化。

1. 骨骼结构与力学性能

骨骼系统主要由两类骨骼组成：轴骨和附肢骨。轴骨包括头骨、脊柱和胸腔骨架，而附肢骨则包括上肢和下肢的骨骼。骨骼由多种组织构成，主要是骨质，分为皮质骨（紧密骨）和松质骨（海绵骨）。皮质骨密度高，提供结构强度；松质骨则较轻，内部含有骨髓，负责生产血细胞。

骨骼的主要力学特性包括强度、韧性和硬度。骨骼能够承受压力、拉力和扭力，这些特性使得骨骼能够支撑身体重量并抵抗外部冲击。影响骨骼力学性能的因素包括年龄、营养、疾病等。例如，随着年龄的增长，骨密度可能下降，导致骨质疏松，从而影响骨骼的力学性能。

2. 骨折的力学机制与固定方法

骨折可以根据骨折线的方向和骨折片的位置进行分类，常见的分类包括横断骨折、斜骨折、螺旋骨折和粉碎性骨折。每种骨折类型都有其特定的力学特点和治疗方法。

骨折通常是由于外力超过骨骼的承受能力所致。力的类型（如压力、拉力、扭转力）和作用方式（如直接冲击或间接力）都会影响骨折的类型和严重程度。例如，直接冲击可能导致横断骨折，而扭转力可能导致螺旋骨折。

骨折固定的目的是恢复骨骼的对位、长度和角度，以促进愈合。常见的固定方法包括外固定、内固定（如钢钉、钢板）和石膏固定。内固定设备设计要考虑到足够的强度以支撑骨折愈合期间的负载，并且材料要具有良好的生物相容性和力学性能。

3. 关节置换中的力学问题

关节置换手术通常适用于严重关节疾病（如骨关节炎）或关节损伤。常见的关节置换包括髋关节置换和膝关节置换。

关节置换中使用的假体材料需要具有高耐磨性、良好的力学性能和生物相容性。常用材料包括钛合金、不锈钢、陶瓷和高分子材料（如聚乙烯）。这些材料能够承受长期的生物负载并减少磨损颗粒的产生。

关节假体的设计必须考虑到力学平衡、负载分布和运动范围。设计目标是模拟自然关节的功能,减少应力集中,延长假体使用寿命。使用计算机辅助设计(CAD)和有限元分析(FEA)可以在手术前预测假体在实际使用中的力学表现,从而优化设计。

1.4.2 心血管系统的力学分析

心血管系统的主要功能是输送血液,维持机体的正常代谢。血液流变学和血流动力学是研究血液流动特性的重要分支,对理解动脉粥样硬化等心血管疾病的发生机制有重要意义。此外,心脏瓣膜的力学行为也是心脏病学研究的重要内容,瓣膜的应力分布和变形特性与其功能密切相关。

1. 心血管系统的功能与重要性

心血管系统,包括心脏和血管,是人体中负责输送血液、氧气、营养物质及代谢废物的重要系统。心脏通过不断地收缩和舒张,泵送血液到全身各部分,确保组织细胞的正常生理功能。血管则作为血液传输的通道,根据血管的类型(动脉、静脉、毛细血管)和结构特点,分别承担着将血液从心脏输送到全身(动脉)、将血液从全身返回心脏(静脉)以及物质交换(毛细血管)的任务。

心血管系统的健康直接关系到人体的生命活动,任何心血管疾病如冠状动脉疾病、高血压、心脏瓣膜病等都可能严重威胁健康甚至生命。因此,了解心血管系统的力学性能和功能对于预防和治疗心血管疾病具有重要意义。

2. 血液流变学与血流动力学分析

血液流变学是研究血液的流动和变形的科学,它涉及血液的黏度、弹性和塑性等物理特性。血液的流变性质影响着血流在血管中的行为,例如在高剪切率下血液表现出较低的黏度,这有助于血液在动脉中快速流动;而在低剪切率下血液黏度增加,有助于在静脉中缓慢流动。

血流动力学分析则关注血流在心血管系统中的动力学行为,包括血流速度、压力、流动模式(层流或紊流)等。这些动力学参数受到心脏泵血功能、血管的弹性、血管直径和血液的流变性质的共同影响。例如,动脉粥样硬化时,血管壁的硬化会导致血管弹性降低,影响血流动力学,增加心脏负担。

3. 心脏瓣膜的力学行为

心脏瓣膜的主要功能是确保血液在心脏内部正确地做单向流动,防止血液逆流。心脏瓣膜包括二尖瓣、三尖瓣、主动脉瓣和肺动脉瓣,它们在心脏的不同室间和大血管开口处起作用。

心脏瓣膜的力学行为涉及其开启和关闭的动力学过程,这个过程受到瓣膜组织的材料特性(如弹性、硬度)、心脏泵血产生的压力差以及血流动力学的影响。瓣膜的结构损伤或功能障碍(如瓣膜狭窄或反流)会影响其力学行为,进而影响心脏的泵血效率和血液流动模式。因此,了解心脏瓣膜的力学行为对于诊断和治疗瓣膜疾病具有重要意义。

1.4.3 呼吸系统的力学分析

1. 呼吸系统的主要功能与结构

呼吸系统的主要功能是进行气体交换,即将空气中的氧气从外界环境输送到体内,同时将二氧化碳从体内排出。呼吸系统由呼吸道和肺组成。呼吸道包括鼻腔、咽、喉、气管和支气管，负责将空气输送到肺部。肺是呼吸系统的主要器官，由左右两个肺组成，每个肺又分为若干肺叶。肺内部有大量的肺泡，是进行气体交换的场所。肺泡壁由一层薄薄的上皮细胞组成，紧邻肺泡壁有丰富的毛细血管网，氧气通过肺泡壁进入血液，二氧化碳则从血液中排出。呼吸系统的结构与功能紧密相关，呼吸道和肺的正常结构确保了气体交换的顺利进行。

2. 肺部的力学特性与呼吸运动分析

肺部的力学特性主要包括肺顺应性和肺阻力。肺顺应性反映了肺组织的弹性和可扩张性，是指肺容积变化与压力变化的比值。肺顺应性受到肺组织弹性、表面张力等因素的影响。肺阻力是指气流通过呼吸道时受到的阻力，主要来自呼吸道的狭窄和阻塞。肺顺应性和肺阻力的改变会影响呼吸功能，导致呼吸困难等症状。

呼吸运动是由呼吸肌的收缩和舒张引起的，主要包括膈肌和外肋间肌。吸气时，膈肌收缩，胸腔容积增大，肺内压力下降，空气流入肺内；呼气时，膈肌舒张，胸腔容积减小，肺内压力升高，空气流出肺外。呼吸运动的力学分析包括肺容积、肺内压、气流速度等参数的测量和计算，可以评估呼吸功能，指导呼吸系统疾病的诊断和治疗。

呼吸系统的力学分析对于理解呼吸生理学和呼吸系统疾病的发生机制具有重要意义，为呼吸系统疾病的预防、诊断和治疗提供了理论基础。

1.4.4　康复工程中的力学应用

力学原理在康复工程领域有着广泛而重要的应用，贯穿于康复评估、康复器械设计、康复训练指导等各个环节。

1. 人体运动力学分析

康复工程需要对残疾人的运动功能进行全面评估。通过运用力学原理，分析人体骨骼、关节、肌肉等组织的受力特点，建立生物力学模型，可以揭示残疾人运动功能缺损的内在机制，为制定科学的康复训练方案提供客观依据。

2. 康复器械的力学设计

假肢、矫形器等康复器械在使用过程中需要承受来自人体的载荷，因此其设计必须符合力学要求。通过力学计算和仿真，优化器械的材料选择和结构设计，可以在保证其具有足够强度、刚度和使用寿命的同时，最大限度地减轻器械重量，提高患者佩戴舒适度。

3. 康复训练中的力学应用

科学的康复训练需要合理控制运动的力学参数，如训练强度、频率、持续时间等。运用力学原理指导训练动作的选择和优化，可以提高训练效果，降低损伤风险。同时，力学测试技术可以定量评估康复训练效果，为方案调整提供反馈。

4. 运动损伤的力学机制与预防

运动损伤的发生往往与人体组织所受力学载荷密切相关。深入研究运动损伤的力学机制，确定组织的力学失效阈值，对于制定有针对性的运动损伤预防措施具有重要意义。力学仿真技术可以模拟损伤发生过程，预测高危因素，为优化训练方案和防护装备设计提供理论支持。

5. 康复生物力学基础研究

康复工程的发展离不开康复生物力学基础研究的支撑。力学测试、建模与仿真等技术手段可以用于探索残疾人运动系统的结构与功能特点，分析组织损伤与修复过程的力学调控机制，为开发新型康复技术提供科学依据。

力学原理在康复工程中的应用促进了残疾人运动功能的精准评估、辅助器械的优化设计、康复训练的科学指导以及运动损伤的有效预防，极大地推动了康复事业的发展。未来，力学与康复工程的跨学科融合必将进一步加深，为提升残疾人生活质量做出更大贡献。

1.4.5 医疗器械中的力学设计

1. 医疗器械的分类与应用领域

医疗器械种类繁多，应用领域广泛，涉及疾病诊断、治疗、康复等各个医疗环节。按照功能可分为：

（1）影像诊断设备：包括 X 射线机、电子计算机断层扫描（CT）、核磁共振成像（MRI）、超声等，用于获取人体组织器官的影像学信息，辅助疾病诊断。

（2）治疗设备：如手术机器人、射频消融仪、血液透析机等，可实现微创或无创治疗，提高疗效并降低并发症。

（3）植入性器械：包括人工关节、心脏起搏器、血管支架等，用于替代或修复受损的人体组织器官，改善患者生存质量。

（4）康复器械：如智能假肢、外骨骼助行器等，帮助患者恢复肢体运动功能，重建自理能力。

（5）家用医疗器械：如血糖仪、血压计、家用制氧机等，实现对健康状态的日常监测，方便患者自我管理。

医疗器械在现代医学中发挥着不可或缺的作用，有效提高了疾病防治水平和医疗服务质量。

2. 医疗器械设计中的力学原理应用

医疗器械设计是一个复杂的系统工程，需综合运用多学科知识，其中力学贯穿始终，主要体现在以下几个方面：

（1）材料力学：器械所用材料需兼具生物相容性与力学性能，如足够的强度、韧性和抗疲劳性能，以承受静动态载荷而不发生断裂或失效。

（2）流体力学：涉及血液、呼吸气流等体液流动的器械，如人工心脏泵、呼吸机等，需优化内部流道设计，减少涡流和死区，降低溶血和栓塞风险。

（3）摩擦学与磨损学：器械中存在多种运动副如关节、轴承等，需选择耐磨损、低摩擦的材料，并优化表面形貌与润滑方式，以延长器械使用寿命。

（4）生物力学：植入性器械如人工关节、脊柱内固定系统等，要求与人体组织相容，并能模拟生理结构的受力-变形特性，减少应力遮挡效应。

（5）机电控制：包括运动控制、力反馈控制等，实现器械操作的精准定位和灵巧操控，并提供触觉反馈，以提高手术安全性和效率。

力学贯穿医疗器械设计全过程，保障了器械功能的实现、性能的发挥和使用的安全可靠。

3. 医疗器械力学设计的新进展

随着制造工艺、材料科学、信息技术等领域的快速发展，医疗器械的力学设计也呈现出许多新的特点和趋势：

（1）个性化定制设计：基于医学影像数据和三维重建技术，结合 3D 打印工艺，实现器械与患者解剖结构的精准匹配，制备个性化植入物。

（2）微型化设计：采用微纳米级加工工艺如 MEMS、3D 微打印等，研制出体积小、精度高的微创手术器械和植入式生理监测传感器。

（3）智能化设计：将传感技术、自动控制算法等引入医疗器械，实现对生理参数的实时监测，并根据反馈信号自动调节器械工作状态。

（4）仿生学设计：通过分析生物体的力学结构，模仿其轻量化、高强度的特点，设计出性能优越的医疗器械。

（5）可降解材料应用：采用可降解高分子材料制备植入器械，使其在体内完成预定功能后可被人体代谢吸收，避免二次手术取出。

（6）虚拟设计与验证：利用 CAD/CAE 等计算机建模与仿真技术，在产品设计阶段对其力学性能进行预测和优化，并通过虚拟手术场景进行验证。

力学设计是医疗器械创新发展的核心要素，随着多学科交叉融合的不断深入，必将推动医疗器械向着更加智能化、精准化、微创化和个性化的方向发展，造福人类健康。

习 题 1

1-1 流体的切变模量为零，你如何理解？

1-2 一均质的铅丝竖直悬挂，铅丝的密度为 $\rho = 11.3 \times 10^3 \text{kg/m}^3$，长度为 L_0。问：（1）由于铅丝自身重量所产生的应力在距悬点 $L/4$ 处的值是距离悬点 $3L/4$ 处值的多少倍？（2）已知铅丝内某处的应力为 2kg/mm^2 时，铅丝在该点被拉断。铅丝长度 L 为何值时，它将在自身所受重力的作用下被拉断？断点在何处？
【(1) 3 倍；(2) 177m】

1-3 松弛的二头肌肉伸长 5cm 时，需要 25N 的力，而该肌肉处于紧张状态时，产生相同伸长量需要力 500N。若将肌肉看作一长为 2cm、横截面为 50cm² 的圆柱体，求该肌肉组织在以上两种情况下的弹性模量。
【$2 \times 10^4 \text{N} \cdot \text{m}^{-2}$；$4 \times 10^5 \text{N} \cdot \text{m}^{-2}$】

1-4 有一铜杆长 2m，横截面积为 2.0cm²；另一钢杆长为 L，横截面积为 1.0cm²。今将两杆接牢，然后在两杆外端加以相等而反向的拉力 $F = 3 \times 10^4 \text{N}$。问：

（1）如果两杆伸长相同，那么钢杆的长 L 为多少？

（2）各杆中的应力为多少？

（3）各杆中的应变为多少？

已知铜杆的弹性模量为 $E_{铜} = 1.1 \times 10^{11} \text{N/m}^2$，钢杆的弹性模量为 $E_{钢} = 2.0 \times 10^{11} \text{N/m}^2$
【(1) 1.8m；(2) $1.5 \times 10^8 \text{N} \cdot \text{m}^{-2}$，$3 \times 10^8 \text{N/m}^2$；(3) 1.35×10^{-3}，1.50×10^{-3}】

1-5 在边长为 0.2m 的立方体的两个相对面上，各施以 $9.8 \times 10^2 \text{N}$ 的切向力，它们大小相等、方向相反。施力后两相对面的相对位移为 0.0001m。求该物体的切变模量。
【$4.9 \times 10^8 \text{N} \cdot \text{m}^{-2}$】

1-6 某人的一条腿骨长 0.4m，横截面积平均为 5cm²。问用此骨支持其整个体重（相等于 500N 的重力），其长度缩短多少？为总长度的百分之几？
【$2.5 \times 10^{-5} \text{m}$；$6.25 \times 10^{-3}\%$】

习题 1-5 讲解

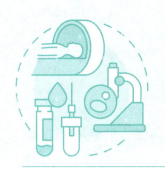

第2章 振动

物体（或质点）在平衡位置附近来回重复的运动叫作**机械振动**。如喉头声带的振动，一切声源的振动等。振动是一种很普遍的运动形式，一般来说，任何一个物理量（电压、电流、电场强度、磁场强度、压力等）在某一定值附近反复变化都可称为振动。虽然各类振动的物理本质各不相同，但在很多方面遵循着共同的规律，可以用统一的数学形式来表示。

本章重点讨论振动的基本规律，还对振动在医学上的应用进行了简单介绍。

2.1 简谐振动

实际的振动常常是很复杂的。最简单、最基本的振动就是简谐振动。如弹簧振子、单摆等在忽略空气阻力或摩擦力时所做的振动。

可以证明，任何一个复杂的振动可以看作由若干个或无限多个简谐振动组成，因此，研究简谐振动是研究其他振动的基础。

2.1.1 简谐振动方程

弹簧振子是简谐振动常见的例子。如图 2-1 所示，将一轻质弹簧左端固定，右端系一质量为 m 的物体，放在无摩擦的水平面上，把物体向左或向右从平衡位置移开，然后释放，物体就在弹性力的作用下左右来回振动。这样一个由物体和轻质弹簧构成的振动系统，称为**弹簧振子**。

取平衡位置 O 为坐标原点，水平向右为 s 轴的正方向，把物体看成质点。在忽略弹簧的质量、不计阻力的情况下，质点在任意时刻所受的合外力应等于弹簧所施的弹性力。据胡克定律可知，在弹性正比限度内，弹性力的大小为

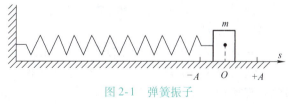

图 2-1 弹簧振子

$$F = -ks \tag{2-1}$$

式中，k 为弹簧的劲度系数；s 为质点的位移。质点在 O 点右边，s 为正，在 O 点左边，s 为负。式中的负号表示质点所受的合力与位移方向相反。由此可见，简谐振动的动力学特征是质点所受的合力与位移成正比，而方向相反。

据牛顿第二定律，振子的加速度为

$$a = \frac{F}{m} = -\frac{k}{m}s$$

式中，k 和 m 都是由系统本身所决定的常量，因此，比值 $\frac{k}{m}$ 可用另一常量 ω 的平方表示，将 $\frac{k}{m} = \omega^2$ 代入上式得

$$a = -\omega^2 s$$

或

$$\frac{d^2 s}{dt^2} + \omega^2 s = 0 \tag{2-2}$$

上式为简谐振动方程的微分形式，它指出了简谐振动的运动学特征，即做简谐振动的质点其加速度与位移成正比而方向相反，称式（2-2）为简谐振动的特征方程。

式（2-2）的解为

$$s = A\cos(\omega t + \varphi) \tag{2-3}$$

式中，A 和 φ 为常量。由此可见，**做简谐振动的质点的位移 s 是时间 t 的余弦函数**。因而，也可以将描述物体运动的变量 s 满足式（2-3）的运动称为**简谐振动**，式（2-3）称为**简谐振动方程**。

将式（2-3）对时间求一阶、二阶导数，可得做简谐振动质点的速度、加速度

$$v = \frac{ds}{dt} = -A\omega\sin(\omega t + \varphi) \tag{2-4}$$

$$a = \frac{d^2 s}{dt^2} = -A\omega^2 \cos(\omega t + \varphi) \tag{2-5}$$

以上两式表明，当质点做简谐振动时，它的速度和加速度都随时间做周期性变化。其中 $A\omega$ 称为速度幅值，$A\omega^2$ 称为加速度幅值。图 2-2 给出了简谐振动的位移、速度和加速度与时间 t 的关系（图中假定 $\varphi = 0$）。

2.1.2 描述简谐振动的特征量

在简谐振动中，s、v、a 和 t 都是变量，对一定的简谐振动，A、ω、φ 则为常量。因此，A、ω、φ 就决定了一个具体的简谐振动，它们成为简谐振动的特征量。下面来讨论这些特征量的物理意义。

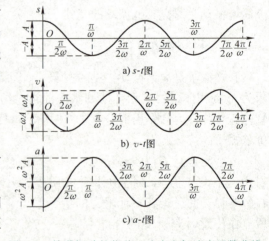

图 2-2 简谐振动的位移、速度和加速度函数曲线

1. 振幅

简谐振动方程式（2-3）中的 A 就是振动的**振幅**，表示振动质点离开平衡位置的最大距离，其单位为米（m）。

2. 周期与频率

简谐振动的基本性质是它的周期性。质点完成一次全振动需要的时间称为振动的**周期**，

用 T 表示，单位为秒（s）。

如果质点的振动周期为 T，则质点在任一时刻 t 的位移、速度应与质点在 $t+T$ 时刻的位移、速度完全相同。代入式（2-3）得

$$A\cos(\omega t+\varphi)=A\cos[\omega(t+T)+\varphi]$$

因余弦函数的周期为 2π，即

$$\omega T=2\pi$$

所以

$$T=\frac{2\pi}{\omega} \qquad (2\text{-}6)$$

频率是单位时间内质点完成全振动的次数，用 ν 表示，显然

$$\nu=\frac{1}{T} \qquad (2\text{-}7)$$

频率的单位是赫兹（Hz）。由式（2-6）和式（2-7）可得

$$\omega=\frac{2\pi}{T}=2\pi\nu \qquad (2\text{-}8)$$

ω 是 ν 的 2π 倍，具有频率的特性，所以 ω 又称为简谐振动的**角频率**，其单位为弧度每秒（rad·s^{-1}）。周期、频率和角频率都是反映物体振动快慢的物理量。

对于弹簧振子，因为 $\omega^2=k/m$，所以它的角频率、频率和周期分别为

$$\omega=\sqrt{\frac{k}{m}},\ \nu=\frac{1}{2\pi}\sqrt{\frac{k}{m}},\ T=2\pi\sqrt{\frac{m}{k}}$$

由此可见，弹簧振子振动时，其角频率、频率、周期完全由弹簧劲度系数 k、振子的质量 m 决定，即由系统本身的性质所决定。这种由系统本身性质决定的周期和频率（角频率）称为系统的**固有周期和固有频率**（固有角频率）。

3. 相位与相差

式（2-3）中的 $(\omega t+\varphi)$ 叫作简谐振动的**相位**，单位是 rad（弧度）。φ 是 $t=0$ 时刻的相位，叫作**初相**或**初相位**。

振动质点在某一时刻所处的运动状态，一般用它在该时刻的位移和速度来表示。由于当 A 和 ω 给定后，只要知道 t 时刻的相位，就可确定质点在该时刻的位移 s 和速度 v（包括大小、方向）。因此，**相位是决定振动质点运动状态的物理量**。

在一个周期内，不同时刻的相位不同，对应的运动状态也不同。例如，当 $(\omega t+\varphi)=\frac{\pi}{3}$ 时，$s=\frac{1}{2}A$，$v=-\frac{\sqrt{3}}{2}A\omega$，表示 t 时刻质点在平衡位置右边 $\frac{1}{2}A$ 处，以 $\frac{\sqrt{3}}{2}A\omega$ 的速度沿 s 轴负方向运动；当 $(\omega t+\varphi)=-\frac{\pi}{3}$ 时，$s=\frac{1}{2}A$，$v=\frac{\sqrt{3}}{2}A\omega$，表示质点仍在平衡位置右边 $\frac{1}{2}A$ 处，但以 $\frac{\sqrt{3}}{2}A\omega$ 的速度沿 s 轴正方向运动。可见，不同的相位表示不同的运动状态，相位每增加 2π，简谐振动完全重复一次。

振幅 A 和初相位 φ 是由初始条件，即 $t=0$ 时的初位移 s_0 与初速度 v_0 所决定。把 $t=0$ 代入式（2-3）和式（2-4），得

$$s_0 = A\cos\varphi$$
$$v_0 = -\omega A\sin\varphi$$

由以上两式可得

$$A = \sqrt{s_0^2 + \frac{v_0^2}{\omega^2}} \tag{2-9}$$

$$\varphi = \arctan\frac{-v_0}{\omega s_0} \tag{2-10}$$

相位是很重要的物理量，其重要性还在于可以用来比较两个简谐振动的步调是否一致，在讨论振动叠加时，更要用到相位和相位差的概念。例如，在同一个简谐振动中，位移 s、速度 v、加速度 a 都以相同的频率按余弦函数形式变化，但它们的步调并不一致。

$$s = A\cos(\omega t + \varphi)$$
$$v = -A\omega\sin(\omega t + \varphi) = A\omega\cos\left(\omega t + \varphi + \frac{\pi}{2}\right)$$
$$a = -A\omega^2\cos(\omega t + \varphi) = A\omega^2\cos(\omega t + \varphi + \pi)$$

三者的相位保持一定的差值，即相位差。由以上三式可知，速度的相位比位移的相位超前 $\frac{\pi}{2}$，而加速度的相位比位移的相位超前 π（或落后 π），也就是说，加速度与位移反相，如图 2-3 所示。

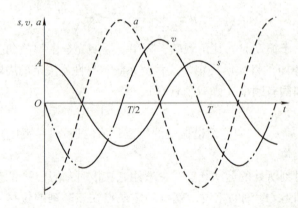

图 2-3 简谐运动的位移、速度和加速度（假设 $\varphi = 0$）

例题 2-1 讲解

【例题 2-1】 一物体沿 s 轴做简谐振动，振幅为 0.12m，周期为 2s。当 $t=0$ 时，位移为 0.06m，且向 s 轴正方向运动。求：（1）初相；（2）当 $t=0.5$s 时，物体的位移、速度和加速度。

【解】（1）初相由初始条件确定，由题意可知，$A = 0.12$m，初始条件为

$$t=0 \text{ 时}, \begin{cases} s_0 = A\cos\varphi = 0.12\cos\varphi = 0.06 \\ v_0 = -A\omega\sin\varphi > 0 \end{cases}$$

则初相为

$$\varphi = -\frac{\pi}{3}$$

（2）由于物体沿 s 轴做简谐振动，所以其振动方程可设为

$$s = A\cos(\omega t + \varphi)$$

则速度和加速度表达式分别为

$$v = -A\omega\sin(\omega t + \varphi)$$
$$a = -A\omega^2\cos(\omega t + \varphi)$$

由题意，已知 $T = 2\text{s}$，则角频率为

$$\omega = \frac{2\pi}{T} = \pi \text{ rad} \cdot \text{s}^{-1}$$

物体的位移、速度和加速度表达式分别为

$$s = 0.12\cos\left(\pi t - \frac{\pi}{3}\right)$$
$$v = -0.12\pi\sin\left(\pi t - \frac{\pi}{3}\right)$$
$$a = -0.12\pi^2\cos\left(\pi t - \frac{\pi}{3}\right)$$

上列各式中，s、v、a 和 t 的单位分别为 m、$\text{m} \cdot \text{s}^{-1}$、$\text{m} \cdot \text{s}^{-2}$ 和 s。当 $t = 0.5\text{s}$ 时，由上列各式求得

$$s = 0.12\cos\left(\pi \times 0.5 - \frac{\pi}{3}\right)\text{m} = 0.12\cos\frac{\pi}{6}\text{m} = 0.104\text{m}$$

$$v = -0.12\pi\sin\left(\pi \times 0.5 - \frac{\pi}{3}\right)\text{m} \cdot \text{s}^{-1} = -0.06\pi \text{ m} \cdot \text{s}^{-1} = -0.19\text{m} \cdot \text{s}^{-1}$$

$$a = -0.12\pi^2\cos\left(\pi \times 0.5 - \frac{\pi}{3}\right)\text{m} \cdot \text{s}^{-2} = -0.06\pi^2\sqrt{3}\text{m} \cdot \text{s}^{-2} = -1.03\text{m} \cdot \text{s}^{-2}$$

2.1.3 简谐振动的旋转矢量表示法

简谐振动除用三角公式或余弦曲线图表示外，还可用旋转矢量表示。取一水平 s 轴，由原点引一条长度等于 A 的矢量 **A**，如图 2-4 所示。这一矢量以角速度 ω 绕 O 点沿逆时针方向旋转，则矢量 **A** 的端点 P 在 s 轴上的投影点 N 便在 BC 范围内来回运动，当 **A** 旋转 1 周，N 点完成一次振动。设 $t = 0$ 时，**A** 与 s 轴的夹角为 φ，而在 t 时刻，则 **A** 与 s 轴的夹角变为 $(\omega t + \varphi)$。显然，此时 **A** 的端点在 s 轴上的投影点 N 对原点 O 的位移是

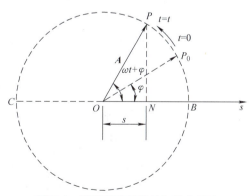

图 2-4 简谐振动的旋转矢量表示法

$$s = A\cos(\omega t + \varphi)$$

可见，N 点在做简谐振动。矢量 **A** 的长度表示简谐振动的振幅，矢量 **A** 与 s 轴正方向的

夹角表示简谐振动的相位，在 t 时刻矢量 A 端点 P 在 s 轴上的投影表示简谐振动的位移。旋转矢量表示法把描述简谐振动的三个重要物理量非常直观地表示出来。

用旋转矢量研究简谐振动比较直观，可以避免一些烦琐的计算。在研究简谐振动及其合成时常常会用到。但值得注意的是，旋转矢量本身并不做简谐振动，而是旋转矢量矢端在 s 轴上投影点做简谐振动。

【例题 2-2】 两质点做等频率、等振幅的简谐振动。某时刻，一质点在 $s = \dfrac{A}{2}$ 处，另一质点在 $s = -\dfrac{A}{2}$ 处，且均向平衡位置运动，求此时两质点的相位差。

【解】 作旋转矢量 A_1 和 A_2，它们的长度均为 A，与 s 轴的夹角分别为 $\omega t + \varphi_1$ 和 $\omega t + \varphi_2$，如图 2-5 所示，A_1 和 A_2 的端点在 s 轴上的投影点的运动可表示两质点的简谐振动。

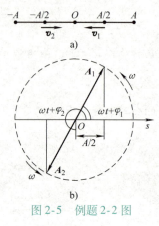

图 2-5 例题 2-2 图

设两质点的振动方程分别为

$$s_1 = A\cos(\omega t + \varphi_1)$$
$$s_2 = A\cos(\omega t + \varphi_2)$$

从图 2-5 中可以看出，一质点的相位是 $\omega t + \varphi_1 = \dfrac{\pi}{3}$ 时，另一质点的相位是 $\omega t + \varphi_2 = \dfrac{4\pi}{3}$，此时两质点的相位差为

$$\Delta\varphi = (\omega t + \varphi_2) - (\omega t + \varphi_1) = \dfrac{4\pi}{3} - \dfrac{\pi}{3} = \pi$$

两振动的相位差为 π，或者说，振动 2 比振动 1 相位超前 π。通常把相位差为 π 的奇数倍的情况叫作反相，而把相位差为零或 π 的偶数倍的情况叫作同相。

2.1.4 简谐振动的能量

一个振动系统必须有外力对它做功，使其获得一定的能量，才开始振动。如果没有能量的损失，振动就会一直进行下去。下面，我们仍以弹簧振子为例来讨论简谐振动的能量。若物体处在平衡位置，则系统的势能为零。物体的位移为 s 时，物体的弹性势能和动能应分别为

$$E_p = \dfrac{1}{2}ks^2, \quad E_k = \dfrac{1}{2}mv^2$$

将式（2-3）、式（2-4）分别代入上式，并由 $k = m\omega^2$ 得

$$E_p = \dfrac{1}{2}kA^2\cos^2(\omega t + \varphi) = \dfrac{1}{2}mA^2\omega^2\cos^2(\omega t + \varphi) \tag{2-11}$$

$$E_k = \dfrac{1}{2}mA^2\omega^2\sin^2(\omega t + \varphi) \tag{2-12}$$

由此可见，振动物体的动能和势能都随时间做周期性变化。物体位移最大时，势能达到最大值，动能为零；通过平衡位置时，势能为零，动能达到最大值；在其他位置时，既有动能又有势能。弹簧振子的总能量为

$$E = E_{\text{p}} + E_{\text{k}} = \frac{1}{2}m\omega^2 A^2 = \frac{1}{2}kA^2 \tag{2-13}$$

式（2-13）表明，振动系统的总机械能不随时间变化，即总机械能守恒。在振动过程中，动能和势能只能互相转换。对一定的振动系统，m、ω 一定，则总机械能仅与振幅的平方成正比，这一结论对任一简谐振动系统都成立。

【例题 2-3】 弹簧下端悬一质量为 0.1kg 的物体，若弹簧本身的质量可以忽略不计，其劲度系数 $k = 490\text{N} \cdot \text{m}^{-1}$，物体的初速度为 $1.4\text{m} \cdot \text{s}^{-1}$，初位移为零，求：(1) 振动频率；(2) 振幅；(3) 振动能量。

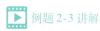
例题 2-3 讲解

【解】 (1) 设在弹簧下端挂上物体后，弹簧伸长 ΔL，则 $mg = k\Delta L$，取此时的平衡位置 O 为原点，向上为 s 轴的正方向，在位移为 s 时，物体所受的合力为

$$F = k(\Delta L - s) - mg = -ks$$

因此物体作简谐振动，共振动频率为

$$\nu = \frac{1}{2\pi}\sqrt{\frac{k}{m}} = \frac{1}{2 \times \pi} \times \sqrt{\frac{490}{0.1}}\text{Hz} = 11.1\text{Hz}$$

(2) 根据式（2-9）得

$$A = \sqrt{s_0^2 + v_0^2/\omega^2} = \frac{v_0}{2\pi\nu} = \frac{1.4}{2 \times \pi \times 11.1}\text{m} = 0.02\text{m}$$

(3) 根据式（2-13）得

$$E = \frac{1}{2}kA^2 = \left(\frac{1}{2} \times 490 \times 0.02^2\right)\text{J} = 0.098\text{J}$$

2.2 简谐振动的合成

在实际问题中，常常遇到的是一个质点同时参与几个振动的情况。例如，两个声波同时传入我们的耳朵，鼓膜的振动就是这两个声波振动的合振动。据运动叠加原理，合振动的位移是两个振动的位移的矢量和。一般振动的合成比较复杂，我们只研究几种简单情况。

2.2.1 两个同方向、同频率简谐振动的合成

设一质点在同一直线上同时参与两个独立的同频率简谐振动。取这一直线为 s 轴，质点的平衡位置为坐标原点，则在任意时刻，这两个振动的位移分别为

$$s_1 = A_1\cos(\omega t + \varphi_1)$$
$$s_2 = A_2\cos(\omega t + \varphi_2)$$

由于两个振动是在同一方向上，所以合振动的位移 s 应为 s_1 与 s_2 的代数和，即

$$s = s_1 + s_2$$

我们用旋转矢量图示法研究这两个谐振动的合成。如图 2-6 所示，以旋转矢量 $\boldsymbol{A}_1$ 及 $\boldsymbol{A}_2$ 分别表示两个分振动，当 $t = 0$ 时，它们与 s 轴的夹角分别为 φ_1 和 φ_2。在任意时刻 t，$\boldsymbol{A}_1$ 和 $\boldsymbol{A}_2$ 的端点 P_1 和 P_2 在 s 轴上投影点的位移分别为 s_1 和 s_2。从图 2-6 中可以看出，$\boldsymbol{A}_1$ 与 $\boldsymbol{A}_2$ 的合

矢量 A 的端点 P 在 s 轴上投影点的位移 $s = s_1 + s_2$，所以合振动可以用旋转矢量 A 来描述。

由于 A_1 和 A_2 以同样的角速度绕 O 点逆时针旋转，两者间的夹角（$\varphi_1 - \varphi_2$）将保持不变，矢量 A 的大小将也保持不变，并以同样的角速度 ω 绕 O 点逆时针旋转。因此，旋转矢量 A 所代表的合振动仍是简谐振动，其方向和频率都与原来的两个分振动相同。

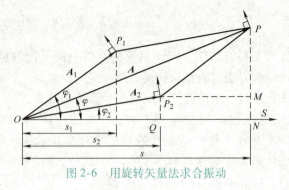

图 2-6　用旋转矢量法求合振动

从 A 在 s 轴上的投影即可求得合位移为

$$s = A\cos(\omega t + \varphi)$$

合振动的振幅 A 及初相 φ 可根据余弦公式及正切函数的定义，由图 2-6 直接得出

$$A = \sqrt{A_1^2 + A_2^2 + 2A_1 A_2 \cos(\varphi_1 - \varphi_2)} \tag{2-14}$$

$$\tan\varphi = \frac{PN}{ON} = \frac{PM + MN}{P_2 M + OQ} = \frac{A_1 \sin\varphi_1 + A_2 \sin\varphi_2}{A_1 \cos\varphi_1 + A_2 \cos\varphi_2} \tag{2-15}$$

由以上分析可知，两同方向同频率简谐振动的合成仍是一简谐运动。其角频率与分振动的角频率相同，合振动的振幅与分振动的振幅和初相差有关。下面讨论两个重要的特例。

（1）当 $\varphi_2 - \varphi_1 = \pm 2k\pi$ 时（$k = 0, \pm 1, \pm 2, \cdots$），两分振动同相，合振动的振幅最大，其值为

$$A = \sqrt{A_1^2 + A_2^2 + 2A_1 A_2} = A_1 + A_2$$

说明分振动的合成使振动加强。

（2）当 $\varphi_2 - \varphi_1 = \pm(2k+1)\pi$ 时（$k = 0, \pm 1, \pm 2, \cdots$）两分振动反相，合振动的振幅最小，其值为

$$A = |A_1 - A_2|$$

说明两分振动的合成使振动减弱。若 $A_1 = A_2$，则振动合成的结果将使物体处于静止状态。

当 $\varphi_2 - \varphi_1$ 为任意值时，合振幅介于 $|A_1 - A_2|$ 和 $A_1 + A_2$ 之间。

2.2.2　两个同方向、不同频率简谐振动的合成

如果两简谐振动的方向相同，而频率不同，则其相位差随时间变化，即在矢量图中，与之对应的旋转矢量 A_1 和 A_2 之间的夹角随时间变化。因而，合矢量 A 的长度及角频率也随时间变化，合振动就不再是简谐振动，而是一个比较复杂的振动。此时求合振动最简单的方法是用曲线法，即直接将表示同一时刻位移的纵坐标相加得出合振动曲线。如图 2-7 表示两个频率比为 1:2、振幅一定的简谐振动的合成，s_1 和 s_2 表示两个分振动，s 代表合振动。用曲线法把同一时刻 s_1 与 s_2 的位移加起来，即可得到合振动的曲线图。合振动不再是简谐振动，但仍是一个周期性振动。图 2-7a、b 仅因初相差不同，合成结果就不一样。这是因为合振动的形式由分振动的振幅、频率及相差决定。综上所述，若两分振动的频率成整数比，则合振动为一周期性振动，且频率为分振动频率的最大公因数，合振动曲线的形状则因分振动

的振幅或相位不同而显著不同。

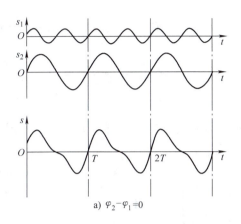
a) $\varphi_2-\varphi_1=0$

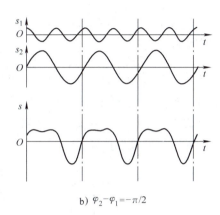
b) $\varphi_2-\varphi_1=-\pi/2$

图 2-7 两个同方向、不同频率简谐振动的合成

2.2.3 两个互相垂直的简谐振动的合成

设同频率的两个简谐振动分别在相互垂直的 x 轴和 y 轴方向振动，在任意时刻其位移各为

$$x = A_1 \cos(\omega t + \varphi_1)$$
$$y = A_2 \cos(\omega t + \varphi_2)$$

如果质点同时参与这两个振动，则在 t 时刻质点的位置是 (x, y)。由上式消去 t，可得出质点在 xy 平面内的运动轨迹方程为

$$\frac{x^2}{A_1^2} + \frac{y^2}{A_2^2} - 2\frac{xy}{A_1 A_2}\cos(\varphi_2 - \varphi_1) = \sin^2(\varphi_2 - \varphi_1) \tag{2-16}$$

一般来说，这是个椭圆方程。椭圆的形状由分振动振幅的大小及相差决定。椭圆被包于 $x = \pm A_1$，$y = \pm A_2$ 的矩形内并与其四边相切。椭圆的长轴、短轴大小和方位则由相位差来定。下面分析几种特殊情况。

（1）$\varphi_2 - \varphi_1 = 0$，两分振动同相，则式（2-16）化为

$$\left(\frac{x}{A_1} - \frac{y}{A_2}\right)^2 = 0, \quad 即 \quad \frac{x}{A_1} = \frac{y}{A_2}$$

质点轨迹退缩为通过原点、斜率为 A_2/A_1 的直线，如图 2-8a 所示。所以，合振动也是简谐振动，频率等于分振动的频率。

（2）$\varphi_2 - \varphi_1 = \pi$，两分振动反相，则式（2-16）化为

$$\left(\frac{x}{A_1} + \frac{y}{A_2}\right)^2 = 0, \quad 即 \quad \frac{x}{A_1} = -\frac{y}{A_2}$$

质点轨迹还是一条通过原点的直线，不过斜率为 $-\dfrac{A_2}{A_1}$，合振动仍为简谐振动，其频率等于分振动频率，如图 2-8e 所示。

（3）$\varphi_2 - \varphi_1 = \dfrac{\pi}{2}$，则式（2-16）化为

$$\frac{x^2}{A_1^2}+\frac{y^2}{A_2^2}=1$$

质点的轨迹是以 Ox 和 Oy 为轴的椭圆，质点沿顺时针运动，如图 2-8c 所示，若 $A_1=A_2$，则椭圆变为圆。

若 $\varphi_2-\varphi_1=\frac{3\pi}{2}\left(\text{或}-\frac{\pi}{2}\right)$，则质点的轨迹也是椭圆，与前者不同的是质点的运动方向为逆时针，如图 2-8g 所示。

从以上讨论可知，任何一个直线简谐振动、椭圆运动或圆周运动都可分解为两个同频率、互相垂直的简谐振动。

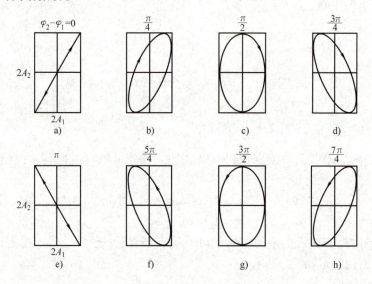

图 2-8　两个同频率、互相垂直的简谐振动的合成

如果两个互相垂直的简谐振动的频率不同，但它们的频率之比为整数之比，这时仍可得到稳定而封闭的合振动质点的运动轨迹，这种轨迹图形叫作李萨如图形，它可以用示波器显示出来。利用李萨如图形能够测定振动的频率，这是测频率比较方便和常用的方法。

2.3　振动的分解　频谱分析

两个或两个以上的频率成倍数关系的简谐振动合成后，合振动是一个周期性的复杂振动。反过来，一个具有周期性的复杂振动也可以分解成多个简谐振动。数学家傅里叶首先用数学理论证明了这个问题。他指出：任何一个周期性振动都可以分解为一系列同方向不同频率、不同振幅的简谐振动，这些简谐振动的频率为原来的振动频率的整数倍。用数学形式表示为

$$s=F(\omega t)=A_0+A_1\cos\omega t+A_2\cos 2\omega t+\cdots+B_1\sin\omega t+B_2\sin 2\omega t+\cdots$$

式中，各系数 $A_0,A_1,\cdots,B_1,B_2,\cdots$ 对于函数 $F(\omega t)$ 的一定形式，可按一定公式计算出来。上式各项所表示的分振动的频率都是原振动频率的整数倍，其中与原振动频率相同的分振动称为基频振动，其他分振动依照各自频率相对基频的倍数相应地称为二次、三次……谐频

振动。

这种将任一周期性振动分解为许多简谐振动之和的方法，称为**频谱分析**或称谐振分析。

图 2-9a 表示一锯齿形振动，按傅里叶级数展开

$$s = F(\omega t) = \frac{1}{\pi}\left(-\sin\omega t - \frac{1}{2}\sin2\omega t - \frac{1}{3}\sin3\omega t - \frac{1}{4}\sin4\omega t - \frac{1}{5}\sin5\omega t + \cdots\right)$$

图 2-9b 画出了该振动中简谐振动的前六项，图 2-9a 中实线为这六项的合振动。若再多取一些高频项，合振动将更接近图 2-9a 中的虚线。将一实际振动的各分振动成分，以 ω 为

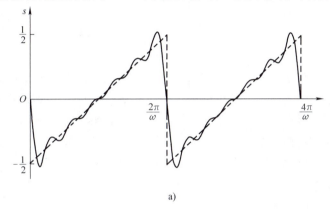

a)

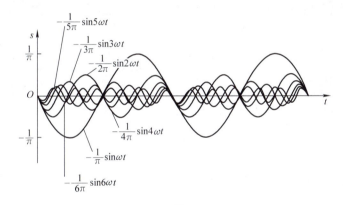

b)

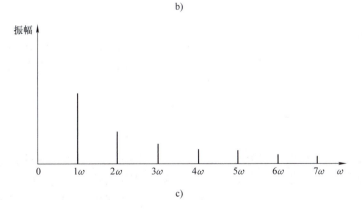

c)

图 2-9　锯齿形振动及其频谱

横坐标、A 为纵坐标，按顺序表示的频谱图，叫作振动谱。图 2-9c 就是锯齿形振动的振动谱。由图可见，周期性振动的振动谱为一条条分立的线状谱。

频谱分析无论是对实际应用还是理论研究，都是十分重要的方法。如用计算机对正常人和喉疾患者发出的声波进行定量分析，绘出频谱图，为诊断各种喉疾提供依据。再如听觉理论的研究及脑电图、噪声和振动因素分析，也都要用到频谱分析。

2.4 阻尼振动 受迫振动 共振

2.4.1 阻尼振动

一个做简谐振动的系统，如果没有能量损失，它将以其固有的频率一直等幅振动下去，但这只是一种理想情况。实际上，任何振动系统都不是孤立的。在振动的过程中不可避免地要受到阻力的作用而逐渐损失能量。损失的能量如果得不到补充，振幅就会逐渐减小，最后振动也会停下来。这种振幅不断减小的振动叫作**阻尼振动**或减幅振动。通常能量减小的方式有两种。一种是由于摩擦阻力的存在，使振动系统的能量逐渐转变为热能。另一种是由于振动系统引起邻近质点振动，使系统的能量逐渐向四周辐射出去，转变为波动的能量。这里仅讨论由摩擦阻力引起的阻尼振动。

实验表明，当运动物体的速度不太大时，阻力 F 大小与物体的速度 v 的大小成正比，而与物体速度的方向相反，可以表示为

$$F = -\gamma v = -\gamma \frac{\mathrm{d}s}{\mathrm{d}t} \tag{2-17}$$

式中，γ 称为阻力系数，它的大小由物体的形状、大小、表面状况以及介质的性质决定。

考虑了阻力的情况下，物体的振动方程应为

$$m\frac{\mathrm{d}^2 s}{\mathrm{d}t^2} = -ks - \gamma\frac{\mathrm{d}s}{\mathrm{d}t} \tag{2-18}$$

令 $\omega_0^2 = \frac{k}{m}$，$2\beta = \frac{\gamma}{m}$，式（2-18）可以改写为

$$\frac{\mathrm{d}^2 s}{\mathrm{d}t^2} + 2\beta\frac{\mathrm{d}s}{\mathrm{d}t} + \omega_0^2 s = 0 \tag{2-19}$$

这是阻尼振动的动力学方程，它是一个常系数线性齐次微分方程。式中，ω_0 为振动系统的固有频率；β 称为阻尼常量。在阻尼作用较小（即 $\beta < \omega_0$）时，式（2-19）的解为

$$s = A_0 e^{-\beta t} \cos(\omega t + \varphi) \tag{2-20}$$

其中

$$\omega = \sqrt{\omega_0^2 - \beta^2}$$

A_0 和 φ 是由初始条件决定的积分常数。式（2-20）即为阻尼振动的表达式，$A_0 e^{-\beta t}$ 可以看作随时间变化的振幅，它随时间按指数规律衰减，如图 2-10 曲线 a 所示。阻尼作用越大，振幅衰减得越快。显然，阻尼振动不是简谐振动。阻尼振动的周期可表示为

$$T = \frac{2\pi}{\omega} = \frac{2\pi}{\sqrt{\omega_0^2 - \beta^2}} \tag{2-21}$$

可见，阻尼振动的周期比振动系统的固有周期要长。这种阻尼作用较小的情况称为欠阻尼。

如阻尼较大，以致 $\beta > \omega_0$，这时运动已不是周期性的了。偏离平衡位置的位移随时间按指数规律衰减，以致需要较长时间系统才能到达平衡位置，这种情况称为过阻尼，如图 2-10 曲线 b 所示。

若阻尼的影响介于前两者之间，且 $\beta = \omega_0$，则系统最快地回到平衡位置并停下来，这种情况称为临界阻尼，如图 2-10 曲线 c 所示。

在钟表里，阻尼振动效应是有害的，但在电流计里，如果没有阻尼效应，指针就会一直摇晃不定，高级电表里使阻尼常量接近临界值。

2.4.2 受迫振动

在周期性外力持续作用下发生的振动称为**受迫振动**。如声波引起耳膜的振动、马达转动导致基座的振动等。引起受迫振动的周期性外力称为驱动力。实际的振动系统不可避免地要受到阻尼的作用而消耗能量，这会使振幅逐渐衰减。通过驱动力对振动系统

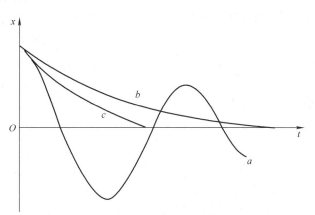

图 2-10　阻尼振动

做功，不断给系统补充能量。若补充的能量恰好补偿因阻尼所损失的能量，振动就得以维持并会达到稳定状态。受迫振动是物体在阻尼力、弹性力和驱动力的共同作用下进行的。

设驱动力为 $F_0\cos\omega't$，其振动方程为

$$m\frac{d^2s}{dt^2} = -ks - \gamma\frac{ds}{dt} + F_0\cos\omega't \tag{2-22}$$

令 $\omega_0^2 = \dfrac{k}{m}$，$2\beta = \dfrac{\gamma}{m}$，$h = \dfrac{F_0}{m}$，式（2-22）可写为

$$\frac{d^2s}{dt^2} + 2\beta\frac{ds}{dt} + \omega_0^2 s = h\cos\omega't \tag{2-23}$$

这是一个二阶常系数线性非齐次微分方程。在小阻尼的情况下这个方程的解为

$$s = A_0 e^{-\beta t}\cos\left(\sqrt{\omega_0^2 - \beta^2}\,t + \varphi_0\right) + A\cos(\omega't + \varphi) \tag{2-24}$$

式（2-24）表示受迫振动是由第一项所表示的阻尼振动和第二项表示的简谐振动两项叠加而成。第一项随时间逐渐衰减，经过一段时间将不起作用。第二项是振幅不变的振动，这就是受迫振动达到稳定状态时的等幅振动。受迫振动的稳态方程为

$$s = A\cos(\omega't + \varphi) \tag{2-25}$$

可以证明，振幅和初相分别为

$$A = \frac{h}{\sqrt{(\omega_0^2 - \omega'^2)^2 + 4\beta^2\omega'^2}} \tag{2-26}$$

$$\varphi = \arctan\frac{-2\beta\omega'}{\omega_0^2 - \omega'^2} \tag{2-27}$$

可见，受迫振动的初相 φ 和振幅 A 仅决定于振动系统自身的性质、驱动力的频率和振幅，与系统的初始条件无关。稳定状态的受迫振动是一个与简谐驱动力同频率的简谐振动。

2.4.3 共振

由式（2-26）可知，受迫振动的振幅 A 主要由驱动力频率 ω' 与系统固有频率 ω_0 之间的关系而定。当式（2-26）右边分母为最小值时，振幅 A 即达最大值。令式（2-26）右边分母中被开方式的一阶导数为零，可求得当驱动力频率 ω' 达到

$$\omega_r = \sqrt{\omega_0^2 - 2\beta^2} \tag{2-28}$$

时，受迫振动的振幅最大。因 β 常远小于 ω_0，所以驱动力频率已接近系统的固有频率。

当驱动力频率接近系统固有频率时，系统做受迫振动的振幅急剧增大，这种现象称为**共振**。共振时的外力频率 ω_r 称为共振频率。共振时最大振幅为

$$A_r = \frac{h}{2\beta\sqrt{\omega_0^2 - \beta^2}} \tag{2-29}$$

由式（2-28）和式（2-29）可知，β 越大，共振角频率越低，共振振幅也越小；β 越小，共振频率越接近系统的固有频率，共振振幅也越大。当 $\beta \to 0$ 时，$A_r \to \infty$，这时 $\omega_r \to \omega_0$。共振曲线如图 2-11 所示。

共振的概念在声学、原子过程和磁共振等方面有着广泛的应用。收音机、电视机利用电磁共振来接收空间某一频率的电磁波。构成物质的分子、原子和原子核，都具有一定的电结构，并存在振动，当外加交变电磁场作用于这些微观结构时，物质将表现出对交变电磁场能量的强烈吸收。从不同方面研究这些共振吸收，如顺磁共振、磁共振和铁磁共振等，已经成为现今研究物质结构以及医疗诊断等的重要手段。应该指出，在现代化的生活里，人们的生存环境发生了变化，如重劳动的机械化，行驶的高速化等，充满了各种自然的和人为的振动，有必要研究机械振动对蛋白质分子、细胞器、细胞、组织、器官、原生动物和人体的生物效应及其规律，从而防止振动给人体造成的伤害。

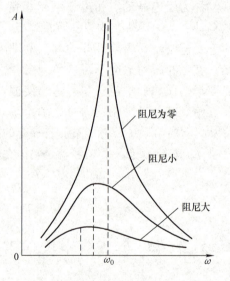

图 2-11 共振曲线

2.5 振动在医学中的应用

2.5.1 机械振动对人体的生物效应

机械振动是一种十分普遍的物理现象，在我国医学史上早有人利用其作为一种治疗手段，并加以发展和应用。如现在推拿学基本手法中的"振动类手法""叩击类手法"，以及

现代科学化振动平台的应用，都是利用这种机械振动源作用于人体，以达到治疗疾病的目的。目前，在各种慢性疾病的康复、运动员的力量训练、减肥等领域中日益引起人们的重视。

振动手法是中医学康复治疗技术中的重要手法。振动通过能量传递使受振物体内部发生共振，其影响程度与振动频率、幅度、方向及时间有关。振动可通过人工或机械振动方式进行。

人体是复杂的共振系统，在外来振动下会使某些器官组织或结构发生相应的位移，改变一些组织的压力，影响淋巴液的流动；振动使一些组织、器官发生相对运动，摩擦生热使局部温度上升而影响其功能，甚至对细胞产生深刻的影响。振动手法对人体的生物学效应通过局部的器官、组织、细胞等结构而产生，再通过神经、体液的反射调节或经络调节而获得。

手法的良性刺激可使局部皮温升高，改善组织代谢，使皮肤润泽而有弹性；可使肌肉内毛细血管开放增多，加强局部的血液供给，改善营养，增强韧带、肌腱的弹性和活动性，促进关节滑液的分泌与流动，促进关节周围的血液、淋巴液循环；骨折内固定后接受细微运动可产生骨折段内应变，促进骨折愈合；振动可直接刺激胸壁，同时，通过反射机制使呼吸活动加深，改善肺通气及灌注，增强胃肠蠕动、改善消化机能，能改善心肌供血状况。手法振动以一种交替挤压、松弛的形式对神经末梢刺激，通过神经反射引起机体的各种良性应答性反应，还可调节大脑的兴奋与抑制过程；振动能帮助静脉血液回流，引起周围血管扩张，血压降低。手法直接挤压淋巴管，使淋巴液回流加快；对腹腔施加压力，通过对肌肉组织的直接作用和反射作用，增加排尿量。

人体各器官、组织均处于振动状态，因而其生理特性都具有各自的周期性。当此状态通过振动调整到有序状态时，便形成整体性的波动，波动的传播路线即中医学所说的经络，即是气血运行的通路。现代医学证明，人在安静状态时只有6%~8%的毛细血管处于开放状态，运用振动手法在相应的部位或穴位操作后，可对气血起到推动作用，使微循环泵血功能得到加强，组织内更多的毛细血管开放，血流增多，流速加快。手法振动，能通过经络这一多层次、多功能、多形态的立体调控系统及远端的神经感受器，将冲动传递到其他组织和病灶区，加强正常组织的细胞功能，激活病变组织细胞，使机体恢复正常状态。

在患者的头、耳、腰及背部给予适当的手法振动，患者会有美妙的体感振动，能影响植物神经系统的功能，使交感神经紧张状态明显减轻，患者身心得以放松，从而减轻紧张的心理状态和抵抗感，增加亲和力，减轻抑郁焦虑感。该方法可以用于疾病治疗，如肌肉酸痛、骨折、骨质疏松、关节肿胀、失眠、焦虑、植物神经功能紊乱、胃肠功能失调、阳痿、小便不利、哮喘、心慌等；用于预防保健，适度的振动能增强骨骼强度，加强心肺功能促进血液循环，增强细胞免疫功能，降低血黏度，因而能预防疾病，增进健康；用于减肥美容，振动手法能促使脂肪分解，增进皮肤血液供应，促进雌激素的分泌，改善组织弹性；能加速清除局部代谢产物，消除肌痉挛，用于缓解紧张和疲劳。

机械振动因其显著的成骨效应及非侵入、无创、不良反应小的特点，在治疗骨质疏松症、骨折愈合及预防老年性骨丢失中，将会有广阔的应用前景。机械应力能显著地改变骨中血流，并通过影响血流来影响其成骨能力。可以增加肌肉血流量，有利于骨血灌注，进而引起骨生长增加和抑制骨量丢失。机械应变（如应变幅度、应变率、振动频率、振动时间等）的变化驱动着骨的构建与重塑，并相应地调整骨骼的结构。当骨骼应变低于一个最小有效应变域值范围时，骨质和骨骼的力学特性等可以得到维持，如果骨骼内的局部应变超过了该范围，骨骼将进行构建以改变其结构使局部应变归附于该范围内，从而增强骨密度及骨的机械性能。

运动是生命存在的重要形式，振动与生命活动有密切关系。分析探讨外力振动与人体内部自身振动之间的相互影响及作用机理，以确定外来振动，对人体内部器官产生良好生理反应最佳频率、振幅和振动波形，即最佳生理振动效应，更好地防治疾病，为人类的健康服务。

2.5.2 振动测量技术在临床上的应用

振动噪声测试技术在口腔临床医学及实验室研究方面有着广阔的应用前景。振动噪声测试技术能准确、快速地测量器械实际应用时的力学状况，测量结果符合口腔实际情况，还能对整个过程实施监控，直观性强。它可将人体口腔、颌面部等各种生理、病理信息采集、放大、转换成容易测定的量，通过计算机的处理、分析与计算，正确地将以上信息记录、储存下来，并可以相互比较或以容易为人理解的方式显示。生理、病理信息经过相互比较可用于口腔疾病的诊断、通过网络远距离传输用于远程医疗；各种信息以容易为人理解的方式显示也可为口腔解剖生理研究、应力应变研究等提供新的实验方法。在正畸治疗中，通过振动噪声测试技术，可实时监控正畸力的大小及牙齿的受力情况，以利随时调整，从而提高医疗质量。

动态喉镜又名频闪喉镜，是一种用来观察声带振动、检查喉功能不可缺少的仪器。其特点是采用频闪光源，通过喉镜看到缓慢运动的或静止的声带视觉假象。它可以将其他喉镜无法观察到的声带振动和黏膜波动显示在荧光屏上，并可录制存盘，永久保存，为喉科疾病（包括早期喉癌）的诊断和鉴别诊断、判定手术效果、疾病的会诊、随访、教学、科研工作提供依据。它在喉科学、病理嗓音学、艺术嗓音学等领域占有重要位置。

塔尔博特（Talbot）定律告诉我们：每个形象在暴露后可以在视网膜上保留0.2s，也就是说，如果物体的振动频率大于5Hz，肉眼将无法区别每个相位时的清晰形象，只能看到各相位形象叠加的弥散模糊影。发音时声带做快速振动，每秒钟可为80~1000次，甚至高达2000次，人眼是无法分辨的。为了详细地观察声带的振动，就必须借助于某种方法，使快速的振动相对地减慢下来，这就是频闪喉镜技术的原理。

如果一个有规律振动的物体被一个相同频率的闪光所照射，过滤掉其他像的干扰，这个物体将固定在振动周期中，产生一个静止的图像。如果闪光的频率与振动体的频率略有差别，也就是每次闪光在振动体上的相位后移或前移时就产生了缓慢运动图像，这是利用了人眼的视觉残留引起的光学错觉。发声的基频通过喉麦克风、声频放大器、差频产生器，最后传至氙灯，氙灯按同样或略有差别的频率发射间断光束，从而保证闪光频率始终与声带振动频率一致或保持一定差频（0~2Hz）以观察声带的静相或动相。快速振动的声带好像静止或大大减慢了速度，使我们能看到复杂的声带振动的图像，从而发现某些普遍喉镜下不能发现的微小病变。

频闪喉镜是研究声带振动运动的仪器，因此，频闪喉镜检查的一些理论基础都是与声带振动的理论及其组织结构分不开的。在发音时，不仅声带有轻微的开、闭（振动），而且覆盖于声带的黏膜在声带表面及上方有水波样滚动，并认为这是由于振动体与表面覆盖层的质量不同引起的。声带振动是一个由被盖层、本体层组成的双重振动体，它是声带振动和黏膜波动的组织学基础。

　　动态喉镜检查一般包括声带的静止像和慢动像两方面，特别在嗓音疾病的早期诊治和深入研究方面，能提供更多的信息（见图 2-12）。声带振动模式是喉功能的最好显示器，它可以灵敏地反映喉的微小病变。研究声带振动模式的变化，对喉病的诊断、治疗及预后具有重要意义。声带黏膜层的炎症、肿胀、角化、瘢痕或纤维化等都会导致被盖层变硬、僵直、质量增加、松软度下降、被动伸张和变形的顺应能力降低，致使黏膜波动的频率、幅度下降，甚至消失。当环甲肌功能过高时，如青春期假声，表现为音调高，声带振幅小，关闭不好；当功能性失音时，声带黏膜波消失；当声带有息肉时其振动不对称，但连续振动多规则；当上皮增生时声带振动多不对称，振幅和黏膜波动虽下降，但不如浸润性癌明显。黏膜表面的浅层病变对声带振动的影响较小，但在病变深、范围广的疾病，如结核、肿瘤，病变由黏膜层向深层浸润，波及本体层，使两层融为一体，整个声带变硬，质量增加，体积增大，弹性和变形能力丧失，在病变的发展过程中，就会相应地出现黏膜波动消失，进而声带振动消失。患声带癌和喉乳头状瘤时声带振幅显著下降，黏膜波动消失，病变处多无振动，据此可帮助确定肿瘤的浸润范围。

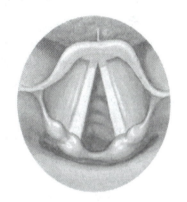 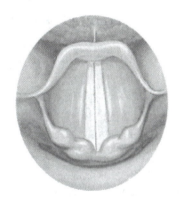

图 2-12　用动态喉镜观察喉的外形

　　一个嗓音的产生与声带振动有直接关系，其振动形态、振动基频、周期变化、相位变化、黏膜波动和声带张力的变化都是重要参数。这些参数可通过动态喉镜检查获得。因此，动态喉镜不仅是病理嗓音检查的重要工具，而且在艺术嗓音研究方面亦有其独特的优势。科技工作者通过动态喉镜等仪器调查分析歌唱家的元音高峰共振源，提出了嗓音方面的新见解。为使嗓音学研究更具客观准确性，利用动态喉镜进行定量分析，取得了良好的效果。动态喉镜检查能显示声带功能调节的情况和保持恒定音调的能力，在音域测定方面也有较多的应用。

　　广义地讲，任何一个物理量在某个定值附近反复变化，都可称为振动。心电图是现代医学心脏无创伤检查的重要方法之一。心脏机械收缩前，心肌先产生电激动。由于人体是个容积导体，心肌的这种电激动相对人体体表就等效为电矩大小和方向随心脏跳动周期性变化的电偶极子，医学上称为心电向量。心电向量是一个在大小和方向上都随时间做周期性变化的矢量，使人体各处电势也随之周期性地变化。测量和描记人体体表某两点间的电势差随时间的变化波形，就是心电图。心电图反映了心肌传导机能是否正常，用于心脏疾病的诊断。关于电偶极子及电势的知识我们将在第 7 章介绍。

习 题 2

2-1 请你说明下面的说法对还是不对。
(1) 所有周期运动都是简谐运动；【不对】
(2) 所有简谐运动都是周期性运动；【对】
(3) 简谐运动的周期与振幅成正比；【不对】
(4) 简谐运动的能量与振幅成正比；【对】
(5) 简谐运动的速度方向与位移方向始终一致；【不对】
(6) 简谐运动的速度为零时，加速度也等于零。【不对】

2-2 简谐运动的振幅是 A，问振动质点在一周期内走过的路程有多远？【$4A$】

2-3 一个谐振子的加速度和位移能否同时具有相同的方向？加速度和速度呢？速度和位移？【不能；能；能】

2-4 一个谐振子振幅为 12cm，在 $t=0$ 时位于离平衡位置正向 6cm 处，向正方向运动，振动的周期 2s，求简谐运动的位移及速度表达式。【$s = 12\cos\left(\pi t - \dfrac{\pi}{3}\right)$ (cm)；$v = -12\pi\sin\left(\pi t - \dfrac{\pi}{3}\right)$ (cm·s^{-1})】

2-5 一音叉的端点以 1mm 的振幅，380Hz 的频率做简谐运动。试求端点的最大速度。
【$v = A\omega = (10^{-3} \times 2\pi \times 380)$ m·s^{-1} = 2.38m·s^{-1}】

2-6 两谐振子 A 和 B 做同方向、同频率、同相的振动，当 A 的位移 $s_A = 8$cm 时，B 的位移 $s_B = 6$cm。问当 $s_A = 4$ 时，$s'_B = ?$；$s_A = 0$ 时，$s''_B = ?$ 【$s'_B = 3$cm；$s''_B = 0$】

2-7 一个 0.5kg 的物体做周期为 0.5s 的简谐运动，它的能量为 5J，求：
(1) 振幅；(2) 最大速度；(3) 最大加速度。【(1) 0.36m；(2) 4.52m·s^{-1}；(3) 56.79m·s^{-2}】

2-8 某质点参与 $x_1 = 10\cos(\pi t - \pi/2)$ (cm) 及 $x_2 = 20\cos(\pi t - \pi/3)$ (cm) 两个同方向的简谐振动，求其合成振动的振动表达式。【$29.1\cos[\pi t - \arctan(1+\sqrt{3})]$ (cm)】

2-9 有一劲度系数为 32.0N·m^{-1} 的轻质弹簧，放置在光滑的水平面上，其一端被固定，另一端系一质量为 500g 的物体。将物体沿弹簧长度方向拉伸至距平衡位置 10.0cm 处，然后将物体由静止释放，物体将在水平面上沿一条直线做简谐振动。分别写出振动的位移、速度和加速度与时间的关系。
【$s = 0.100\cos(8.00t)$ (m)；$v = -0.800\sin(8.00t)$ (m·s^{-1})；$a = -6.40\cos(8.00t)$ (m·s^{-2})】

2-10 一质量为 10g 的物体做简谐振动，其振幅为 24cm，周期为 4.0s，当 $t=0$ 时，位移为 24cm。求：
(1) $t = 0.5$s 时，物体所在位置；
(2) $t = 0.5$s 时，物体所受力的大小；
(3) 由起始位置运动到 $x = 12$cm 处，物体的速度。
【(1) 0.17m；(2) -4.19×10^{-3}N；(3) -0.326m·s^{-1}】

第 2 章补充题目

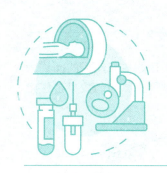

第3章 波动 声波

振动在空间的传播过程称为**波动**，简称波。在弹性介质中产生的波动是靠弹性介质质点的机械振动产生和传播的，称为机械波或弹性波。水面波、声波和地震波等都是机械波。光波、无线电波以及 X 射线等，可以在真空中传播，并不依赖于弹性介质，这类波称为电磁波。机械波和电磁波在本质上不同，但是都具有波动的共同特征，并且服从相似的规律。

本章主要讨论机械波的基本概念、波函数、波的能量，波的干涉和驻波，声波的基本概念，超声波的特性及其在医学方面的应用。

3.1 机械波

3.1.1 机械波的产生

由弹性力联系着的微粒组成的介质称为**弹性介质**。在弹性介质中，由于各个相邻近质点之间存在着相互作用的弹性力，当某个质点因外界扰动而引起振动时，其周围的质点也会跟着振动起来，这样，振动由近及远地传播出去。这种机械振动在弹性介质中的传播过程称为**机械波**。激发波的振动物体称为**波源**。因此，机械波的产生，首先，要有振动着的物体作为波源，其次，要有能够传播这种机械振动的弹性介质。

光波和无线电波都是电磁波，是变化的电场和变化的磁场相互激发而产生的波，因此，不需要弹性介质，可以在真空中产生和传播。

在波动中，传播的只是振动的状态，介质中的各个质点只是在各自的平衡位置附近振动，并不随波前进。因而，波只是振动状态和能量的传播过程，振动质点不随波移动。

如果介质质点的振动方向和波的传播方向垂直，形成波峰和波谷，这种波称为**横波**。如果介质质点振动方向和波的传播方向互相平行，形成周期性的密集区和稀疏区，这种波称为**纵波**。

横波传播时，介质发生切变，因固体有切变弹性，而液体和气体没有，故横波只能在固体中传播。纵波传播时，介质发生形变是压缩或膨胀，即体变，而固体、液体和气体都有体变弹性，故纵波在固体、液体和气体中均能传播。

3.1.2 波面 波线

当波源在弹性介质中振动时，振动将沿各个方向传播。经过一定时间后，波动到达介质中的某些点上，这些质点将以同相开始振动。我们把某一时刻振动到达的各点连成的面称为**波前**。而振动相位相同的各点连成的面称为**波阵面**或**波面**。在任一时刻，波面的数目是任意多的，而波前只有一个，它是波面的特例，就是波在传播方向上最前面的那个波面。波面的形状决定波的类型，如图3-1所示，波面为球面的波称为**球面波**；波面为平面的波称为**平面波**。

表示波的传播方向的线称为**波线**。在各向同性的介质中波线和波面垂直。球面波的波线是以波源为中心沿半径方向的直线，平面波的波线是与波前垂直的一组平行线。

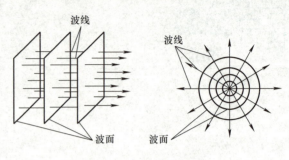

图 3-1 波面与波线

思考一下，在各向同性的均匀弹性介质中，点波源产生的波的波面是什么形状？

3.1.3 波长、波的周期和频率、波速

1. 波长

波动在一周期内传播的距离称为**波长**，用 λ 表示。

因为相隔一个周期后振动状态复原，所以相隔一波长的两点之间的振动状态相同，即振动相位同相。因此，波长也是沿同一波线上，相位差为 2π 的两个质点之间的距离。沿波传播的方向，每隔一个波长的距离就出现振动状态相同的点，因此，波长描述了波在空间上的周期性。

对横波来说，两个相邻的波峰（或波谷）间距是一个波长；对纵波来说，两个相邻密部（或疏部）中心点间距也是一个波长。

2. 波的周期和频率

一个完整的波（即一个波长的波）通过波线上某点所需要的时间，称为波的**周期**，用 T 表示。

在单位时间内，通过某点的完整波的个数，称为波的**频率**，用 ν 表示。

显然，周期与频率间的关系为

$$T = \frac{1}{\nu} \tag{3-1}$$

3. 波速

单位时间内波传播的距离称为**波速**，用 u 表示。它实际上就是一定的振动相位（一定的振动状态）的传播速度。因此，波速又称为**相速**。

由于波长是波在一个周期内传播的距离，所以波速

$$u = \frac{\lambda}{T} = \nu\lambda \tag{3-2}$$

这就是波长、频率及波速间的关系式，它适合于任何种类的波。波长表示波在空间上的周期性，周期和频率表示波在时间上的周期性。波在空间和时间上的周期性，通过式（3-2）有机地联系起来了。

波的周期和频率就是波源振动的周期和频率，与传播波的介质无关。波速则决定于介质本身的性质，而与波源无关。例如，在液体或气体内传播的纵波的波速为

$$u = \sqrt{\frac{K}{\rho}}$$

固体内横波和纵波的波速分别为

$$u = \sqrt{\frac{G}{\rho}} （横波）$$

$$u = \sqrt{\frac{E}{\rho}} （纵波）$$

上面三式中，K 为介质的体积模量；ρ 为介质的密度；G 和 E 分别是固体的切变模量和弹性模量。

由此可见，波速由介质的弹性模量和密度决定，而与波的频率和波长无关，各种频率或各种波长的机械波在一定的介质中的传播速度相同。

必须注意，虽然波速决定于介质的性质，而波的周期和频率与波源相同，故波长会随介质的不同而不同。

3.2 平面简谐波的波动方程

3.2.1 平面简谐波的波函数

在波动中，如果波源做简谐振动，则波所到处的各点也将做简谐振动，振动的周期、频率和波源的周期、频率相同，只是存在着相位差的关系。这种波称为**简谐波**，它是最基本最简单的波。一切复杂的波都可以看成是由简谐波合成的。波面为平面的简谐波称为平面简谐波，下面我们以平面简谐波为例，研究波函数。

设在各向同性的介质中有一列平面简谐波沿 x 轴传播，由于平面简谐波的波线相互平行，所以只需讨论任一波线上波的传播规律就可以知道整个平面波的传播规律。如图 3-2 所示，任取一波线为 x 轴，O 为坐标原点，平面简谐波以波速 u 沿 x 轴正向传播。在任意时刻 t，x 轴上任意一点 P（坐标为 x）处质点的位移 $y(x, t)$，称为平面简谐波的波函数。

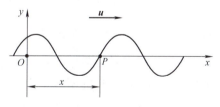

图 3-2 平面简谐波波动方程的推导

考虑理想情况，即介质对波动完全不吸收，则波线上各点的振幅都相等。设坐标原点处质点初相为零，则其振动方程为

$$y = A\cos\omega t$$

需指出，**原点不一定是波源**。现在来讨论 x 轴任意一点 P 的振动情况，P 点距离原点 O 为 x。由于 P 点的振动是从 O 点传过来的，因此，P 点的振动状态或者相位比 O 点落后。振动状态从 O 点传到 P 点所需要的时间 Δt 为

$$\Delta t = \frac{x}{u}$$

因此，P 点的相位落后于 O 点 $\omega\Delta t$。显然，在任意时刻 t，P 点的振动状态就是 O 点在 $t - \Delta t = t - \dfrac{x}{u}$ 时刻的振动状态。所以，P 点的位移，即 P 点的振动方程为

$$y = A\cos\omega\left(t - \frac{x}{u}\right) \tag{3-3}$$

因为 P 点是 x 轴上任意一点，所以上式表示的是在波线上任意一质点在任意时刻 t 的位移，我们把式（3-3）称为以速度 u 沿 x 轴正向传播的平面简谐波的**波函数**。也常称为**平面简谐波的波动方程**

若坐标原点处质点初相不为零，设为 φ，其振动方程为

$$y = A\cos(\omega t + \varphi)$$

依上述分析，则该平面简谐波的波动方程为

$$y = A\cos\left[\omega\left(t - \frac{x}{u}\right) + \varphi\right] \tag{3-4}$$

因为 $\omega = \dfrac{2\pi}{T}$，$u = \dfrac{\lambda}{T}$，式（3-4）可变形为

$$y = A\cos\left[2\pi\left(\frac{t}{T} - \frac{x}{\lambda}\right) + \varphi\right] \tag{3-5}$$

$$y = A\cos\left[2\pi\left(vt - \frac{x}{\lambda}\right) + \varphi\right] \tag{3-6}$$

如果波沿着 x 轴负方向传播，则 P 点的振动超前于坐标原点一段时间 $\Delta t = \dfrac{x}{u}$，t 时刻 P 点的振动，相当于 $t + \dfrac{x}{u}$ 时刻原点的振动，代入原点的振动方程，即

$$y = A\cos\left[\omega\left(t + \frac{x}{u}\right) + \varphi\right] \tag{3-7}$$

式（3-7）即为波沿 x 轴负方向传播时的波动方程。

3.2.2 波函数的物理意义

平面简谐波的波函数中含有两个自变量，即 x 和 t，因此，与振动方程具有不同的意义。下面以沿 x 轴正向传播的波的波函数为例，谈论波函数的物理意义。

（1）当 $x = x_1$，即 x 为一定值时，y 仅为 t 的函数，式（3-4）变为

$$y = A\cos\left[\omega\left(t - \frac{x_1}{u}\right) + \varphi\right]$$

上式表示坐标为 x_1 的质点的振动方程，即该质点的位移随时间的变化规律。

从上式可以看出，给定点 x_1 的相位比坐标原点落后 $\dfrac{\omega x_1}{u} = \dfrac{2\pi}{\lambda}x_1$。显然，$x_1$ 越大，相位越落后，**即在波的传播方向上，各质点的相位依次落后，这就是波动的基本特征。**

（2）当 $t = t_1$，即 t 为一定值时，y 仅为 x 的函数，式（3-4）变为

$$y = A\cos\left[\omega\left(t_1 - \frac{x}{u}\right) + \varphi\right]$$

式中，ωt_1 为确定值。上式表明，位移 y 只是坐标 x 的函数，此时波动方程给出了在 t_1 时刻

波线上各点的位移，即给出了该时刻的**波形图**，如图 3-3 中实线所示。

（3）当 x 和 t 都变化时，波动方程表示在波线上各不同质点在不同时刻的位移，或者说反映了波形的传播。

当 $t = t_1$ 时，各质点位移为

$$y_{t_1} = A\cos\left[\omega\left(t_1 - \frac{x}{u}\right) + \varphi\right]$$

当 $t = t_1 + \Delta t$ 时，各质点位移发生变化，为

$$y_{t_1 + \Delta t} = A\cos\left[\omega\left(t_1 + \Delta t - \frac{x}{u}\right) + \varphi\right]$$

这两个时刻的波形图分别如图 3-3 中的实线和虚线所示。可以证明，在 $t_1 + \Delta t$ 时刻位于 $x + u\Delta t = x + \Delta x$ 处质点的位移，正好等于在 t_1 时刻位于 x 处质点的位移，即

$$y_{(t_1 + \Delta t, x + \Delta x)} = A\cos\left[\omega\left(t_1 + \Delta t - \frac{x + u\Delta t}{u}\right) + \varphi\right]$$

$$= A\cos\left[\omega\left(t_1 - \frac{x}{u}\right) + \varphi\right]$$

$$= y_{(t_1, x)}$$

可知，在 Δt 时间内，整个波形沿传播方向前进了 $u\Delta t$，故把这种波称为行波。

如果已知波的传播方向和某一时刻的波形图，就可绘出下一时刻的波形图，可判断出这段时间内，各个质点位置的变化情况，进而得到各个质点的振动速度方向，如图 3-3 所示。

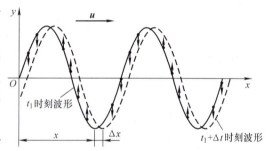

图 3-3 行波

【例题 3-1】 设波动方程为 $y = 0.02\cos\pi(0.5x - 200t)$，式中各量均采用国际单位。试求其振幅、波长、波速、周期及波的传播方向。

【解】 将波动方程写成标准形式

$$y = 0.02\cos\left[200\pi\left(t - \frac{x}{400}\right)\right]$$

$$= 0.02\cos\left[2\pi\left(100t - \frac{x}{4}\right)\right]$$

由此式可知，振幅 $A = 0.02\mathrm{m}$，波速 $u = 400\mathrm{m \cdot s^{-1}}$，波长 $\lambda = 4\mathrm{m}$，周期 $T = \frac{1}{\nu} = 0.01\mathrm{s}$，这是 x 轴正向传播的平面简谐波。

【例题 3-2】 一平面简谐波沿 x 轴正向传播，$A = 0.10\mathrm{m}$，$T = 0.50\mathrm{s}$，$\lambda = 10\mathrm{m}$。$t = 0$ 时位于坐标原点的质点的位移为 $y_0 = 0.05\mathrm{m}$，且向平衡位置运动。求此平面简谐波的波动方程。

【解】 求坐标原点处质点的振动方程。设坐标原点处质点的振动方程为

$$y = A\cos(\omega t + \varphi)(\mathrm{m})$$

由题意可知，$A = 0.10\mathrm{m}$，$\omega = \frac{2\pi}{T} = 4\pi\ \mathrm{rad \cdot s^{-1}}$。由坐标原点的初始条件，即 $t = 0$ 时

$$\begin{cases} y_0 = A\cos\varphi = 0.05\text{m} \\ v_0 = -A\omega\sin\varphi < 0 \end{cases}$$

得 $\varphi = \dfrac{\pi}{3}$，则坐标原点处质点的振动方程为

$$y = 0.10\cos\left(4\pi t + \frac{\pi}{3}\right)(\text{m})$$

又由题意可知，平面简谐波沿 x 轴正向传播，波速为

$$u = \frac{\lambda}{T} = 20\text{m}\cdot\text{s}^{-1}$$

所以所求平面简谐波的波动方程为

$$y = 0.10\cos\left[4\pi\left(t - \frac{x}{20}\right) + \frac{\pi}{3}\right](\text{m})$$

【例题 3-3】 如图 3-4 所示，一列平面简谐波在 $t = 0$ 时刻的波形曲线。求：
（1）波动方程；
（2）$x = 0.5\text{m}$ 处质点的振动方程。

【解】 （1）因为波沿 x 轴正方向，设波动方程为

$$y = A\cos\left[\omega\left(t - \frac{x}{u}\right) + \varphi\right]$$

由图 3-4 可知：$A = 0.04\text{m}$，$u = 0.08\text{m}\cdot\text{s}^{-1}$，$\lambda = 0.4\text{m}$，则

$$\omega = \frac{2\pi}{T} = \frac{2\pi}{\lambda/u} = \frac{2\pi}{5}\text{rad}\cdot\text{s}^{-1}$$

原点处，$t = 0$ 时刻，由平衡位置向负向最大位移振动，速度为负，故 $\varphi = \dfrac{\pi}{2}$。

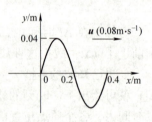

图 3-4 例题 3-3 图

所以波动方程为

$$y = 0.04\cos\left[\frac{2\pi}{5}\left(t - \frac{x}{0.08}\right) + \frac{\pi}{2}\right](\text{m})$$

（2）把 $x = 0.5\text{m}$ 代入波动方程可得

$$y = 0.04\cos\left[\frac{2\pi}{5}\left(t - \frac{0.5}{0.08}\right) + \frac{\pi}{2}\right](\text{m})$$

化简得

$$y = 0.04\cos\left(\frac{2\pi}{5}t\right)(\text{m})$$

3.3 波的能量、强度和衰减

当振动在介质中传播到某一处时，该处原来不振动的质点开始振动而具有动能，同时，该处介质发生弹性形变而具有弹性势能。可见，波的传播过程是能量的传播过程，这也是波动的一个重要特征。介质由近及远地一处接着一处开始振动的同时，能量也从一部分介质传到另一部分介质中去。

3.3.1 波的能量

我们以平面简谐纵波为例讨论能量的传播。

假设一平面简谐纵波以速度 u 在密度为 ρ 的均匀介质无吸收地传播，其波动方程为

$$y = A\cos\left[\omega\left(t - \frac{x}{u}\right) + \varphi\right]$$

在介质中，沿波线方向的取任一体积为 $\mathrm{d}V$，质量为 $\mathrm{d}m = \rho\mathrm{d}V$ 的小体积元，当波传到体积元时，体积元要振动，因而具有动能，用 $\mathrm{d}E_k$ 表示；同时，体积元产生形变，因而具有形变势能，用 $\mathrm{d}E_p$ 表示。

体积元的振动速度为

$$v = \frac{\partial y}{\partial t} = -A\omega\sin\left[\omega\left(t - \frac{x}{u}\right) + \varphi\right]$$

所以体积元动能为

$$\mathrm{d}E_k = \frac{1}{2}(\mathrm{d}m)v^2 = \frac{1}{2}\rho(\mathrm{d}V)A^2\omega^2\sin^2\left[\omega\left(t - \frac{x}{u}\right) + \varphi\right]$$

理论分析可证明，不管介质是固体、液体还是气体，体积元的弹性势能等于动能，即

$$\mathrm{d}E_p = \mathrm{d}E_k \tag{3-8}$$

由此可知，**体积元的动能和势能同步并随时间做周期性变化。即同一体积元任一时刻的动能和势能完全相同，相位也相同**。当体积元到达平衡位置时，动能最大，而形变也为最大，所以此时势能也最大；相反，当体积元到达最大位移处，动能几乎为零，而形变也最小，此时势能也最小。这与简谐振动中弹簧振子的动能、势能关系截然不同。

波动时，任一体积元的总能量为

$$\mathrm{d}W = \mathrm{d}E_k + \mathrm{d}E_p = \rho(\mathrm{d}V)A^2\omega^2\sin^2\left[\omega\left(t - \frac{x}{u}\right) + \varphi\right]$$

上式说明，体积元的总能量也是在零和最大值之间做周期性的变化。体积元的能量从零增到最大值是接受能量的过程；体积元的能量从最大值减至零是将能量释放出去的过程。波源是能量的来源。这显然与简谐振动的情况完全不同，对于简谐振动系统，总能量恒定，因而不传播能量，而波动在传播振动的同时也把能量传播出去。

在波动传播过程中，单位体积介质中所包含的总能量称为波的**能量密度**，用 w 表示，即

$$w = \frac{\mathrm{d}W}{\mathrm{d}V} = \rho A^2\omega^2\sin^2\left[\omega\left(t - \frac{x}{u}\right) + \varphi\right] \tag{3-9}$$

可见，能量密度也是随时间做周期性变化，通常将能量密度在一个周期内的平均值，称为**平均能量密度**，用 $\overline{w}$ 表示。

由于正弦函数的平方在一个周期内的平均值为 $\frac{1}{2}$，因而，平均能量密度为

$$\overline{w} = \frac{1}{2}\rho A^2\omega^2 \tag{3-10}$$

从上式可看出，平均能量密度与体积元的位置无关，与介质密度、振幅的平方、频率的平方成正比。这个结论对横波和纵波都是正确的。

3.3.2 波的强度

介质中的能量是以波速 u 随波传播的。为了定量的讨论波动过程中能量的传播，我们引入波的强度的概念。在单位时间内通过垂直于波速方向上单位截面积的平均能量称为**波的强度**，用 I 表示。如图 3-5 所示，在介质中取垂直于波速方向的面积 S，则在一个周期 T 内通过 S 的能量就等于体积 uTS 中的能量，即 $\overline{w}uTS$，则波的强度为

$$I = \frac{\overline{w}uTS}{TS} = \frac{1}{2}\rho u A^2 \omega^2 \qquad (3\text{-}11)$$

在国际单位制中，波的强度 I 的单位是 $\mathrm{W \cdot m^{-2}}$。式(3-11) 表明，波的强度与频率的平方、振幅的平方成正比。该结论具有普遍意义，对电磁波亦适用。

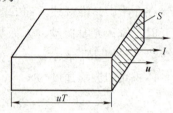

图 3-5 波的强度

3.3.3 波的衰减

之前，我们考虑弹性介质为理想情况，即对波的能量完全不吸收，对于平面简谐波来说，振幅保持不变。但在实际中，机械波在介质中传播时，其强度通常会随着传播距离的增加而减弱，当然振幅也同时减小，这种现象称为波的衰减。

导致波衰减的主要原因有以下几种：①由于波面扩大，造成通过单位面积的能量减少，称为扩散衰减，如球面波；②由于散射，使得原传播方向的能量减弱，称为散射衰减；③由于介质的黏性等原因，波的能量随着传播距离的增加，越来越多地转化为其他形式的能量，称为介质对波的吸收，即吸收衰减。下面简单讨论一下吸收衰减的规律。

设平面简谐波在均匀介质中沿 x 轴正方向传播，在 $x=0$ 处波的强度为 I_0，在坐标为 x 处，波的强度衰减为 I，由于介质的吸收，波通过厚度为 dx 的介质时，强度变化了 $-dI$，实验证明，

$$-dI = \mu I dx$$

式中，μ 是介质的吸收系数，与介质的性质和波的频率有关。利用边界条件，解得

$$I = I_0 e^{-\mu x} \qquad (3\text{-}12)$$

可知，平面简谐波的强度在传播过程中按指数规律衰减。

3.4 惠更斯原理 波的衍射及其解释

3.4.1 惠更斯原理

我们知道，波是波源的振动由近及远被介质质点依次传递而形成的，振动到达的每一个质点，都可看作下一质点的波源。1679 年，荷兰物理学家惠更斯（C. Hugens，1629—1695）提出：介质中波动传播到的各点都可以看作新的波源，向各个方向发射子波；在其后的任一时刻，这些子波的包迹就是该时刻的波面。这就是**惠更斯原理**。

惠更斯原理具有普遍意义，对机械波、电磁波、各向同性介质、各向异性介质都适用。根据该原理，只要知道某一时刻的波阵面，就可用几何作图法求出下一时刻的波阵面，因而解决了波传播方向的问题。

图 3-6 中描绘出了在各向同性介质中球面波和平面波的传播。如图 3-6a 所示，O 点为

球面波的波源。波从波源以波速 u 向四周传播，在 t 时刻，波前是半径为 R_1 的球面 S_1，可根据惠更斯原理求出下一时刻 $t+\Delta t$ 的波前位置。S_1 面上各点都可以看作新的波源，在 Δt 时间内发出半径为 $u\Delta t$ 的半球面子波，这些子波的包迹面 S_2 就是 $t+\Delta t$ 时刻的新波前，其半径为 $R_2 = u(t+\Delta t)$。图 3-6b 表示用同样方法可以求出平面波的新波前。

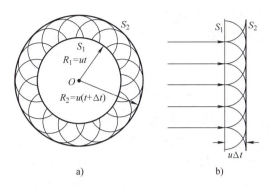

图 3-6 用惠更斯原理求波阵面

3.4.2 波的衍射及其解释

当波在均匀而各向同性的介质中传播时，用惠更斯原理求出的波前形状不变。当波在不均匀的介质或各向异性的介质中传播时，同样可以应用惠更斯原理求波前，这时的波前的形状和传播方向都可能发生改变。

波遇到障碍物而改变传播方向并发生绕过障碍物传播的现象叫作**波的衍射**。如图 3-7 所示，当平面波垂直入射到狭缝 AB 上时，根据惠更斯原理，求得下一时刻的波前，除中间部分仍为平面外，靠近狭缝两边缘部分的波前变成弯曲面，与波前垂直的波线改变了原来的方向。缝越窄，波前的弯曲越显著，波绕过障碍物传播的现象越显著。如果狭缝的宽度 d 小于波长 λ，缝成了单独的振动中心，从它发出的波前为半球形。由此可见，波长越长，衍射越显著。声波的波长比较长，它可以绕过门窗，因此，站在门窗后面的人仍能听到声音。

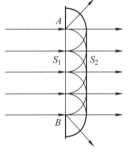

图 3-7 波的衍射

衍射现象是波动独具的特征之一。只有当障碍物的线度与入射波波长更小或差不多时，才能发生明显的衍射现象。

根据惠更斯原理还可解释波的反射和折射。

3.5 波的叠加与干涉

3.5.1 波的叠加原理

现在我们来讨论两个或两个以上的波源发出的波在同一介质中的传播情况。把两个小石块投在很大的静止的水面上邻近两点，可见从石头落点发出两圆形波互相穿过，在它们分开之后仍然是以石块落点为中心的两圆形波。说明了它们各自独立传播。当乐队演奏或几个人同时讲话时，能够辨别出每种乐器或每个人的声音，这表明了某种乐器和某人发出的声波，并不因为其他乐器或其他人同时发声而受到影响。通过这些现象的观察和研究，可总结出如下的规律：

几列波在传播空间中相遇时，各个波保持自己的特性（即频率、波长、振动方向、振幅）不变，各自按其原来传播方向继续传播，互不干扰。在相遇区域内，任一点的振动为各列波单独存在时在该点所引起的振动的位移的矢量和。这个规律称为**波的叠加原理**或**波的独立传播原理**。

3.5.2 波的干涉

当两列或两列以上的波在同一介质中传播时，根据波的叠加原理，在相遇区域，质点的振动就是各列波引起相应的振动的合振动。一般说来，振动方向、振幅、相位、频率都不相同的几列波，在相遇处叠加的情况是很复杂的，没有一定的规律。下面只讨论一种最简单、最重要的情况，即两列振动方向相同、频率相同、初相相同或相位差恒定的简谐波的叠加。

如果有两列频率相同、振动方向相同、初相相同或相位差恒定的波相遇，则在相遇区域各点的两个分振动将有恒定的相位差，因而在相遇区域内会形成有些点的振动始终加强，而另一些点的振动始终减弱或完全抵消，且加强和减弱的区域相间分布的现象，这种现象称为**波的干涉**。能产生干涉现象的波，称为**相干波**；相应的波源称为**相干波源**。而**振动方向相同、频率相等、初相相同或相位差恒定**是产生干涉现象的条件，称为**相干条件**。

如图 3-8 所示，在均匀的、各向同性介质中有两个相干波源 S_1 和 S_2，它们的振动方程分别为

$$y_{10} = A_{10}\cos(\omega t + \varphi_1)$$

$$y_{20} = A_{20}\cos(\omega t + \varphi_2)$$

式中，ω 为波源的角频率；A_{10}、A_{20}，φ_1、φ_2 分别为两个波源的振幅和初相。

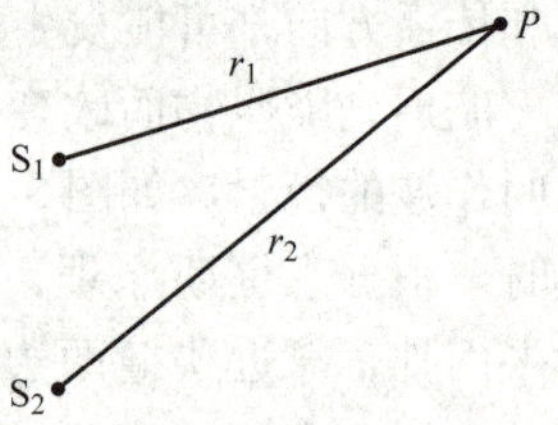

图 3-8 波的干涉

从这两个波源发出的波在空间任一点 P 相遇时，根据波动方程，两波在 P 点引起的振动位移分别为

$$y_1 = A_1\cos\left(\omega t + \varphi_1 - \frac{2\pi r_1}{\lambda}\right)$$

$$y_2 = A_2\cos\left(\omega t + \varphi_2 - \frac{2\pi r_2}{\lambda}\right)$$

式中，A_1 和 A_2 分别为两列波在 P 点的振幅；r_1 和 r_2 分别为 P 点到两波源的距离；λ 为波长（此两波频率相同，又在同一介质传播，即波速相同，两波的波长也就相同）。

由波的叠加原理，此两列波在 P 点引起的合振动为两列波单独存在时在 P 点引起振动位移的代数和。则 P 点的合振动为

$$y = y_1 + y_2 = A_1\cos\left(\omega t + \varphi_1 - \frac{2\pi r_1}{\lambda}\right) + A_2\cos\left(\omega t + \varphi_2 - \frac{2\pi r_2}{\lambda}\right)$$

对于同方向、同频率振动的合成，结果为

$$y = A\cos(\omega t + \varphi)$$

式中，A 和 φ 分别为合振动的振幅和初相。由振动合成知识可知

$$A = \sqrt{A_1^2 + A_2^2 + 2A_1 A_2 \cos\Delta\varphi} \tag{3-13}$$

$$\varphi = \arctan\frac{A_1\sin\left(\varphi_1 - \dfrac{2\pi r_1}{\lambda}\right) + A_2\sin\left(\varphi_2 - \dfrac{2\pi r_2}{\lambda}\right)}{A_1\cos\left(\varphi_1 - \dfrac{2\pi r_1}{\lambda}\right) + A_2\cos\left(\varphi_2 - \dfrac{2\pi r_2}{\lambda}\right)}$$

式中，$\Delta\varphi$ 为两个振动的相位差：

$$\Delta\varphi = \varphi_2 - \varphi_1 - 2\pi\frac{r_2 - r_1}{\lambda} \quad (3\text{-}14)$$

两列波在空间任一点 P 引起的合振动振幅 A 决定于该点处两个振动的相位差，而该相位差由 P 点的位置决定。当 P 点的位置确定时，这是一个常量，因而空间任一点合振动的振幅也是确定的。相位差由两项组成，第一项是两波源的初相之差，对于任一点该项不变；第二项由两列波传播的路程之差 $r_2 - r_1$ 引起，记为 $\delta = r_2 - r_1$，称为**波程差**。

当相位差满足

$$\Delta\varphi = 2k\pi \quad (k = 0, \pm 1, \pm 2, \cdots) \quad (3\text{-}15)$$

时 P 点的合振动振幅最大，等于两个分振动的振幅之和，即 $A = A_1 + A_2$，称为**干涉加强**。

当相位差满足

$$\Delta\varphi = (2k+1)\pi \quad (k = 0, \pm 1, \pm 2, \cdots) \quad (3\text{-}16)$$

时 P 点的合振动振幅最小，等于两个分振动的振幅之差，即 $A = |A_1 - A_2|$，称为**干涉减弱**。

在特殊情况下，如果 $\varphi_2 - \varphi_1 = 0$，即两波源的初相相同，式（3-14）可简化为

$$\Delta\varphi = -2\pi\frac{r_2 - r_1}{\lambda} = -\frac{2\pi}{\lambda}\delta \quad (3\text{-}17)$$

则当

$$\delta = k\lambda \quad (k = 0, \pm 1, \pm 2, \cdots) \text{时}, A = A_1 + A_2 \quad (3\text{-}18)$$

即波程差等于零或波长的整数倍时，合振幅最大，干涉加强。

当

$$\delta = \frac{2k+1}{2}\lambda \quad (k = 0, \pm 1, \pm 2, \cdots) \text{时}, A = |A_1 - A_2| \quad (3\text{-}19)$$

即波程差等于半波长的奇数倍时，合振幅最小，干涉减弱。

由于波的强度正比于振幅的平方，所以两列波叠加后的强度正比于合振幅的平方，即

$$I \propto A^2 = A_1^2 + A_2^2 + 2A_1A_2\cos\Delta\varphi$$

所以

$$I = I_1 + I_2 + 2\sqrt{I_1 I_2}\cos\Delta\varphi \quad (3\text{-}20)$$

式中，I_1 和 I_2 分别是两列波的强度，可见，叠加以后，波的强度 I 随空间各点的位置不同而不同，空间各点的能量重新分布，有些地方强，有些地方弱，如图 3-9 所示，这是波的干涉的基本特点。

干涉现象是波动的重要特征之一，它在光学和声学的研究中有着重要的意义，在近代物理学的发展中也有重要的作用。

【例题 3-4】 如图 3-10 所示，O、B 为同一介质中二相干波源，其振幅均为 5cm，频率为 100Hz。B、O 初相位差为 $-\pi$。设波速为 $10\text{m}\cdot\text{s}^{-1}$。试求 P 点干涉结果。

【解】 P 点干涉振幅为

$$A = \sqrt{A_1^2 + A_2^2 + 2A_1A_2\cos\Delta\varphi}$$

$$\Delta\varphi = \varphi_B - \varphi_O - 2\pi\frac{r_{BP} - r_{OP}}{\lambda}$$

由题意可知

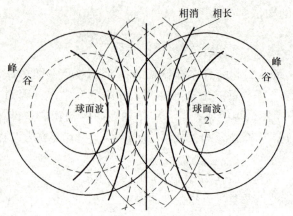

图 3-9　波的干涉图样

$$\varphi_B - \varphi_O = -\pi$$
$$r_{BP} = \sqrt{OP^2 + OB^2} = 25\text{m}$$
$$r_{OP} = 15\text{m}$$
$$\lambda = \frac{u}{\nu} = 0.1\text{m}$$

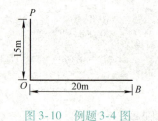

图 3-10　例题 3-4 图

则
$$\Delta\varphi = -\pi - 2\pi\frac{25-15}{0.1} = -201\pi$$

又因为两列波的振幅相等，即 $A_1 = A_2$。所以，P 点的合振幅为 $A = 0$，即干涉结果为 P 点静止不动。

【例题 3-5】　O 和 B 为同一介质中两相干波源，振幅相等，频率为 100Hz，B、O 初相位差为 π。若 O 和 B 相距 30m，波速为 $400\text{m}\cdot\text{s}^{-1}$。求：$O$ 和 B 连线上因干涉而静止的各点的位置。

【解】　波长为

$$\lambda = \frac{u}{\nu} = 4\text{m}$$

选取如图 3-11 所示的坐标：

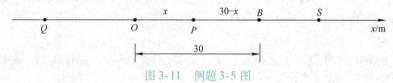

图 3-11　例题 3-5 图

（1）O、B 之间的情况。如图 3-11 所示，在 O、B 之间任选一点 P，两波在 P 点引起振动的相位差为

$$\Delta\varphi = \varphi_B - \varphi_O - 2\pi\frac{r_{BP} - r_{OP}}{\lambda}$$
$$= \pi - 2\pi\frac{(30-x)-x}{4}$$
$$= -14\pi + \pi x$$

因干涉而静止的点，应满足
$$\Delta\varphi = (2k+1)\pi = -14\pi + \pi x \quad (k=0, \pm1, \pm2, \cdots)$$
所以
$$x = 2k + 15 \quad (k = 0, \pm1, \pm2, \pm3, \pm4, \pm5, \pm6, \pm7)$$
即距离 O 点 1m、3m、5m、7m、9m、11m、13m、15m、17m、19m、21m、23m、25m、27m、29m 的点因干涉而静止。

（2）在 O 点左侧情况。对任一点 Q，两波在 Q 点引起振动相位差为
$$\Delta\varphi = \varphi_B - \varphi_O - 2\pi\frac{r_{BQ} - r_{OQ}}{\lambda} = \pi - 2\pi\frac{30}{4} = -14\pi$$
可见，O 点左侧均为干涉加强，无静止点。

（3）在 B 点右侧情况。对任一点 S，两波在 S 点引起振动相位差为
$$\Delta\varphi = \varphi_B - \varphi_O - 2\pi\frac{r_{BS} - r_{OS}}{\lambda} = \pi - 2\pi\frac{-30}{4} = 16\pi$$
可见，在 B 点右侧不存在因干涉静止点。

3.6 驻波

当两列振幅相同的相干波在同一直线上沿相反方向传播时，叠加的结果称为**驻波**。驻波是干涉的一种特殊情况。

3.6.1 驻波实验

驻波通常在入射波和反射波相干涉时产生。如图 3-12 所示，水平细绳一端系于音叉臂的末端 A，另一端通过尖劈 B、滑轮并与一重物相连。音叉振动时，绳上产生波动向右传播。到达 B 点产生反射，反射波向左传播。这样，入射波和反射波在同一绳子上沿相反方向传播，适当调整劈尖的位置以改变 AB 的间距或适当调整绳中的张力，可看到 AB 段绳子被分成几段相等的振动部分。这种波称为驻波。其特点如下：

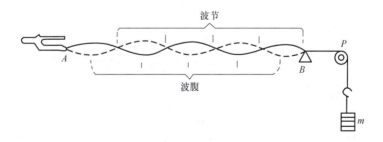

图 3-12　驻波实验示意图

（1）没有波形移动，AB 间各点在做简谐振动；但有些点始终静止不动，称为**波节**。

（2）各点振动的振幅固定，但各处振幅不尽相等。两相邻波节的中点处振幅始终最大，这些点称为**波腹**。

（3）波节与波腹相间、均匀分布，相邻两波节的间距与相邻波腹的间距都等于 λ/2。

图 3-13 所示是两列波叠加形成驻波的过程示意图。一列波沿 x 轴正向传播，用虚线表示；另一列沿 x 轴负向传播，用点线表示；它们的合成波，即驻波，用实线表示。在两列波相向传播过程中，总有一个时刻两波完全重叠，从这时开始计时（$t=0$），并取两振动都为正的最大值处作为 x 轴的坐标原点，如图 3-13a 所示。由于这两列波同时沿整个直线传播，直线上的每一个质点都同时参与两个分振动，它们叠加的结果就是合振动。在 $t=0$ 时，直线上所有质点的两个分振动的相位都相同，合成图形如图 3-13a 所示。在 $t=T/8$ 时，两列波分别向左右传播了 λ/8 的距离，合成的波形如图 3-13b 所示。图 3-13c、d、e 分别画出了 $t=T/4$、$3T/8$、$T/2$ 时刻的两列波及合成波的波形。由图可见，两波叠加的结果，使直线上带"○"号的点始终静

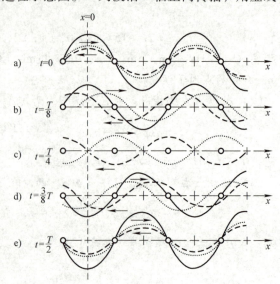

图 3-13 驻波的形成

止不动，这就是波节，另一些带"+"号的点的振幅具有最大值，等于每列波振幅的两倍，这些点就是波腹，其他点的振幅在零和最大值之间，结果使直线上的各点分段振动。

3.6.2 驻波方程

设在同一直线上有两列振幅相等的相干波分别沿 x 轴的正、负两个方向同时传播，波动方程分别为

$$y_1 = A\cos\left(\omega t - \frac{2\pi x}{\lambda}\right)$$

$$y_2 = A\cos\left(\omega t + \frac{2\pi x}{\lambda}\right)$$

则它们的合成波的方程为

$$y = y_1 + y_2 = A\left[\cos\left(\omega t - \frac{2\pi x}{\lambda}\right) + \cos\left(\omega t + \frac{2\pi x}{\lambda}\right)\right]$$

应用三角函数公式并化简得

$$y = \left[2A\cos\left(\frac{2\pi}{\lambda}x\right)\right]\cos\omega t \tag{3-21}$$

式（3-21）称为**驻波方程**。方程中的前一因子 $2A\cos\left(\frac{2\pi}{\lambda}x\right)$ 与时间无关，只与质点的位置有关，它表示合振幅。振幅应为正值，所以各点的合振幅是 $\left|2A\cos\left(\frac{2\pi}{\lambda}x\right)\right|$。方程中后面的因子 $\cos\omega t$ 是时间的余弦函数，表明各点都在做同一周期的简谐振动。与行波方程相比，式（3-21）中没有 $(t \pm x/u)$ 项，没有行进的特点，说明合成波"驻立不动"，所以称为驻

波方程。驻波实质上是一种特殊的振动状态。

3.6.3 驻波的特点

1. 波腹和波节

由式（3-21）可以求出波腹和波节的位置。波腹是振幅最大的位置，显然，波腹的位置应满足

$$\left|\cos\left(\frac{2\pi}{\lambda}x\right)\right|=1$$

或

$$\frac{2\pi x}{\lambda}=\pm k\pi \quad (k=0,1,2,\cdots)$$

所以，波腹位于

$$x=\pm k\frac{\lambda}{2} \quad (k=0,1,2,\cdots)$$

由上式可得两相邻波腹间的距离为

$$x_{k+1}-x_k=\frac{\lambda}{2}$$

在波节处，质点静止不动，振幅为零，应满足下面关系：

$$\cos\left(\frac{2\pi}{\lambda}x\right)=0$$

或

$$\frac{2\pi x}{\lambda}=\pm(2k+1)\frac{\pi}{2} \quad (k=0,1,2,\cdots)$$

所以，波节位于

$$x=\pm(2k+1)\frac{\lambda}{4} \quad (k=0,1,2,\cdots)$$

同样可知两相邻波节间的距离也是半波长。而相邻波腹与波节间的距离是 $\lambda/4$。这个结论给我们提供了一种测定波长的方法。

2. 能量

由于叠加形成驻波的两列波，强度相等、携带相等的能量向相反方向传播，因而，波的总强度为零。从宏观上看，驻波没有能量的传播。

当驻波形成时，两相邻波节之间各点的振动方向相同、相位相同，故各点必定同时达到最大位移，又同时通过平衡位置。当达到最大位移时，各质点的速度为零，即动能为零。波节两侧的点振动方向相反、相位相反，故波节处的形变量大，所以驻波的能量以弹性势能的形式集中于波节附近。当介质质点通过平衡位置时，各处形变都随之消失，弹性势能为零，驻波的能量以动能的形式集中于波腹附近。可见，驻波中没有能量的定向传播，波腹附近的动能与波节附近的势能之间不断进行相互转换和转移。

驻波是一种特殊的干涉现象，它广泛存在于各种自然现象中，管、弦、膜等的振动，都是驻波振动，在声学、无线电、光学及电子学等学科中也都有着重要应用，可用它测定振动系统所激发的振动频率。

3.7 声波

频率在 20~20000Hz 的机械纵波可以引起人的听觉,称为声波。频率低于 20Hz 的机械波称为次声波,频率高于 20000Hz 的机械波称为超声波。次声波、声波和超声波仅频率不同,无本质上的区别。次声波和超声波都不能引起人耳的听觉。

声波在各种弹性介质中传播的速度与声波的频率无关,只与传播声波的介质的性质和温度有关。不同的介质中声波传播速度(即声速)不同,空气中声速最小,液体中声速比气体中大些,而在固体中声速最大。空气中的声速在 0℃ 和一个准大气压下为 $331\mathrm{m\cdot s^{-1}}$,但它要随着温度的升高或降低而改变。温度每升高或降低 1℃,声速就增大或减小 $0.6\mathrm{m\cdot s^{-1}}$,在常温下的声速约为 $340\mathrm{m\cdot s^{-1}}$。表 3-1 列出了一些介质的声速。

3.7.1 声压、声阻和声强

声波是一种可以在各种介质中传播的纵波。声波传播时,介质中各个质点处将时而密集,时而稀疏,从而使各处原有的压强发生变化,密集处的压强大,稀疏处的压强小。在某一时刻,介质中某一点的压强与无声波通过该点时的压强之差称为该点的瞬时声压,简称声压,用 p 表示,单位是帕(Pa),即 $\mathrm{N\cdot m^{-2}}$。显然,声压是时间和空间的函数。

设声波为平面简谐波,在均匀的气体或液体中无衰减地沿 x 轴正方向传播,波动方程为

$$y = A\cos\left[\omega\left(t - \frac{x}{u}\right) + \varphi\right]$$

各质点的振动速度为

$$v = A\omega\cos\left[\omega\left(t - \frac{x}{u}\right) + \varphi + \frac{\pi}{2}\right] = v_\mathrm{m}\cos\left[\omega\left(t - \frac{x}{u}\right) + \varphi + \frac{\pi}{2}\right]$$

式中,$v_\mathrm{m} = A\omega$ 表示速度幅值。可以证明,声压随时间变化的规律,即声压方程

$$p = \rho u\omega A\cos\left[\omega\left(t - \frac{x}{u}\right) + \varphi + \frac{\pi}{2}\right] \tag{3-22}$$

或

$$p = \rho u v$$

可见,声压和振动速度成正比,相位相同。从式(3-22)可以得到声压幅值(简称声幅)为

$$p_\mathrm{m} = \rho u\omega A \tag{3-23}$$

由于声压是周期性变化的物理量,人们习惯说声压的有效值,即有效声压 p_e 为

$$p_\mathrm{e} = \frac{p_\mathrm{m}}{\sqrt{2}} \tag{3-24}$$

由上面各式可以看出,声压(幅值、有效值)与声波的振幅、频率、声速及介质密度成正比。因而,超声波的声压很大,瞬时值可达一万个大气压以上。

在同一声压下,质点的振动速度 v 与 ρu 成反比,类比欧姆定律公式,声压、振动速度分别对应电压、电流,介质密度与声速的乘积 ρu 对应电阻,我们称 ρu 为**声阻抗**或**声阻**,用 Z 表示,即

$$Z = \frac{p}{v} = \rho u \tag{3-25}$$

声阻抗是表示介质声学性质的一个重要物理量,在同样的声压下,声阻大的介质不易激起振动。声阻抗的单位为 $kg \cdot m^{-2} \cdot s^{-1}$。表 3-1 给出了几种介质的声速、密度和声阻抗。

表 3-1 几种介质的声速、密度和声阻抗

介质	声速 $u/(m \cdot s^{-1})$	密度 $\rho/(kg \cdot m^{-3})$	声阻抗 $\rho u/(kg \cdot m^{-2} \cdot s^{-1})$
空气	3.32×10^2 (0℃)	1.29	4.28×10^2
空气	3.44×10^2 (20℃)	1.21	4.16×10^2
水	14.8×10^2 (0℃)	988.2	1.48×10^6
脂肪	14.0×10^2	970	1.36×10^6
脑	15.3×10^2	1020	1.56×10^6
肌肉	15.7×10^2	1040	1.63×10^6
密质骨	36.0×10^2	1700	6.12×10^6
钢	50.5×10^2	7800	39.4×10^6

人们能听见声音,是由于声源的能量通过声波传到人们耳朵里的缘故。单位时间传到人耳的能量越多,声音就越洪亮。因此,经过单位时间通过垂直于声波传播方向上单位面积的声波能量称为声波的强度。简称**声强**,用 I 表示,即

$$I = \frac{1}{2}\rho u \omega^2 A^2 = \frac{1}{2}Z v_m^2 = \frac{1}{2} \cdot \frac{p_m^2}{Z} \tag{3-26}$$

式 (3-26) 就是声强、声压与声阻的关系式。可以看出,声强与声压的平方成正比,与声阻成反比。声强单位为瓦·米$^{-2}$($W \cdot m^{-2}$)。由于测量声压比声强方便,因而临床上常用声压来表示声音的强弱。

【**例题 3-6**】 设有 10^7 Hz 的超声波在 20℃ 的水中产生 $0.5 \mu m$ 的位移幅值,波速为 $1.48 \times 10^3 m \cdot s^{-1}$。求其声压幅值、声强及质点振动的加速度幅值,并与同样条件下 400Hz 的声波相比较。

【**解**】 该超声波的声压幅值为

$$p_m = \rho u \omega A = (1.0 \times 10^3 \times 1.48 \times 10^3 \times 2\pi \times 10^7 \times 0.5 \times 10^{-6}) \text{Pa} = 4.65 \times 10^7 \text{Pa}$$

是 400Hz 的声波幅值的 $\frac{10^7}{400} = 2.5 \times 10^4$ 倍。

该超声波的声强为

$$I = \frac{1}{2}\rho u \omega^2 A^2$$

$$= \left[\frac{1}{2} \times 1.0 \times 10^3 \times 1.48 \times 10^3 \times (2\pi \times 10^7)^2 \times (0.5 \times 10^{-6})^2\right] W \cdot m^{-2}$$

$$= 7.30 \times 10^6 \, W \cdot m^{-2}$$

是 400Hz 声波声强的 6.25×10^8 倍。

该超声波的加速度幅值为

$$a_m = A\omega^2 = [(2\pi \times 10^7)^2 \times (0.5 \times 10^{-6})] \text{m} \cdot \text{s}^{-2} = 1.97 \times 10^9 \text{m} \cdot \text{s}^{-2}$$

是 400Hz 声波加速度幅值的 6.25×10^8 倍。

3.7.2 声波的反射和透射

声波在传播过程中,当遇到两种不同介质的界面时,会发生反射和折射(透射)。在两介质界面处,一部分声波被反射回原介质(声阻为 Z_1),另一部分则透过界面进入另一种介质(声阻为 Z_2)。声波的入射波、反射波和折射(透射)波同光波一样,遵守反射、折射定律。入射声波的强度将分配给反射波和透射波。反射波强度(I_r)与入射波强度(I_i)之比,称为声强的**反射系数**,用 α_{ir} 表示。透射波强度(I_t)与入射波强度之比,称为声强的**透射系数**,用 α_{it} 表示。这两个系数的大小由入射角及两种介质声阻抗的大小决定。理论证明,当垂直入射时,有

$$\alpha_{ir} = \frac{I_r}{I_i} = \left(\frac{Z_2 - Z_1}{Z_1 + Z_2}\right)^2 \tag{3-27}$$

$$\alpha_{it} = \frac{I_t}{I_i} = \frac{4Z_1 Z_2}{(Z_1 + Z_2)^2} \tag{3-28}$$

由以上两式可以看出 $\frac{I_r}{I_i} + \frac{I_t}{I_i} = 1$,即 $I_r + I_t = I_i$。可见,入射波的声强在反射波和透射波之间分配,这是与能量守恒的观点相符合的。

从上面的结果可知,当两介质的声阻相差较大时,反射较强而透射较弱;当声阻相近时,透射较强而反射较弱。空气的声阻与一般的液体或固体的声阻相差很大,所以,声波和超声波在空气与液体(或固体)的界面上绝大部分反射回原介质而难于进入另一种介质。例如,在水中游泳的人就不容易听到岸上人的叫声。

【**例题 3-7**】 如果超声波经由空气传入人体,问进入人体的声波强度是入射前强度的百分之几?如果经由蓖麻油($Z = 1.36 \times 10^6 \text{kg} \cdot \text{m}^{-2} \cdot \text{s}^{-1}$)传入,则进入声波的强度又是入射前强度的百分之几?

【**解**】 (1)经空气进入时

$$\frac{I_t}{I_i} = \frac{4Z_1 Z_2}{(Z_1 + Z_2)^2} = \frac{4 \times 4.16 \times 10^2 \times 1.63 \times 10^6}{(4.16 \times 10^2 + 1.63 \times 10^6)^2} = 0.001$$

进入人体的声波强度只为入射强度的 0.001,即 0.1%。

(2)经由蓖麻油进入时

$$\frac{I_t}{I_i} = \frac{4Z_1 Z_2}{(Z_1 + Z_2)^2} = \frac{4 \times 1.36 \times 10^6 \times 1.63 \times 10^6}{(1.36 \times 10^6 + 1.63 \times 10^6)^2} = 0.992$$

进入人体的声波强度占原来强度的 0.992,即 99.2%。

这个例子说明,在超声诊断或治疗时,为了克服空气和人体间形成的界面的强反射,要在探头和人体之间涂上液状石蜡作为导声耦合剂,让超声波反射少而透射多。

3.7.3 听觉区域

引起人耳听觉的声波不仅有频率范围,而且有声强范围。或者说,频率在 20~20000Hz

内的声波会引起人耳听觉,其声强都有上下两个限值。下限值是能引起听觉的最低声强,低于下限值的声强不能引起听觉。这个下限值,即在可闻频率范围内,能引起听觉的最小声强称为**听阈**。不同频率的声波,引起听觉所需的最小声强值不同。在图 3-14 中,最下面的一条曲线表示正常人的听阈随声波频率而变化,这条曲线称为听阈曲线。从曲线可以看出,频率不同时,听阈可以相差很大,最敏感的频率为 1000~5000Hz,这与耳的结构有关。上限值是人耳所能忍受的最高声强,高于上限值的声强,只能引起耳的疼痛,不能产生听觉。这个上限值即人耳能够忍受的最大声强称为**痛阈**。图 3-14 中最上面的一条曲线表示正常人的痛阈随频率而变化,称为痛阈曲线。

只有频率在 20~20000Hz 之间,声强值在听阈曲线和痛阈曲线之间的声波才能引起人耳的听觉。在图 3-14 中由听阈曲线、痛阈曲线、20Hz 和 20000Hz 线所围成的区域,称为**听觉区域**。

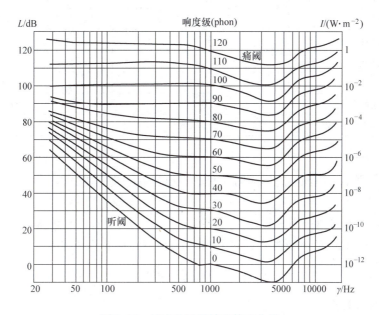

图 3-14 纯音的听觉域和等响曲线

3.7.4 声强级和响度级

人耳所感觉到的声音强度变化范围是非常大的。以频率为 1000Hz 的声波为例,最低可闻声强为 10^{-12} W·m^{-2},最高可忍受的声强为 1W·m^{-2}。最小声强和最高声强相差 10^{12} 倍。虽然人耳是一个很灵敏的感觉器官,但也无法把这样大范围内的声音由弱到强分辨出 10^{12} 个等级来。实际上,人耳对频率相同而声强不同的两个声音强弱的主观感觉,近似地与这两个声音声强的比值的对数成正比。于是在技术上常采用对数标度来表示声强的等级,叫作**声强级**。在声学中通常规定 1000Hz 声音的听阈值 $I_0 = 10^{-12}$ W·m^{-2} 作为标准参考声强,任一声波的声强 I 与 I_0 的比值的对数,即为该声波的声强级,用 L 表示,单位为贝尔(B)。更常用的单位是分贝(dB),1B = 10dB。

如果一个声音的强度为 I,根据定义,它的声强级是

$$L = \lg \frac{I}{I_0} \text{(B)} \tag{3-29}$$

或

$$L = 10\lg \frac{I}{I_0} \text{(dB)} \tag{3-30}$$

对于频率为 1000Hz 的声波，一般正常人耳的听阈值为 0dB，痛阈值为 120dB。表 3-2 列出了几种声音的声强级。

表 3-2 几种声音的声强和声强级

声音种类	声强/(W·m^{-2})	声强级/dB
几乎不能察觉的声音	10^{-12}	0
树叶的沙沙声	10^{-11}	10
耳语	10^{-10}	20
轻声响的收音机	10^{-8}	40
日常谈话	3.2×10^{-6}	65
闹市	10^{-5}	70
地铁或汽车	10^{-3}	90
令人产生痛觉的声音	10^0	120
火箭发射场	10^6	170

应当指出，当多个声源同时发声时，总的声强为各声波声强之和。但声强级并不等于它们的声强级之和。

【例题 3-8】 房间内一个人说话的声强级为 60dB，10 个人同时讲话的声强级是多少？

【解】 设一个说话的声强为 I_1，则 10 个人同时讲话的声强为 $10I_1$，由

$$L = 10\lg \frac{I}{I_0} \text{(dB)}$$

可得一个人说话时的声强：

$$60 = 10\lg \frac{I_1}{I_0}$$

$$I_1 = 10^6 I_0$$

则 10 人同时讲话的总声强级为

$$L = 10\lg \frac{10I_1}{I_0} = 10\lg \frac{10 \times 10^6 I_0}{I_0} = 10\lg 10^7 \text{dB} = 70\text{dB}$$

声强和声强级都是根据声波的能量确定的客观物理量，可用仪器直接测量。人耳对声音强弱的主观感觉叫作**响度**，它决定于声波的强度和频率。

不同频率的声音，虽然它们的声强或声强级相同，但感觉到的响度却不一样；感觉到的响度一样时，它们的声强或声强级又不相同。将不同频率的声音产生相同响度的声强或声强级连成的曲线称为**等响曲线**。图 3-14 中的听阈曲线和痛阈曲线就是最低可闻和最高可忍受的等响曲线。在这两条等响曲线之间的听觉区域内，可以画出许多条等响曲线。

为了能够用数字来比较响度，把不同的响度分为若干等级，这种响度的数量等级称为**响**

度级。响度级的单位为方（phon），**其值与产生同样响度、频率为 1000Hz 声音的声强级的分贝值相等**。根据定义，频率为 1000Hz 的纯音的响度级的值与它的声强级的分贝值相同。例如，听阈的响度级为 0phon，痛阈的响度级为 120phon。其他频率的声音的响度级的值与分贝值是不相同的，要确定其他频率声音的响度级，将它的响度与 1000Hz 声音的响度进行比较，如果响度相同，则它的响度级与同响度的 1000Hz 的声音的响度级相同。例如，60Hz 的声音，声强级为 60dB，它与 1000Hz、响度级为 20phon 的声音的响度相同，则它的响度级就是 20phon，而不是 60phon。

由于在同一等响曲线上的各种频率的声音的响度相同，它们属于同一响度级，因而一条等响曲线就是一个响度级。听阈曲线是 0phon 响度级，在这个响度级上，1000Hz 的声音的声强级为 0dB，100Hz 的声音的声强级为 37dB。

3.8 声波的多普勒效应

高速列车在鸣笛驶近我们又远离而去的过程中，我们会感到汽笛的音调由低变高，又由高变低。客观上，音调的高低由频率的大小决定，而汽笛的实际频率不变，所以我们感受到的音调的变化反映了我们接收到的声音频率的变化。1842 年，奥地利的物理学家多普勒（C·J·Doppler）发现了由于振源与观察者之间的相对运动，使观察者接收到的声音频率不同于声源频率，这种现象称为**多普勒效应**。

3.8.1 声源和观察者在其连线上运动

为了弄清多普勒效应产生的原因，首先讨论声源与观察者的相对运动发生在二者的连线上。假设声波在介质中的传播速度大小为 u，它与声源和观察者的运动无关；声源和观察者相对于介质的速度大小分别为 v_s、v_o；声源的振动频率和观察者接收到的频率分别为 ν_0、ν。下面我们分几种情况进行讨论。

1. 声源静止，观察者静止（$v_s=0$，$v_o=0$）

观察者接收到的频率 ν，应等于单位时间内通过观察者所在处的完整波的个数。这时，单位时间内波所传播的距离为 u，波长为 λ。因此，单位时间内通过观察者的完整波的个数（即接收到的频率）ν 为

$$\nu = \frac{u}{\lambda} = \frac{u}{Tu} = \frac{1}{T} = \nu_0 \tag{3-31}$$

观察者接收到的频率 ν 与声源的频率 ν_0 相同。

2. 声源静止，观察者运动（$v_s=0$，$v_o \neq 0$）

声源静止不动，发出波的波长不变。如果观察者向着声源运动，相当于波以速度 $u+v_o$ 通过观察者，则在单位时间内通过观察者完整波的数目，即观察者接收到的频率为

$$\nu = \frac{u+v_o}{\lambda} = \frac{u+v_o}{uT} = \left(1+\frac{v_o}{u}\right)\nu_0 \tag{3-32a}$$

相反，如果观察者远离声源运动，则有

$$\nu = \frac{u-v_o}{\lambda} = \frac{u-v_o}{uT} = \left(1-\frac{v_o}{u}\right)\nu_0 \tag{3-32b}$$

可见，当观察者向着声源运动时，接收到的频率大于声源的频率，当观察者远离声源运动时，接收到的频率小于声源的频率。

3. 声源运动，观察者静止（$v_s \neq 0$，$v_o = 0$）

当声源由 S 点以速度 v_s 向着观察者运动时，由于一个周期 T 内声源已经逼近观察者 $v_s T$ 的距离，如图 3-15 所示，所以在观察者看来，波长缩短为

$$\lambda' = \lambda - v_s T = (u - v_s)T$$

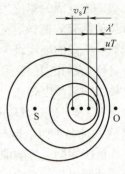

图 3-15 多普勒效应

则观察者接收到的频率为

$$\nu = \frac{u}{\lambda'} = \frac{u}{(u-v_s)T} = \frac{u}{u-v_s}\nu_o \tag{3-33a}$$

相反，当声源远离观察者运动时，观察者接收到的频率为

$$\nu = \frac{u}{u+v_s}\nu_o \tag{3-33b}$$

可见，当声源向观察者靠近时，观察者接收到的频率大于声源的频率，当声源远离观察者运动时，接收到的频率小于声源的频率。

4. 声源运动，观察者也运动（$v_s \neq 0$，$v_o \neq 0$）

综合以上两种情况，可以证明，观察者接收到的频率为

$$\nu = \frac{u \pm v_o}{u \mp v_s}\nu_o \tag{3-34}$$

式（3-34）中，分子中的加号和分母中的减号适用于观察者和声源相向运动的情况，而分子中的减号和分母中的加号则适用于两者背离运动的情况。

需要注意的是，无论观察者运动还是声源运动，都能产生多普勒效应。但它们各自产生多普勒效应的物理原因不一样。在观察者运动的情况下，是由于观察者与波源间的相对速度的变化，以致观察者在单位时间内接收到的波的个数发生了变化，即观察者所接收到的波的频率发生了变化；在波源运动的情况下，是由于波长的变化，以致观察者所接收到的波的频率发生了变化；如果观察者和波源同时运动，则上述产生多普勒效应的两个原因将同时存在。

3.8.2 声源和观察者的运动不在其连线上

当声源和观察者的速度不在一条直线上时，应将 $\boldsymbol{v}_s$、$\boldsymbol{v}_o$ 在连线上的分量代入公式，设 $\boldsymbol{v}_s$ 与连线的夹角为 α，$\boldsymbol{v}_o$ 与连线的夹角为 β，则观察者接收到的频率为

$$\nu = \frac{u \pm v_o \cos \beta}{u \mp v_s \cos \alpha}\nu_o \tag{3-35}$$

式（3-35）是多普勒效应的普遍公式，在上述各种情况下，代入相应的值即可。

通常，将由多普勒效应所引起的接收频率的变化 $\Delta\nu = |\nu - \nu_o|$，称为多普勒频移。

需指出，以上讨论仅适用于低速情形，在高速情形下，要用相对论中的多普勒相应公式。

【例题 3-9】 一声源以相对于介质 $90\mathrm{m\cdot s^{-1}}$ 的速度水平向前运动，频率为 1500Hz，在

其正前方有一固定竖直反射面,设在该介质中声速为 340m·s^{-1},试求:

(1) 反射面接收到的频率;

(2) 声源接收到的反射波的频率。

【解】 (1) 当声波由声源传播到反射面时,反射面相当于静止的观察者而声源是向着观察者运动,则反射面接收到的频率 ν 为

$$\nu = \frac{u}{u - v_s}\nu_o$$

$$= \frac{340}{340 - 90} \times 1500\,\text{Hz} = 2040\,\text{Hz}$$

(2) 此过程相当于反射面是静止声源,而原来的声源作为观察者向反射面靠近,反射面反射的频率是(1)中所求结果,则原声源接收到的频率 ν' 为

$$\nu' = \left(1 + \frac{v_s}{u}\right)\nu$$

$$= \left(1 + \frac{90}{340}\right) \times 2040\,\text{Hz} = 2580\,\text{Hz}$$

3.8.3 多普勒效应的应用

无论是机械波还是电磁波(如光波),都存在着多普勒效应。它在声学和光学领域有很多实际应用。如超声多普勒血流计就是多普勒效应在临床医学中的实际应用。

在超声多普勒血流计中,如图 3-16 所示,超声波的波源和反射波(又称为回波)接收器装在同一个很小的探头内,发射超声波进入血液中,并接收从血液反射的回波。

在图 3-16 中 v 是血流速度,θ 是超声波传播方向与血流方向之间的夹角。探头由发射和接收超声波的两块晶片组成。设作为静止声源的探头发射超声波的频率为 ν,超声波在人体内波速为 u,则血管中随血流以速度 v 运动着的红细胞接收到的频率 ν' 为

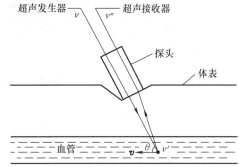

图 3-16 超声多普勒血流计原理

$$\nu' = \frac{u + v\cos\theta}{u}\nu$$

超声波由红细胞反射返回到探头,这个过程,红细胞相当于以 v 运动着的声源,则探头接收到的频率 ν'' 为

$$\nu'' = \frac{u}{u - v\cos\theta}\nu'$$

即

$$\nu'' = \frac{u + v\cos\theta}{u - v\cos\theta}\nu$$

探头发出的超声波频率与接收的回波频率之差,即多普勒频移 $\Delta\nu$ 为

$$\Delta \nu = \nu'' - \nu = \frac{2v\cos\theta}{u - v\cos\theta}\nu$$

通常 $u \gg v$，故 $(u - v\cos\theta)$ 中的 $v\cos\theta$ 可以略去，上式变为

$$\Delta \nu = \frac{2v\cos\theta}{u}\nu$$

则血流速度为

$$v = \frac{u}{2\nu\cos\theta}\Delta\nu \tag{3-36}$$

可见，测出频移 $\Delta\nu$，已知超声发生器发射的频率 ν 和超声波在人体内的波速，便可计算出血流速度。用超声血流计测量血流速度，不必切开皮肤、分离血管或在血管中插入导管等，因此具有一定的优越性。

超声多普勒法分为连续多普勒、脉冲多普勒和实时二维彩色多普勒。现在的多普勒超声成像装置大多采用将脉冲多普勒与 B 超相结合的办法，在 B 超上一边设立多普勒取样，一边输出血流信息，因此可得到正确的血液流速采样位置。

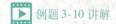
例题 3-10 讲解

【例题 3-10】 用多普勒效应来测量心脏运动时，以 5MHz 的超声波直射心脏壁 ($\theta = 0$)，测出接受与发出的波频差为 500Hz。已知软组织中的声速为 1500m·s^{-1}，求此时心壁的运动速度。

【解】 设心脏向着仪器运动为正，速度大小为 v，在超声波从声源到达心脏壁的过程中，心脏壁作为观察者，声源静止，则心脏壁接收到频率为 ν'，则

$$\nu' = \left(1 \pm \frac{v}{u}\right)\nu_o$$

在声波从心脏壁返回到仪器过程中，心脏壁相当于运动的声源，而接收器静止，则接收器接收到的频率 ν'' 为

$$\nu'' = \frac{u}{u \mp v}\nu'$$

联立以上两式并化简可得

$$v = \pm \frac{\nu'' - \nu_o}{\nu'' + \nu_o}u$$

$$= \pm \frac{500}{5 \times 10^6 + 500 + 5 \times 10^6} \times 1500 \text{m·s}^{-1} \approx \pm 0.075 \text{m·s}^{-1}$$

所以，心脏运动的速度为 0.075m·s^{-1}。

除了超声多普勒血流计之外，多普勒效应还有很多应用。在医学领域，有多普勒胎心仪、多普勒彩超（将在 3.9.4 中详细介绍）等。在交通领域，有多普勒雷达测速仪，可以测量道路上汽车的行驶速度。

需要指出的是，式（3-34）和式（3-35）仅适用于低速情形，在高速情形下，要用相对论中的多普勒效应公式。

当声源的速度大于声速时，声源将在波前的前方，式（3-33a）和式（3-33b）便失去了意义。如图 3-17 所示，声源在 S_1 处发出的波在其后 t 时刻的波前为半径等于 ut 的球面，但此刻声源已经前进了 $v_s t$ 的距离到达 S 点。在这段时间内，声源发出的波的各波前的切面

形成一个圆锥面,这个圆锥面称为马赫锥,它是奥地利物理学家马赫于1887年在分析弹丸扰动的传播图形时首先提出的,因而得名。由图3-17不难看出,锥面的半顶角 α 满足

$$\sin\alpha = \frac{ut}{v_s t} = \frac{u}{v_s} = \frac{1}{Ma} \quad (3-37)$$

式中,Ma 为马赫数。

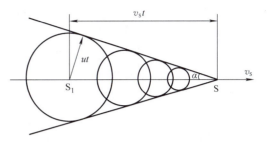

图 3-17 马赫锥

各个波前随着时间不断向周围扩展,锥面也不断扩展,这种以声源为顶点的圆锥形的波称为冲击波或马赫波。锥面就是受扰介质与未受扰介质的分界面,对于锥面两侧的介质,压强、密度和温度发生突变,冲击波的能量集中在锥面上,能够提供非常大的压力。医学上利用此原理,用冲击波击碎结石。

3.9 超声波及其医学应用

3.9.1 超声波的特性

通常的超声波频率范围在 $2\times 10^4 \sim 5\times 10^9$ Hz 之间。超声波具有声波的通性,由于超声波频率高、波长短,因而还具有一系列的特性。

1. 方向性好

由于超声波波长比在同一种介质中的声波波长短得多,衍射现象不明显,所以超声波是近似直线传播的,容易得到定向而集中的超声波束。超声波和光线一样,可用适当的方法会聚和发散。

2. 穿透本领大

由于波的强度正比于频率的平方,所以在相同振幅时,超声波比普通声波具有大得多的能量。近代超声技术已能产生几百乃至几千瓦的超声波功率,压强振幅可达数千大气压。超声波在介质中传播时,其强度按式(3-12)的规律衰减。介质的吸收系数 μ 越小,衰减越慢,即超声波对该介质的穿透本领大。在人体中,超声波容易穿透 μ 值比较小的水、脂肪和软组织,而不易穿透 μ 值较大的空气、骨骼和肺组织。由于介质的 μ 值不仅与介质的性质有关,而且随波的频率的增加而变大,故超声波频率提高时,穿透本领下降。

3. 在不同介质的界面处产生反射

超声波遇到不同介质的分界面时可产生显著的反射,只有当反射体的线度比波长大数倍时,才能引起明显的反射。超声波波长短,所以较小的反射体,如钢件中的气泡、人体组织中的病变,都能引起明显的反射。在超声诊断中,正是这种反射波,又称为**回声**,形成了超声图像。

由于超声波具有以上特性,所以它成为诊断、定位等技术的重要工具。

3.9.2 超声波的作用

超声波的高频大功率特点,使其在介质中传播时,对介质会有一些特殊的作用。

1. 热作用

当高能的超声波在介质中传播时，会有一部分能量被介质吸收而转化为热能，引起介质温度升高，称为热效应或热作用。产生热量的大小取决于介质的吸收系数、超声波的强度及照射时间。

超声波的热效应早已用于临床理疗，近年来，它作为加温治疗癌症的一种热源受到重视。

2. 机械作用

高频超声波通过介质时，介质中粒子做受迫高频振动，其加速度可达重力加速度的几十万甚至几百万倍，如此强烈的机械振动，可以破坏物质的力学结构，这种力学效果称为机械作用。

在临床上，超声波使组织细胞产生容积和运动的变化，可引起较强的细胞浆运动（原浆微流或称环流），从而促进细胞内容物的移动，改变其中空间的相对位置，显示出超声波对组织内物质和微小的细胞结构的一种"微细按摩"的作用。这种作用可引起细胞功能的改变，引起生物体的许多反应。应用这些原理，机械作用可软化组织、增强渗透、提高代谢、促进血液循环、刺激神经系统及细胞功能等。

3. 空化作用

当超声波在液体中传播时，液体中将做高频的疏密变化，稠密区受压，稀疏区受拉。由于液体承受拉力的能力有限，特别在稀疏区含有杂质和气泡处，液体很容易被拉断，形成许多微小的空腔。但在高频的作用下，空腔会迅速闭合，在闭合的瞬间，将产生局部的高压（几十 MPa 甚至上百 MPa）、高温（约 2000K）和放电现象，这种作用称为空化作用。

超声波的空化作用常用在清洗、雾化、乳化及促进化学反应等方面。影响空化效应的因素很多，如超声强度和频率、液体性质（如温度、溶解的气体含量、表面张力、液体黏度）等，均会对空化效应产生影响。

在医学上，空化作用对正常细胞的结构和酶的生物活性有极大的破坏作用，但同时对肿瘤细胞可进行有效的杀伤。高强度的压力波会使细胞受损、破裂、DNA 断裂，以及血液溶血、组织损伤、出血等。

此外，超声波还有化学作用、生物作用等。超声波的几个作用通常会同时存在，各个作用可以被单独应用，也可以结合某几个作用并用。在应用时可根据情况，适当调整影响因素的参数值，达到最佳效果。

3.9.3 超声波的产生和探测

产生超声波的方法有很多，在医用的超声波仪器中，常用的超声波发生器主要由高频脉冲发生器和压电式换能器两部分组成，如图 3-18 所示。

高频脉冲发生器用以产生超声频电振荡，常用的脉冲回波法，频率选择在 1～15 MHz，在满足探测条件下，尽可能采用较高频率。大多数超声诊断仪中采用脉冲形式。

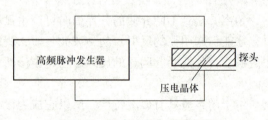

图 3-18 超声波发生器示意图

压电式换能器，也叫探头，功能是将电磁能转换成机械能。它是利用某些晶体（石英、锆钛酸铅、氧化锂铌、酒石酸等）或压电高分子（如聚偏氟乙烯化合物）的压电效应做成的。当这种晶片相对的两表面受到压力或拉力，使它的厚度发生变化时，这两个面上就出现等量异性电荷。受压或受拉时，在表面上出现的电荷极性相反。在一定范围内，受力越大，所产生的电荷越多。当晶片受到变化的压力和拉力交替作用时，就在晶片两表面上产生同样规律的电压变化，这种现象称为**正压电效应**。反之，当这两个表面上加上电压时，晶片的厚度将视电场方向而变化，这种现象称为**逆压电效应**，或称为**电致伸缩效应**。

将该晶片相对的两表面镀上薄银层，焊上导线作为电极，就构成了一个简单的探头，将此探头接通高频脉冲发射器，在高频交变电场的作用下，由于逆压电效应，探头的厚度发生快速变化，即产生高频超声机械振动，该振动沿探头所在介质中传播便形成了超声波。另一方面，若将探头置于超声中，由于正压电效应，探头两极产生与超声波频率相同的交变电压，将探头两极接入信号处理系统便可实现对超声波的接收和检测。

3.9.4 超声波在医学中的应用

超声波在医学中的应用有超声诊断、超声治疗和生物组织超声特性三个方面。其中超声诊断发展最快，现已有多种超声诊断仪供临床应用。超声诊断的物理基础主要是利用超声波在介质分界面上的反射。由于体内不同组织和脏器的声阻抗不同，超声波在界面上形成不同的反射波，称为回波。脏器发生形变或有异物时，由于形状、位置和声阻抗的变化，回波的位置和强弱也发生改变，临床上就可以根据超声图像进行诊断。在技术上，它是超声、电子技术和计算机技术或计算机图像处理技术的结合，具有操作方便、安全、损伤微小或无损伤的特点。下面简要介绍医学中常用的超声诊断仪的原理。

1. A型超声诊断仪

在超声换能器探头与体表之间涂上一层耦合剂，在特定位置，以一定方向对人体进行检查。大体上，两介质声阻抗相差越大，反射越强；界面距离探头越远，回波往返时间越长。将接收到的回波信号放大处理后，加到示波器的垂直转板上，在水平转板上加上一时基电压（锯齿波），就可以把始波和各个界面的回波信号按时间先后在荧光屏的水平方向展开，如图3-19所示。可见，示波器的纵轴代表回波脉冲的幅度，横轴代表不同组织界面距离体表的深度。若脏器发生病变或内部有异物时，则其声阻抗、形状、位置等方面与正常脏器相

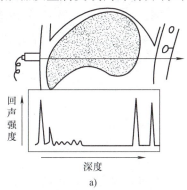
a)

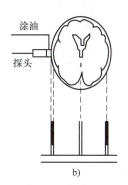
b)

图3-19 A型超声诊断仪原理图

比,会有区别,导致回波的强度、位置发生变化。正是依据这一原理,通过对回波的强度、形状、位置等信息的分析,来判断被检查位置的情况。

A 型超声诊断仪可用来测量组织界面的距离、脏器的径线,探测肝、胆、脾、肾、子宫等脏器的大小和病变范围,也可用于眼科及颅脑疾病的检查。

可见,A 型超声诊断仪是以回波幅度和分布的显示为基础的,因回波信号以脉冲幅度的形式按时间先后在荧光屏上显示,所以又被称为幅度调制型。从原理上可看出,它提供的是器官的一维信息,而不能显示整个器官的形状,所以 A 型超声的许多诊断项目已逐渐被 B 型超声所取代。

2. B 型超声诊断仪

它能得到人体内部脏器和病变的二维断层图像,并且能对运动脏器进行实时动态观察。与 A 型超声诊断仪不同之处有以下两点:

(1) 辉度调制:脉冲回声信号经放大处理后加于示波管(或显像管)的控制栅极,利用脉冲回声信号改变阴栅极之间的电位差,从而改变辉度。回声信号越强,荧光屏上的光点越亮。所以,这是一种辉度调制型。将深度扫描的时基电压加于垂直偏转板上,回声信号变成明暗不同的光点自上而下按时间先后显示在荧光屏上。

(2) 显示断层声像:通过机械装置与电子学方法使深度扫描线与探头同步移动时,如图3-20所示,可以得到人体组织内的二维超声断层图像(又称声像图)。

通常用电子开关切换多元线阵探头依次发射、接收回声,或同时激励所有的阵元,而适当地控制加到各阵元上的激励信号的相位(控制延时),来改变超声的发射方向,形成扇形扫描。

B 型超声诊断仪将从人体反射回来的回波信号以光点形式组成切面图像。此种图像与人体的解剖结构极其相似,故能直观地显示脏器的大小、形态、内部结构,并可将实质性、液性或含气性组织区分开来。

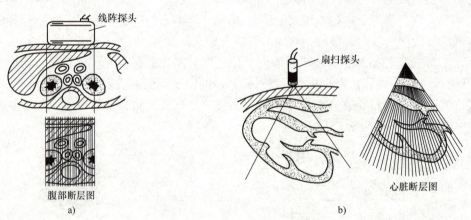

图 3-20 B 型超声诊断仪原理图

3. M 型超声诊断仪

它既有 A 型的特点又有 B 型的特点。固定的单探头与 A 型相同,辉度调制与 B 型相同。若所探查出的内部组织界面运动,深度随时间改变,可得到深度-时间曲线。M 型超声诊断仪一般用于观察和记录脏器的活动情况，特别适用于心脏功能、心血管病的诊断，故常称之为超声心动图仪，如图 3-21 所示。在实际应用时，可将心动图与心电图、心音图同步显示。

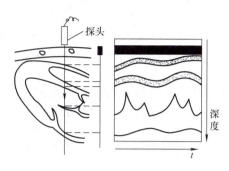

图 3-21　M 型超声诊断仪原理图

在许多断层显像仪中，采用数字扫描转换器，扫描切面中各点的脉冲回波信号经模/数转换器变为像素值，建立起数字图像，送入数字存储器中储存。存储器中的数字信号经处理器进行各种处理和分析，最后经数/模转换器把数字图像信号变为视频图像显示。大多数系统都允许观察者根据需要选择像素值范围，并把它转换到全灰度标进行显示，以控制图像的对比度。采用数字扫描转换器后，断层显像仪的功能大大增强。

4. 彩色多普勒血流成像仪

就是俗称的"彩超"或"彩色多普勒"，属于实时二维血流成像技术。仪器设计时用一高速相控阵扫描探头进行平面扫查，以实现解剖结构与血流状态两种显像。探头接收到的信号分为两路：一路经放大处理后按回波强弱形成二维黑白解剖图像；另一路对扫描全程做多点取样，进行多普勒频移检测，信号经自相关技术处理，并用彩色编码法，将彩色显像的三个基色——红（R）绿（G）蓝（B），分别表示流向探头的正向血液流速（R）、离开探头的负向血液流速（B）和方向复杂多变的湍流（G）。其他颜色都是由这三种基本颜色混合而成。血流速度越大者彩色越鲜亮，速度缓慢者彩色较暗淡，故由彩色的类型、鲜亮程度即可了解血流的状况。这种彩色血流信号显示在相应的二维黑白图像的液性暗区内，既能观察解剖部位、腔室形态大小，又能观察内部血流活动状态，如血流速度、平均速度、加速度、血流量和回波强度等多种指标。彩色多普勒血流成像装置是诊断心脏病的先进工具之一。

习　题　3

3-1　波动的能量和振动的能量有何区别与联系？

3-2　已知波动方程为 $y = A\cos(bt - cx)$，试求波的振幅、波速、频率和波长。

【A；b/c；$b/2\pi$；$2\pi/c$】

3-3　有一列平面简谐波沿 x 轴正方向传播，坐标原点按 $y = A\cos(\omega t + \varphi)$ 的规律振动。已知 $A = 0.1\mathrm{m}$，$T = 0.5\mathrm{s}$，$\lambda = 10\mathrm{m}$。试求：

（1）同一波线上相距 5m 的两点间相位差；

（2）设 $t = 0$ 时坐标原点处质点的振动位移为 $y_0 = 0.050\mathrm{m}$，且向平衡位置运动，写出波动方程；

（3）$t = 2\mathrm{s}$ 时的波形图。

【(1) π；(2) $y = 0.1\cos\left[2\pi(2t - 0.1x) + \dfrac{\pi}{3}\right]$ (m)，(3) 图略】

3-4　已知一余弦波波源的振动周期振幅 $A = 0.5\mathrm{m}$，$T = 0.1\mathrm{s}$，所激起的波的波长 $\lambda = 5\mathrm{m}$。当 $t = 0$ 时，波源处振动的位移为正向最大位移处。取波源处为原点，并设波沿 x 轴正向传播，试求：

（1）波动方程；

（2）$x = 15\mathrm{m}$ 处质点的振动方程。

$$[y=0.5\cos[2\pi(10t-0.2x)](\text{m});y=0.5\cos(20\pi t)(\text{m})]$$

3-5 一平面谐振波的频率 $\nu=500\text{Hz}$，在空气中以 $u=344\text{m}\cdot\text{s}^{-1}$ 的速度传播。已知空气的密度 $\rho=1.21\text{kg}\cdot\text{m}^{-3}$，此波到达人耳时的振幅 $A=10^{-4}\text{cm}$。求耳中的平均能量密度和波的强度。

$$[5.97\times10^{-6}\text{J}\cdot\text{m}^{-3};2.05\times10^{-3}\text{W}\cdot\text{m}^{-2}]$$

3-6 同一介质中的 A 和 B 两点处，分别放有两个振动状态完全一样的平面简谐波波源，已知波源频率为20Hz，波在该介质中的传播速度为 $400\text{m}\cdot\text{s}^{-1}$，两点相距30m。试求：

（1）AB 连线上 A 点外侧介质的振幅；

（2）线段 AB 之间因干涉而静止的各点的位置。

$$[(1)0;(2)距A点10\text{m}、20\text{m}处]$$

3-7 若入射波与反射波的表达式分别为

$$y=0.5\cos[2\pi(5t-x/20)]；y=0.5\cos[2\pi(5t+x/20)]$$

试求：

（1）驻波方程；

（2）$x=15\text{m}$ 处质点的振幅。

$$[(1)y=\cos(0.1\pi x)\cos(10\pi t)(\text{m});(2)0]$$

3-8 人耳对1000Hz的声波产生听觉的最小声强约为 $1\times10^{-12}\text{W}\cdot\text{m}^{-2}$，试求20℃空气分子相应的振幅。

$$[1.1\times10^{-11}\text{m}]$$

3-9 两个频率分别为256Hz和512Hz的声波，声强比是多少？

$$[1/4]$$

3-10 已知居民住宅的周围街区夜间的环境噪声的最高限制是50dB，则允许噪声的最高声强是多少？

$$[10^{-7}\text{W}\cdot\text{m}^{-2}]$$

3-11 一辆汽车以速度 v 向一座山崖开去，频率为 ν 的汽车喇叭声以速度 u 传播，则山崖反射声音的频率是多少？司机听到山崖回音的频率为多少？

$$\left[\frac{u}{u-v}\nu;\frac{u+v}{u-v}\nu\right]$$

3-12 如图3-16所示，用超声多普勒血流仪测量血流速度时，频率为2MHz的超声波以 $\theta=60°$ 角度入射血管横截面，测出接受与发出的波频差为300Hz。已知软组织中的声速为 $1570\text{m}\cdot\text{s}^{-1}$，求此处血流速度的大小。

$$[23.55\text{cm}\cdot\text{s}^{-1}]$$

第3章补充题目1　　第3章补充题目2　　第3章补充题目3　　第3章补充题目4

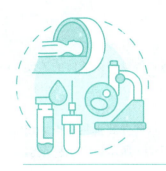

第4章 液体的流动

液体和气体的共同特点就是没有固定的形状，流动性强，故把液体和气体统称为流体。研究流体静止规律的学科称为**流体静力学**，研究流体运动规律的学科称为**流体动力学**。本章将以液体为例介绍流体动力学的一些基本概念和规律，这些规律在一定范围内也适用于气体。

流体力学不仅在航空、水利、化工、石油、制药、生物工程等工程技术上有广泛的应用，而且人体内的血液循环及呼吸道内气体输送也都遵循它的有关规律。因此，掌握流体力学的基本知识对研究人体血液循环系统、呼吸过程以及相关的医疗设备是非常必要的。

4.1 理想液体的稳定流动

4.1.1 理想液体

1. 理想液体

液体除了有流动性这一特征之外，还具有黏滞性和可压缩性。当两块固体沿接触面相对滑动时，它们之间存在着阻止滑动的摩擦力。同样，在液体内，当两层液体之间做相对滑动时，也出现相互作用的摩擦力。由于此力出现在液体内部，故称为液体的**内摩擦力**，或称为**黏滞力**。液体具有内摩擦力的性质通常称为液体的**黏滞性**。不同的液体其黏滞性不同，甚至差异很大，如油类、血液等的黏滞性较大，而水、酒精等的黏滞性很小。研究黏滞性小的液体在较小范围内流动时，可忽略它的黏滞性。液体的另一个特征就是可压缩性，即压强改变时，液体体积会发生变化。液体的可压缩性很小，例如，水增加 10^8 Pa 的压强时，它的体积仅缩小 5% 左右。因此，在一般情况下，可把液体看成是不可压缩的。

在许多问题中，决定液体运动的主要因素是它的流动性，而其黏滞性及可压缩性的影响却很小。通常将其忽略。我们把绝对**不可压缩和完全没有黏滞性的液体**，称为**理想液体**。

2. 稳定流动

一般来说，液体流动时，在某一时刻，空间各点液体流动速度并不相同。而对空间某一定点来说，不同时刻液体流动的速度也是不相同的，因此，我们可以说，流动随时间变化。但有些情况下，流动随时间变化并不显著，可近似地认为不随时间变化。

如果液体流经空间各点的流速都不随时间改变，这样的流动称为**稳定流动**。例如，在图 4-1 中，A、B、C 点的流速分别为 $\boldsymbol{v}_A$、$\boldsymbol{v}_B$、$\boldsymbol{v}_C$，它们一般是不相等的。但流经 A 点的液体的速度始终是 $\boldsymbol{v}_A$，流经 B 点的液体的速度始终是 $\boldsymbol{v}_B$，流经 C 点的液体的速度始终是 $\boldsymbol{v}_C$，即速度分布不随时间而改变，这样的流动就是稳定流动。缓慢流动的河水及管道内液体的流动均可看成是稳定流动。

3. 流线

为了形象地描述液体的流动，在液体通过的空间作出一些曲线，这些**曲线上每一点的切线方向与液体通过该点的速度方向一致**，这些曲线就称为**流线**，如图4-1所示。由于稳定流动时液体中各点流速不随时间改变。因此，液体做稳定流动时，流线具有如下特点：流线的形状不随时间的推移而改变；液粒在空间运动的轨迹与流线重合；任何两条流线不可能相交；流线疏的地方，平均流速小，反之，则平均流速大。

4. 流管

由流线围成的管状区域称为流管，如图4-2所示。液体做稳定流动时，流管的特点：流管内外无物质交换，即液体微粒不能穿越流管壁流进或流出；流管的形状不随时间的推移而改变。液体在流管里流动就像在一个有坚固管壁的管子里流动一样。

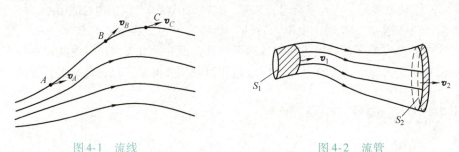

图4-1 流线　　　　　　图4-2 流管

将整个流动的液体划分成很多流管后，只要掌握一个流管中液体的运动规律，整个液体的运动规律也就可以知道了。

5. 流量

单位时间内通过垂直流管的截面 S 的液体体积，称为**体积流量 Q**，简称**流量**。若液体流经截面 S 上各点的流速都是 v，我们很容易推出流量 Q 与流速 v、截面积 S 的关系为

$$Q = Sv \tag{4-1}$$

在国际单位制中，流量的单位为 $m^3 \cdot s^{-1}$。

4.1.2　连续性方程

表明液体流动性连续的方程叫**连续性方程**。如图4-2所示，在做稳定流动的液体中任取一流管，并任意取两个和流管相垂直的截面 S_1 和 S_2。设液体流经 S_1 和 S_2 时的流速分别为 v_1 和 v_2，则在 Δt 时间内，通过 S_1 和 S_2 两截面的液体的体积分别是 $S_1 v_1 \Delta t$ 及 $S_2 v_2 \Delta t$，如果在管内做稳定流动的液体是不可压缩的，两者应相等，于是有

$$S_1 v_1 \Delta t = S_2 v_2 \Delta t$$

即

$$S_1 v_1 = S_2 v_2$$

由于 S_1 和 S_2 是任意选取的，上式也可写成

$$Sv = 常量 \tag{4-2}$$

称式（4-1）为**连续性方程**。它指出，**不可压缩液体在流管中做稳定流动时，流量是守恒**

的，或者说，液体的流速 v 和流管的横截面积 S 成反比。对于 S_1 和 S_2 两处，液体具有相同的密度，将 $S_1v_1\Delta t = S_2v_2\Delta t$ 两边同乘以密度 ρ 得，

$$S_1v_1\Delta t\rho = S_2v_2\Delta t\rho \tag{4-3}$$

因此，**连续性方程还体现出质量守恒**。这个方程不仅适用于做稳定流动的理想液体，即使对有黏滞性的实际液体，只要是不可压缩并做稳定流动，此方程也适用，但此时 v 应为液体通过 S 处的平均流速。

借助于液体连续方程，可以了解血液在各段血管中流速的分布。血液在循环系统中可近似视为不可压缩液体在流管中做稳定流动。在体循环中，血液从主动脉到毛细血管，分支越来越多，血管的半径也越来越小，但血管的数

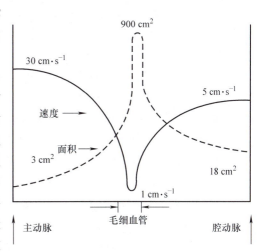

图 4-3 人体各类血管的总截面积和血液的平均流速间的关系

目却在增多。各段血管的总截面积是随分支的增多而增大，因此，毛细血管的总截面积远远大于主动脉的截面积。由连续性方程可知，血流速度从动脉到毛细血管逐渐减慢，而从毛细血管到静脉又逐渐加快，如图 4-3 所示。需要说明的是：①由于血管有分支，因而截面积 S 指的是同类血管的总截面积；②由于血液是黏性液体，血管中同一截面上靠近管壁和靠近轴心处的流速并不相等，因而流速 v 指的是截面上的平均流速。

【例题 4-1】 病人输液时，吊瓶的截面积为 30cm^2，药液的流速是 $0.6\times 10^{-5}\text{cm}\cdot\text{s}^{-1}$，针尖的截面积为 $5\times 10^{-5}\text{cm}^2$，问药液在针尖处的流速是多大？

【解】 已知 $S_1 = 30\text{cm}^2$，$S_2 = 5\times 10^{-5}\text{cm}^2$，$v_1 = 0.6\times 10^{-5}\text{cm}\cdot\text{s}^{-1}$，根据 $S_1v_1 = S_2v_2$ 有

$$v_2 = \frac{S_1v_1}{S_2} = \frac{30\times 0.6\times 10^{-5}}{5\times 10^{-5}}\text{cm}\cdot\text{s}^{-1} = 3.6\text{cm}\cdot\text{s}^{-1}$$

例题 4-1 讲解

4.2 伯努利方程及其应用

4.2.1 伯努利方程

伯努利方程是 1783 年首先由丹尼耳·伯努利（Daniel Bernoulli）提出的，这不是一个新的基本原理，而是把机械能守恒定律表述成适合流体力学的形式。

在这一节里利用功能原理推导出伯努利方程，即理想液体做稳定流动时，各处的压强、速度及高度之间的关系。

设理想液体在做稳定流动，我们在液体中任取一截面很小的流管作研究对象，如图 4-4 所示，在该流管中任意取两个截面 S_1 和 S_2，如果在截面 S_1 和 S_2 处的流速分别为 $\boldsymbol{v}_1$ 和 $\boldsymbol{v}_2$，且 S_1 和 S_2 相对于某一选定参考面的高度分度为 h_1 和 h_2，我们把位于截面 S_1 和 S_2 之间的一段液体为研究对象。设经过极短时间 Δt 后，S_1 至 S_2 这段液体从 S_1、S_2 位置移动到 S_1'、S_2' 位置，

由于所取的流管很细,并且时间 Δt 很短,则介于 $S_1 S_1'$ 间液体的体积 V_1 很小,可以认为其中各点的压强、流速及相对于参考面的高度都相同,分别以 p_1、v_1 及 h_1 表示。$S_1 S_1'$ 部分的截面积可认为不变,设为 S_1,并且 $V_1 = S_1 v_1 \Delta t$。同理,可用 p_2、v_2 和 h_2 表示 $S_2 S_2'$ 间的压强、流速和高度,用 S_2 表示 $S_2 S_2'$ 部分的截面积,并且 $V_2 = S_2 v_2 \Delta t$。理想液体是不可压缩的,从连续性方程可知,$V_1 = V_2 = V$。显然这两段液体的质量也相同,设为 m。下面我们讨论在 Δt 时间内这段液体从 $S_1 S_2$ 流到 $S_1' S_2'$ 的过程中各种力所做的功和这段液体机械能的变化。

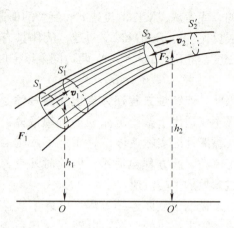

图 4-4 伯努利方程的推导

先讨论外力所做的功。理想液体在流动时没有黏滞性;流管外侧面的液体对这段液体的压力垂直于流管表面,因而这种压力不做功,我们不去讨论它。只有流管两端的液体对管内这段液体的压力才做功。作用在 S_1 处的压力 $F_1 = p_1 S_1$ 为推力,所做正功为 $F_1 v_1 \Delta t$;作用在 S_2 处的压力 $F_2 = p_2 S_2$ 为阻力,所做负功为 $F_1 v_1 \Delta t$,故在 Δt 时间内外力所做的总功为

$$A = F_1 v_1 \Delta t - F_2 v_2 \Delta t = p_1 S_1 v_1 \Delta t - p_2 S_2 v_2 \Delta t$$

式中,$S_1 v_1 \Delta t$ 和 $S_2 v_2 \Delta t$ 分别等于流管中 $S_1 S_1'$ 段和 $S_2 S_2'$ 段的液体体积。如前所述,由于是理想液体做稳定流动,因此这两段液体体积相等,用 V 表示,则上式可写成

$$A = p_1 V - p_2 V$$

现在讨论 $S_1 S_2$ 流到 $S_1' S_2'$ 的过程中机械能的增量,并用 ΔE 表示。由图 4-4 可以看出,在流动过程前后 S_1' 与 S_2 之间的那段液体的运动状态没有变化,所以其机械能的变化仅反映在 $S_1 S_1'$ 和 $S_2 S_2'$ 两段液体上。设 $S_1 S_1'$ 段液体的机械能为 E_1,$S_2 S_2'$ 段液体的机械能为 E_2,$S_1 S_1'$ 和 $S_2 S_2'$ 两段液体的质量相等并用 m 表示,因此,机械能的增量为

$$\Delta E = E_2 - E_1 = \left(\frac{1}{2} m v_2^2 + m g h_2\right) - \left(\frac{1}{2} m v_1^2 + m g h_1\right)$$

根据功能原理有

$$A = \Delta E$$

即

$$p_1 V - p_2 V = \left(\frac{1}{2} m v_2^2 + m g h_2\right) - \left(\frac{1}{2} m v_1^2 + m g h_1\right)$$

移项得

$$p_1 V + \frac{1}{2} m v_1^2 + m g h_1 = p_2 V + \frac{1}{2} m v_2^2 + m g h_2$$

以 V 除以各项得

$$p_1 + \frac{1}{2} \rho v_1^2 + \rho g h_1 = p_2 + \frac{1}{2} \rho v_2^2 + \rho g h_2 \tag{4-4}$$

式中,$\rho = m/V$ 是液体的密度。

因为 S_1 和 S_2 是在流管上任意选取的两个截面,所以对同一流管的任一垂直截面来说

$$p + \frac{1}{2} \rho v^2 + \rho g h = 常量 \tag{4-5}$$

式（4-4）和式（4-5）称为**伯努利方程**。它表明：**理想液体做稳定流动时，在同一流管的任一截面处，单位体积液体的动能、势能及压强能之和是一常量。**一般说来，对不同的流管，这个常量的值是不相同的。

伯努利方程中的三项都具有压强的量纲，其中 $\frac{1}{2}\rho v^2$ 项与流速有关，称之为**动压强**，称 $\rho g h$ 项为**位压强**，而称 p 为**静压强**。

伯努利方程是流体力学的基本定律之一。实质上，它是能量守恒定律在做稳定流动的理想液体中的具体应用。在推导伯努利方程时，我们用到了液体的不可压缩性、没有黏滞性及做稳定流动这三个条件。而任何实际液体是不可能同时满足这三个条件的。因此，在应用该方程时要注意它的近似性。一般来说，伯努利方程应用于不易压缩和黏滞性较小的液体（如水、酒精等）时，是可较好地接近实际的；对黏滞性较大的液体（如某些油类、血液等），这个方程只能粗略地解释某些流动现象。对于具有流动性的气体的运动，只要在不受压缩的情况下，方程仍可应用。

例题4-2讲解

【**例题 4-2**】 使用压水泵，把水加压到 $4\times10^5\text{Pa}$，水以 $4\text{m}\cdot\text{s}^{-1}$ 的流速，沿内直径为 2.0cm 的地下管道向楼房供水。若进入楼房时，水管内直径为 1.0cm，水管升高了 5m，求进入楼房时水管内水的速度和压强。

【**解**】 把水管看作一流管，在地下管道选一处设为 A，其截面积为 S_A，从题意知，$v_A=4\text{m}\cdot\text{s}^{-1}$，$S_A=\pi\times(1.0\times10^{-2})^2\text{m}^2$，$p_A=4\times10^5\text{Pa}$。取 A 处作参考面，即 $h_A=0$。在楼房5m处的水管选一处设为 B，其截面积为 S_B，$S_B=\pi\times(0.5\times10^{-2})^2\text{m}^2$，$h_B=5\text{m}$。把水视为理想液体，由连续方程，得

$$v_B=\frac{S_A v_A}{S_B}=\frac{(1\times10^{-2})^2\times\pi\times4}{(0.5\times10^{-2})^2\times\pi}\text{m}\cdot\text{s}^{-1}=16\text{m}\cdot\text{s}^{-1}$$

再就 A、B 两处建立伯努利方程

$$p_A+\frac{1}{2}\rho v_A^2+\rho g h_A=p_B+\frac{1}{2}\rho v_B^2+\rho g h_B$$

因为 $h_A=0$，所以

$$\begin{aligned}p_B&=p_A+\frac{1}{2}\rho(v_A^2-v_B^2)-\rho g h_B\\&=\left[4\times10^5+\frac{1}{2}\times10^3\times(4^2-16^2)-10^3\times9.8\times5\right]\text{Pa}\\&=2.3\times10^5\text{Pa}\end{aligned}$$

4.2.2 伯努利方程的应用

下面举几个例子来说明伯努利方程的应用。

1. 空吸作用

在许多问题中，液体是常常在水平或接近水平的管子里流动，这时 $h_1=h_2$，式（4-5）变为

$$p+\frac{1}{2}\rho v^2=\text{常量} \qquad (4-6)$$

式（4-6）表明，**在同一水平管中流动的液体，流速小的地方压强大；流速大的地方压**

强小。再加上连续性方程所表明截面积与流速成反比的结论，我们可以得出：**当理想液体沿水平管道流动时，管道截面积小的地方流速大、压强小；管道截面积大的地方流速小、压强大。**

在图 4-5 中，如果 B 处的流速比 A 处的流速大得多，则 B 处的压强就可小到低于大气压强，这样，容器 D 内的液体因大气压的作用被压到 B 处，从而被在水平管里流动的液体带走，这种现象叫空吸作用。空吸作用的应用很广，如喷雾器、水流抽气机（见图 4-6）等都是根据这一原理制成的。

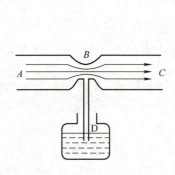

图 4-5 空吸作用原理图

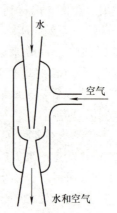

图 4-6 水流抽气机

2. 小孔流速

图 4-7 所示为一个盛满液体的大容器，在底部有一小孔。应用伯努利方程可求出从小孔出口流出的液体的速度。把容器内整个液体看成一个流管，S_1 取在容器内液体的自由表面，其压强为大气压，$p_1 = p_0$；S_2 取在小孔出口处，其压强也是大气压，即 $p_2 = p_0$。根据题意，$S_1 \gg S_2$，液面处的液流速度较小孔处要小得多，所以 $v_1 \approx 0$。根据伯努利方程

$$p_1 + \frac{1}{2}\rho v_1^2 + \rho g h_1 = p_2 + \frac{1}{2}\rho v_2^2 + \rho g h_2$$

得

$$v_2^2 = 2g(h_1 - h_2)$$

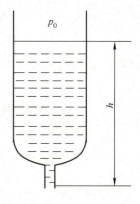

图 4-7 小孔流速

式中，$h_1 - h_2$ 表示容器内的液面与小孔的高度差，以 h 表示，则液体从小孔流出的速度为

$$v = \sqrt{2gh} \tag{4-7}$$

式（4-7）表明，液体自距液面深为 h 处的小孔流出的速度与其自由下落 h 高度时具有的速度相等。

3. 比托管

观察下面的实验。使液体在一根粗细均匀的水平管里流动，如图 4-8 所示。在管子的 a 处插入一根直管子，下端口 c 的截面与液体的流线平行，此时观察到液体沿管子上升了 h_1 的高度；在 b 处插入一根直角弯管，其下端口 d 的截面垂直并迎向流线，且使 c 与 d 置于同一

流线上。观察液体沿 b 管上升的高度 h_2 大于 h_1。这说明，d 处的压强 p_d 大于 c 处压强 p_c。这可用伯努利方程来解释。因管子水平放置，且 c、d 在同一流线上，所以有

$$p_c + \frac{1}{2}\rho v_c^2 = p_d + \frac{1}{2}\rho v_d^2$$

这里 $v_d=0$，是因为液体沿 b 管上升了 h_2 高度就停止了，液体在 d 处受阻，形成了流速为零的"滞止区"。故有

$$p_d = p_c + \frac{1}{2}\rho v_c^2 \tag{4-8}$$

可见 p_d 比 p_c 大 $\frac{1}{2}\rho v_c^2$，v_c 是 c 处的流速，对粗细均匀的管子来说也就是管中液体的流速。这说明，液体的动压强在"滞止区"全部转化为静压强。

在式（4-8）中只要测出 p_d 与 p_c，就可以计算出流速 v_c。所谓比托管（或流速计）就是根据这个原理来设计的。图 4-9 是测气体流速比托管示意图。图中 c 是"滞止区"，d 口和流线平行，故有

$$p_c - p_d = \frac{1}{2}\rho v_d^2$$

c、d 两处的压强差可以从 U 形管两边液面的高度差 h 算出。若 U 形管中液体的密度为 ρ'，则

$$p_c - p_d = \rho' g h$$

$$\frac{1}{2}\rho v_d^2 = \rho' g h$$

$$v_d = \sqrt{\frac{2\rho' g h}{\rho}} \tag{4-9}$$

4. 压强和高度的关系

如果在流管中液体流速不变，或者流速的变化可以忽略不计，伯努利方程可写成

$$p_1 + \rho g h_1 = p_2 + \rho g h_2$$
$$p + \rho g h = C$$

式中，C 为常数。在此种情况下，伯努利方程可反映压强和高度的关系：高处的液体压强较小，低处的液体压强较大。

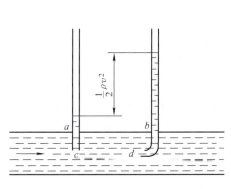

图 4-8 测流速原理图

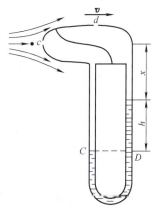

图 4-9 比托管

压强和高度的这种关系可以解释体位对血压的影响。图 4-10 表示人站立和平躺时,头部、心脏和脚部的动脉、静脉的血压数值(图 4-10 中血压单位为 kPa)。当人体平躺时,各处血压基本相同,稍有不同的原因是摩擦力形成的。而人站立时,这三处的压强显著不同,这是由于高度差引起的。由于血液黏滞性的影响很小,我们可以用伯努利方程来近似分析。在静息状态下,头部、心脏和脚的血流速度都很小,$\frac{1}{2}\rho v^2$ 项可忽略不计,此时伯努利方程可写成

$$p + \rho g h = C$$

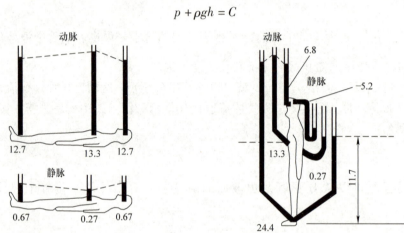

图 4-10 体位对血压的影响

所以头部的血压低于心脏血压,心脏血压低于脚部血压。因此,测量血压时一定要注意测量部位。

4.3 实际液体的流动

前面讨论的是理想液体的流动规律,而实际液体流动时总存在内摩擦力,表现出黏滞性。这种黏滞性的存在使得实际液体在流动过程中要克服内摩擦力做功而消耗能量。此时前面讲过的伯努利方程就不完全适用了,需要引入一些新的概念和公式。

4.3.1 实际液体的黏性与黏度

1. 层流

从下面简单的实验来进一步理解液体流动时出现的内摩擦现象。甘油是一种黏滞性较大的液体。在一只垂直放置的滴定管里倒入一定量的无色甘油,在其上再加一段红色的甘油,然后打开滴定管下端的活塞,让甘油流出。此时,可观察到红色甘油层的纵截面逐渐变成舌形,如图 4-11 所示。这说明,管中各部分甘油流动的速度不完全一致,越靠近管壁液流越慢,和管壁接触的液体附在管壁上,速度为零,而在中心轴线上的液流速度最大。这样,可以把从管壁到中心轴线之间的液体按流速的不同分成许多层(见图 4-12)。因此,在流速不大的情况下,管内液体是分层流动的,液体的这种运动状态称为**片流**或称**层流**。血液在静脉及微血管中的缓慢流动多为层流。

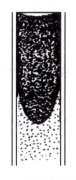 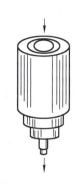

图 4-11　黏滞液体的流动　　　　图 4-12　层流示意图

综上所述，层流具有如下特点：①分层流动，各层的流速不同。例如，血液在血管中的层流，处于血管轴心的血流层流速最大，距离血管壁越近的血流层越小，紧贴血管壁的血液层流速为零。②流速的方向与层面相切，没有法向分量。③层与层之间无质量交换。

在层流的情况下，相邻液层间做相对滑动，于是产生切向的相互作用力，运动快的液层对运动慢的液层施以拉力；而运动慢的液层对运动快的液层施以阻力，这种力就是液体的内摩擦力或黏滞力。

2. 速度梯度

当液体做层流时，其速度分布可用图 4-13 来表示。液体沿 y 方向分层流动，具有不同 x 值的各液层流速不同。设在 x 方向相距为 Δx 的两液层的速度差为 Δv，则 $\Delta v/\Delta x$ 表示了垂直于流速方向在 Δx 的距离内速度的平均变化率。当两液层无限接近即 $\Delta x \to 0$ 时，则

$$\lim_{\Delta x \to 0} \frac{\Delta v}{\Delta x} = \frac{dv}{dx}$$

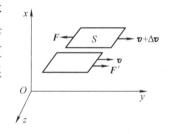

图 4-13　速度梯度

它表示在 x 处沿着垂直于流速方向的速度变化率，称为**速度梯度**。速度梯度表示流动的液体由一层过渡到另一层时速度变化快慢的程度。理想液体没有黏性，速度梯度为零，如图 4-14 所示。

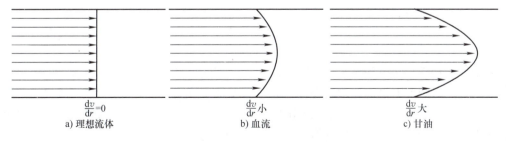

a) 理想流体　$\frac{dv}{dr}=0$　　b) 血流　$\frac{dv}{dr}$ 小　　c) 甘油　$\frac{dv}{dr}$ 大

图 4-14　几种液体速度梯度比较

3. 牛顿黏滞定律与黏度

液体做层流时，液体内部相邻两层液体之间内摩擦力的大小 F 正比于两液层间接触面

的面积 S，正比于该处的速度梯度的大小 $\dfrac{\mathrm{d}v}{\mathrm{d}x}$，即

$$F = \eta S \dfrac{\mathrm{d}v}{\mathrm{d}x} \tag{4-10}$$

上式称为**牛顿黏滞定律**，其中比例系数 η 称为液体的**黏度**。**黏度是液体黏性的量度**，黏度越大的液体在相同条件下黏力也越大。在国际单位制中，黏度的单位是 $\mathrm{Pa \cdot s}$。

黏度是由液体本身的性质决定，即不同的液体在相同条件的黏度是不相同。黏度 η 还与液体的温度有关。一般随温度的升高而减小。表 4-1 列出几种液体的黏度值。

表 4-1　几种液体的黏度值

液体	t/℃	黏度 η/Pa·s	液体	t/℃	黏度 η/Pa·s
水	0	1.8×10^{-3}	汞	100	1.240×10^{-3}
水	20	1.00×10^{-3}	蓖麻油	17.5	1225.0×10^{-3}
水	37	0.69×10^{-3}	蓖麻油	50	122.7×10^{-3}
水	100	0.3×10^{-3}	血液	37	$2.0 \sim 4.0 \times 10^{-3}$
汞	0	1.68×10^{-3}	血浆	37	$1.0 \sim 1.4 \times 10^{-3}$
汞	20	1.55×10^{-3}	血清	37	$0.9 \sim 1.2 \times 10^{-3}$

牛顿黏滞定律式（4-10）也可以写为

$$\tau = \eta \dot{\gamma} \tag{4-11}$$

式中，$\tau = F/S$ 为**切应力**，表示作用在流层单位面积上的内摩擦力；$\dot{\gamma} = \dfrac{\mathrm{d}\gamma}{\mathrm{d}t} = \dfrac{\mathrm{d}v}{\mathrm{d}x}$ 称为**切变率**，即切应变对时间的变化率。在生物力学中，牛顿黏滞定律常采用式（4-10），它是研究血液流动及生物材料力学性质的重要基础。

遵循牛顿黏滞定律的液体称为**牛顿液体**，这种液体的黏度在一定温度下具有一定的数值，即切应力与切变率成正比，水和血浆等都是牛顿液体。不遵循牛顿黏滞定律的液体称为**非牛顿液体**，非牛顿液体的黏度在一定温度下不是常量，即切应力与切变率不成正比，如染料水溶液、油脂浑浊液、胶体溶液及血液等都是非牛顿液体。一般说来，只含有相同物质的均匀液体多为牛顿液体，而含悬浮物质或弥散物的液体则多为非牛顿液体，例如血液中就含有大量的悬浮血细胞。

4.3.2　血液的黏度

血液黏度是表征血液黏性大小的物理量，血液黏度越大，流动性越小。血液黏度的大小直接影响机体组织的血流灌注量的多少，血液黏度是血液流变学的重压指标。血液黏度不仅与血液的组分、组分的性质、组分之间的相互作用有关，还与血液的流动状态、血液的温度、血液与血管间的作用等多因素有关。

1. 血细胞比容

血液的黏度与血液中含有血细胞的多少有密切关系。对一定容积的血液，其中血细胞所占的百分比（即血细胞总容积与血液总容积之比），称为该血液的血细胞**比容**。正常人血细胞比容平均约为 42%，血细胞增多症或贫血症都会引起血细胞比容的变化。图 4-15 是血液

相对黏度与血细胞比容的关系曲线。纵坐标表示血液相对黏度，它是指任一温度时血液黏度与同一温度下水的黏度的比值。横坐标表示血细胞比容。从图 4-15 中可看出，血细胞比容越大则血液相对黏度也越大。

2. 红细胞的聚集性

在正常生理条件下，红细胞是处于分散状态的，但在某些病理情况下，红细胞可由分散状态转为聚集状态。在红细胞的数量、大小和形状不变的条件下，红细胞处于分散状态的血液一般具有较小的黏度；而红细胞处于聚集状态下的血液，一般具有较大的黏度。红细胞的聚集引起血液黏度的增大，是使血液成为非牛顿液体的重要原因。红细胞的聚集与否，其中一个因素决定于红细胞表面所带负电荷的多少。红细胞表面所带负电荷密度大，同种电荷的静电斥力强，红细胞之间就不易发生相互聚集；反之，红细胞就易发生相互聚集。

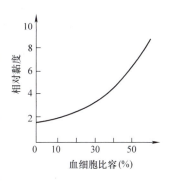

图 4-15　血液相对黏度与血细胞比容的关系曲线

3. 红细胞的变形性

正常的红细胞成双凹圆盘形，有很强的变形能力。当血液流动时，在应力的作用下，红细胞沿流动方向伸长，变成各种有利于流动的形状，减小了对血流的阻碍作用，使血液黏度降低。当红细胞变形能力降低时，将直接影响微循环的灌注量。

此外，血液在血管中流动时，越靠近管轴处血细胞浓度越大，这是血细胞的轴向集中现象，对微血管中血液流动有重要影响。由于血细胞的轴向集中，在血管壁附近形成血浆层，对血液的流动有"润滑"作用，表现为血液黏度降低，引起法-林效应。这一效应指出，当血液在管半径大于1mm 的血管中流动时，血液的表观黏度与管径的大小无关，但血管半径小于1mm 时，血液的黏度随管径的变小而降低。这是因为血细胞比容随其管径的减小而降低，导致血液黏度降低。

4.3.3　湍流和雷诺数

液体流动的形式（或状态）除了前面提到的层流外，还有一种**湍流**。层流的特点是流动的各液层只做相对滑动而不相互混合。一般情况下，液体流速较慢时其流动状态是层流。但流速增加到一定程度后，层流状态遭到破坏，各液层相互混合起来，液粒在向前运动的同时，还有横向运动，甚至有逆向运动，出现漩涡，整个流动显得杂乱而不稳定，液体的这种运动称为**湍流**。图 4-16 是演示层流与湍流的实验装置。图 4-16a表示自 A 管进入 C 管的水流速度不大时，由容器 B 中流出的液体（着色水）成为一条于管轴平行的清晰细流，和周围的水不相混杂，这时 C 管中的水在做层流。图 4-16b 表示自 A 管进入 C 管中水的平均流速增加到一定值时，可以观察到，流动不再稳定，有色水细流散开而与无色水混合起来，使 C 管中的水染上了颜色，这时 C 管中的水流紊乱，即为湍流。

实验指出，由层流转到湍流不单是由液体的流速 v 决定，而且还和液体的密度 ρ、管子半径 r 及液体的黏度 η 有关。英国工程师雷诺（Reynold）经过系统研究，于1883 年提出用**雷诺数 Re** 来判断液体的流动状态。在圆管中雷诺数 Re 用下式计算，即

$$Re = \frac{\rho r v}{\eta} \tag{4-12}$$

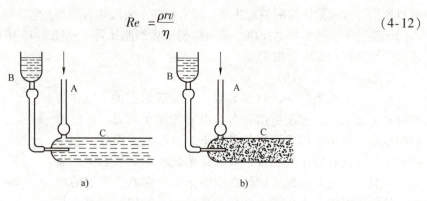

图 4-16 层流与湍流

Re 是个量纲为一的量。实验结果表明，对包括血流在内的许多液体，当 $Re < 1000$ 时，液体做层流；当 $Re > 1500$ 时，液体的做湍流。若 Re 在这两个数之间，即 $1000 < Re < 1500$ 时，液体的流动不确定，即可以由层流变为湍流，或相反。在计算 Re 时，式（4-12）中各物理量的单位要用同一单位制的单位。

从式（4-12）可以看出，液体的黏度越小、密度越大，越容易发生湍流，而细的管子不易出现湍流。如果管子是弯曲的，则在较低的 Re 值也可发生湍流，且弯曲程度越大的 Re 临界值就越低。因此，液体在管道中流动时，凡有急弯或分支的地方，就容易发生湍流。在这里还指出，一般情况下，层流是无声的，而湍流则产生噪声。例如，心音是由于心脏瓣膜的启、闭出现的湍流发出的。湍流一般对液体的运动是无益的，但在血流循环中的湍流在听诊上却起到有益的作用。

【例题 4-3】 设主动脉的内半径为 $0.01\mathrm{m}$，血液的流速、黏度、密度分别为 $v = 0.25\mathrm{m \cdot s^{-1}}$，$\eta = 3.0 \times 10^{-3}\mathrm{Pa \cdot s}$，$\rho = 1.05 \times 10^3 \mathrm{kg \cdot m^{-3}}$，求雷诺数，并判断血液以何种形态流动。

【解】 雷诺数为

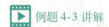
例题 4-3 讲解

$$Re = \frac{\rho r v}{\eta} = \frac{1.05 \times 10^3 \times 0.25 \times 0.01}{3.0 \times 10^{-3}} = 875$$

这一数值小于 1000，所以血液在主动脉中为层流。

4.4 黏性液体的流动规律

4.4.1 实际液体的伯努利方程

理想液体做稳定流动时满足伯努利方程，这是因为理想液体不可压缩和没有内摩擦致使没有能量损耗所得的必然结果。对实际液体来说，在一般情况下，它的可压缩性仍可忽略，而黏滞性却是存在的。下面的实验讨论实际液体流动时由于克服内摩擦而消耗能量的问题。在图 4-17 所示的装置中，一大容器与一粗细均匀的水平管相连，在水平管的等距离处垂直插入细管，作为压强计测量各处压强。

如果在这套装置中放入理想液体，由于水平管是等粗的，管中各处流速相等，由伯努利方程可知，各处的压强也相同，各垂直细管中液体上升的高度相等。如果用的是实际液体，并把水平管出口堵住时，管中各处静压强相同，即各细管中液体上升的高度相同，且等于大容器液面的高度。把水平管口打开，使液体做稳定流动。观察发现，所有细管中液面都下降，越靠近管口，细管中液面下降就越多。这说明，在水平管中各处的压强都不相同，越靠近水平管口压强越小。这是因为实际液体的可压缩性很小，根据连续性方程，水平管中各处单位体积液体的动能、势能都相同。这样，实际液体流动时克服内摩擦要消耗的能量，导致实际液体在水平管中流动时出现压强降低。连接等距离各压强计的液面可得到一条直线，将这一直线一端延长到通过管口 B 点，而延长另一端相交大容器于 D 点。等距离放置的压强计液面的这种分布说明压强沿水平管的降低与液体在管中经过的路程成正比。因此，克服内摩擦所消耗的能量均匀地分配在液体流动的路程上。D 点将大容器分成上下两部分，下段 h_1 称为压强头，这部分液柱提供克服内摩擦阻力所需要的能量；上段 h_2 称为速度头，这部分液体具有的能量，用来维持水平管中液体流动的速度。水平管越长，消耗的能量越多，D 点就越靠近大容器液面，即 h_2 就变短了，液体在水平管中的流速也就变小了。因此，使液体在细长的管子里流动，管的两端要有较大的压强差。

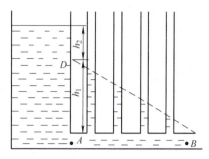

图 4-17 实际液体流动

这个结论也可从下面的分析得出。在水平管里取两点 A 和 B，则在 A 点单位体积液体具有的能量为 $p_A + \frac{1}{2}\rho v_A^2 + \rho g h_A$，而在 B 点为 $p_B + \frac{1}{2}\rho v_B^2 + \rho g h_B$，用 E_{AB} 表示单位体积液体从 A 点运动至 B 点的过程中克服内摩擦所消耗的能量。从能量守恒定律出发可得

$$p_A + \frac{1}{2}\rho v_A^2 + \rho g h_A = p_B + \frac{1}{2}\rho v_B^2 + \rho g h_B + E_{AB} \tag{4-13}$$

式（4-13）称为**实际液体做稳定流动的伯努利方程**。

如果液体在等截面水平管中流动，此时 $h_A = h_B$，$v_A = v_B$，式（4-12）变为

$$p_A = p_B + E_{AB}$$

即

$$p_A > p_B$$

这就是说，要维持实际液体在水平管中做匀速流动，管的两端需要有一定的压强差。

4.4.2 泊肃叶定律

黏性液体在等截面水平管中做稳定流动时，如果雷诺数不大，则流动的形态是层流。由黏性液体的伯努利方程可知，要使管内的液体匀速流动，必须有一个外力来抵消内摩擦力，这个外力就来自管子两端的压强差。实验证明，在水平均匀细圆管内做层流的黏性液体，其体积流量与管子两端的压强差 Δp 成正比，即

$$Q = \frac{\pi R^4 \Delta p}{8 \eta L} \tag{4-14}$$

式中，R 为管子的半径；η 为液体的黏度；L 为管子长度，上式即**泊肃叶定律**。泊肃叶定律

说明，液体的流量与管子半径的4次方及管子两端压强差成正比，与管子的长度及液体的黏度成反比。

1. 速度分布

为了求出流管中的流速，假设黏性液体在半径为 R、长度为 L 的水平管内匀速分层运动，管左端的压强为 p_1，管右端的压强为 p_2，$p_1 > p_2$，液体向右流动。

在管中取与管同轴、半径为 r 的圆柱形液体（见图4-18）为研究对象，它所受到的压力差为

$$\Delta F = (p_1 - p_2)\pi r^2$$

周围液体作用在该圆柱形液体表面的内摩擦力为

$$F = -2\pi r \eta L \frac{dv}{dr}$$

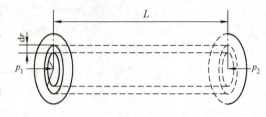

图4-18 泊肃叶定律的推导

式中，负号表示 v 随 r 的增大而减小；dv/dr 是液体在半径 r 处的速度梯度。

由于管内液体做稳定流动，所以以上两力大小相等，即

$$(p_1 - p_2)\pi r^2 = -2\pi r \eta L \frac{dv}{dr}$$

由上式可得

$$dv = -\frac{p_1 - p_2}{2\eta L} r\, dr$$

对上式积分得到

$$v = -\frac{p_1 - p_2}{4\eta L} r^2 + C$$

式中，C 为常数。根据 $r = R$ 时，$v = 0$ 的条件，求得

$$C = \frac{p_1 - p_2}{4\eta L} R^2$$

于是有

$$v = \frac{p_1 - p_2}{4\eta L}(R^2 - r^2) \tag{4-15}$$

式（4-15）给出了液体在水平均匀细圆管中稳定流动时，流速随半径的变化关系。从此式可以看出，管轴（$r = 0$）处流速有最大值，流速 v 沿管半径方向呈抛物线分布。

2. 流量

求出了流速，再求流量就不难了。只要在管中取一内半径为 r、厚度为 dr 的管状流层，该流层的截面积为 $2\pi r\, dr$，液体通过该流层的流量为

$$dQ = v \cdot 2\pi r\, dr$$

式中，v 是液体在半径 r 处的流速。将式（4-15）代入得

$$dQ = \pi \frac{p_1 - p_2}{2\eta L}(R^2 - r^2) r\, dr$$

那么，通过整个管截面的流量为

$$Q = \pi \frac{p_1 - p_2}{2\eta L} \int_0^R (R^2 - r^2) r dr = \frac{\pi R^4 (p_1 - p_2)}{8\eta L}$$

设 $Z = \frac{8\eta L}{\pi R^4}$，则式（4-14）可写成

$$Q = \frac{\Delta p}{Z} \quad (4-16)$$

式（4-16）与电学中的欧姆定律的形式相似，故称 Z 为**流阻**。流阻的大小是由液体的黏度和管子的几何形状（R，L）决定的。在管子几何形状一定的条件下，液体的黏度越大，则流阻 Z 也越大。由此可见，流阻 Z 的大小，可以用来表示黏滞液体在管子里通过时所表现的阻滞程度。因为流阻与管半径 R 的 4 次方成反比，所以管径的微小变化对流阻的影响很大。由于血管是可以收缩和舒张的，所以管径的变化对血液流量的控制是很明显的。

如果液体流过几个"串联"的流管，则总流阻等于各流管流阻之和。若几个流管相"并联"，则总流阻与各个流阻的关系与电阻的并联情形相同。

在国际单位制中，流阻的单位是 $Pa \cdot s \cdot m^{-3}$ 或 $N \cdot s \cdot m^{-5}$。

【**例题 4-4**】 成年人主动脉的半径约为 $1.3 \times 10^{-2}m$，问在一段 0.2m 距离内的流阻 Z 和压强降落 Δp 各是多少？设血流量为 $1.0 \times 10^{-4} m^3 \cdot s^{-1}$，$\eta = 3.0 \times 10^{-3} Pa \cdot s$。

【**解**】 $Z = \frac{8\eta L}{\pi R^4} = \frac{8 \times 3.0 \times 10^{-3} \times 0.2}{3.14 \times (1.3 \times 10^{-2})^4} Pa \cdot s \cdot m^{-3} = 5.35 \times 10^4 Pa \cdot s \cdot m^{-3}$

$\Delta p = ZQ = (5.35 \times 10^4 \times 1.0 \times 10^{-4}) Pa = 5.35Pa$

可见在主动脉中，血压的下降是微不足道的。

例题 4-4 讲解

4.4.3 血液的流动及血压在血流过程中的分布

对心血管系统，常用式（4-16）来分析心输出量、血压和流阻（生理学上习惯称流阻为外周阻力）之间的关系。所谓血压就是当血液在血管中流动时对血管壁产生的侧压强。实验指出，血压的高低主要由心脏每次收缩的射血量、血管壁弹性的强弱及流阻等因素决定。在一个心动周期中，动脉血压随着心室的收缩和舒张而发生周期性的变化。心脏收缩时，把血射入动脉，由于流阻的影响，血液不能及时流出，动脉管中血量增加，血压随之增高。在医学上把动脉压升高所达到的最大值称为**收缩压**（或心缩压），我国健康的青年人收缩压为 13.3~16kPa（100~120mmHg）；在心脏舒张时，动脉压下降，在心舒末期，动脉压所达到最低值，则称为**舒张压**，我国健康的青年人舒张压为 8.0~10.7kPa（60~80mmHg）。收缩压与舒张压之差称为**脉搏压**。为了表示整个心动周期内动脉压的高低，常用平均动脉压表示一个心动周期内血压的平均值。由于在一个心动周期内心舒张期较收缩期长，即血压处于较低水平的时间较长。因此，平均动脉压不等于收缩压与舒张压的平均值。医学上对平均动脉压的近似计算方法是

平均动脉压 = 舒张压 + 脉搏压/3 （4-17）

例如，某人收缩压为 16.0kPa，舒张压为 10.7kPa，则平均动脉压为

$[10.7 + (16.0 - 10.7)/3] kPa = 12.5 kPa$

图 4-19 为心血管系统的血压分布曲线。曲线表明，无论血管的总截面积怎样变化，正常人的血压从主动脉到腔静脉是逐渐下降的。据生理学测定，体循环各段血管中的平均动脉

压在主动脉首端约为 13.3kPa（100mmHg），而在小动脉首端约为 11.3kPa（85mmHg），在毛细血管首端约为 4.0kPa（30mmHg）。因血液的黏滞性较大，当它从主动脉向外流动时，有内摩擦力做功而不断地消耗能量，故它的压强在向前流动过程中是不断下降的。从图 4-19 及上面列举的数据可以清楚地看到，在小动脉段血压降得最快，这反映了小动脉段的流阻最大，其原因是这段血管的口径很小，数目又远不及毛细血管多，因此，血液在其中的平均流速仍然较快，而流阻又与管半径 4 次方成反比，所以小动脉段是体

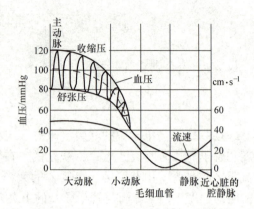

图 4-19 心血管系统的血压分布曲线
（1mmHg = 133.3Pa）

循环中产生流阻的主要部位。为什么毛细血管的管径更小，而流阻反而不是最大呢？这是因为毛细血管的数目很多，血液在其中的流速较慢，因而，速度梯度很小，同时，血液在这样小的管子里流动时，其黏度将显著下降。因此，在毛细管段血压下降不如小动脉段那样快。

应该注意，在医学上讲的血压是计示压强，它等于血液的绝对压强 p 与大气压 p_0 之差，即

$$p_{计} = p - p_0$$

因此，如收缩压为 16.0kPa（120mmHg），其绝对压强实为 1.17×10^5 Pa（880mmHg）。

4.4.4 斯托克斯定律

固体在黏滞液体中运动时受到阻力的作用。所受阻力一般分两种：一种是**黏滞阻力**，这是因为浸在液体中的固体表面附着一层液体，它随固体一起运动，因而与周围液体有内摩擦力作用；另一种是**压差阻力**，当液体流动经过在其中的固体时，由于内摩擦的作用而形成漩涡，使固体前后压力不等而引起压差阻力。当固体运动速度很小时，压差阻力可忽略不计，这时对固体的阻力主要是黏滞阻力。在这一节中主要介绍固体在液体中运动时受到的黏滞阻力。

通过研究发现，固体在液体中运动所受到的黏滞阻力的大小 $F_{阻}$ 与固体的线度、速度及液体的黏度有关。对半径为 r 的小球形物体，当液体相对于球体是层流时，小球受到的黏滞阻力的大小为

$$F_{阻} = 6\pi \eta r v \tag{4-18}$$

式中，v 为小球相对于液体的速度；η 是液体的黏度。这个公式是由斯托克斯于 1845 年首先导出的，称为**斯托克斯定律**。

设有一半径为 r、密度为 ρ 的小球在密度为 ρ' 的黏滞液体中由静止状态自由下降。在下降过程中，它受三个力作用，即重力 $G = mg = \frac{4}{3}\pi r^3 \rho g$、浮力 $F = \frac{4}{3}\pi r^3 \rho' g$ 和黏滞阻力 $F_{阻} = 6\pi \eta r v$。重力方向向下，浮力和阻力方向向上。开始时，由于 v 较小，所以阻力 $F_{阻}$ 不大，使得 $G > F + f$，小球加速下降。随着下降速度的增加，小球所受阻力增大，当速度 v 增加到一定值 v_T 时，$G = F + F_{阻}$，则小球以速度 v_T 匀速下降。此时有

$$\frac{4}{3}\pi r^3 \rho g = \frac{4}{3}\pi r^3 \rho' g + F_{阻}$$

$$F_{阻} = 6\pi \eta r v_T$$

$$v_T = \frac{2}{9\eta}(\rho - \rho')r^2 g \tag{4-19}$$

一般称 v_T 为**终极速度**或**沉降速度**。

从式（4-19）可看出，若已知小球半径、密度及液体密度并测出终极速度，则可计算出液体的黏度；反之，若液体的黏度等为已知，测出终极速度，可算出小球半径。密立根在测量电子电量的油滴实验中，曾用这个方法测定空气中自由下落的带电油滴的半径。

式（4-19）表明，沉降速度 v_T 与小球半径的二次方、小球和液体的密度差及重力加速度成正比，而与液体的黏度成反比。当液体中的微粒很小时，沉降速度就很小，靠重力难以把微粒与液体分离。因此，在实验室里通常不用这种方法来分离悬浮在液体中的微粒，而是用高速离心机来增加有效 g 值，增大沉降速度。在生物化学中常用到沉降系数这一概念，所谓沉降系数是沉降速度与离心机向心加速度的比。

4.5　生物材料的结构特点及黏弹性

生物材料包括天然生物材料和人工合成生物材料。天然生物材料即活体器官、组织、部件及体液等，人工合成生物材料是用化学合成方法制成的人造生物材料，它能用于与人体活组织或生物液体直接相接触的部位，具有天然器官组织或天然器官部件的功能。如人工血管、心脏、关节、血液代用品等。研究生物材料的力学性质，对判断人体器官组织的疾病及研究制作人工器官组织等生物材料都有重要意义。

许多物质虽然具有弹性特征，但并不是一个单纯的弹性体，既表现有弹性，也表现有黏性，被称之为**黏弹体**，其特性称为黏弹性。沥青是有弹性的固体，但放置时间长了它会流动，表现有黏性，所以沥青是一种黏弹性固体。又如，蛋清是一种黏性液体，但在受到搅动以后，它有回缩现象，表现出弹性。因而，蛋清是一种黏弹性液体。生物材料中的液体和固体几乎都是黏弹体，如血液、呼吸道黏液、关节液、软骨、血管、食管以及人工关节、瓣膜、皮肤等。只不过有的弹性较强，有的黏性较强，在程度上有所差别。下面仅对生物材料的结构特点、黏弹性材料的基本性质及力学模型做简要介绍。

4.5.1　生物材料的结构特点

生物材料多数是高分子聚合物，其分子间可以形成多种不同的三维结构，大致可分为三类。一是分子不交联的无定形聚合态。这种聚合态的分子可互相分开，分子间可互相滑动，材料能拉长或无规则地相变，但不能恢复原状，所以是非弹性的，如体液等。二是分子交联的无定形聚合态。这类分子因交联而不能互相滑动，当生物材料拉长时，长分子可在拉长方向上伸直，可拉长到原来的 3 倍，当被放松时，又能卷紧和弹开，分子能恢复到接近原来的尺寸，如弹性蛋白就具有这种性质。三是分子交联成定形的结构。此类生物材料具有较高的弹性模量（$1\sim10\mathrm{MN\cdot m^{-2}}$），如胶原纤维、骨骼等。所有组成人体器官的生物材料都是由上述三种聚合物和其他掺合物（无机盐、水、空气等）构成的复杂结构，除生物金属材料外,大多数合成生物材料也是高分子聚合物,它们的力学性质介于弹性固体和黏性液体之间,即同时具有弹性固体的弹性和黏性液体的黏性,所以生物材料是黏弹性材料。

4.5.2 生物材料的黏弹性

弹性体的特点是其内部任一点、任一时刻的应力,完全取决于当地当时的应变,与应变的历史过程无关,即因外力而引起的变形是瞬间发生的。当外力去掉后,弹性体将立刻恢复它的形状和大小。而黏弹性材料则与此不同,其中任一点任一时刻的应力状态,不仅取决于当时当地的应变,而且与应变的历史过程有关,即材料是具有"记忆"的。黏弹性材料应力与应变、应变率的关系极为复杂,下面仅介绍一些基本性质。

1. 延迟弹性

对弹性体,应变对应力的响应是即时达到平衡,而黏弹性材料,其应变对应力的响应,并不即时达到平衡,因而应变滞后于应力。如图 4-20a 所示,黏弹性材料在恒定压力作用下,应变随时间逐渐增加,最后趋近于恒定值,当外力去除后,应变只能逐渐减小到零,即应变总是落后于应力的变化,这种表现就是延弹性。其原因在于大分子链运动困难,以及回缩过程中需克服内摩擦力。

2. 应力松弛

在对黏弹性材料维持应变恒定不变的情况下,应力随时间的增加而缓慢减小,如图 4-20b 所示,这种现象称为应力松弛,如血管和血液就具有此特性,其原因仍与生物材料的分子结构和黏性有关。

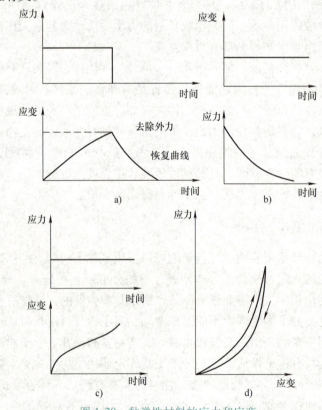

图 4-20 黏弹性材料的应力和应变

3. 蠕变

若黏弹体维持应力恒定，应变随时间增加而增大的现象称为蠕变，如图 4-20c 所示。生物材料的应变通常由弹性应变、延迟弹性应变、黏性应变叠加形成，后两种应变决定其蠕变性。如关节软骨就具有这种特点。

4. 滞后

如果对黏弹体周期性加载和卸载，则卸载时的应力-应变曲线同加载时的应力-应变曲线不重合，如图 4-20d 所示，这种现象称为弹性滞后。滞后现象的原因是大分子构型改变的速度跟不上应力变化，构型改变时有内摩擦力作用。血液、红细胞等存在滞后现象。

以上是黏弹性材料的基本性质。但对具有黏弹性的每一种生物材料而言，由于分子构型不同，还有自己的特性，有关内容在生物力学中有详细介绍。

4.5.3 黏弹性材料的力学模型

黏弹性材料的力学模型比较复杂，这里仅介绍几种简单的力学模型。模型由线性弹簧和阻尼器组成，弹簧服从胡克定律，即应变 γ 与应力 τ 成正比，$\gamma = \tau/G$，其中 G 为切变模量；阻尼器服从牛顿黏滞定律，即 $\dot{\gamma} = \tau/\eta$。

1. Maxwell 模型

此模型用来表示应力松弛特性，由弹簧和阻尼器串联组成，如图 4-21a 所示，此模型中的两个元件有相同的应力，而应变 γ 是两元件应变 γ_1 与 γ_2 的总和，即 $\gamma = \gamma_1 + \gamma_2$。因而得出

$$\frac{d\gamma}{dt} = \frac{1}{G}\frac{d\tau}{dt} + \frac{\tau}{\eta}$$

若应变 $\gamma = \gamma_0$ 为常量，则 $\frac{d\gamma}{dt} = 0$，代入上式得

$$\frac{d\tau}{dt} = -\frac{G\tau}{\eta}$$

对上式求解并代入初始条件整理后得

$$\tau = \gamma_0 G e^{-\frac{t}{\lambda}} \qquad (4\text{-}20)$$

式中，$\lambda = \eta/G$ 称为松弛时间。式（4-20）反映了在应变保持常量的条件下，应力随时间而松弛的效应。

2. Voigt 模型

它是表示延迟弹性的模型，由弹簧和阻尼器两个元件并联组成，如图 4-21b 所示。因为两个元件有相同的应变，而模型的应力 τ 是两元件的应力 τ_1 与 τ_2 的总和，即 $\tau = \tau_1 + \tau_2$，因此有

$$\tau = G\gamma + \eta\frac{d\gamma}{dt}$$

若应力 $\tau = \tau_0$ 为常量，则上式为

$$\tau_0 = G\gamma + \eta\frac{d\gamma}{dt}$$

解此微分方程，代入初始条件整理后得

$$\gamma = \frac{\tau_0}{G}(1 - e^{\frac{t}{\lambda}}) \qquad (4\text{-}21)$$

式中，$\lambda' = \eta/G$ 称为延迟时间。应变是由于阻尼器的黏性而滞后，Voigt 模型直观地反映出延迟弹性变形的时间效应。

3. 四元模型

用来反映蠕变的时间效应，由弹簧、Voigt 模型和阻尼器串联组成，如图 4-21c 所示。该模型中的应变由三部分组成，即为弹性应变、延迟应变和黏性应变的总和，即

$$\gamma = \frac{\tau_0}{G} + \frac{\tau_0}{G}(1 - e^{\frac{t}{\lambda'}}) + \frac{t}{\eta}\tau_0 \qquad (4-22)$$

以上三种力学模型反映了黏弹性材料的基本性质，对生物材料黏弹性的理解很有帮助，但都不能代表正常状态下的实际特性。为了较好地描述黏弹性材料的力学性质，还可用这两种元件以不同形式的组合建立各种模型。

研究生物材料的黏弹性是很有意义的。如对活体生物材料进行测量，可用于临床诊断某些疾病。另外，在判断人工生物材料性能好坏时，常把黏弹性及其他力学性质作为重要技术指标。

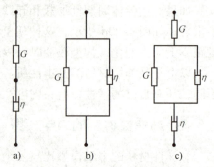

图 4-21 黏弹性材料的力学模型

4.6 流体力学在医学中的应用

4.6.1 心血管疾病与血液流动的关系

心血管疾病（CVD）包括冠心病、高血压、心肌梗死和心力衰竭，是全球死亡和残疾的主要原因之一。相关研究表明，年龄、性别、气候变化、生活习惯等因素对心血管疾病的发病概率均会产生影响，其中，本质性的变化是以上因素导致血管状态的改变，进而影响到血液的流动状态，最终诱发心血管疾病。

以动脉壁为例，血管平滑肌细胞是构成动脉壁的基本单元，在维持血管张力和完整性、调节官腔压力、分配血容量等方面发挥着重要作用。当血管出现老化、钙化、动脉粥样硬化、细胞外基质重塑以及免疫细胞浸润等变化时，均会诱导心血管疾病的发生。正常情况下，血管平滑肌细胞的主动收缩和由胶原蛋白及弹性蛋白纤维组成的弹簧薄片的被动收缩，使动脉血管具有优异的弹性，可以有效调节血管直径、血压和血流分布。当血管出现老化时，血管壁增厚、变硬，并丧失弹性，成为心血管疾病的发生隐患。

血管壁的异常变化导致血液流动状态出现异常。如4.4节所述，血液在血管中流动时对血管壁产生的侧压强即为血压，因此，密切监测血压的变化对预知心血管疾病的发生至关重要。在血液流动异常表现中，血液低剪切压力是诱发心血管疾病发生的主要因素之一。

血液在流动时，血流和血管内皮细胞之间产生的机械性摩擦拖力，对血管内皮细胞产生剪切压力。临床试验中，低剪切压力具有明显的病理意义，其常出现在小动脉、血管弯曲和分叉处等位置，可造成血管内皮细胞I型损伤和功能改变。研究表明，剪切压力与血流速度大小成正比，血液流速增加，剪切压力升高；血液流速缓慢，剪切压力降低。血液中一氧化氮的含量对血管张力和动脉压的调节发挥关键作用，通过激活酪氨酸激酶，继而激活细胞内

血管扩张的生化传导途径，使内皮细胞一氧化氮合成酶活性增强，一氧化氮合成增加并释放，导致血管扩张，剪切压力升高，血流速度增加。

4.6.2 血流动力学在医学诊疗中的应用

1. 血液流变学在心血管疾病诊断中的应用

描述血液流动性和变形性的专门研究方法称为血液流变学。1951年科普利（Copley）提出血液流变学，在宏观、微观、亚微观水平上，研究血液的细胞成分和血浆的变形及流动特征，以及与血液直接接触的血管结构的流变特征。宏观血液流变学是把血液看成连续介质，研究血液与血浆的宏观流变性质，如剪切率与血液黏度、血浆黏度等的关系，血管壁上剪应力分布，以及凝血与血栓形成等。微观血液流变学是研究血液内部微观结构与血液流变学的关系，如血液或血管中分子结构与流动和变形之间的关系，主要包括细胞流变学和分子流变学，其中细胞流变学是在细胞水平上研究血液流变学性质，如红细胞流变性、血小板流变性、白细胞流变性等。分子血液流变学是在分子水平上研究血液成分的流变特性，如钙离子与红细胞膜蛋白之间的相互作用，膜上受体的分布与表达，血浆蛋白各成分对血浆黏度的影响，血小板选择素与内皮细胞的作用及其与流变学特性之间的关系等。

血液黏度是血液流变学的重要指标，血液是一种悬浮液体，是由血细胞、蛋白质、脂质等组成的复杂流体，大部分是红细胞，此外还有少量的白细胞和血小板等。血液的黏度随剪切应力的变化而改变，为非牛顿流体，它的改变将直接影响组织的血流灌注，并影响血液流动状态。通过对血液流变学的多项指标，如全血黏度、血浆黏度、全血还原黏度、全血卡松黏度、红细胞聚集指数、纤维蛋白原、红细胞计数、血红蛋白、血沉、体外血栓长度、体外血栓干湿重量、血小板计数、红细胞压积、甘油三酯、胆固醇、血糖，进行检测和分析，可有效预判、诊断、疗效判定心血管疾病和血液凝固性异常疾病等。例如，研究表明，通过检测心血管患者不同季节的血液流变指标，发现血液流变指标在秋冬季节明显异常，因此，根据气候变化可提前预防心血管疾病的发生。值得注意的是，心血管疾病的发生通常受多种因素影响，除了注意气候变化，其他因素的影响同样需要关注。

2. 血流动力学在心血管疾病诊断中的应用

在心血管疾病的诊疗方法中，除了运用血液流变学方法进行检测诊断外，血流动力学是研究血管内血液流动状况的另一门重要学科，血流动力学是指血液在血管系统中流动的力学，主要研究血流量、血流阻力、血压、切应力、扰动流等。通过研究它们之间的相互关系，有助于了解血液与血管壁的相互作用以及血流情况分布。血流动力学因素与动脉疾病的形成、发展和治疗存在密切联系，对动脉中的血流动力学研究一直是生物力学和生物医学工程研究的热点。

目前对血流动力学信息的获取除了从人体进行直接测量，还可借助数值模拟方法，如基于有限元法和控制体积法，采用计算流体力学方法，可以直观地观察到血管内部的三维流场细节，如涡流、二次流、流动分离等，同时也可以获取感兴趣部位的壁面切应力、压力、血流速度等血流动力学参数，与实验的方法相比，更具优越性。为保证数值模拟结果的准确性，所得结果还要和临床数据进行对比，以确保模拟结果和实际数值相吻合。就目前研究结果来看，计算流体力学得到的血流动力学信息较好地符合临床实际测量结果，对临床具有一定的意义。因此，基于血流动力学的计算流体力学在心脑血管的研究方面得到广泛应用，尤其是在先天性心脏病的检查和辅助手术决策、动脉瘤破裂的预防、动脉血管血栓的血流动力学分析、病变血管壁生物力学机制的探索、植入支架后血管内环境的改变等方面。

在实际的临床诊断中，医学影像技术是了解血流动力学的常用技术手段，通过影像结果可以获得真实血管的几何形状，而不同形状血管内部血流动力学分布特征与动脉粥样硬化斑块的形成与发展有着密切的联系。根据真实血管内部在一个心动周期内的血流动力学特征分布，可以分析血管不同结构及狭窄对血液流动的影响，获得动脉粥样硬化斑块的形成与发展机制及血管疾病并发症产生原因。

对血流动力学因素的透彻分析，不仅可以优化心血管外科手术的方案，优化心血管外科手术的血流动力学状况，还可以降低动脉疾病的危险性，辅助医学临床手术决策，以保证手术的长期有效性。此外，血管支架植入术被认为是干预血管狭窄病变的主要手段之一，支架的植入可有效改变血管狭窄情况，进而改善血液的流动状态，但是支架植入后，支架内再狭窄是普遍存在的问题。结合数值模拟可以分析支架植入前后特定部位血流动力学特性的变化，选择合适的支架结构，最大概率降低支架内再狭窄发生的概率。

血流动力学因素除了在疾病诊疗方面发挥重要作用，还可以设计基于血流动力学的医疗检测设备，例如彩色多普勒超声诊断系统（见图 4-22a），血流动力学监护仪（见图 4-22b），血管造影仪（见图 4-22c）等。利用以上仪器对人体血流动力学进行检测可以获得相关疾病和血流动力学之间的相关性，对疾病进行预判和防治。另外，在人工组织与动物组织移植的研究中，移植材料的选取、手术成功与否都要根据术后血流动力学表现来评定。因此，移植组织作为一种新型的医疗设备，在很多研究与应用中都需要得到良好的血流动力学表现支持。通过研究移植人工组织后的血流动力学变化，可以进一步优化人工组织结构，并根据具体血流动力学参数对人工材料进行特定结构的加工，使得人工组织和自身器官具有更好的相容性。

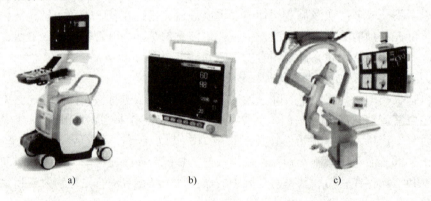

图 4-22 基于血流动力学的医学检测设备

习 题 4

4-1 有人认为从连续方程来看，管子越粗流速越慢，而从泊肃叶定律来看，管子越粗流速越快，两者似有矛盾，你以为如何？为什么？

4-2 如习题 4-2 图所示，水流过 A 管后，分 B、C 两管流出，已知 A 管截面积 $S_A = 100 \text{cm}^2$，B 管截面积 $S_B = 80 \text{cm}^2$，C 管截面积 $S_C = 40 \text{cm}^2$，A、C 两管的流速分别为 $v_A = 40 \text{m} \cdot \text{s}^{-1}$、$v_C = 30 \text{m} \cdot \text{s}^{-1}$，求 B 管中

水的流速。 【$35\text{m}\cdot\text{s}^{-1}$】

4-3 水在截面不同的水平管中做稳定流动,出口处的截面积为最细处的3倍,若出口处的流速为$2\text{m}\cdot\text{s}^{-1}$,问最细处的压强为多少?若在此最细处开个小孔,水会不会流出来?

【$0.85\times10^5\text{Pa}$;不会流出】

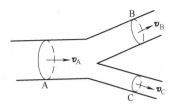

习题4-2图

4-4 水在粗细不均匀的水平管中做稳定流动。已知在截面S_1处的压强为110Pa,流速为$0.2\text{m}\cdot\text{s}^{-1}$,在截面$S_2$处的压强为5Pa,求$S_2$处的流速(内摩擦不计)。 【$0.5\text{m}\cdot\text{s}^{-1}$】

4-5 一水平放置注射器的活塞的面积为S_1,针口横截面积为S_2(一般$S_1\gg S_2$),在一恒力F作用下,活塞匀速推进。当活塞推进的距离为L时,排尽注射器内的水。求水从注射器向空中射出的速度与全部射完所用的时间(用代数式表示)。

【$\sqrt{\dfrac{2F}{\rho S_1}}$;$\dfrac{S_1 l}{S_2}\sqrt{\dfrac{\rho S_1}{2F}}$】

4-6 匀速地将流量为$Q=1.5\times10^{-4}\text{m}^3\cdot\text{s}^{-1}$的水注入一容器中,容器底有一面积为$S=0.5\times10^{-4}\text{m}^2$的小孔,使水不断地流出,试问该容器的深度至少为多少米水才不会溢出? 【0.46m】

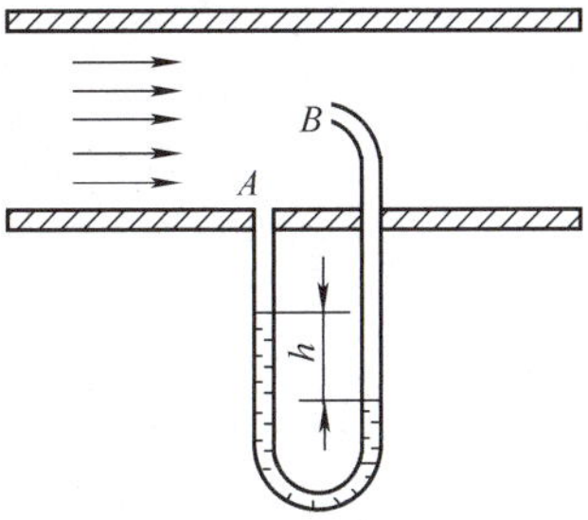

4-7 如习题4-7图所示的采气管,采集CO_2气体。如果压强计的水柱差$h=0.02\text{m}$,采气管的截面积$S=1.0\times10^{-3}\text{m}^2$,问5min内采集的$CO_2$的量是多少立方米?(已知$\rho_{CO_2}=2.0\text{kg}\cdot\text{m}^{-3}$)。 【$4.2\text{m}^3$】

4-8 (1)长20cm,半径为0.06cm的毛细玻璃管对水的流阻是多少?(2)该毛细管两端的压强差为$1.47\times10^3\text{Pa}$时,通过毛细管的流量是多少? 【(1)$3.97\times10^9\text{N}\cdot\text{s}\cdot\text{m}^{-5}$;(2)$3.69\times10^{-7}\text{m}^3\cdot\text{s}^{-1}$】

习题4-7图

4-9 将一虹吸管插入开口容器,设液体为理想流体,密度为ρ,大气压强为p_0,各部分高度如习题4-9图所示。求:

(1)虹吸管中的液体流速;

(2)虹吸管最高处的压强。 【(1)$v=\sqrt{2g(h_2+d)}$;(2)$p=p_0-\rho g(h_1+h_2+d)$】

4-10 20℃的水,在半径为$1.0\times10^{-2}\text{m}$的均匀水平管中流动,如果管中心处的流速是$1.0\times10^{-1}\text{m}\cdot\text{s}^{-1}$,问由于黏滞性使得沿管长为2m的两个截面间的压强降落是多少?如果有25cm^3的水通过这段距离,则克服内摩擦力所做的功是多少? 【8Pa;$2.0\times10^{-4}\text{J}$】

4-11 黏度为$3.5\times10^{-3}\text{Pa}\cdot\text{s}$的血液以$30\text{cm}\cdot\text{s}^{-1}$的平均速度在横截面积为$3\text{cm}^2$的主动脉中流动,如血液的密度是$1.05\times10^3\text{kg}\cdot\text{m}^{-3}$,问此时血流是片流还是湍流?(设$Re<1000$时做片流) 【$Re=879<1000$;片流】

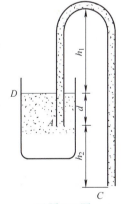

习题4-9图

4-12 一条半径为3mm的小动脉被一硬斑部分阻塞,此狭窄段的有效半径为2mm,血流平均速度为$50\text{cm}\cdot\text{s}^{-1}$,试求:

(1)未变窄处的血流平均速度;

(2)会不会发生湍流;

(3)狭窄处的血流动压强。

【(1)$0.22\text{m}\cdot\text{s}^{-1}$;(2)不会发生湍流;(3)131Pa】

4-13 由直径为0.15m的水平管,把20℃的水抽运到空中去,如抽水机能保持水的流速是$0.30\text{m}\cdot\text{s}^{-1}$,问水在管子里是哪一类型的流动?每秒抽出的水是多少? 【湍流;$5.3\times10^{-3}\text{m}^3\cdot\text{s}^{-1}$】

4-14 设某人的心脏血液的输出量为$0.83\times10^{-4}\text{m}^3\cdot\text{s}^{-1}$,体循环的总压强差为12.0kPa,试求此人体循环的总流阻(即总外周阻力)是多少$\text{N}\cdot\text{s}\cdot\text{m}^{-5}$。 【$1.44\times10^8\text{N}\cdot\text{s}\cdot\text{m}^{-5}$】

4-15　设橄榄油的黏滞系数为 $0.18\text{Pa}\cdot\text{s}$，流过管长为 0.5m、半径为 1cm 的管子时两端压强差为 $2.0\times10^4\text{N}\cdot\text{m}^{-2}$，求其体积流量。   【$8.7\times10^{-4}\text{cm}^3\cdot\text{s}^{-1}$】

4-16　假设排尿时尿从计示压强为 40mmHg 的膀胱经过尿道口排出，已知尿道长为 4cm，体积流量为 $21\text{cm}^3\cdot\text{s}^{-1}$，尿的黏度为 $6.9\times10^{-4}\text{Pa}\cdot\text{s}$，求尿道的有效直径。   【$1.4\text{mm}$】

4-17　一个红细胞可以近似地认为是一个半径为 $2.0\times10^{-6}\text{m}$ 的小球。它的密度是 $1.09\times10^3\text{kg}\cdot\text{m}^{-3}$。试计算它在重力作用下在 37℃ 的血液中沉淀 1cm 所需的时间。假设血浆的黏度 $\eta=1.2\times10^{-3}\text{Pa}\cdot\text{s}$，密度为 $1.04\times10^3\text{kg}\cdot\text{m}^{-3}$。如果利用一台加速度 $\omega^2 r=10^5 g$ 的超速离心机，问沉淀同样距离所需的时间又是多少？   【$2.8\times10^4\text{s}$；0.28s】

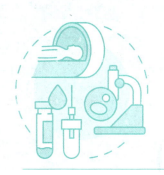

第5章 液体的表面现象

物质从气态形式到液态形式,一个很大的变化是分子间的距离缩短,而分子力的作用显著增加,表现出气体所没有的分子间的内聚力和自由表面。液体内部由于分子的紊乱运动,各个方向的物理性质是完全相同的,即各向同性。但是,在液体的表面,无论是液体与空气之间的自由表面,还是两种不能混合的液体之间的界面,或是液体与固体之间的界面,各个方向的性质就不很相同。例如,沿着界面各个方向的性质与沿着界面法线方向的性质就不相同。

表面现象的本质与液体的微观结构和分子间相互作用有关,液体的分子由于相互吸引而表现出内聚力。液体的表面张力系数、表面能、弯曲液面的附加压强和接触角等都是定量描述表面现象的物理量。本章主要对与生命过程密切相关的液体的表面现象进行分析和讨论。

5.1 液体的表面张力和表面能

5.1.1 表面张力

许多现象表明,液体的表面有收缩其表面积达到最小的趋势。例如,荷叶上的小水滴和玻璃板上的水银小滴都收缩成球形,因为相同体积的一切几何形状中,球形的表面积最小。这说明液体表面就像张紧的薄膜,处处存在着具有收缩趋势的张力,我们把这种张力称为**表面张力**。

日常生活中,能观察到许多与表面张力有关的现象,例如,从滴药管尖端缓慢流出的液体,并不是呈现为连续的液流,而是一些断续的液滴。一根缝衣针,虽然它的密度约为水的密度的十倍,如果把针轻轻地放在水面上,就能把水面压成一条小沟而不沉下。把清洁的玻璃毛细管插入水中,则水在玻璃管中上升。把管插入水银,管中水银面则被压低。所有这些现象都表明,液体表面处在张力状态中。对于液体的边界面上或液体表面上任一条线的两侧物质,彼此之间都有拉力作用,这个拉力处在液面平面之内并与该线垂直。图 5-1 表示有一金属丝环,环上系一丝线套。把金属丝环同丝线套在一起浸在肥皂液中,然后取出,环中就形成一层液膜,而丝线套则在液膜上自由"游"动,如图 5-1a 所示。如果把丝线套内的液膜刺破,丝线套即被弹开形成圆形,就好像液面对丝线套沿着环的半径方向有向外的拉力一样,如图 5-1b 中箭头所示。由此可以推知,当液膜未被刺破时,丝线也受到同样的拉力,只是由于丝线两侧都有液膜，液膜对丝线各部分产生的净拉力为 0 罢了。

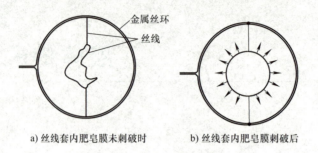

a) 丝线套内肥皂膜未刺破时　　　b) 丝线套内肥皂膜刺破后

图 5-1　肥皂液的表面张力

在图 5-2 中，直线 MN 表示在液面上所设想的任意一条分界线，把液面划分成 1 和 2 两部分，F_1 表示表面 1 对表面 2 的拉力，F_2 表示表面 2 对表面 1 的拉力。从实验知，这两个力都与液面相切，并与分界线 MN 垂直，大小相等，方向相反。这就是液面上互相接触的两部分表面相互作用的表面张力。表面张力的大小是跟液面设想的分界线 MN 的长度 l 成正比的，因此，可以写成

$$F_\sigma = \sigma l \tag{5-1}$$

式中，比例系数 σ 称为液体的**表面张力系数**。在国际单位制中，σ 的单位是 $N \cdot m^{-1}$。**表面张力系数在数值上等于沿液体表面垂直作用于单位长度分界线上的表面张力。**σ 的量值视液体的性质而定，可用各种实验方法测定出来。

例如，在图 5-3 所示的实验中，ABCD 是一个 U 形金属框架，在它的两臂上有一根可以自由滑动的金属丝，其长度为 l。现在把整个框架浸入液体再提出来，使它蒙上一层液膜。由于液膜有收缩面积的趋势，金属丝会自由地向左边移动。为了使金属丝保持不动，就必须对它施加一个外力 F，其大小等于液面作用在金属丝上的表面张力 F_σ，方向相反。由于液膜有前后两个表面，所以，表面张力 $F_\sigma = 2\sigma l$，则外力 F 的大小也就等于 $2\sigma l$。如果测出 F 的大小，就可以算出该液体的表面张力系数 $\sigma = F_\sigma/2l$。表 5-1 给出了一些液体的气液接触面的 σ 值。

由表 5-1 可以看出，液体的表面张力系数 σ 与温度有关，温度越高，表面张力系数越小。同时，σ 还与液体的纯净与否有关，如果液体中含有杂质，该液体的表面张力系数就会发生变化。

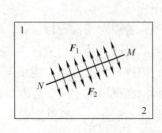

图 5-2　表面张力

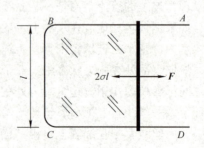

图 5-3　表面张力实验

表 5-1　不同液体与空气接触时的表面张力系数 σ

液体	温度/℃	$\sigma/(N \cdot m^{-1})$	液体	温度/℃	$\sigma/(N \cdot m^{-1})$
水	0	0.0756	苯	20	0.0288
水	20	0.0728	氯仿	20	0.0271
水	30	0.0712	甘油	20	0.0631
水	100	0.0589	胆汁	20	0.048
肥皂液	20	0.025	全血	37	0.058
水银	15	0.487	组织液	37	0.05
酒精	20	0.0227	血浆	37	0.073

应该指出，液面的张力和橡皮膜的张力在本质上是不一样的。橡皮膜的张力随面积的增加而增加，而液体表面的张力却不受面积变化的影响。这是因为橡皮膜分子之间的距离要随着膜的伸长而增加，但液膜的面积尽管增大，液面分子间的距离却由于液内分子的补充而维持不变。

5.1.2　液体的表面层和表面能

物体分子间作用力大小 F 与分子间距离 r 的关系如图 5-4a 所示。图中，纵坐标正向表示斥力，负向表示引力。横坐标 r 表示两分子中心间的距离。当 $r=r_0$ 时，$F=0$，即当两分子彼此相距 r_0 时，每个分子上所受的斥力与引力恰好平衡。r_0 的数量级约为 10^{-10} m。当 $r<r_0$ 时，曲线很陡，这相当于分子紧挨在一起彼此间的斥力很大；当 $r>r_0$ 时，分子间有一定的引力，当分子间的距离大于 10^{-9} m 时，引力很快趋于零。可以认为，以 10^{-9} m 为半径作一球面，则只有在这个球面内的分子才对位于球心的分子有作用力。因此，分子引力作用的范围是半径为 10^{-9} m 的球形，称为**分子作用球**，球的半径称为**分子作用半径**。气体分子间的距离一般情况下是相当大的，因此，气体分子间的引力极其微小，可以忽略不计。

设想把两个分子拉开或靠拢，就必须相应地施加拉力或压力，以克服两个分子间的引力和斥力，为改变分子间的距离而施加的外力所做的功，转变为分子间的相互作用的势能 E_p，它与分子间的距离 r 的关系如图 5-4b 所示。由图可知，当 $r=r_0$ 时势能最低，分子处于稳定状态，这一位置正好是图 5-4a 中 $F=0$ 的位置。显然，当分子的位置偏离了 r_0 时，就使分子的势能增加，处于不稳定状态，这时，分子会力图回到势能最低的状态。综上所述，分子间的斥力只有在分子非常靠近时才起作用，当分子间距离较大时，分子间的作用力表现为引力。

液体表面厚度等于分子作用半径的一层，称为

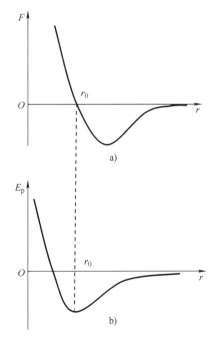

图 5-4　a）分子间作用力与其距离 r 的关系
　　　　b）分子间作用势能与其距离 r 的关系

液体的**表面层**。图 5-5 中 OO' 表示一个与液面 SS' 平行的面，两面间的距离等于分子作用半径，此液层就是液体的表面层。液体的表面好像张紧的弹性薄膜一样，具有收缩的趋势，这是因为表面层里分子受力情况跟液体内部有所不同。在液体内部，一个分子要同时受到它周围许多分子的引力作用。不难理解，位于液体内部的分子 A，它受到的周围分子的引力是对称平衡的，因而，合力为 0。

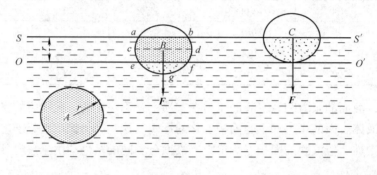

图 5-5 液体分子所受的力

现在来考虑位于液体表面层内的两个分子 B、C 所受的力。从图 5-5 中知，它们的分子作用球有一部分在液面以上气体中。由于液面上方气体分子的密度远小于液体分子的密度，所以气体分子对液体表面层内分子的作用力可以忽略不计。因此，对分子 B 来说，显然 abcd 部分的分子对它的引力被 cdfe 部分的分子引力所抵消，但是，efg 部分的分子对分子 B 的作用力却未被抵消，其合力 F 垂直液面且指向液体内部。越接近液面的分子受到指向液体内部的引力就越大，而位于液面上的分子 C 受到指向液体内部的引力最大。

从上面的分析可知，所有位于表面层内部的液体分子都受到一个垂直液面并指向液体内部的分子引力作用，而这些引力又分别被一些十分靠近的分子的斥力所平衡，使这些分子能够停留（宏观地说）在表面层内。如果液体内部的分子要移到表面层上来，就必须反抗上述引力 F 做功，从而使这些分子的势能增加。这就告诉我们，位于表面层内的液体分子比液体内部的分子具有更大的势能。由于系统的势能有减小到最小的趋势，因此，只要有可能，表面层内的分子就要尽量地往液体内部移动，使其表面面积缩到最小。反过来，如果要增加液体表面积，就得通过做功把更多的分子提到液面上来，从而增加了液面的势能，这种势能就叫作表面能，在国际单位制中，表面能的单位是 $J \cdot m^{-2}$。

下面来讨论液体表面能与表面张力系数的关系。如图 5-3 所示，若对金属丝施加一个恒力 F，使它向右移动一段距离 Δx，同时，液面面积增加了 ΔS，则外力 F 所做的功为

$$\Delta A = F \Delta x = 2\sigma l \Delta x = \sigma \Delta S$$

式中，$\Delta S = 2l \Delta x$ 是金属丝在移动过程中所增加的液面面积。由此可见，**表面张力系数 σ 等于增加液面单位表面积时，外力所做的功**。这就是表面张力系数 σ 的另一个定义。还可以从能量的角度给出 σ 的定义。由于在移动过程中，外力 F 所做的功 ΔA 完全用于克服表面张力，从而转变为液膜的表面能 E。液膜所增加的表面能为 ΔE，即为外力 F 所做的功 ΔA，所以

$$\Delta E = \Delta A = \sigma \Delta S$$

则

$$\sigma = \frac{\Delta E}{\Delta S} \tag{5-2}$$

由此可见，表面张力系数 σ 又可定义为**表面张力系数在数值上等于增加单位表面积时所增加的表面能**。因此，表面张力系数 σ 的单位也可用 $J \cdot m^{-2}$ 表示。

引起液面收缩的根本原因是液面势能的减小倾向，表面张力仅是液面收缩的宏观表现。利用假想的在各个方向上与液面平行的表面张力来解决液体表面的问题可以使计算简化，因此，在讨论中经常采用张力的概念。

【**例题 5-1**】 水的表面张力系数 $\sigma = 7 \times 10^{-2} N \cdot m^{-1}$，在等温条件下将一半径为 $r_0 = 0.5 cm$ 的大水滴分裂为若干个半径为 $r = 0.1 cm$ 的小水滴，求需要做多少功？

【**解**】 设大水滴可分裂成 n 个小水滴

$$\frac{4}{3}\pi r_0^3 = n \cdot \frac{4}{3}\pi r^3$$

故小水滴数目 n 为

$$n = \frac{r_0^3}{r^3} = 125$$

n 个水滴的总表面积为

$$S = (125 \times 4\pi r^2)\ m^2 = 5\pi \times 10^{-4} m^2$$

大水滴的表面积为

$$S_0 = 4\pi r_0^2 = \pi \times 10^{-4} m^2$$

大水滴分裂 n 个小水滴后，液体表面积增加了

$$\Delta S = S - S_0 = 4\pi \times 10^{-4} m^2$$

所以，外力所做的功为

$$\Delta A = \sigma \Delta S = 8.8 \times 10^{-5} J$$

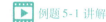

例题 5-1 讲解

5.2 弯曲液面的附加压强及液泡内外的压强差

5.2.1 弯曲液面的附加压强

液体表面层相当于一个拉紧的膜，如果液面是水平的，则表面张力也是水平的，紧靠液面处的内外压强是相等的。若液体表面是曲面，则表面张力有拉平液面的趋势，致使液面内和液面外有一压强差，此即为附加压强。

在液体表面取一小面积 AB（见图 5-6），这一小面积将在三个力的作用下保持平衡，即液面外部的气体压强 p_0 所产生的压力，周围液体通过周界对它的表面张力 F 和由液体内部液体压强 p 所产生的压力。液面所受的重力比这三个力小得多，可以忽略。如果液体表面是水平的，如图 5-6a 所示，则表面张力 F 也是水平的，因此，作用在 AB 周界上的表面张力互相平衡。如果液面是凸面，如图 5-6b 所示，因表面张力沿周界与液面相切，则沿各个方向的表面张力 F 将产生一个指向液体内部的合力，使凸面下的液体受到一个压力的作用。如果液面是凹面，如图 5-6c 所示，表面张力的合力将指向液体外部，施一拉力于凹面下的液体。因此，与水平液面相比，由于液面弯曲，凸液面下的液体的压强大于液体外部的压

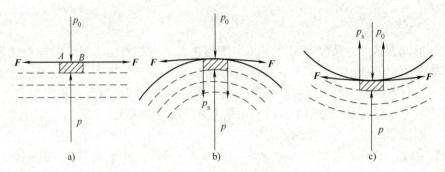

图 5-6 弯曲液面下的附加压强

强，凹液面下的液体的压强小于液体外部的压强。这种**由于液面弯曲，由表面张力所产生的压强称为附加压强（即弯曲液面内外的压强差）**，以 p_s 表示。那么附加压强的大小与什么因素有关呢？下面来讨论球形液面内外的压强差。

在球面上截取一小部分 ΔS，如图 5-7 所示。设此球面的半径为 R，液面的表面张力系数为 σ。作用于这部分球面周线上的表面张力处处与该球面相切。作用于圆周线段 Δl 上的表面张力 $\mathrm{d}\boldsymbol{F}$ 由下式给出：

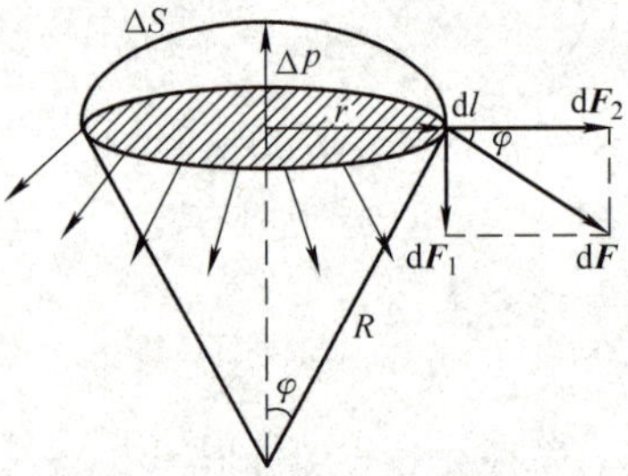

$$\mathrm{d}\boldsymbol{F} = \sigma \mathrm{d}l$$

$\mathrm{d}\boldsymbol{F}$ 可以分解为 $\mathrm{d}\boldsymbol{F}_1$ 和 $\mathrm{d}\boldsymbol{F}_2$，由于水平分力 $\mathrm{d}\boldsymbol{F}_2$ 叠加结果是相互抵消，对附加压强不起作用，因此不予考虑。$\mathrm{d}\boldsymbol{F}_1$ 的方向指向液体内部，其值为

$$\mathrm{d}F_1 = \mathrm{d}F\sin\varphi = \sigma \mathrm{d}l\sin\varphi$$

图 5-7 球形液面的附加压强

因各处 $\mathrm{d}F_1$ 的方向都相同，此部分球形液面周长所具有的指向液体内部方向上的分力总和的大小为

$$F_1 = \sum \mathrm{d}F_1 = \sigma\sin\varphi\sum \mathrm{d}l = 2\pi r\sigma\sin\varphi$$

将 $\sin\varphi = \dfrac{r}{R}$ 代入上式得

$$F_1 = \frac{2\pi r^2 \sigma}{R}$$

力 $\boldsymbol{F}_1$ 作用在半径为 r 的小圆面积上，因此，ΔS 曲面对液体内部所施加的附加压强为

$$p_s = \frac{F_1}{\pi r^2} = \frac{2\pi r^2 \sigma}{\pi r^2 R} = \frac{2\sigma}{R} \tag{5-3}$$

式（5-3）说明，球形液面的附加压强和表面张力系数 σ 成正比，和曲率半径 R 成反比。曲率半径越小，附加压强越大。附加压强的方向指向曲率中心。

5.2.2 液泡内外的压强差

球形液面附加压强的存在使得一个肥皂泡内的空气压强比泡外要大。图 5-8 是一个球形液膜（如肥皂泡），液膜具有内外两个表面。图中 B 点的压强 p_B 比 C 点的压强 p_C 低 $2\sigma/R_1$ 而比 A 点的压强 p_A 高 $2\sigma/R_2$，R_1 和 R_2 分别是液膜内外表面的半径。因为液膜很薄，内外表面的半径可以看作相等,即 $R_1 \approx R_2 = R$,所以液膜内的压强 p_C 要比液膜外的压强 p_A 大,有

$$p_C - p_A = \frac{4\sigma}{R} \qquad (5-4)$$

上式即为**球膜内外的附加压强**。

可以做一个简单如图 5-9 所示的实验。在一根管子的两端吹成大小不等的两个肥皂泡,打开中间的活塞,使两泡相通,会看到小泡不断变小,大泡不断变大。这就是因为,小泡中的空气压强比大泡中的空气压强大,气体会从压强大处流向压强小处的缘故。球面附加压强对了解肺泡的物理性质和呼吸是很重要的,以后将做简单的介绍。

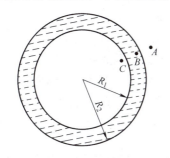

图 5-8 球膜内外的附加压强

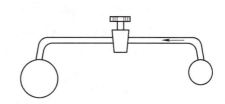

图 5-9 球面附加压强实验

【**例题 5-2**】 当水沸腾时,在水面下形成半径为 10^{-3}m 的蒸汽泡,求此泡内的压强。

【**解**】 由表 5-1 知水在 100℃ 时的表面张力系数为 $0.0589\text{N} \cdot \text{m}^{-1}$,根据式 (5-3) 可求得泡内的附加压强为

$$p_s = \frac{2\sigma}{R} = \frac{2 \times 0.0589\text{N} \cdot \text{m}^{-1}}{10^{-3}\text{m}} = 118\text{Pa}$$

设泡外的压强为 p_0,则泡内的压强为

$$p_i = p_0 + 118\text{Pa}$$

5.3 毛细现象 气体栓塞

5.3.1 液体与固体接触处的表面现象

将一滴净水滴在水平干净的玻璃板上,水便向外扩展,形成一薄层水附着在玻璃板上,我们说,水能润湿玻璃板;一滴水银滴在干净的水平铜板或铁板上,水银也能展延开来,因此,水银能润湿铜板或铁板。但是,如果把水银滴在干净的玻璃板上,它将收缩成扁球形,并且极易在板上移动,我们说,水银不能润湿玻璃板。润湿与不润湿现象就是液体和固体接触处的表面现象。同一种液体,能润湿某些固体的表面,但不能润湿另一些固体的表面。例如,水能润湿干净的玻璃,但不能润湿石蜡;水银不能润湿玻璃,却能润湿干净的锌板、铜板等。**润湿与不润湿决定于液体和固体的性质,本质是由固体分子和液体分子间的相互作用力(称为附着力)与液体分子和液体分子之间的相互作用力(称为内聚力)的大小决定的。**

在液体和固体表面接触处,厚度等于分子作用半径的一层液体称为**附着层**。如图 5-10 所示。处于附着层中的液体分子与液体内部的分子不同,它的分子作用球有一部分在固体

中，因此，附着层中液体分子受力是不对称的。如图 5-10a 所示，当附着层内液体分子受到的附着力大于内聚力，附着层内的分子受到一个垂直于附着层指向固体的合引力，他们具有的势能要比层外的液体分子小。因为系统的势能有减少到最小的趋势，所以液体内部分子就要尽量往附着层内挤，从而使附着层向外扩展，最终使液体润湿固体。图 5-10b 表示最后达到平衡时的情况，液体的自由表面与固体相遇处的分子受到附着力 $F_{附}$ 和内聚力 $F_{内}$ 的共同作用，该处的液面最后是和这两力的合力 $F_{合}$ 垂直的。

图 5-10c 是内聚力大于附着力的情况。附着层内分子所受到的合力是垂直于附着层指向液体内部的，因此，它们具有比层外液体分子更多的势能，结果造成附着层有尽量缩小的趋势，从而使液体不能润湿固体。图 5-10d 是平衡时的情况。

液体盛在容器内，器壁附近的液面往往形成弯曲的液面，如图 5-10 中所示。如果液体能够润湿固体，则在器壁处的液面向上弯曲；如果液体不能润湿固体，则在器壁处的液面向下弯曲。在固体和液体的接触处，作液体表面的切线与固体表面的切线，这两切线通过液体内部所成的角度 θ 叫作**接触角**，其值由附着力和内聚力的大小而定，介于 0°~180°之间。若液体能润湿固体，接触角为锐角 $\left(\theta<\dfrac{\pi}{2}\right)$；若液体不能润湿固体，接触角为钝角 $\left(\theta>\dfrac{\pi}{2}\right)$。当 $\theta=0°$ 时，称为液体完全润湿固体；当 $\theta=\pi$ 时，称为液体完全不润湿固体。水、酒精对玻璃的接触角几乎为零，水银对玻璃的接触角约为 140°，水对石蜡的接触角为 107°。

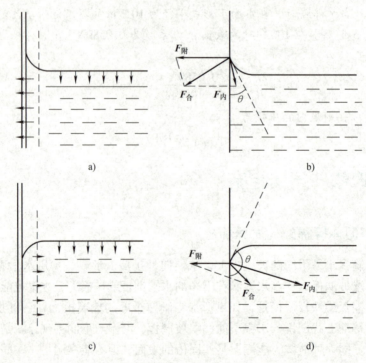

图 5-10 附着层中分子所受的力及接触角

5.3.2 毛细现象

内径很小的管子称为毛细管。将毛细管的一端插入液体中，管内外的液面将出现高度差。如果液体能润湿管壁，则管内液面会上升；如果液体不能润湿管壁，则管内液面会下降，低于管外的液面，这种现象称为**毛细现象**。毛细现象是液体表面张力现象产生的另一个重要效应。

下面来研究毛细管内液面上升的规律。假定毛细管的管径很细，当毛细管插入液体时，管内的液面可以看作球面的一部分，如图 5-11 所示，为液体能润湿管壁的情况。当毛细管刚插入液体中时，由于液体润湿管壁，接触角为锐角，液面为凹弯月面，这样就使凹弯月面下方 B 点有了一个方向向上的附加压强，因此，B 点的压强比凹弯月面上方的大气压强小，而在水平液面处与 B 点等高的 C 点的压强仍与液面上方的大气压强相等，即 $p_C > p_B$。由于液体静止时，同高的两点压强应相等，因此，液体没有平衡，管内液体上升，一直升到 B 点与 C 点的压强相等为止。

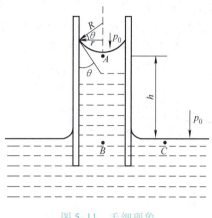

图 5-11 毛细现象

由于毛细管的管径很细，所以凹面可近似地看作曲率半径为 R 的球面的一部分。若 σ 为液体的表面张力系数，则 A 点的附加压强等于 $2\sigma/R$，指向液外，A 点的压强 p_A 比大气压强 p_0 小 $2\sigma/R$，即

$$p_A = p_0 - \frac{2\sigma}{R}$$

设 A 点与 B 点的高度差为 h，液体的密度为 ρ，重力加速度为 g，因此，根据流体静力学的基本原理，B 点的压强为

$$p_B = p_A + \rho g h$$

B 点与 C 点高度相等，压强应相等，而 C 点的压强即为大气压强 p_0，所以

$$p_B = p_0 - \frac{2\sigma}{R} + \rho g h = p_0$$

因而

$$\frac{2\sigma}{R} = \rho g h$$

由图 5-11 知

$$R = \frac{r}{\cos\theta}$$

式中，r 为毛细管半径；θ 为接触角。将上式代入前式得

$$h = \frac{2\sigma}{\rho g r}\cos\theta \tag{5-5}$$

这一结果说明，**毛细管中液面上升的高度与表面张力系数成正比，与毛细管的内径成反比**。由此可见，毛细管的管径越小，液面上升得越高。

对于不润湿管壁的液体，在毛细管内的液面将是凸球面，附加压强指向液内，因此，液面内的压强高于液面外的压强。管内的液面将下降至管外液面之下，其高度差也可以用式（5-5）计算，此时接触角 $\theta > \pi/2$，所得 h 为负值，表示管内液面下降。管径越细，液面下降得越多。

毛细现象在日常生活和科技生产中都有着重要作用。棉花和棉布吸水、植物吸收土壤里的水分都是依靠毛细现象。土壤肥沃的重要标志之一是团粒结构的存在，而团粒结构的意义就在于使土壤具有更多的毛细结构。在临床上常用的药棉是一种处理过的脱脂棉，用它来擦拭创面才能吸附创面所分泌的液体。外科用的手术缝合线必须经过蜡处理，因为蜡液对缝合线是润湿液体，蜡处理的结果是可以堵塞缝合线上的毛细管。因为手术缝合后总有一部分缝合线露在体表外面，若缝合线的毛细管不堵塞则将形成体内外的通道，造成细菌感染。

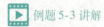例题 5-3 讲解

【例题 5-3】 如图 5-12 所示，在内半径 $r = 0.30\text{mm}$ 的毛细管中注水，一部分水在管的下端形成一水滴，其形状可以认为是半径为 $R = 3\text{mm}$ 的球的一部分，求管中水柱的长度 h。（水的表面张力系数 $\sigma = 7.3 \times 10^{-2} \text{N} \cdot \text{m}^{-1}$）

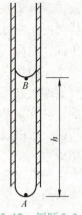

图 5-12 例题 5-3 图

【解】 A 点受到的向上压强 p_A 等于大气压强 p_0 与附加压强 $2\sigma/R$ 两者之和，即

$$p_A = p_0 + \frac{2\sigma}{R}$$

B 点的压强 p_B 等于大气压强 p_0 与附加压强 $2\sigma/r$ 两者之差，即

$$p_B = p_0 - \frac{2\sigma}{r}$$

根据流体静力学的基本原理，A 点受到的向下压强为 $p_B + \rho g h$，由平衡条件可知，$p_A = p_B + \rho g h$，因而

$$
\begin{aligned}
h &= \frac{p_A - p_B}{\rho g} \\
&= \left(\frac{2\sigma}{R} + \frac{2\sigma}{r}\right) \Big/ \rho g \\
&= \frac{2\sigma}{\rho g}\left(\frac{1}{R} + \frac{1}{r}\right) \\
&= \frac{2 \times 7.3 \times 10^{-2}}{1000 \times 9.8}\left(\frac{1}{3 \times 10^{-3}} + \frac{1}{0.3 \times 10^{-3}}\right)\text{m} \\
&= 5.5 \times 10^{-2} \text{m}
\end{aligned}
$$

5.3.3 气体栓塞

当润湿液体在细管中流动时，如果管中有气泡，液体的流动将受到阻碍，气泡多时可发生阻塞，使液体不能流动，这种现象称为**气体栓塞**。气体栓塞的形成是由于液体和气体之间的曲面产生的附加压强所造成的。在图 5-13a 中，细管中有一个气泡，在左右两端压强相等时，气泡两端的曲率半径相等，两端的附加压强大小相等方向相反，液柱不流动。

在图 5-13b 中，把左端液体的压强增加 1 个不大的值 Δp，这时气泡左边的曲率半径变大，右边的曲率半径变小，这样就使左端弯曲液面所产生的附加压强 $p_左$ 比右端弯曲液面所产生的附加压强 $p_右$ 小。如果二者的差值正好等于 Δp，即

$$\Delta p = p_右 - p_左$$

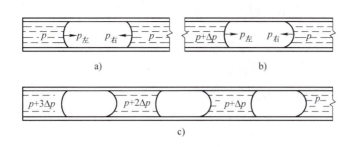

图 5-13　气体栓塞

则系统处于平衡状态，液柱不会向右移动。只有当两端的压强差 Δp 超过某一临界值 δ 时，气泡才能移动。再看图 5-13c，当管中有 n 个气泡时，则只有当 $\Delta p > n\delta$ 时，液体才能带着气泡移动。

当血液在血管中流动时，如果血管中有气泡，就要抵抗该处血管的压强，使血液流动缓慢；如果出现了较多的气泡，血管就会堵塞，血液就不能流动。为了防止在微血管中发生栓塞或堵塞，在静脉注射或滴注时，要特别注意输液管中不能存有空气。人的颈静脉压低于大气压，当颈静脉受损而对外开放时，空气可能进入血管。另外，在实施外科手术时，空气也可能进入血管。人体血液中溶有一定量的气体，其溶解度与压强成正比，如果气压突然降低，气体将析出形成气泡。因此，人处在高压环境时，血液中溶解了过多的氮气和氧气，如果突然进入低压环境，则有大量气泡释放出来。在微血管中血液析出气泡过多，会造成血管栓塞现象而危及生命，即出现气体栓塞减压病。所以，患者和医务人员从高压氧舱中出来，都必须有适当的缓冲时间，使溶解在血液中的过量气体缓慢释放。

5.4　表面活性物质和表面吸附　肺泡中的表面活性物质

5.4.1　表面活性物质和表面吸附

液体的表面张力系数与液体的纯度有关。在纯净的液体中加入杂质时，能显著改变液体的表面张力系数，有的杂质能使表面张力系数增大，有的杂质能使表面张力系数减小，我们把能使液体表面张力系数减小的物质称为**表面活性物质**。水的表面活性物质有肥皂、胆黄素、有机酸、酚和醛等。表面活性物质的浓度越大，表面张力系数降低得越多。反过来，凡是能使液体表面张力系数增大的物质都称为**表面非活性物质**。常见的水的表面非活性物质有食盐、糖类和淀粉等。

液体中加入表面活性物质后，它的分子将集聚到液体的表面。溶质分子占据液体表面层可以减小表面势能，从而增强了系统的稳定性。因而，表面活性物质的分子将从溶液内部向溶液表面聚集，使表面层内表面活性物质的浓度远大于溶液内部的浓度。这种现象称为表面吸附。水面上的油膜就是常见的表面吸附现象。

如果在液体中加进表面非活性物质，则会发现这些物质将尽可能离开液体的表面层，进入液体内部，从而使液体内部表面非活性物质的浓度大于液体表面层，以降低液体的表面能。但即使这样，与原来的液体相比，表面层中由于掺进表面非活性物质的分子，表面张力系数也比原来增加了。

固体表面对气体和液体分子也有吸附现象，能使气体或液体的分子牢固地吸附在固体表面上，以降低固体的表面能。固体的吸附能力与它的表面积和温度有关，表面积越大，吸附能力越强；温度越高，吸附能力越弱。因此，在临床上常用粉状的白陶土或活性炭来吸附胃肠道里的细菌、色素以及食物分解出来的毒素等。

5.4.2 肺泡中的表面活性物质

表面活性物质在肺的呼吸过程中起着重要作用。肺位于胸腔内，支气管在肺内分成很多小支气管，小支气管越分越细，其末端膨胀成囊状气室，每室又分成许多小气囊，叫肺泡，如图 5-14 所示。肺的呼吸就是在肺泡里进行的。成年人有 3 亿多个肺泡，肺泡大小不一，而且有的相互连通。由球形液面的附加压强可知，若各肺泡的表面张力系数相同，则大小不等的肺泡具有不同的压强，将使小肺泡内的气体不断流向大肺泡。但是，这种情况在肺内并没有出现，由此分析，肺泡的液体中应含有一种特殊的物质，使肺泡内的气-液界面的表面张力系数在肺泡胀大时增高，而在肺泡萎缩时降低。后来的实验证明，肺泡内的确存在表面活性物质。

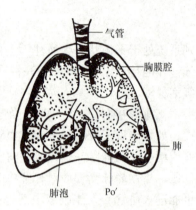

图 5-14　肺和肺泡

肺泡表面活性物质的化学成分主要由卵磷脂、磷脂酰乙醇胺、磷脂酰甘油等多种磷脂、胆固醇和蛋白质等组成。这些物质覆盖在肺泡液层的表面，并且大小不等的肺泡分布的量是相同的。因此，大肺泡表面活性物质的浓度小，表面张力系数大；小肺泡表面活性物质的浓度大，表面张力系数小。所以，大小不等的肺泡在表面活性物质的作用下，可以保持平衡状态。吸气时，肺泡扩张，由于肺泡壁表面活性物质的量不变，所以单位液层上表面活性物质的浓度相对减小，表面张力系数与附加压强相对增加，使肺泡不致过大。呼气时，肺泡缩小，单位面积上表面活性物质的浓度增加，表面张力系数和附加压强减小，使肺泡不致萎缩。

如果没有表面活性物质，则吸气时，随着肺泡的扩张，肺泡的半径增大，附加压强减小，而肺泡的表面张力系数保持不变，这样会使肺泡继续扩张，直到破裂。呼气时，随着肺泡的半径减小，附加压强不断增大，最后，将导致肺泡完全萎缩闭合。但是，由于肺泡壁内的表面活性物质的存在，它调节了表面张力系数，因此，不会出现上述现象。如因患病缺乏表面活性物质将发生肺不张症。

子宫内胎儿的肺泡被黏液覆盖，附加压强使肺泡完全闭合。临产前，肺泡壁分泌表面活性物质，以降低黏液的表面张力。但新生儿仍需以大声啼哭的强烈动作进行第一次呼吸，以克服肺泡的表面张力而获得生存。如果分泌的表面活性物质少，也可能发生肺不张，造成肺功能障碍而危及生命。

5.5 表面活性剂在医学中的应用

5.5.1 表面活性剂的原理和作用

习惯上,我们将能够显著降低体系表面张力、改变体系界面状态的物质称为表面活性剂。因此,表面活性剂不仅能大幅度降低表面张力,还具有改变界面状态的功能,如润湿、渗透、乳化、起泡等。

在结构上,表面活性剂分子可看作碳氢化合物分子上的单个或多个氢原子被极性基团取代而构成的物质。这里的极性基易溶于水具有亲水性质,称为亲水基,而分子中的非极性基不易溶于水,易溶于油,具有亲油性质,称为疏水基。因此,表面活性剂具有"双亲结构",表面活性分子也常被称为"双亲分子"。表面活性剂这种特殊的双亲结构是降低表面张力和表面能的直接原因。通过表面活性分子中的不同基团分别对界面处两相的亲和,从而改变液体表面的分子排列方式,最终达到改变表面张力和表面能的结果。

表面活性剂的种类很多,按照溶解性分类,有水溶性和油溶性两大类。油溶性表面活性剂应用较少,这里不在讨论。水溶性表面活性剂按其是否离解可以分为离子型和非离子型表面活性剂,前者在水中离解成离子,而后者在水中不能离解。此外,离子型表面活性剂根据其活性部分的离子类型又可分为阴离子、阳离子和两性离子表面活性剂三类。

由于表面活性剂所具有的独特的"双亲性"结构,使得其在实际应用中可以发挥以下独特作用:

1. 润湿作用

表面活性剂能够降低液面张力,促进液体在固体表面的润湿并渗透到物体中的特性称为表面活性剂的润湿作用。利用表面活性剂的润湿作用,可以实现黄原酸钾浮选方铅矿。此外,还可用来制作防水雾玻璃。

2. 乳化作用

在两种互不相容的液体中,通过加入表面活性剂,从而形成稳定的多分散体系,即乳状液,该过程就是乳化过程。比如,在水中滴入油脂,用力搅拌,形成乳浊液,停止搅拌后又重新分层。当加入表面活性剂后,用力搅拌,停止很长时间后溶液不会分层,这就是乳化作用。

3. 分散作用

表面活性剂能够使固体粒子均匀地分散、悬浮在溶液中的作用就是分散作用。微粒状的固体均匀分布于另一液体形成分散体系称为悬浮液。悬浮液是热力学不稳定体系,加入表面活性剂可以防止分散相的凝聚,这种表面活性剂也叫分散剂。分散剂广泛应用于造纸、纺织印染、石油工业、橡胶工业等。

4. 起泡和消泡

泡沫是气体分散在液体或固体中的分散体系。泡沫的存在有时是有利的,有时则是有害的。比如在制备海绵、泡沫塑料、饼干时需要泡沫的产生,而在化工生产或煮稀饭时,则要消除泡沫。表面活性剂既能起泡也能消泡,起泡力好的表面活性剂称为起泡剂,如肥皂、洗衣粉,能够消泡的表面活性剂一般易于在溶液表面铺展,带走气体表面层溶液,使液膜变薄，如低级醇、天然油脂等。

5. 增溶作用

表面活性剂在溶液中达到一定浓度后，一些不溶性或微溶性物质在加入表面活性剂的溶液中的溶解度可显著增加并形成透明的胶体溶液，这就是增溶作用。表面活性剂的增溶作用已被广泛应用于乳液聚合、开采石油、胶片生产等过程中。

5.5.2 表面活性剂在医药技术中的应用

表面活性剂被称为"工业味精"，因此其在各工业领域具有广泛应用。特别地，表面活性剂通过乳化、润湿、分散等作用，可广泛应用于药物提取和合成。

1. 在药物提取中的应用

利用表面活性剂提取天然药物中的有效成分近年来引起了人们的极大关注。表面活性剂的增溶作用可以降低被溶物的化学势，促进被提取物的渗出，从而提高被提取物的稳定性及提取率。处于微乳液中的药物主要分布于油水之间的界面膜上，可利用非离子型微乳来提取和分离蛋白质。例如在加入阴离子型表面活性剂十二烷基苯硫酸钠、二-疏基琥珀酸酯钠达到一定浓度后，牛血清白蛋白的提取效率可以达到100%。此外，随着环境问题的日益突出，超临界CO_2微乳液技术的发展受到了广泛关注。将药物增溶于超临界CO_2微乳液中进行提取是当前的一个重要发展方向。

显然，表面活性剂在药物提取过程中作用显著，不仅提取速度快、效率高，而且质量好、成本低、无环保问题。因此，表面活性剂在医药提取技术中具有非常大的发展潜力。

2. 在药物合成中的应用

在医药合成过程中经常会出现非均相反应。这类反应速度慢、效果差，过去一般使用能和水发生互溶的极性质子溶剂解决此类问题，如甲醇、乙醇、异丙醇等。但是溶液中的阴离子在极性溶剂中会受到较强的溶剂化作用使得反应活性下降，从而降低药物合成效率。为了改善这种状况，后又使用二甲基甲酰胺、二氧六环等极性非质子溶剂，由于在极性非质子溶剂中阳离子受到较强的溶剂化作用，而阴离子的溶剂化会变弱，从而使反应加强。尽管如此，但极性非质子溶剂仍然存在价格高、反应后分离操作复杂、溶剂回收困难等缺点。

相转移催化剂技术（PTC）是近些年来药物合成过程中发展起来的一项重要的有机合成技术。表面活化剂作为PTC可使反应在非均相体系中进行且能够改变离子溶剂化程度，增大离子的反应活性，加快反应速度，简化处理手续，提高反应效率。因此，表面活化剂能够有效改善医药合成过程中面临的困难。可以用作相转移催化剂的表面活性剂主要为季铵盐类和多醚类。其中常用的是四丁基溴化铵、三辛基甲基氯化铵、三烷基甲基氯化铵等。多醚类PTC则借助分子中氧原子上未共用的电子对与溶液中阳离子形成络合物而溶于有机相，从而提高药物合成效率。

随着表面活性剂基础性研究的不断深入，其在生物技术及医药技术领域不断发展，并在其中的应用中显示出巨大的潜力和优势。随着科学技术的发展，不断开发绿色、高性能的新型表面活化剂将在上述领域发挥更大的作用。

习 题 5

5-1 从液膜和橡皮膜受力的情况来看，它们虽很相似，但实际上又不相同，为什么？

5-2 对肥皂泡和橡皮气球的张力在以下几个方面进行比较，问

（1）是否每个都有表面张力？

（2）表面张力是否与面积有关？

5-3 一滴大的水银滴掉在地上会变成许多小水银滴，许多小水银滴滚到一起又会变成大水银滴。请分析一下，在这两个过程中是否有能量变化，怎样变化？

5-4 在大气中悬浮的液滴为什么多呈球形？小的液滴是很好的球形，大的液滴有稍扁的外形，自由的肥皂泡则是很好的圆球形，为什么？

5-5 用一玻璃管吹肥皂泡，当肥皂泡尚未脱离管端时，如停止吹气，并将吹管从口中取出，让管口与大气相通，则肥皂泡会慢慢地缩小，为什么？

5-6 将毛细管插入水中，在下列几种情况中，水在毛细管中的上升高度有什么不同？

（1）将管子加长；

（2）减小管子的直径；

（3）使水温升高。

5-7 铅直毛细玻璃管悬于天平的一壁上，并用砝码使其平衡。若将水面小心地靠近毛细玻璃管下端，使毛细管下端与水面接触，问将有何种现象发生？

5-8 水沿着已知直径的毛细管上升的高度为 h，如果使水面上的毛细管的高度小于 h，水是否会从毛细管的上口流出？为什么？

5-9 在 20km^2 的湖面上，下了一场 50mm 的大雨，雨滴平均半径 $r = 1.0\text{mm}$。设温度不变，求释放出来的能量。（水的表面张力系数为 $7.3 \times 10^{-2}\text{N} \cdot \text{m}^{-1}$） 【$2.2 \times 10^8 \text{J}$】

5-10 吹成一个表面积为 200cm^2 的肥皂泡，需要做多少功？（肥皂液的表面张力系数为 $0.025\text{N} \cdot \text{m}^{-1}$） 【$1.0 \times 10^{-3}\text{J}$】

5-11 将 U 形管竖直放置，并灌入一部分水。设 U 形管两边管的内直径分别为 10^{-3}m 和 $3 \times 10^{-3}\text{m}$，水面的接触角为零，求两管水面的高度差。（水的表面张力系数为 $7.3 \times 10^{-2}\text{N} \cdot \text{m}^{-1}$） 【$2 \times 10^{-2}\text{m}$】

5-12 将一毛细管插入水中，其末端在水面下 10cm 处，设在完全润湿的条件下，水在管中可上升到比周围水面高 4cm 处，试问当其下端吹成半球形气泡时，压强应比大气压高多少？ 【$1.37 \times 10^3 \text{Pa}$】

5-13 水的表面张力系数是一温度的函数，若取 t 为摄氏温度，则可写成 $\alpha = (70 - 0.15t) \times 10^{-3}\text{N} \cdot \text{m}^{-1}$，问温度由 $20°\text{C}$ 升至 $70°\text{C}$ 时，直径分别为 $d_1 = 0.1\text{mm}$、$d_2 = 0.3\text{mm}$ 的两连通毛细管中水面高度差 h 变化多少？

【$2.04 \times 10^{-2}\text{m}$】

5-14 吹一个直径为 10cm 的肥皂泡，设肥皂液的表面张力系数 $\alpha = 40 \times 10^{-3}\text{N} \cdot \text{m}^{-1}$，试求吹此肥皂泡所做的功，以及泡内外的压强差。 【$2.5 \times 10^{-3}\text{J}$，$3.2\text{N/m}^2$】

5-15 在一根竖直插入水中的毛细管中，水上升的高度为 $5.8 \times 10^{-2}\text{m}$，水与玻璃的接触角为 $0°$，水的表面张力系数为 $73 \times 10^{-3}\text{N} \cdot \text{m}^{-1}$。若将此管插入水银中，已知水银的表面张力系数为 $490 \times 10^{-3}\text{N} \cdot \text{m}^{-1}$，水银与玻璃的接触角为 $138°$，水银的密度为 $13.6 \times 10^3 \text{kg} \cdot \text{m}^{-3}$。求水银在该管内下降的高度 h。

【$2.1 \times 10^{-2}\text{m}$】

5-16 表面张力系数为 $72.7 \times 10^{-3}\text{N} \cdot \text{m}^{-1}$ 的水在一毛细管中上升 2.5cm，丙酮 $\rho = 792\text{kg} \cdot \text{m}^{-3}$ 在同样的毛细管中上升 1.4cm。设两者均完全浸润毛细管，求丙酮的表面张力系数。 【0.032N/m】

5-17 假设树杆外层是一些木质的细管子，每个细管子都是均匀的圆柱体，树液完全由于毛细现象而

上升,接触角为45°,表面张力系数为0.05N·m^{-1}。问高为20m的树,木质管子的最大半径是多少?

【3.6×10^{-7}m】

5-18 有8个半径为1mm的小水滴,融合成一个大水滴,问放出多少表面能?设水的表面张力系数为7.3×10^{-2}N·m^{-1}。

【3.67×10^{-6}J】

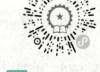

第5章补充题目

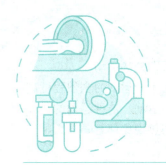

第 6 章
气体动理论与热力学定律

自然界中物质的运动形式是多种多样的。前面学习了物质的机械运动，下面我们学习物质的另一种运动形式——**热运动**。热运动是指物体中分子或原子的无规则运动，大量分子热运动的整体效果在宏观上表现为物体的热现象及热性质。

气体动理论从物质的分子结构出发，对气体分子运动及相互作用提出一定的假设模型，再根据气体分子所遵循的力学规律，利用统计的方法研究气体的热学性质，从而阐明气体的压强、温度、内能等这些宏观量的微观本质。热力学是从能量的观点研究与热运动有关的各种自然现象的宏观理论。本章主要介绍分子动理论的基本知识和热力学的基本概念，并在此基础上介绍热力学第一定律及其对理想气体各等值过程的应用，并介绍热力学第二定律及熵的概念。

6.1 气体动理论

6.1.1 气体动理论的基本概念

1. 物体是由大量分子或原子组成的

物质的分子是可以独立存在并保持该物质原有性质的最小粒子。1811 年意大利物理学家、化学家阿伏伽德罗提出 1mol 任何物质中拥有 6.02×10^{23} 个分子。$N_A = 6.02 \times 10^{23} \text{mol}^{-1}$ 称为**阿伏伽德罗常量**。在常温常压下，单位体积的物质内包含的分子数（即分子数密度 n）十分巨大。例如，每立方厘米的氧气中有 $n = 2.5 \times 10^{19}$ 个氧气分子，每立方厘米的水中则有 $n = 3.34 \times 10^{22}$ 个水分子。分子又是很小的，它的线度（或直径 d）数量级约为 10^{-10} m，如水分子的大小只有 2.6×10^{-10} m；分子的质量也很小，对于氧分子，$m = 5.31 \times 10^{-26}$ kg。

大量实验表明，分子间存在空隙。把 500mL 的酒精与 500mL 水混合后，总体积小于 1000mL。通常气体分子之间的空隙很大，而液体和固体分子之间的空隙要小得多，所以气体比液体和固体更容易被压缩。

2. 分子永不停息地做无规则热运动

宏观物体内的大量分子都在永不停息地运动着。如在室内打开一瓶乙醇，很快就会在整个房间内闻到乙醇的气味。这种由于分子无规则运动而产生物质迁移的现象称为扩散。气体的扩散现象在一般情况下十分显著，液体或固体也存在扩散现象，不过其扩散的速度远比气体的扩散来得慢。扩散现象充分说明组成物质的分子在不停地做**无规则的热运动**。

实验表明，分子的无规则运动与温度有关。温度越高，分子的无规则运动的剧烈程度越高，所以把分子的无规则运动又称为分子的无规则热运动或分子的热运动。这种运动的显著特征是频繁的随机碰撞，它是自然界物质运动的一种基本形态，一切热现象都是物体大量分子热运动的集体表现。

3. 分子间存在相互作用力

固体和液体的分子之间之所以会聚集在一起而不分开，是因为分子之间存在相互吸引力；而固体和液体又很难压缩，即使是气体也不能无限制地压缩，这说明分子之间除了吸引力外还存在斥力。实验表明，分子之间的相互作用力与分子间的距离有关，如图6-1所示。两条虚线分别表示斥力和引力随距离变化的情况，实线表示合力F随距离变化的情况。从图中可以看出：当分子中心相距某一距离r_0时，$F=0$，表明分子之间的引力与斥力互相抵消，这个距离称为分子间的平衡距离。对于不同物质的分子，r_0的数值略有不同，一般在10^{-10}m左右。当分子中心间距离大于r_0时，$F<0$，表明分子间是引力起主要作用。引力的数值随距离的加大而迅速减小，当距离大于10^{-9}m时，引力就可以忽略不计了。当分子中心间距离小于r_0时，$F>0$，表明分子间是斥力起主要作用。随着距离减小，斥力急剧增大。

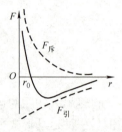

图6-1 分子力

分子热运动和分子间的相互作用这两个因素决定了物质聚集态的性质。固体分子间的距离很小，相互作用力很大，因而具有确定的体积和形状，微观结构显示了**有序性**；而气体分子间的距离很大，相互作用力十分微弱，热运动使其没有确定的形状和体积，即显示了**无序性**；液体的情况则介于二者之间。

综上所述，一切物体都是由大量分子组成的；所有分子都处在不停的、无规则的热运动之中；分子间有相互引力和斥力。这些就是物体微观结构的基本概念。分子力作用使分子聚集在一起形成某种有规则的分布（有序排列），而分子的无规则热运动将破坏这种排列，使分子分散开来。物质的聚集态通常有液态、固态、气态、液晶态、等离子态等。不同的温度下，物体之所以会表现为不同的聚集态，是由分子力的作用来决定的。

6.1.2 理想气体状态方程

1. 平衡态

实验表明，对于一个孤立系统，经过相当长的时间后，系统整体的宏观性质将不随时间变化，即具有恒定的状态。我们把这种所有宏观性质都不随时间变化的状态称为平衡状态，简称**平衡态**。应当指出，系统处于平衡态时，组成系统的分子仍在不停地运动着，只是分子运动的平均效果不随时间而改变。因此，热力学的平衡是一种动态平衡，称为**热动平衡**。

2. 气体的状态参量

当系统达到平衡态时，系统的一系列宏观性质都不随时间改变，因而可以用某些确定的物理量来表征。表征系统宏观性质或状态的量称为**状态参量**。对于一定量（质量m一定）的气体，系统处于平衡态时，可以用体积V、压强p以及温度T这三个宏观物理量来描述其状态。在国际单位制中，体积的单位为立方米（m^3），其他常用单位还有升（L），1L = 10^{-3} m^3；压强的单位为帕（Pa），1Pa = 1N/m^2，其他非国际单位制单位还有毫米汞

(mmHg)、大气压（atm）等，其单位换算关系为 1atm = 760mmHg = 1.013 × 10⁵Pa；温度是物体冷热程度的量度，常用的温度表示有热力学温度和摄氏温度。热力学温度用符号 T 表示（单位：K），摄氏温度用符号 t 表示（单位：℃）。它们之间的数值关系为 $t ≈ T - 273.15$。

3. 状态方程

一定量气体在无外力作用的条件下处于平衡状态时，气体的状态参量（p，V，T）之间存在着一定的函数关系，其中任一个参量是其余两个参量的函数，参量之间的关系式称为**气体的状态方程**。实验结果表明，一般气体在温度不太低（与室温相比）、压强不太大（与大气压相比）的条件下，它们都近似遵循玻意耳-马略特定律、查理定律和盖吕萨克定律，而且压强越低，近似程度越高。通常把遵循上述三定律的气体称为**理想气体**。理想气体状态参量之间的关系式——状态方程为

$$pV = \nu RT \text{ 或 } pV = \frac{m}{M}RT \tag{6-1}$$

式中，m 是气体的质量；M 是气体的摩尔质量；$\nu = \frac{m}{M}$ 是气体的物质的量，单位是摩尔（mol）；$R = 8.31\text{J} \cdot \text{mol}^{-1} \cdot \text{K}^{-1}$ 是摩尔气体常数，其值可由标准状态下的大气压 p_0（1.013 × 10⁵Pa）、温度 T_0（273.15K）和摩尔体积 V_m（22.4 × 10⁻³m³·mol⁻¹）求得。

【**例题 6-1**】 某氧气瓶的体积为 $3.5 × 10^{-2}\text{m}^3$，其中氧气的压强为 $1.0 × 10^7\text{Pa}$，气体温度为 27℃，求瓶中气体的质量。

【**解**】 已知 $V = 3.5 × 10^{-2}\text{m}^3$，$p = 1.0 × 10^7\text{Pa}$，$T = 27℃ ≈ 300\text{K}$，$M = 32 × 10^{-3}\text{kg} \cdot \text{mol}^{-1}$。

设氧气可视为理想气体，由状态方程可得

$$m = \frac{MpV}{RT} = \frac{32 × 10^{-3} × 1.0 × 10^7 × 3.5 × 10^{-2}}{8.31 × 300}\text{kg} = 4.5\text{kg}$$

6.1.3 理想气体的微观模型与压强公式

1. 理想气体的微观模型

一般气体在温度不太低、压强不太大的情况下可视为理想气体。我们在物质结构的三个基本观点的基础上，进一步提出以下几个基本假设，建立理想气体的微观模型。

（1）分子本身的线度与分子之间平均距离相比可以忽略不计，分子可以视为质点。

（2）除碰撞瞬间外，分子之间以及分子与器壁之间无相互作用，分子在两次碰撞间做匀速直线运动。

（3）分子之间以及分子与器壁之间的碰撞都是完全弹性碰撞，即碰撞前后气体分子动能守恒。

（4）单个分子的运动遵循经典力学规律。

理想气体是突出气体共性、忽略次要因素而提出的理想模型。即理想气体可看成由大量做无规则热运动的、只在碰撞间有作用力的弹性质点组成的热学系统。

在平衡状态下，大量分子的整体运动行为也必然表现出统计规律。从各向同性的角度出发，首先，分子在空间各处的分布是均匀的，即分子在空间各处出现的概率是相等的，也就是分子数密度 $n = N/V$ 处处相等；其次，虽然每个分子的运动速度各不相同，而且由于频繁

的碰撞还不断地改变，但每个分子沿各个方向运动的概率是均等的。因此，分子速度沿各个方向分量的各种平均值都相等，有

$$\overline{v_x} = \overline{v_y} = \overline{v_z} = 0, \overline{v_x^2} = \overline{v_y^2} = \overline{v_z^2}$$

又因为

$$v^2 = v_x^2 + v_y^2 + v_z^2$$

所以

$$\overline{v^2} = \overline{v_x^2} + \overline{v_y^2} + \overline{v_z^2}$$

于是

$$\overline{v_x^2} = \overline{v_y^2} = \overline{v_z^2} = \frac{1}{3}\overline{v^2} \tag{6-2}$$

2. 理想气体的压强公式

容器器壁所受到的压力来自分子与器壁碰撞对器壁的作用力。尽管单个分子或少量分子给器壁的作用力是断断续续且大小、位置都不确定，但大量分子对器壁作用的总效果却产生了一个稳定持续的压力，这与雨点打在伞上的情况相似。当密集的雨点打到伞上时，就会感到雨伞受到一个均匀持续的压力。气体的压强就是做无规则运动的大量分子碰撞器壁时，作用于器壁单位面积上的平均冲力，或者说是单位时间内作用于器壁单位面积上的平均冲量。

根据理想气体的微观模型，气体分子可视为极小的弹性质点。下面用统计方法，对大量分子的微观量求统计平均值，在数值上建立压强与分子运动的联系。

如图 6-2 所示，有一边长为 L 的立方体容器，容积为 $V = L^3$。其中有 N 个同类分子，分子的质量均为 m_0，且气体处于平衡状态。先考虑某个分子与器壁的碰撞，设与平面平行的前后器壁面分别为 A_1、A_2，假设该分子在碰壁以前的速度为 $\boldsymbol{v}_i$，它沿坐标轴的分量分别 $\boldsymbol{v}_{ix}$、$\boldsymbol{v}_{iy}$、$\boldsymbol{v}_{iz}$，因为分子与器壁是完全弹性碰撞，所以该分子与 A_1 面碰撞时，它在 x 方向的速度分量由 $\boldsymbol{v}_{ix}$ 改变为 $-\boldsymbol{v}_{ix}$，而与 A_2 面碰撞时，再由 $-\boldsymbol{v}_{ix}$ 改变为 $\boldsymbol{v}_{ix}$。这样质量为 m_0 的分子每与 A_1 面碰撞一次，其动量的改变量为 $-2m_0v_{ix}$，根据动量定理，$-2m_0v_{ix}$ 等于器壁对分子作用的冲量，则分子与器壁碰撞一次，给予器壁的冲量为 $2m_0v_{ix}$。分子与 A_1 面连续两次碰撞之间，在 x 方向所经过的距离总是 $2L$，所需的时间为 $2L/v_{ix}$，在单位时间内分子与 A_1 面碰撞的次数为 $v_{ix}/2L$，所以，一个分子在单位时间内给予 A_1 面的冲量为

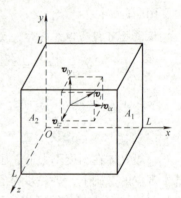

图 6-2 气体的压强

$$\frac{v_{ix}}{2L} \cdot 2m_0v_{ix} = \frac{m_0v_{ix}^2}{L} \tag{6-3}$$

如果考虑 N 个分子，它们在 x 方向上的速度分量分别为 $\boldsymbol{v}_{1x}, \boldsymbol{v}_{2x}, \cdots, \boldsymbol{v}_{Nx}$，那么根据式（6-3），各分子在单位时间内给予 A_1 面的冲量分别为 $m_0v_{1x}^2/L, m_0v_{2x}^2/L, \cdots, m_0v_{Nx}^2/L$。因此，在单位时间内 N 个分子施于 A_1 面的总冲量，即施于 A_1 面上的作用力为

$$F = \frac{m_0v_{1x}^2}{L} + \frac{m_0v_{2x}^2}{L} + \cdots + \frac{m_0v_{Nx}^2}{L} = \frac{m_0}{L}(v_{1x}^2 + v_{2x}^2 + \cdots v_{Nx}^2) \tag{6-4}$$

式（6-4）除以 A_1 面的面积，可得到作用在 A_1 面上的压强为

$$p = \frac{F}{A_1} = \frac{m_0}{L^3}(v_{1x}^2 + v_{2x}^2 + \cdots v_{Nx}^2) = \frac{Nm_0}{L^3} \cdot \frac{(v_{1x}^2 + v_{2x}^2 + \cdots v_{Nx}^2)}{N} \quad (6\text{-}5)$$

式中，$(v_{1x}^2 + v_{2x}^2 + \cdots v_{Nx}^2)/N$ 是容器中所有分子 v_x^2 的平均值，用 $\overline{v_x^2}$ 表示，又因为单位体积的分子数（称为分子数密度）$n = N/L^3$，则式（6-5）可改写为

$$p = nm_0 \overline{v_x^2} \quad (6\text{-}6)$$

对任一分子来说，$v_i^2 = v_{ix}^2 + v_{iy}^2 + v_{iz}^2$，且平衡态下气体的性质与方向无关，所以三个速度分量平方的平均值相等，即 $\overline{v_x^2} = \overline{v_y^2} = \overline{v_z^2} = \overline{v^2}/3$，代入式（6-6）得

$$p = \frac{1}{3}nm_0 \overline{v^2} = \frac{2}{3}n\left(\frac{1}{2}m_0 \overline{v^2}\right) \quad (6\text{-}7)$$

式中，$\frac{1}{2}m_0 \overline{v^2}$ 是气体分子的平均平动动能，用 $\overline{\varepsilon_t}$ 表示。这样，式（6-7）可改写为

$$p = \frac{2}{3}n \overline{\varepsilon_t} \quad (6\text{-}8)$$

式（6-7）和式（6-8）将宏观物理量压强 p 与微观物理量 v^2、ε_t 的统计平均值联系起来，显示了宏观物理量与微观物理量的关系，称为**理想气体的压强公式**。公式表明：气体压强正比于分子数密度 n 和分子的平均平动动能 $\overline{\varepsilon_t}$，是大量气体分子无规则热运动的统计结果，对大量气体分子才有明确的意义。

6.1.4　理想气体的能量公式

1. 温度的微观意义

由理想气体的状态方程（6-1）可得

$$p = \frac{\nu}{V}RT = \frac{\nu N_A}{V} \frac{R}{N_A} T = nkT \quad (6\text{-}9)$$

式中，$N_A = 6.02 \times 10^{23}$ mol^{-1} 为阿伏伽德罗常量；$k = \frac{R}{N_A} = 1.38 \times 10^{-23}$ J/K，也是一个常量，1892 年由奥地利物理学家玻尔兹曼引入，称为**玻尔兹曼常量**。

将式（6-7）与式（6-9）比较并整理可得

$$\overline{\varepsilon_t} = \frac{1}{2}m_0 \overline{v^2} = \frac{3}{2}kT \quad (6\text{-}10)$$

式（6-10）表明，气体分子热运动的平均平动动能与热力学温度成正比，且只与气体的温度有关。它揭示了温度的微观意义，即热力学温度是分子平均平动动能的量度。气体的温度越高，气体分子的平均平动动能越大，分子无规则运动越剧烈。因此，可以说温度是表征大量分子热运动剧烈程度的物理量。

温度是一个统计的概念，它只适用于大量分子组成的集体，对单个分子或少量分子温度的概念是没有意义的。式（6-10）中分子的平动动能是分子的无规则运动的平动动能。温度与物体的整体运动无关。

2. 能量均分定理

在理想气体的模型中，我们把气体分子看成质点，只考虑了分子的平动，而没有考虑分

子的大小和内部结构。现在将理想气体微观模型稍做修改和扩展，考虑分子的内部结构，按每个分子含有原子的多少，将气体分子分为单原子分子气体（如 He、Ne 等）、双原子分子气体（如 H_2、O_2、N_2 等）和多原子分子气体（如 CH_4、CO_2 等）。对于双原子分子气体和多原子分子气体，它们不仅有平动，还可能有转动和振动，这里我们认为气体分子是刚性的，所以不考虑振动。因此，研究分子热运动的能量时，不仅要考虑分子的平动动能，还应包括分子的转动动能。为了讨论气体分子各种运动之间的能量分配，需要引入自由度的概念。

（1）分子的运动自由度

自由度是描述物体运动自由程度的物理量。例如，一个质点在三维空间的运动就比在一维空间直线上的运动更自由。在力学中，描述一个物体在空间的位置和形态所需要的独立坐标数称为该物体的**自由度**，常用符号 i 表示。

对于单原子分子仍可按质点处理，确定一个质点在空间的位置需要 3 个独立的坐标 x、y、z，因此，单原子分子有 3 个自由度，也称为 3 个平动自由度，以 $i = 3$ 表示。

对于刚性双原子分子，除了需要 3 个坐标 x、y、z 确定质心的位置外，还需要 2 个坐标确定它的两个原子的连线在空间的方位，这 2 个自由度称为转动自由度。这样，双原子分子的总自由度 $i = 3 + 2 = 5$。

对于刚性多原子分子，描述其空间的位置和形态，除了上述 5 个坐标外，还需要 1 个说明分子绕特定轴转动的角坐标。所以，多原子分子有 3 个平动自由度和 3 个转动自由度，其总自由度 $i = 3 + 3 = 6$。

（2）能量均分定理

根据式（6-10）可得气体分子的平均平动动能和温度的关系为

$$\frac{1}{2}m_0 \overline{v^2} = \frac{3}{2}kT$$

分子的平均平动动能可表示为

$$\frac{1}{2}m_0 \overline{v^2} = \frac{1}{2}m_0 \overline{v_x^2} + \frac{1}{2}m_0 \overline{v_y^2} + \frac{1}{2}m_0 \overline{v_z^2}$$

在平衡状态下，分子在各个方向运动的概率均等，即 $\overline{v_x^2} = \overline{v_y^2} = \overline{v_z^2}$，所以有

$$\frac{1}{2}m_0 \overline{v_x^2} = \frac{1}{2}m_0 \overline{v_y^2} = \frac{1}{2}m_0 \overline{v_z^2} = \frac{1}{3} \times \frac{1}{2}m_0 \overline{v^2} = \frac{1}{2}kT \tag{6-11}$$

这表明，理想气体分子的每个平动自由度上具有相等的平均动能，都是 $\frac{1}{2}kT$，这是气体分子无序运动性的表现。由于碰撞，平动动能不仅在分子之间转换，而且还可以从一个平动自由度转移到另一个平动自由度上。对大量分子来说没有哪个方向上的平动动能更占优势，平均平动动能均匀地分布在三个平动自由度上。

对于刚性双原子分子和多原子分子理想气体，不仅有分子的平动，而且还要涉及分子的转动，在大量分子的无规则碰撞中，平动和转动之间以及转动的自由度之间也可以交换能量。统计地讲，没有哪个自由度在能量的分配上更占优势，即每个分子转动自由度的平均动能也为 $\frac{1}{2}kT$。因而，推广到更一般的情况：在温度为 T 的平衡态下，气体分子每个自由度的

平均能量相等，且等于 $\frac{1}{2}kT$。这一结论称为**能量均分定理**。

能量均分定理是一条统计规律，适用于大量分子组成的系统。在经典物理中，这一结论不仅适用于气体，也适用于液体和固体分子的无规则运动。

3. 理想气体的内能

内能是气体分子层面上的能量，是指所有气体分子的无规则运动的动能和分子之间的相互作用势能的总和。对于理想气体，由于不计分子之间的相互作用力，所以分子之间的相互作用势能可以忽略不计，因而理想气体的内能就是所有分子动能的总和。

以 N 表示一定量刚性理想气体的分子总数，i 表示气体分子的总自由度，按能量均分定理，一个分子的平均动能为

$$\overline{\varepsilon} = \frac{i}{2}kT \tag{6-12}$$

所以，该理想气体的内能为

$$U = N\overline{\varepsilon} = N\frac{i}{2}kT$$

1mol 理想气体的内能为

$$U_m = N_A \overline{\varepsilon} = \frac{i}{2}(N_A k)T = \frac{i}{2}RT \tag{6-13}$$

质量为 m、摩尔质量为 M（物质的量 $\nu = \frac{m}{M}$）的理想气体的内能为

$$U = \frac{m}{M}\frac{i}{2}RT = \frac{i}{2}\nu RT \tag{6-14}$$

因此，三种理想气体分子的内能分别为

单原子分子 $\qquad\qquad\qquad U = \frac{3}{2}\nu RT$

刚性双原子分子 $\qquad\qquad U = \frac{5}{2}\nu RT$

刚性多原子分子 $\qquad\qquad U = \frac{6}{2}\nu RT = 3\nu RT$

这些结果表明，一定量的理想气体的内能仅取决于分子的自由度数 i 和热力学温度 T，与气体的压强和体积无关。在理想气体状态变化的过程中，如果温度不变，内能也不变，理想气体的内能只是温度的单值函数，这个经典物理的统计结果在与室温相差不大的范围内与实验近似地符合。

【**例题 6-2**】求 27℃时氧气分子的平均平动动能、平均动能及 16g 氧气具有的内能。

【**解**】由能量均分定理可知，气体分子的每个自由度都有 $\frac{1}{2}kT$ 的平均能量，氧分子是双原子分子，自由度为 $i=5$。

氧气分子的平均平动动能为

$$\overline{\varepsilon}_t = \frac{3}{2}kT = \left[\frac{3}{2} \times 1.38 \times 10^{-23} \times (273.15 + 27)\right] \text{J} = 6.21 \times 10^{-21} \text{J}$$

氧气分子的平均动能

$$\bar{\varepsilon} = \frac{i}{2}kT = \left[\frac{5}{2} \times 1.38 \times 10^{-23} \times (273.15 + 27)\right]J = 1.04 \times 10^{-20} J$$

16g 氧气的内能

$$U = \frac{i}{2}\frac{m}{M}RT = \left[\frac{5}{2} \times \frac{16}{32} \times 8.31 \times (273.15 + 27)\right]J = 3.12 \times 10^{3} J$$

【例题 6-3】 有一真空管,在0℃时其真空度为 1.33×10^{-3} Pa,求真空管内单位体积中的分子数和分子的平均平动动能。

【解】 已知 $k = 1.38 \times 10^{-23} J \cdot K^{-1}$,$T = 273 K$,$p = 1.33 \times 10^{-3}$ Pa,由式 (6-9) 得

$$n = \frac{p}{kT} = \frac{1.33 \times 10^{-3}}{1.38 \times 10^{-23} \times 273} m^{-3} = 3.53 \times 10^{17} m^{-3}$$

即真空管内在每立方米中有 3.53×10^{17} 个分子。

分子的平动自由度等于3,由能量均分定理可得分子的平均平动动能为

$$\bar{\varepsilon}_t = \frac{3}{2}kT = \left(\frac{3}{2} \times 1.38 \times 10^{-23} \times 273\right)J = 5.65 \times 10^{-21} J$$

6.1.5 速率分布函数与麦克斯韦速率分布律

理想气体处于热平衡时,由于气体分子的相互碰撞,每个分子的速率都在不断地发生变化。在某一时刻,各个分子速率或能量的大小不同,运动的方向也不一致,对某一特定的分子来说,其速率或能量的大小完全是偶然的、随机的,而就大量分子组成的分子整体来讲,分子的速率或能量的分布却遵循一定的统计规律性。1859年,麦克斯韦首先用统计方法从理论上解决了分子运动的速率分布问题,并且不久就为实验所证实。

1. 速率分布函数

所谓速率的统计分布是指在总数为 N 的气体分子中,速率在 $v \sim v + dv$ 区间内的分子数 dN 有多少,或所占的百分比 dN/N 的大小。实验表明,分子速率出现在 $v \sim v + dv$ 区间的分子数占总分子数的百分比 dN/N,与速率 v 的大小有关,且与速率区间 dv 的大小成正比。可表示为

$$\frac{dN}{N} = f(v)dv \tag{6-15}$$

式中,$f(v)$ 称为**速率分布函数**。$f(v)$ 的物理意义是:分子速率在 v 附近单位速率区间的分子数占总分子数的百分比。它的数值越大表示分子处在 v 附近单位速率区间的概率越大。

将式 (6-15) 对所有速率区间积分,将得到速率在 $[0, \infty)$ 区间内的分子数占总分子数百分比,这显然等于1。即

$$\int_0^\infty f(v)dv = 1 \tag{6-16}$$

上式就是速率分布函数必须满足的归一化条件。

2. 麦克斯韦速率分布律

1859年,麦克斯韦首先从理论上导出了在平衡状态下气体速率分布函数 $f(v)$ 的数学表达式,即

$$f(v) = 4\pi \left(\frac{m_0}{2\pi kT}\right)^{\frac{3}{2}} e^{-\frac{m_0 v^2}{2kT}} v^2 \tag{6-17}$$

式中，m_0 为分子的质量；T 为气体的热力学温度；k 为玻尔兹曼常量。由式（6-17）可知，对一给定的气体（m_0 一定），麦克斯韦速率分布函数只与温度有关。以 v 为横轴、$f(v)$ 为纵轴画出的曲线称为麦克斯韦速率分布曲线（见图6-3），它形象地表示出气体分子按速率分布的情况。图中曲线下宽度为 $\mathrm{d}v$ 的阴影面积就是 $f(v)\mathrm{d}v = \mathrm{d}N/N$，它表示分子速率在 $v \sim v + \mathrm{d}v$ 区间内的分子数占总分子数的百分比。$f(v)$ 有一极大值，与之对应的速率称为**最概然速率**，用 v_p 表示，它的物理意义是：若把整个速率范围分成许多相等的小区间，则 v_p 所在的区间的分子数占总分子数的百分比最大。v_p 可由下式求出：

$$\frac{\mathrm{d}f(v)}{\mathrm{d}v} = 0$$

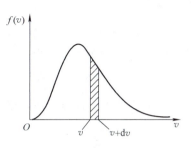

图 6-3　麦克斯韦速率分布曲线

由此可得理想气体分子的最概然速率

$$v_\mathrm{p} = \sqrt{\frac{2kT}{m_0}} = \sqrt{\frac{2RT}{M}} \approx 1.41\sqrt{\frac{RT}{M}} \qquad (6\text{-}18)$$

式（6-18）表明：v_p 随温度的升高而增大，又随分子质量 m_0 的增大而减小。如图6-4 所示是同种气体在不同温度下的速率分布函数，可以看出温度对速率分布的影响，温度越高，最概然速率越大。由于曲线下的面积恒等于1，所以温度升高时曲线变得平坦些，并向高温区域扩展。也就是说，温度越高，速率较大的分子数越多。这就是通常说的温度越高，分子的运动越剧烈的真正含义。

根据麦克斯韦速率分布函数，可以计算出气体分子的平均速率为

$$\bar{v} = \sqrt{\frac{8kT}{\pi m_0}} = \sqrt{\frac{8RT}{\pi M}} \approx 1.60\sqrt{\frac{RT}{M}} \qquad (6\text{-}19)$$

利用速率分布函数，还可以求出方均根速率 $\sqrt{\overline{v^2}}$，它的计算公式为

$$\sqrt{\overline{v^2}} = \sqrt{\frac{3kT}{m_0}} = \sqrt{\frac{3RT}{M}} \approx 1.73\sqrt{\frac{RT}{M}} \qquad (6\text{-}20)$$

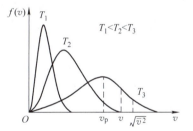

图 6-4　不同温度的速率分布曲线

以上三种速率中，方均根速率最大，平均速率次之，最概然速率最小，它们的大小次序不因温度及气体的种类而变化；三种统计速率都与 $\sqrt{T}$ 成正比，与 $\sqrt{m_0}$ 成反比，其大小如图6-4 虚线所示横轴位置，易看出其相对大小。

6.1.6　玻尔兹曼能量定律

气体分子在不受外力作用下达到平衡时，尽管各分子的速率不一致，但单位体积内的平均分子数目是相等的。如果处在重力场中，气体分子同时受到两种对立的作用，无规则的热运动要使气体分子均匀分布在它们所能达到的空间，而重力则要使这些分子聚集于地面。当这两种作用力达到平衡时，气体分子在空间的分布是不均匀的，且离地面越高处，单位体积内的分子数目越小，并服从玻尔兹曼分布定律，即

$$n = n_0 e^{-E_p/kT} \tag{6-21}$$

式中，n 表示势能 E_p 处的单位体积中的分子数；n_0 是处于势能为零处的单位体积中的分子数，E_p 为分子的势能。因为与分子所处的位置有关，所以在不同的位置，气体分子的密度不同，如果讨论的粒子是电场中的带电离子，E_p 则为电势能，离子的分布也服从式（6-21）。

在重力场中，地球表面附近分子的重力势能为 $E_p = m_0 gh = \dfrac{M}{N_A} gh$，代入式（6-21）得

$$n = n_0 e^{-Mgh/N_A kT} \tag{6-22}$$

式中，n_0 是 $h = 0$，即海平面处的大气分子数密度。很明显大气分子数密度随海拔高度增加按指数规律衰减。由式（6-9）可知，气体的压强与分子数密度成正比，故有

$$\frac{p}{p_0} = \frac{n}{n_0} = e^{-Mgh/RT}$$

或

$$p = p_0 e^{-Mgh/RT} \tag{6-23}$$

式中，p_0 为海平面的大气压强；p 是海拔高度为 h 处的大气压强。这个公式给出了大气压强与海拔高度的关系。

表 6-1 列出了大气压强、氧分压与海拔高度关系的数据。从表中可以看出，海拔高度越高，大气压强越低，空气中的氧分压也越低，肺泡内的氧分压也随之下降。由于供氧不足人体会出现各种症状，例如登山运动员在海拔高度为 3000m 以下时没有明显的不适感觉；当高度在 3000～4000m 时呼吸和脉搏加快，严重者头痛脑晕，恶心呕吐；当高度达到 4000～5000m 时，发生严重的呼吸困难，感到体力衰弱和疲劳，出现视力减退；若升到 5000～7000m，这时空气中的氧分压不到海平面的一半，供养不足会出现中枢神经系统的机能障碍，判断力减退。在高空飞行中也有类似的情况。临床上的高山病和航空病其主要原因是由于大气压强和空气中的氧分压急剧下降缺氧所引起的。

表 6-1 大气压强、氧分压与海拔高度的关系

海拔高度/m	大气压强/mmHg	空气中氧分压/mmHg	肺泡内氧分压/mmHg
0	760	159	104
1000	674	140	90
2000	594	125	70
3000	526	110	62
4000	462	98	50
5000	405	85	45
6000	354	74	40
7000	340	65	35
8000	270	56	30

6.1.7 气体的溶解　高压氧疗

1. 气体的溶解和亨利定律

当气体和液面接触时，由于气体分子的无规则运动，一部分气体会进入液体内部而溶于

液体中，血氧含量、血二氧化碳分压、麻醉药物的血浓度等都涉及气体在液体中溶解的物理现象。

在一定的温度与压力条件下，当液面上的气体和溶解的气体达到动态平衡时，该气体在液体中的浓度称为溶解度，气体的溶解度常用 100mL 液体中能溶解气体体积（mL）表示，写成 vol.%。如 37℃ 时，一个大气压下，100mL 血液中所能溶解的氧化亚氮的体积为 0.468mL，故其溶解度为 0.468vol.%。气体溶于液体是放热过程，气体溶解度通常随温度的升高而减小，和固体不同。

气体的溶解度还与压强有关。压强增大，液面上的气体密度增大，和液面接触的分子数增多，所以气体溶解度随压强增加而增大。若液面上是混合气体，则气体的溶解度与液面上该气体的分压强成正比。比如 C 表示溶解度，上述规律可用公式表示为

$$C = \alpha p \tag{6-24}$$

式（6-24）称为**亨利定律**，式中，比例常量 α 称为**气体的溶解系数**，其值相当于压强为一个单位时气体的溶解度，其大小因气体和液体的种类以及温度的不同而异。

例如，吸入空气时，肺泡内分压为 13.83kPa，100mL 血液中仅溶解 0.3mL 氧气，若吸入纯氧，肺泡内分压达 89.50kPa，则血液的溶氧量增 6.7 倍，即 100mL 血液溶解氧增至 2.1mL。溶解氧增加，使血液和组织之间的氧压差增大，有利于氧由血液向组织的弥散。氧压达到 3×101.3kPa 的高压氧舱，可使血液的溶氧量比常压下增加 20 倍。

2. 高压氧疗

在高压（超过常压）的环境下，呼吸纯氧或高浓度氧以治疗某些疾病的方法，即高压氧治疗，高压氧治疗也是一种特殊的氧疗方法，它具备常压环境下一般氧治疗所不能达到的治疗作用，具有独特的治疗机制。

根据亨利定律，增加氧分压可按比例地提高氧在血液中的溶解量，增加动脉氧分压和血液的氧结合量，从而使组织的氧供应量增加，因此，临床上常采用高压氧治疗，将病人送入高压氧舱内处理。高压氧舱是一种用钢材、有机玻璃等材料制成的耐高压的密闭容器，用空气压缩机将空气压入舱内，产生数倍于大气压的高压。治疗时，为使病人正常呼吸，使病人的全身处于高压空气的环境下，用面罩吸入纯氧，这时面罩内的纯氧压强与舱内的空气的压强相等，使血液中溶解的氧含量增加，以达到缓解缺氧的目的，但在高压氧治疗中应注意防止氧中毒。氧压过高或氧压虽不高但治疗时间过长，均可出现氧中毒，这时病人出现不安、痉挛、意识丧失等，临床实践证明，采用间歇性的 1.5~3.0atm 的氧气进行高压氧治疗，既可以避免氧中毒，又能达到较好的治疗目的。

6.2 平衡态 热力学第一定律

6.2.1 热力学系统与平衡态

1. 热力学系统

在热力学中，通常把研究的对象称为**热力学系统**，简称系统，而把系统之外能够影响系统的其他物体称为系统的外界或环境。根据不同的交换方式可将系统分为三类：系统与外界之间既没有能量交换又没有物质交换，称为**孤立系统**；系统与外界之间只有能量交换而没有

物质交换，称为**封闭系统**；系统与外界之间既有能量交换又有物质交换，称为**开放系统**。生物体属于开放系统，它不断地和环境交换物质和能量，在热力学的研究中往往不考虑系统的机械运动。

2. 平衡态

热力学系统的宏观状态分为平衡态和非平衡态两种。当系统处于不变的外界条件下，与外界无相互作用或处于恒定的外力场中，其内部不再发生任何宏观状态的变化，一切宏观性质都不随时间变化的状态称为**平衡态**。反之称为**非平衡态**。

6.2.2 准静态过程

当系统的状态发生变化时，我们就说系统在经历一个过程。在过程进行的任一时刻，系统的状态不是平衡态。例如，推动活塞压缩汽缸内的气体时，气体的体积、密度、温度或压强都在发生变化，在这一过程中的任一时刻，气体各部分的密度、温度和压强并不完全相同，无法用状态参量来描述这一变化过程。为了利用系统的平衡状态的性质来研究变化过程中的气体，我们引入准静态过程的概念。所谓**准静态过程**就是，在一个过程中，如果任一时刻系统的状态都无限地接近于平衡态。准静态过程是一种理想过程，当实际过程进行得无限缓慢时，各时刻的状态也就无限接近于平衡态，而此过程也就成了准静态过程。因此，准静态过程是实际过程无限缓慢进行时的极限情况。实际发生的过程往往进行得比较快，这里"无限缓慢"应从相对意义上理解。一个系统受到扰动，由非平衡态经历一段时间过渡到平衡态所经历的时间称为弛豫时间。在一个实际过程中如果系统的状态发生一个微小变化所需要的时间比弛豫时间长得多，那么任一时刻，系统都有充分时间达到平衡态，这样的过程可视为准静态过程。例如：常温下空气中声速为 $340\text{m}\cdot\text{s}^{-1}$，若汽缸的长度 $L=0.3\text{m}$，则弛豫时间 $\tau \approx 10^{-3}\text{s}$。若以 $10\text{m}\cdot\text{s}^{-1}$ 的速率将汽缸压缩 0.1m，则整个压缩过程经历的时间 $\Delta t = 0.01\text{s}$，与 10^{-3}s 相比还大一个量级。由此可见，若把活塞在汽缸中的压缩过程近似看成准静态过程来分析不会产生大的误差。

平衡态具有确定的状态参量值，系统的状态可以用状态图（如 p-V 图、p-T 图或 V-T 图）中的一个点来表示，系统的准静态变化过程可用 p-V 图上的一条曲线表示，这样的曲线称为过程线，相应的函数关系称为过程方程（见图 6-5）。对于理想气体的准静态过程，过程中的任一状态都同时满足理想气体状态方程和过程方程。

6.2.3 功、热量和内能

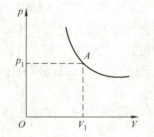

图 6-5 理想气体的 p-V 曲线

做功和热传递是热力学系统与外界之间交换能量的两种常见的方式。

1. 准静态过程中的功

能量是状态的单值函数，功是能量变化的一种量度，外界对系统做功将改变系统的状态和能量。

在一个热力学系统的变化过程中，气体对外界做功吗？为简单起见，我们先研究无摩擦的准静态过程中的系统做功。以汽缸中的气体为研究对象，如图 6-6 所示，设汽缸内盛有一定量的气体，活塞的面积为 S，气体的压强和体积分别为 p 和 V，气体做准静态膨胀或压缩时，汽缸壁与活塞间可做无摩擦滑动。气体对活塞的压力为 $F = pS$，当气体推动活塞缓慢地向外移动一段微小的位移 $\mathrm{d}l$ 时，根据力学中关于功的定义，气体对外界做的微功为

$$\mathrm{d}A = F\mathrm{d}l = pS\mathrm{d}l = p\mathrm{d}V \tag{6-25}$$

式中，$\mathrm{d}V = S\mathrm{d}l$ 是活塞移动 $\mathrm{d}l$ 时汽缸内气体体积的增量。如果 $\mathrm{d}V > 0$，则 $\mathrm{d}A > 0$，即系统体积膨胀时，系统对外界做正功；如果 $\mathrm{d}V < 0$，则 $\mathrm{d}A < 0$，表示系统体积缩小时，系统对外界做负功，实际上是外界对系统做功；如果 $\mathrm{d}V = 0$，$\mathrm{d}A = 0$，系统体积不发生变化时，系统对外界不做功。

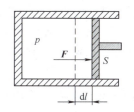

图 6-6　气体推动活塞做功

当系统经历了一个有限的准静态过程，其体积由 V_1 变到 V_2 时，系统对外界做的总功为

$$A = \int_{V_1}^{V_2} p\mathrm{d}V \tag{6-26}$$

式（6-25）和式（6-26）虽然是通过上述特例推导出来的公式，但可以证明，它们是准静态过程中"体积功"的一般计算公式。实质上仍然是力的功，只是用系统的状态参量表示的。如果知道了准静态过程中气体的压强随体积变化的具体形式，即过程方程 $p = f(V)$，将它代入式（6-26）就可以求出体积功。

由积分的几何意义可知，由式（6-26）求出的体积功的大小等于 p-V 图上过程曲线下的面积，如图 6-7 所示，曲线下画斜线的小长方形面积为元功 $\mathrm{d}A$ 的大小，而曲线下阴影区

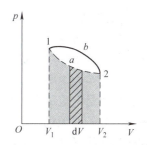

图 6-7　准静态过程的功

的面积就等于在该过程中气体对外界所做总功 A 的大小。如果系统由初状态 1 过渡到末状态 2，分别经历不同的准静态过程 a 和 b，则两过程不同做功就不同。也就是说，热力学过程中的功不仅与系统的初状态和末状态有关，而且与过程有关，因此，功是一个与过程路径有关的量，称为**过程量**。

【**例题 6-4**】　一定量的理想气体，初始状态体积为 $V_1 = 2.0 \times 10^{-3} \mathrm{m}^3$，经历一个准静态过程到达末状态，体积变为 $V_2 = 5.0 \times 10^{-3} \mathrm{m}^3$。设此过程的过程方程为 $p = \dfrac{10}{V^2}$（SI 单位），试求在这个过程中气体对外界做的功。

【**解**】　由准静态过程功的计算公式得

$$A = \int_{V_1}^{V_2} p\mathrm{d}V = \int_{V_1}^{V_2} \frac{10}{V^2}\mathrm{d}V = -10\left(\frac{1}{V_2} - \frac{1}{V_1}\right) = -10 \times \left(\frac{1}{5.0 \times 10^{-3}} - \frac{1}{2.0 \times 10^{-3}}\right)\mathrm{J} = 3.0 \times 10^3 \mathrm{J}$$

2. 热量

实践经验表明，除了用做功的方法可使热力学系统的状态（内能）发生变化以外，通过传热的方式同样能使系统的状态发生变化。例如，把冷水倒入热锅中，在没有任何宏观位移的情况下，热锅（外界）会向冷水（系统）传递能量。从分子动理论的观点看，由于水分子不断和锅的分子发生碰撞，在碰撞过程中锅的分子的无规则热运动能量不断地传给了水分子，表现为外界与系统之间的能量传递。这种由于外界和系统的温度不同，通过分子的无规则碰撞而进行的能量传递过程称为**热传递**，所传递的能量称为热量。热量通常用 Q 表示，

单位是 J。热量不是状态参量，而是过程量。说系统处于某一状态具有多少热量是没有意义的，只能说系统从某一状态变化到另一状态的过程中传递了多少热量。

很多情况下，系统与外界之间的热传递引起系统本身温度的变化，这一温度的变化和热传递的关系用热容 C 表示，它数值上等于系统温度升高（或降低）1K 所吸收（或放出）的热量。不同物质升高相同温度时吸收的热量一般不相同。1mol 物质温度升高 1K 吸收的热量称为**摩尔热容**，用 C_m 表示。摩尔热容也是与过程有关的量，同种物质的摩尔热容也随过程不同而不同。等体过程和等压过程对应的摩尔热容分别称为摩尔定容热容 $C_{V,m}$ 和摩尔定压热容 $C_{p,m}$。

等体过程传递的热量为

$$Q_V = \nu C_{V,m}(T_2 - T_1) \tag{6-27}$$

等压过程传递的热量为

$$Q_p = \nu C_{p,m}(T_2 - T_1) \tag{6-28}$$

式中，ν 是物质的量；T_1 和 T_2 分别是物质系统初状态和末状态的温度。

做功和热传递都可以改变系统的状态，1842 年焦耳第一次从实验上发现功和热可互相转化，并测出了热功当量。现在的热功当量的公认值为 1cal = 4.1858J。

焦耳的实验说明：做功与传热是传递能量的两种基本方式，在这一点上做功和传热是等效的，且数量上也可以相等。它们又是有区别的，做功是将物体有规则的宏观运动能量转化成系统内分子的无规则热运动能量，从而改变系统的内能；热传递是将系统外物体分子的无规则热运动能量转化成系统内分子的无规则热运动能量，从而改变系统的内能。

3. 内能

热力学过程中，一般不涉及原子和原子核内部能量的变化，内能是指热力学系统分子层面上的热运动能量和分子之间的相互作用能之和。系统的内能是状态的单值函数，当系统的状态确定后，其内能 U 也确定。在温度不太高、压强不太大的情况下，气体分子的振动能量不发生变化，分子间的势能可以忽略，所以理想气体的内能只包含所有分子的平动动能和转动动能。内能的变化可表示为

$$\Delta U = U_2 - U_1 = \frac{i}{2}\nu R(T_2 - T_1) \tag{6-29}$$

6.2.4 热力学第一定律

热力学第一定律是包括热现象在内的能量转化与守恒定律的一种表达形式。如果系统从外界吸收的热量为 Q，系统从平衡态 1 变化到平衡态 2，内能的变化为 $\Delta U = U_2 - U_1$，同时，系统对外界做功为 A，那么有

$$Q = \Delta U + A \tag{6-30}$$

式（6-30）称为**热力学第一定律**，它表明：在一个热力学过程中，系统从外界吸收的热量一部分用来增加系统的内能，一部分用来对外界做功。Q、A 和 ΔU 都是代数量，可正可负。$Q > 0$ 表示系统从外界吸热，$Q < 0$ 表示系统向外界放热；$\Delta U > 0$ 表明系统内能增加，$\Delta U < 0$ 表明系统内能减少；$A > 0$ 表示系统对外界做正功，$A < 0$ 表示系统对外界做负功（或者说外界对系统做正功）。

如果热力学系统的初、末两状态无限接近，即系统经历一个无限小的过程，则热力学第

一定律可表示为

$$dQ = dU + dA \tag{6-31}$$

热力学第一定律具有普遍的意义，它是包括热现象在内的能量转化和守恒定律，适用于自然界中的平衡态之间发生的任何过程。热力学第一定律表明：能量不能凭空产生或消失，只能从一种形式转化到另一种形式或从一个物体转移到另一个物体，要使系统对外做功，必须从外界吸收热量或消耗内能。不需要动力、能量和燃料而使机器永不停息地对外做功的永动机是不可能制成的。历史上，曾有人幻想制成一种机器，希望工作物质经过循环过程不需吸收热量而对外界做功，这类机器称为第一类永动机。

6.3 理想气体的热力学过程

热力学第一定律给出了系统在状态变化的过程中，传热、做功和内能之间的关系。这是自然界中的一条普遍规律，气体、液体、固体系统都能适用。作为应用，以下对理想气体进行讨论。

6.3.1 等体过程

系统的体积始终保持不变的过程称为等体过程（见图6-8）。例如，对一汽缸的气体加热，活塞固定不动，使气体温度升高，压强增大，这就是一个等体过程。在这个过程中，由于体积不变，$dV = 0$，气体对外做的功为零，即 $A = 0$，因此，热力学第一定律可写成

$$Q = \Delta U$$

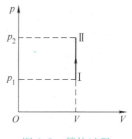

图6-8 等体过程

即系统从外界吸收的热量全部用来增加系统的内能。如果系统在等体过程中放热，则放出的热量等于系统内能的减少。

1mol 气体在等体过程中温度升高1K时所吸收的热量，称为**摩尔定容热容**，记为 $C_{V,\mathrm{m}}$。物质的量为 ν 的理想气体，在等体过程中温度升高 dT，则气体吸收的热量为

$$dQ = \nu C_{V,\mathrm{m}} dT = dU = \frac{i}{2}\nu R dT \tag{6-32}$$

对于理想气体，可得摩尔定容热容 $C_{V,\mathrm{m}} = iR/2$。

6.3.2 等压过程

系统的压强始终保持不变的过程称为等压过程（见图6-9）。例如汽缸的活塞可以自由移动，活塞上施加一定的压力，对气体缓慢加热。气体受热后压强增加，推动活塞向外移动，由于体积膨胀，压强降低，就可以使气体的压强基本上与外界施加的压力保持平衡，而且保持不变。这样在压强不变的条件下，系统进行的吸热膨胀或放热收缩的过程，就是等压过程，等压过程统对外界所做的功为

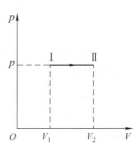

图6-9 等压过程

$$A = \int_{V_1}^{V_2} p\,dV = p(V_2 - V_1) \tag{6-33}$$

所以热力学第一定律表示为

$$Q = \Delta U + p(V_2 - V_1) \tag{6-34}$$

对于等压膨胀过程，$V_2 > V_1$，$A > 0$，系统对外做正功。故等压膨胀过程中，系统所吸收的热量 Q 一部分用于增加系统的内能，一部分则转化为对外界所做的功。

1mol 气体在等压过程中温度升高 1K 时所吸收的热量，称为**摩尔定压热容**，记为 $C_{V,m}$。物质的量为 ν 的理想气体，在等压过程中温度升高 dT，则气体吸收的热量为

$$dQ = \nu C_{p,m} dT \tag{6-35}$$

由于 $dQ = dU + pdV = \nu C_{V,m} dT + \nu R dT$，所以

$$C_{p,m} = C_{V,m} + R = \left(\frac{i}{2} + 1\right) R \tag{6-36}$$

式（6-36）称为**迈耶公式**，它说明理想气体的摩尔定压热容等于摩尔定容热容与摩尔气体常量 R 之和。也就是说，在等压过程中，温度升高 1K 时，1mol 的理想气体要多吸收 8.31J 的热量，用来转化为膨胀时对外界所做的功。

气体的摩尔定容热容 $C_{V,m}$ 和摩尔定压热容 $C_{p,m}$ 与气体的自由度 i 有关。在实际应用中，常用到 $C_{p,m}$ 与 $C_{V,m}$ 的比值，这个比值通常用 γ 表示，称为比热容比。表 6-2 是几种常见气体的热容及 γ 值。

表 6-2　几种常见气体的热容及 γ 值

气体	自由度	$C_{V,m}/(\text{J}\cdot\text{mol}^{-1}\cdot\text{K}^{-1})$	$C_{p,m}/(\text{J}\cdot\text{mol}^{-1}\cdot\text{K}^{-1})$	$\gamma = C_{p,m}/C_{V,m}$
单原子分子	3	$3R/2 = 12.5$	$5R/2 = 20.8$	$5/3 = 1.67$
刚性双原子分子	5	$5R/2 = 20.8$	$7R/2 = 29.1$	$7/5 = 1.4$
刚性多原子分子	6	$3R = 24.9$	$4R = 33.2$	$4/3 = 1.33$

6.3.3 等温过程

在一个密闭的汽缸内贮有理想气体，汽缸壁由绝热材料制成，汽缸底部是热的良导体，并与温度为 T 的恒温热源相接触，使气体的温度维持不变，这种在温度不变的条件下，系统所进行的过程称为等温过程，其特征是 $dT = 0$，即系统温度 T 为常量。理想气体的等温过程在 p-V 图上的过程曲线如图 6-10 所示，是一条双曲线，称为**等温曲线**。

因为理想气体的内能只与温度有关，所以在等温过程中 $\Delta U = 0$，根据热力学第一定律，有

$$Q = A$$

设气体的初状态为 (p_1, V_1, T)，末状态为 (p_2, V_2, T)。在等温过程中，气体对外界所做的功为

$$A = \int_{V_1}^{V_2} p\,dV = \int_{V_1}^{V_2} \frac{\nu RT}{V} dV = \nu RT \ln \frac{V_2}{V_1}$$

因此

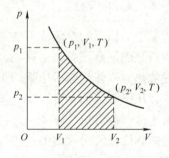

图 6-10　等温过程

$$Q = A = \nu RT\ln\frac{V_2}{V_1} = \nu RT\ln\frac{p_1}{p_2} \tag{6-37}$$

在等温膨胀过程中,系统从外界吸收的热量全部用来对外做功;等温压缩过程中,外界对系统所做的功全部以热量的形式向外界放出。

6.3.4 绝热过程

系统与外界无热量交换的条件下进行的过程称为绝热过程。绝热过程是一个理想过程,在实际中被良好的绝热材料封闭的系统内进行的过程,或者过程进行得很快以至于来不及与外界进行显著热交换的过程,都可以近似地认为是绝热过程,例如内燃机中气体点火后迅速膨胀的过程、柴油机中空气的压缩及声波传播时引起空气压缩和膨胀的过程等,都可视为绝热过程。

由于绝热过程中系统始终不与外界交换热量,因此 $dQ = 0$。应用热力学第一定律有 $dQ = dU + dA = 0$,又 $dU = \nu C_{V,m}$,$dA = pdV$,所以

$$\nu C_{V,m}dT + pdV = 0 \tag{6-38}$$

准静态过程中的任一状态,理想气体始终满足 $pV = \nu RT$,所以,当状态发生微小变化时有

$$pdV + Vdp = \nu RdT \tag{6-39}$$

式(6-38)、式(6-39)联立,消去 dT 得

$$(C_{V,m} + R)pdV + C_{V,m}Vdp = 0$$

上式两边同除以 pV,并利用迈耶公式 $C_{p,m} = C_{V,m} + R$ 及比热容比定义式 $\gamma = \dfrac{C_{p,m}}{C_{V,m}}$,整理可得

$$\gamma\frac{dV}{V} + \frac{dp}{p} = 0$$

对上式进行积分,则有 $\gamma\ln V + \ln p = \ln C_1$,即

$$pV^{\gamma} = C_1 \tag{6-40}$$

这就是理想气体准静态绝热过程方程,简称**绝热方程**。利用理想气体状态方程 $pV = \dfrac{m}{M}RT$ 和式(6-40),容易推得 (V, T) 或 (p, T) 为变量的过程方程为

$$TV^{\gamma-1} = C_2 \tag{6-41}$$

$$p^{\gamma-1}T^{-\gamma} = C_3 \tag{6-42}$$

上述三式中,C_1、C_2、C_3 均为常量,且各不相同。

根据式(6-40),在 p-V 图上可以画出理想气体准静态绝热过程所对应的曲线,称为绝热线。在 p-V 图上,绝热线比等温线变化得快,绝热线更陡峭些。如图 6-11 所示,气体由 a 状态出发,使气体体积从 V_1 膨胀到 V_2,经过绝热过程到达 b 状态,而经过等温过程到达 c 状态,但绝热过程中压强下降的比等温过程多,即 $p_b < p_c$。

绝热膨胀过程中,$Q = 0$,气体对外做功,由热力学第一定律

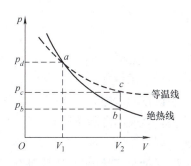

图 6-11 绝热线与等温线

可知
$$A = -\Delta U$$
又因为
$$\Delta U = \nu C_{V,m}(T_2 - T_1)$$
所以
$$A = -\nu C_{V,m}(T_2 - T_1) = \nu \frac{i}{2}R(T_1 - T_2) \tag{6-43}$$

绝热膨胀过程，气体对外界做功，必然以降低自身的内能为代价，所以温度要降低。因此，绝热线要比等温线更陡。

【例题 6-5】 温度为 27℃、压强为 10^2 kPa 的氮气，经绝热压缩使其体积变为原来的 20%。试求压缩后的压强和温度。并将这个压强与等温压缩的压强进行比较。

【解】 已知 $T_1 = 27℃ = 300$ K，$V_1 = 5V_2$，$p_1 = 10^5$ Pa。

（1）将氮气看成理想气体，则由绝热方程得
$$p_2 = p_1 \left(\frac{V_1}{V_2}\right)^\gamma = (10^5 \times 5^{1.4})\text{Pa} = 9.5 \times 10^5 \text{Pa}$$
$$T_2 = T_1 \left(\frac{V_1}{V_2}\right)^{\gamma-1} = (300 \times 5^{0.4})\text{K} = 571\text{K}$$

（2）对等温过程，由理想气体的物态方程可得
$$p_2 = p_1 \frac{V_1}{V_2} = (10^5 \times 5)\text{Pa} = 5 \times 10^5 \text{Pa}$$
$$T_2 = T_1 = 300\text{K}$$

可见，绝热压缩后温度显著升高，压强几乎超过等温压缩时压强的一倍。

6.4 热力学第一定律的应用

6.4.1 人体的能量交换与基础代谢

人体是一个开放系统，它与外界之间既有能量交换（散失热量，对外做功），又有物质交换（摄取食物、氧气，排出废物）。为了保证各个器官的正常活动，维持恒定的体温以及对外做功，人体必须从食物中获取能量。在整个人体的生命活动中，其能量的变动也服从热力学第一定律，对于有限的变化过程，有
$$\Delta U = \Delta Q - \Delta A \tag{6-44}$$
式中，ΔU 包括摄入的食物和体内脂肪等的能量变化；ΔQ 则是人体从外界吸收的热量（若 $\Delta Q < 0$ 则表示散热）；ΔA 是人体对外所做的功。

假设在所考虑时间 Δt 内，人体没有饮食和排泄，这时为了维持正常的生命活动，要不断地将食物或体内脂肪所储存的化学能转化为所需要的其他形式的能量，这个过程称为**分解代谢**。因为在这一过程中，人体要经常向外散发热量和对外做功，所以其内能将不断减少，即 ΔU 为负。在人体能量代谢的研究中，常用到 ΔU、ΔQ、ΔA 随时间的变化率，根据式（6-44），它们之间有以下关系：

$$\frac{\Delta U}{\Delta t} = \frac{\Delta Q}{\Delta t} - \frac{\Delta A}{\Delta t} \tag{6-45}$$

式中，$\Delta U/\Delta t$ 称为分解代谢率；$\Delta Q/\Delta t$ 为产热率；$\Delta A/\Delta t$ 为人体对外做功的功率。后两者原则上可以直接测定，而分解代谢率则只能通过氧的消耗率来间接测定，因为食物在分解过程中需要氧气，氧气的消耗量取决于分解代谢率。例如，完全氧化 1mol（180g）葡萄糖需要 134.4L 的氧气，产生 $2.87×10^6$J 的热量，即每升氧气产生 $21.4×10^3$J 的热量。

根据式（6-45），代谢率 $\Delta U/\Delta t$ 要受到对外输出功率 $\Delta A/\Delta t$ 大小的影响，并且与人体的健康状况以及进行各类体力活动的剧烈程度有关。表 6-3 给出了人类从事不同活动时的代谢率和耗氧率。从该表可以看出，当人体处于完全休息状态时（睡眠），代谢率仍达到 $2.93×10^5$J·h^{-1}，此时的代谢率在生理学上称为基础代谢率，它是人体处于基础状态，维持心跳、呼吸等最基本的生命活动所消耗的能量。因为这时对外没有做功，$\Delta A = 0$，$\Delta U = \Delta Q$，即体内储存能量的减少，等于人体向外散失的热量。

表 6-3　各种活动的代谢率及耗氧率（以体重 65kg 计算）

活动水平	代谢率/(J·h^{-1})	耗氧率/(L·min^{-1})
睡眠	约 $2.93×10^5$	0.23
轻微活动（听讲、漫步）	约 $8.37×10^5$	0.65
中等活动（骑自行车 16km·h^{-1}）	约 $1.674×10^6$	1.30
剧烈活动（踢足球）	约 $2.093×10^6$	1.63
甚剧烈活动（篮球赛、快速游泳）	约 $2.512×10^6$	1.93
极剧烈活动（自行车赛速度达 43km·h^{-1}）	约 $5.860×10^6$	4.65

6.4.2　体温的恒定和控制

1. 体温的恒定

尽管环境温度千变万化，有严寒，有酷暑，但人类作为一种恒温高级动物，可以保持体温相对恒定在 $(37±2)$℃ 的范围。恒温对于维持机体的生存是至关重要的。如果体内温度过高，与人体生命有关的重要化学过程和物理过程进行加快，尤其是人体绝大多数酶催化作用将加快。如果体温过低，酶的催化作用可能完全被抑制。酶的最适温度是 36～37℃，温度过高或过低都将立即影响体内新陈代谢的正常进行，临床实践表明：当体温高到 41℃ 时，便会造成蛋白的变性和死亡；当体内中心温度下降到 33℃ 以下时，神经功能会受到抑制，且知觉消失；若体温降到 30℃ 以下，则会引起人体调温系统失灵；若降到 28℃，会引起心室纤颤，甚至死亡。

我们说体温恒定，是指它保持在 37℃ 附近，并不是绝对不变，实际上常有较小的起伏，身体各处的温度也不完全一样。例如，健壮者的体温，用口表（口含体温计，临床经常采用）测量为 37℃，而肛门测量则比口腔约高 0.5℃，腋下测量则低 0.5℃ 左右。体内温度比皮肤温度高。另外，正常人一天的体温也有变化，清晨 6～7 点钟时最低，然后逐渐上升，到傍晚 5～7 点时最高，晚上又下降，清晨与傍晚温度最大可相差 0.5℃。新生儿的体温较成年人高 0.5～1℃，且波动性较大，这些变化在检查病人体温时，应特别注意。

2. 体温的控制

前面已述，人体各种活动的代谢将不断地产生热量，在极剧烈运动中，其热量可达基础代谢的 20 多倍。人类在室外生活和工作时，环境温度可在 -30~40℃ 范围内变化，但 $\Delta Q < 0$ 体温仍可保持在 37℃ 附近，这主要是通过控制体热的散失和体内温控系统的调节来实现的。

（1）控制体热的散失

人体在不同的活动中，其代谢产生的热量是不同的。为了表示体内生热的快慢，我们引进生热率 $(dQ/dt)_P$，它可根据人体活动的剧烈程度以及表 6-3 所列的基础代谢率来近似地估算。令 $m_b = 2.93 \times 10^5 \text{J} \cdot \text{h}^{-1}$（基础代谢率），$\alpha$ 为活动强度系数（量纲为一），则不同活动的生热率表示为

$$\left(\frac{dQ}{dt}\right)_P = \alpha m_b \tag{6-46}$$

式中的 α 值越大，表示活动越剧烈。从表中 6-3 中的数据可知，当轻微活动时，$\alpha = 3$；中等时，$\alpha = 6$；极剧烈活动时，$\alpha = 20$。

在生热同时，对流、辐射、传导等将使人体的热量被动散失（不包括出汗等调控的主动散热），它们的综合失热率用 $(dQ/dt)_D$ 表示，实验表明它与皮肤温度 T_S 和环境温度 T_n 之差 $(T_S - T_n)$ 成正比，即

$$\left(\frac{dQ}{dt}\right)_D = \lambda(T_S - T_n) \tag{6-47}$$

式中，λ 为散热系数，λ 越大散热越快，λ 越小散热越慢。当衣服穿得多，且其保温性能好，环境风速又小时，人体向外散热慢，λ 值小。

在仅有活动代谢生热和被动散热而无体内温度调控的情况下，人体若要保持 37℃，则生热率应等于失热率，由式（6-46）和式（6-47）得 $\alpha m_b = \lambda(T_S - T_n)$，将 m_b 的数值代入，整理后可得

$$T_S = 2.93 \times 10^5 \frac{\alpha}{\gamma} + T_n \tag{6-48}$$

由式（6-48）可知，在活动水平（即 α）一定的情况下，当环境温度 T_n 下降时，为保持体温 $T_S = 37℃$ 不变，应减小散热系数 λ，多穿衣服；当环境温度 T_S 上升时，应增大散热系数 λ，少穿衣服；在环境温度 T_n 一定时，如果活动量大，体内热量增多，为使体温 $T_S = 37℃$ 不变，应增大散热系数 λ，减少衣着。这表明，在环境温度或活动量变化时，可以通过改变散热系数（即增减穿衣）来维持体温恒定。同样，根据式（6-48）可知，当穿衣较少，而环境温度又较低时，通过加大活动量（即增大 α），增加体内生热，也能维持体温恒定。

（2）体内温控系统调节

从前面的讨论可知，在活动水平一定的情况下，为使体温保持在 37℃ 附近，可以调节散热系数 λ，即改变所穿的衣服。但是在很多情况下，例如夏天温度很高，天冷时衣着不足，环境温度不断地波动等，单靠调节散热系数不足以也不可能很快速地使体温恒定。因此需要借助体内的温控系统进行自动调节，图 6-12 是其方框图。机体深部温器（脑部）和表层感温器（皮肤表面神经）分别将机体深部和表层的

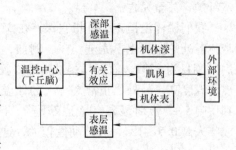

图 6-12 人体的体温调节过程

温度变化信息反馈到温控中心（下丘脑），在那里将深部温度与规定的人体适合生存的温度（37℃）进行比较。温控中心根据比较的结果，触动有关的效应器（例如代谢和运动元的活动、出汗等），做出自动调温响应，如果需要使体温升高，则增加代谢及运动元的活动（如天寒时的颤抖、寒颤等），产生热量，使热量进入机体深部及肌肉，借助血管的收缩，增加深部到外周之间的热传导，控制表面血流量，减少体表的散热。如果需要使体温下降，则通过出汗及汗的蒸发散热，借助血管的舒张，增加表面血流量，加快散热，从而使体温快速而严格地控制在37℃附近。

6.4.3 卡诺循环

系统经过一系列状态变化过程以后，又回到初始状态的过程称为**循环过程**，简称循环。循环中若进行的每一个阶段都是准静态过程，则此循环可以用 p-V 图上的一条曲线表示。按顺时针方向进行的循环过程，称为正循环或热机循环（见图 6-13）；按逆时针方向进行的循环过程，称为逆循环或制冷循环。对正循环，系统对外界所做的净功 $A_{\text{净}}$ 大于零，其大小等于曲线所包围的面积。

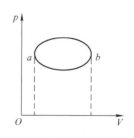

图 6-13　循环过程

热机循环过程中的能量转化和传递关系可用图 6-14 表示。将热力学第一定律应用于一次循环，可得 $Q_1 - Q_2 = A$。

衡量一台热机的效能，是指一个循环中工作物质从高温热源吸收的热量有多少转化为有用功。显然，吸热越少，做功越多，热机的性能就越好。因此，**热机效率**定义为

$$\eta = \frac{A}{Q_1} = 1 - \frac{|Q_2|}{Q_1} \tag{6-49}$$

式中，Q_1 是整个循环过程中吸收的热量总和；Q_2 是放出的热量总和。

在热机循环中，工作物质总是要向外界放出一部分热量，即 Q_2 不等于零，所以热机效率永远是 $\eta < 1$。

自 17 世纪热机诞生以来，它的效率一直很低，不足 5%，为此人们为热机的改造做了各种各样的努力，寻找提高热机效率的途径。直到 1824 年法国工程师卡诺提出了一种理想循环——**卡诺循环**，并证明它具有最高的效率，从而为提高热机的效率指明了方向。

卡诺循环是由两个等温过程和两个绝热过程组成的循环，如图 6-15 所示，工作物质工

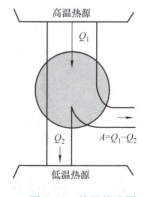

图 6-14　热机能流图

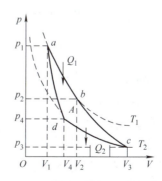

图 6-15　卡诺循环

作于两个恒定的热源之间，从高温热源（温度为 T_1）吸热，向低温热源（温度为 T_2）放热。现在我们来研究以理想气体为工作物质的卡诺热机的效率。

ab 过程，工作物质与高温热源接触做等温膨胀，从高温热源吸热：

$$Q_1 = \nu R T_1 \ln \frac{V_2}{V_1}$$

bc 过程，做绝热膨胀，对外界做功。

cd 过程，工作物质与低温热源接触做等温压缩，向低温热源放热：

$$|Q_2| = \nu R T_2 \ln \frac{V_3}{V_4}$$

da 过程，做绝热压缩，外界对系统做功。

卡诺循环的效率为

$$\eta = 1 - \frac{|Q_2|}{Q_1} = 1 - \frac{T_2}{T_1} \frac{\ln \frac{V_3}{V_4}}{\ln \frac{V_2}{V_1}} \tag{6-50}$$

bc、da 过程是绝热过程，应用绝热方程，有

$$T_1 V_2^{\gamma-1} = T_2 V_3^{\gamma-1}$$
$$T_1 V_1^{\gamma-1} = T_2 V_4^{\gamma-1}$$

两式相除，得到

$$\frac{V_3}{V_4} = \frac{V_2}{V_1}$$

代入式（6-50），得

$$\eta_c = 1 - \frac{T_2}{T_1} \tag{6-51}$$

由此可见，卡诺循环的效率与 p-V 图上循环所包围的面积无关，只与两个热源温度之比有关。T_2 与 T_1 之比越小，η_c 就越大，但是它总小于1。现在热电厂中，高温热源是水蒸气，温度高达580℃，低温热源是冷凝水，温度大约为30℃。若该循环为卡诺循环，其效率 $\eta = 1 - \frac{(273+30)\text{K}}{(273+580)\text{K}} \approx 64.5\%$，但实际效率只有25%左右。

可以证明：在相同高温热源和低温热源之间的一切热机中，卡诺热机的效率最高。

6.4.4 制冷机

制冷机的功热转化关系和热机刚好相反。对制冷机来说，外界对系统做功 $|A|$，使工作物质从低温热源（如冰箱中的冷库）吸取热量 Q_2，然后向高温热源（如大气）放出热量 Q_1，即 $|Q_1| = Q_2 + |A|$。这样完成一次循环，系统恢复原来状态。如此循环，可使低温热源的温度逐渐降得更低，这就是制冷机的原理，能流如图 6-16 所示。为了评价制冷机的工作效益，我们定义

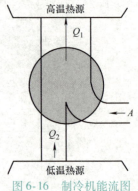

图 6-16 制冷机能流图

$$w = \frac{Q_2}{|A|} = \frac{Q_2}{|Q_1| - Q_2} \tag{6-52}$$

为制冷机的**制冷系数**。若外界做功 A 越小，从低温热源吸取的 Q_2 越多，则冷机的制冷系数 w 越大，标志着工作效益越好。

常用的制冷机（冰箱）的构造与工作原理如图 6-17 所示，工作物质用较易液化的物质（如氨）。氨气在压缩机内被急速压缩，它的压强增大，温度升高，进入冷凝器后，向冷却水（或周围空气）放热而凝结为液态氨。液态氨经节流阀后，降压降温再进入蒸发器。由于压缩机的抽吸作用致使蒸发器中压强很低，液态氨从冷库中吸取热量蒸发为蒸汽，致使冷库温度降低。如此氨气被吸入压缩机进入下一个循环。

低温用于医疗可分下述三个方面。

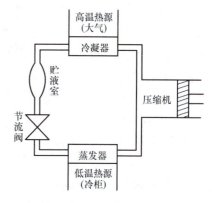

图 6-17　冰箱构造与工作原理

(1) 冷冻手术

在极低温度下，破坏病变组织的手术称为冷冻手术。玻意耳于 1683 年最先进行了采用冷凝法杀死活组织的研究，后来有人于 1784 年证实，不是所有活细胞都被杀死，这一点后来在低温保存中得到利用。阿诺特（Arnott，1851）用盐水潮合产生 $-24\,^\circ\!C$ 的低温，限制癌的生长，特别是在破坏乳腺癌以减轻疾病方面部分成功。怀特（White，1899）将棉花球置于液态空气中，用已冷冻球治某些皮肤病变。此后常用干冰（$-80\,^\circ\!C$）、干冰和丙酮混合液作喷射剂治疗皮肤和眼的病变，这种方法一直持续到 1959 年。罗波萨姆（Rowbotham，1959）用较笨重的（为干冰和酒精冷却的）插管治脑肿瘤，库伯（Cooper，1961）将液氮冷却、真空绝缘的金属尖端用于神经外科，温度由热电偶检测，以便控制冷冻程度，该仪器是现代冷冻探头或"冷刀"的前身。

目前使组织冷冻的方法有两种：一是用干冰或液氮直接作用于病变；二是用液态气体冷却置于待冻部位的金属探头。用干冰冷冻皮肤非常有效，可将一小块干冰直接放在待冻部分。液态氮则可喷射或用棉球蘸一点液氮，再将棉球置于待冻部位。这种冷冻技术控制难度高，冷冻潜力不大，受冻组织少，但方法简单，所以在现用技术中仍占一席之地。

在临床上，冷冻探头已成功地用于破坏皮肤血管异常，如微血管瘤、基底细胞癌、表皮瘤，因冷冻有即时麻醉作用，治疗几乎无痛，痊愈极佳，不留疤痕，已知在冷冻到 $0\,^\circ\!C$ 以下的金属板和潮湿组织间有牢固的黏着，这种现象在眼科已用于摘除白内障。由于在几秒钟内，探头和湿水晶体间有牢固黏着，其黏着力可大于 1kg 重物的重力，因此可松开、旋转水晶体，并轻轻地把它从眼中取出。在耳鼻喉科已广泛应用于冷冻手术，因为不需太低温度，用一氧化氮冷却探头就可以了。患病的耳膜、神经、血管、上皮组织都得到成功的治疗。这种方法具有麻醉和愈合好的特色。扁桃体切除本来出血多，用冷冻的手术可不出血，在神经外科，冷冻手术已成功地用于治疗帕金森病、运动困难之类的疾病以及皮层痛、癫痫和某些心理失调。

此外，冷冻手术也已成功地用于妇科、人块损害、痔疮、直肠肿瘤等多方面疾病。

（2）冷冻免疫

临床实践证实，许多肿瘤经冷冻破坏后，它们转移到远处的病灶也随之缩小或消失，再给动物接种同种肿瘤也不会生长，可见产生了冷冻免疫。

冷冻一块组织，然后再解冻，细胞受伤，但可能新生血管（但烧伤后不会再生血管，因血管全毁了）。当冷冻-解冻组织恢复血循环时，理论上靠近新生血管的诸多受伤细胞的产物可能进入血管，而某些产物可能是抗原性的，因而能在血液内刺激抗体的产生，这些抗体的转移能抑制同种肿瘤的生长。冷冻损伤后机体产生抗体的能力称为冷冻免疫反应。在一定的低温范围内，冷冻损伤范围越大，释放出的抗原性产物越多，冷冻免疫反应也就越强。冷冻坏死越厉害，则冷冻免疫反应也越大。

（3）低温保存生命

前面已说明，并非所有细胞都可用低温冻杀，这一事实后来被用于低温保存活组织。目前，国内外已在用低温保存精液、种子、红细胞、白细胞、皮肤、骨骼、胰岛、肾脏、胚胎、心脏等方面取得某些成功，当然器官比细胞冷藏要困难得多。

低温（如 $-80℃$）保存细胞组织之所以可能，是因为有甘油等防冻剂，如处理过的大肠菌虽反复冷冻-解冻8次，也不能使之失活。当然对不同细胞、组织，应使用不同的防冻剂、保存温度、降温-复温速率。

对低温保存生命，最乐观者认为，可将目前尚无药剂治疗的绝症患者"冷藏起来"，等有药可治时再使之复温，重活过来加以治疗。目前虽有一些动物部分器官冷冻后复活的报告，但对人来说，这种设想是否能实现尚难预测，而能肯定的是，即使能实现也是很遥远的事。

6.5 热力学第二定律及应用

6.5.1 可逆过程与不可逆过程

一个系统从某一初始状态开始，经过一过程到达另一状态，如果存在某过程能使系统和外界完全回到初始状态，那么此过程称为**可逆过程**；如果利用任何方法都不能使系统和外界恢复到初始状态，此过程称为**不可逆过程**。

凡是无摩擦的单纯力学过程都是可逆过程。如一个做往复运动的单摆，如果完全不受空气阻力和其他摩擦力的作用，单摆经历一个周期，它可以完全回到原来位置而不会引起周围环境的任何变化。在热力学中只有准静态过程才是可逆过程，因为准静态过程中经历的每一个状态都是平衡态。

热传导过程、摩擦生热过程、理想气体自由膨胀过程都是不可逆过程。热量可从高温物体自动地传递到低温物体，而其逆过程是自动地从低温物体传递到高温物体，这显然是不可能的。

不可逆过程不是指过程不能沿相反方向进行，而是指在沿相反的方向进行之后，外界不能恢复到原来的状态。一般情况下，自然界中不可逆过程普遍存在，而且多种多样，可逆过程在现实生活中很难实现，因为几乎不可能寻找到完全无摩擦的过程和真正的理想气体。

6.5.2 热力学第二定律

第一类永动机被热力学第一定律否定后，历史上曾试图制造另一种热机，它不断地完成循环动作，在每一次循环中吸入的热量全部用来做功，这种机器称为第二类永动机。它并不违反热力学第一定律，但所有的努力都失败了。大量的事实说明，热机都不可能只有一个热源，热机要不断把吸收的热量变为有用的功，就不可避免地要将部分热量传递给低温热源。人们由此总结出第二类永动机不可能制成的自然规律，称为**热力学第二定律**，它是从大量的事实中总结出来的，由于历史的原因，它有多种表达形式，这里给出最常见的两种。

（1）克劳修斯表述：热量不可能自动地由低温物体向高温物体传递。

（2）开尔文表述：在一个循环过程中不可能从单一热源吸取热量使之全部转化为有用功而不引起其他变化。

在克劳修斯表述中，应当注意"自动"两字，其意思是热量直接从低温物体传向高温物体是不可能的。如果借助某种循环动作的机器，仅使热量间接从低温物体向高温物体传递，而不发生任何变化，同样是不可能的。在一定条件下，将热量从低温物体转移到高温物体的过程，是可以实现的，但它不是自发进行的，而是要通过外界做功，像空调器、电冰箱等制冷装置就是这样一个过程，但它们都消耗了电能。

在开尔文表述中，应该注意"循环过程"。如果工作物质进行的不是循环过程，那么使一个热源冷却做功而不放出热量是完全可能的。如等温膨胀中，工作物质只能从一个热源吸取热量，全部转化为功而不放出任何能量，若只是这样做功，工作物质就不可能回到初始状态。所以，任何系统吸取热量做功，总要放出一部分热量给予低温热源，工作物质才能回到初始状态。我们可以设想如果这个过程能够进行的话，那么就可以从周围环境中吸收热量直接做功或转化为电能，可以说能源取之不尽。有人曾计算过，只要使海水的温度降低 0.01K，从中获取的能量就可以供全世界的机器开动若干年。然而，这是不可能的，因为上述过程违反热力第二定律。

6.5.3 卡诺定理

卡诺在探索提高热机效率的途径和热机效率的极限上取得了突出成就，得出如下结论。

（1）在相同的高温热源和相同的低温热源工作的一切可逆热机，其效率 η 都相等，与工作物质无关，即

$$\eta = 1 - \frac{T_2}{T_1}$$

（2）在相同的高温热源和相同的低温热源工作的一切不可逆热机，其效率 η' 都小于可逆热机的效率 η，即

$$\eta' < 1 - \frac{T_2}{T_1}$$

以上结论是卡诺 1824 年提出来的，称为**卡诺定理**。卡诺定理指明了提高热机效率的方向，首先要提高热源的温度差。由于一般热机总是以周围环境作为低温热源，所以实际上只能是提高高温热源的温度。其次，则尽可能减少热机循环的不可逆性，也就是减少摩擦、漏气、散热等耗散因素。

6.5.4 熵的概念与熵增加原理

热力学第二定律指出，自然界实际进行的与热现象有关的过程都是不可逆的，都是有方向的。例如，物体间存在温差时，如果没有外界的影响，能量总是从高温物体传向低温物体，直到它们的温度相同时为止；气体密度不均匀时，气体分子要从密度大的区域向密度小的区域迁移，直到其密度均匀为止；热功之间的转化也是不可逆和有方向的等。为了更方便地判断孤立系统中进行的过程方向，引入一个新的态函数——**熵**，并用熵的变化把系统中实际进行的方向表示出来，这就是**熵增加原理**。

1. 熵的概念

在热力学中用物理量熵来量度系统的混乱度，符号为 S。系统处于一定的状态下，就有一个确定的混乱度，也就有一个确定的熵值，且混乱度越大，熵值也越大。当系统变化时，熵值也随之发生变化，其变化量 ΔS 可以由系统在过程中吸收的热量 ΔQ 除以系统的温度 T 来衡量，即

$$\Delta S = S_2 - S_1 = \frac{\Delta Q}{T}$$

式中，S_1、S_2 分别表示系统初状态和末状态的熵。当系统吸收热量时，ΔQ 为正，反之为负。在一个热力学过程中，如果 T 是变量，可将过程分成许多小段，每一小段吸收的热量为 dQ，其熵变为 dS，则

$$dS = \frac{dQ}{T}$$

再对上式积分可求得熵变

$$\Delta S = S_2 - S_1 = \int_{T_1}^{T_2} \frac{dQ}{T} \tag{6-53}$$

熵的单位是 $J \cdot K^{-1}$。

若系统物质的质量为 m，比热容为 c，dT 为温度增量，则 $dQ = mcdT$，代入式（6-53）得

$$\Delta S = S_2 - S_1 = mc\int_{T_1}^{T_2} \frac{dT}{T} = mc\ln\frac{T_2}{T_1} \tag{6-54}$$

关于熵，我们强调以下两点：

（1）熵是状态的单值函数，当系统的状态确定后，熵就完全确定了。如果系统从一个初状态经一过程到末状态，两者都为平衡态，那么，系统的熵的变化也是确定的，与通过什么路径达到末状态无关。

（2）由式（6-53）计算初、末两态熵的改变时，其积分路线代表连接初、末两态的任一可逆过程。也就是说，热力学系统的任意给定的两个平衡态之间的熵变，等于沿连接这两平衡态的任意可逆过程中 $\frac{dQ}{T}$ 的积分。

2. 熵增加原理

理论上可以证明，在孤立系统中（即系统与环境既无能量交换又无物质交换），熵永远不会减少，这称为**熵增加原理**，即

$$\Delta S \geqslant 0 \tag{6-55}$$

对于可逆过程，$\Delta S=0$，系统的熵不变；对于不可逆过程，如自发过程，$\Delta S>0$，系统的熵总是增加的。熵增加原理实际上是热力学第二定律的另一种表述形式。它在本质上说明，自然界中自发过程进行的方向总是从有序趋向无序，从概率小的宏观状态向概率大的宏观状态进行。例如，一个孤立的系统开始如果处于非平衡态（如温度、密度都不同等），后来逐渐趋向平衡态，在此过程中熵要增加，当系统最终达到平衡态时（如温度均匀、密度均匀等），系统的熵达到最大值。此后，如果系统的平衡态不被破坏，系统的熵也将保持不变。孤立系统中的物质由非平衡态趋向平衡态的过程是不可逆过程，所以说，孤立系统中不可逆过程总是朝着熵增加的方向进行，直至熵达到最大值，因此，用增加原理可判断过程进行的方向和限度。

下面我们用一个具体例子来说明熵增加原理。假设 1kg 温度为 0℃ 的水与 1kg 温度为 20℃ 的水在一个绝热的容器中混合，最后达到平衡态时的温度是 10℃。我们来计算这个过程中系统的熵变，这个系统由冷水和热水两部分组成，可以先分别计算每一部分的熵变，再求总熵变。在这个过程中，温度 T 是变量，因此要用式（6-54）计算，冷水的熵变为

$$\Delta S_1 = mc\ln\frac{T_2}{T_1} = \left(1000\times 4.186\times \ln\frac{283}{273}\right)J\cdot K^{-1} = 151 J\cdot K^{-1}$$

而热水的熵变为

$$\Delta S_2 = mc\ln\frac{T_2}{T'_1} = \left(1000\times 4.186\times \ln\frac{283}{293}\right)J\cdot K^{-1} = -146 J\cdot K^{-1}$$

系统的总熵变为

$$\Delta S = \Delta S_1 + \Delta S_2 = 151 J\cdot K^{-1} - 146 J\cdot K^{-1} = 5 J\cdot K^{-1}$$

从这个例子中可以看到，热水的熵是减少了，但这个减少是以冷水熵的增加为代价的。但从整个系统来看，在热水与冷水混合达到平衡时，系统总熵是增加了。

6.5.5 生命系统的熵变

人体是一种生命系统，由活的组织构成，它能生长、发育、繁殖和新陈代谢。人体中的各种组织、物理过程、化学反应、生理活动都是高度有序的。例如，蛋白质分子是由成千上万个原子按一定的顺序和结构组合而成的，其有序性比它的成分要高得多，而熵值却比组成的成分低得多。细胞的结构比蛋白质分子更复杂，其有序性更高，在机体内具有特定的位置和功能。机体的组织和结构在生长时其有序性增加，熵值减少。因此，人体是一个远离平衡态的高度有序的系统，如果破坏了这种有序性，使它的熵值不断增加时生命也就终止了。这说明，在生命过程中，永远不处于热力学平衡态，也不会趋于平衡态，直至死亡。这似乎违背了热力学第二定律。

从熵增加原理看，要保持生命过程的正常进行，或使系统向更加有序的方向发展，生命系统必须是开放的，以使系统的熵保持不变或减少。非孤立系统熵的变化可形式地分为两部分，一部分是由系统内部的不可逆过程产生的，称为熵产生，另一部分是由系统和外界交换物质和能量产生的，称为熵流。一个系统的熵产生永远都是正的。孤立系统内进行的过程只有熵产生，而没有熵流的变化，所以熵总是增加的。维持人体的有序结构所需要的能量来自外界供给的食物，而食物的结构是高度有序的，当食物的化学能在体内释放后，它的有序结构也就解体了。最后分解为简单的排泄物。各种排泄物的化学结构比原来的营养食物要简单

得多，也就是说，排泄物的无序程度比食物的无序程度大得多，即熵增加了。如果把人体与它周围的环境（包括环境供给的食物、空气、水分等）都考虑在一起，组成一个包括人体和环境在内的复合系统，则其总熵值也是增加的，可见人体生命过程也是遵循热力学第二定律的。

6.6 热学在医学中的应用

热学是研究热量传递和转化规律的科学，其理论和技术在医学领域有着广泛应用，主要体现在以下几个方面：

1. 医学热疗

热疗是利用热效应治疗疾病的方法，常用手段包括敷料、热水袋、红外线照射、微波治疗等。热疗可通过扩张血管、加速血液循环、消炎镇痛等机制，缓解肌肉关节疼痛，促进组织修复。

2. 体温调节与测量

人体通过体温调节机制维持恒定的核心温度。热学原理被用于设计制造体温计、红外测温仪等温度测量装置，实现对人体体温的快速、精准检测，为疾病诊断提供依据。

3. 低温医学

低温医学利用超低温环境抑制细胞代谢、减少缺血缺氧损伤的原理，在临床实现了体外循环、器官保存、冷冻手术等技术，大大拓展了疾病救治的手段。

4. 热消融治疗

热消融疗法通过高温使病变组织发生凝固性坏死而达到治疗目的，主要包括射频消融、微波消融、激光消融等。热消融具有微创、精准、高效的特点，在肿瘤治疗中得到广泛应用。

5. 医用高温灭菌

高温灭菌是利用高温杀灭微生物的方法，可分为干热灭菌和湿热灭菌。其中，高压蒸汽灭菌是最常用的医用器械灭菌方式，可有效杀灭细菌芽孢，保障医疗安全。

6. 热学成像技术

热学成像利用人体组织的热辐射成像，如红外热成像，可反映乳腺、甲状腺等器官的血流代谢变化，为肿瘤早期筛查提供辅助手段。此外，微波成像、光声成像等新技术也在不断发展。

7. 热疗联合技术

热疗可与放疗、化疗等手段联合应用，产生协同增效作用。如热疗可增加肿瘤组织的血流灌注，提高放化疗药物的靶向递送和肿瘤细胞的热敏感性，从而提高综合疗效。

8. 生物热效应研究

生物热效应是指电磁辐射作用于生物体产生的热效应。研究电磁波与生物组织的相互作用机制，对于指导医用电磁设备的安全使用和剂量优化具有重要意义。

热学在医学中的应用不断深入，为疾病诊疗手段的创新发展提供了新的思路和途径。未来，热学与材料学、纳米技术、人工智能等学科的交叉融合，将进一步推动热学在医学中应用的发展，造福人类健康。

习 题 6

6-1 一打足气的自行车内胎，假设在7℃时轮胎中空气压强为4.0×10^5Pa。设内胎的容积不变，则在温度变为37℃时，轮胎内空气的压强是多少？ 【4.33×10^5Pa】

6-2 若理想气体的体积为V，压强为p，温度为T。一个分子的质量为m，k为玻尔兹曼常量，R为摩尔气体常数，则该理想气体的分子数是多少？ 【pV/kT】

6-3 某理想气体在温度为27℃和压强为0.01个大气压时，密度为11.2g/m^3，则该气体的摩尔质量M是多少？气体分子的平均平动动能是多少电子伏特？ 【$28.0\text{g} \cdot \text{mol}^{-1}$；$0.04\text{eV}$】

习题6-1 讲解　　习题6-2 讲解　　习题6-3 讲解

6-4 若室内升起炉子后，温度从15℃升高到27℃，而室内气压不变，则此时室内的分子数减少量是多少？ 【4%】

6-5 压强、体积和温度都相同（常温条件）的氧气和氦气在等压过程中吸收了相等的热量，它们对外做的功之比是多少？ 【5:7】

6-6 双原子理想气体，做等压膨胀，若气体膨胀过程从热源吸收热量700J，则该气体对外做功是多少？ 【200J】

6-7 物质的量相等的三种理想气体 He、N_2 和 CO_2，若从同一初态，经等压加热，且在加热过程中三种气体吸收的热量相等，则体积增量最大的气体是哪种？ 【He】

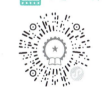

习题6-5 讲解

6-8 常温常压下，一定量的某种气体分子（可视为刚性分子，自由度为i），在等压过程中吸热为Q，对外做功为A，内能增加为ΔU，则A/Q等于多少？ 【$2/(i+2)$】

6-9 有一卡诺热机，用29kg空气作为工作物质（空气的摩尔质量为$29 \times 10^{-3}\text{kg} \cdot \text{mol}^{-1}$），工作在27℃的高温热源与$-37$℃的低温热源之间，此热机的效率$\eta$等于多少？若在等温膨胀过程中，气缸体积增大为2.718倍，则此热机每一循环所做的功是多少？ 【33.3%；8.31×10^5J】

习题6-8 讲解

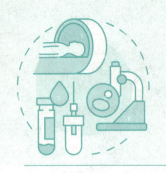

第7章 真空中的静电场

静电场是相对于观察者静止的电荷在其周围空间所产生的电场。本章将讨论描述静电场性质的两个基本物理量电场强度和电势及其相互关系；学习反映静电场基本规律的电场强度叠加原理、高斯定理以及场的环路定理等；从微观角度讨论静电场与电介质的相互作用规律及静电场的能量等内容，在此基础上讨论人体内产生的各种电现象。

7.1 库仑定律 电场强度

7.1.1 电荷 库仑定律

1. 电荷

早在公元前585年，古希腊哲学家泰勒斯就记载了用毛皮摩擦过的琥珀能够吸引轻小物体的现象。后来发现，许多物质（如玻璃、橡胶、金刚石等）经毛皮或丝绸等摩擦后，都能吸引轻小物体，于是人们就说它们带了电，或者说它们有了电荷。物质所带电荷数量的多少，叫电荷量。

用丝绸摩擦的玻璃棒和用毛皮摩擦的塑料棒所带电荷性质不同，美国物理学家富兰克林首次以正、负电荷命名这两种不同性质的电荷，一直沿用至今。同种电荷相互排斥，异种电荷相互吸引。宏观带电体所带电荷种类不同，根源在于组成它们的微观粒子所带电荷种类不同：电子带负电、质子带正电、中子不带电。在国际单位制中，电荷量的单位是库仑（C）。正电荷电荷量取正值，负电荷电荷量取负值。一个带电体所带总电荷量为其所带正负电荷量的代数和。

1913年，美国著名实验物理学家密立根用油滴法测得电子电荷量。实验表明，电子和质子是自然界带有最小电荷量的粒子，任何带电体或其他微观粒子所带的电荷量都是电子或质子所带电荷量的整数倍。即任何带电体的电荷量都是一个最小电荷基本单元的整数倍。这种只能取分离的、不连续量值的性质称为**电荷的量子化**。电荷的最小基本单元（基本电荷）是 $1e = 1.602 \times 10^{-19}$ C，这也是一个电子或质子所带电荷量的大小。

电荷守恒定律是物理学的基本定律之一。电荷既不能被创生，也不能被消灭。不论进行任何物理过程，都只能使电荷从一个物体转移到另一个物体，或从物体的一部分转移到另一部分，在一个与外界没有电荷交换的系统内，不论进行怎样的物理过程，正负电荷的代数和始终保持不变，这就是**电荷守恒定律**。

2. 库仑定律

1785 年，法国物理学家库仑通过扭秤实验发现了在真空中两个静止点电荷之间产生相互作用的规律——**库仑定律**。库仑定律的表述如下：在真空中，两个静止点电荷之间的相互作用力与这两个电荷所带电荷量的乘积成正比，与它们之间的距离 r 的平方成反比，作用力的方向沿着这两个点电荷的连线，同种电荷相互排斥，异种电荷相互吸引。如图 7-1 所示。

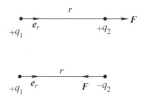

图 7-1　点电荷作用力

点电荷是理想化模型，指带电体本身的几何线度比起所研究问题的范围要小得多，其几何形状和电荷的分布情况对问题的研究已无关紧要，这样的带电体可以抽象成一个几何点，称为点电荷。

库仑定律用公式可表示为

$$\boldsymbol{F} = \frac{1}{4\pi\varepsilon_0}\frac{q_1 q_2}{r^2}\boldsymbol{e}_r \tag{7-1}$$

式中，q_1 和 q_2 是点电荷的电荷量；r 是两点电荷之间的距离；$\boldsymbol{e}_r$ 是施力电荷指向受力电荷的单位矢量；ε_0 是真空电容率（或真空介电常数），$\varepsilon_0 = 8.85 \times 10^{-12} \mathrm{C}^2 \cdot \mathrm{N}^{-1} \cdot \mathrm{m}^{-2}$。

$$\frac{1}{4\pi\varepsilon_0} = 8.9880 \times 10^9 \mathrm{N} \cdot \mathrm{m}^2 \cdot \mathrm{C}^{-2} \approx 9.0 \times 10^9 \mathrm{N} \cdot \mathrm{m}^2 \cdot \mathrm{C}^{-2}$$

当 $q_1 q_2 > 0$ 时，$\boldsymbol{F}$ 与 $\boldsymbol{e}_r$ 同向，表现为斥力；当 $q_1 q_2 < 0$ 时，$\boldsymbol{F}$ 与 $\boldsymbol{e}_r$ 反向，表现为引力。

7.1.2　电场与电场强度

1. 电场

英国物理学家法拉第首先提出场的概念，在他之前，人们认为电力、磁力是超距作用，即带电体之间直接作用，发生作用也不需要时间。法拉第认为，电荷周围弥漫着一种物质，它传递电荷间的作用，并把这种物质称为电场。他还凭着惊人的想象力把场用力线来加以形象化地描绘。场的概念现已成为物理学的基石。

$$电荷 \Longleftrightarrow 电场 \Longleftrightarrow 电荷$$

实验和理论表明，电场与实物一样具有质量、能量、动量等物质的特性。但是场与实物也有差别，实物的分子、原子所占据的空间不能同时为另一分子、原子所占据，但是几个电荷产生的电场却可以同时占据同一空间，所以场是一种特殊的物质。

2. 电场强度

电荷间的相互作用是通过电场进行的，为了探测空间的电场，并定量地了解电场的性质，我们引入一个检验电荷 q_0，通过检验电荷的受力来研究电场。检验电荷应当满足以下两个要求：（1）电荷所占空间必须很小，否则无法确定探测的是哪一点电场的性质；（2）电荷量必须很小，否则它将影响待测的电场。从静电场力的表现出发，利用检验电荷来引出电场强度的概念，进而描述电场的性质。

实验证实，电荷在电场中某点的受力情况不仅与该点的位置有关，而且与 q_0 的大小成正比。比值 $\dfrac{\boldsymbol{F}}{q_0}$ 则由电场在该点的客观性质而定，与检验电荷 q_0 无关，它只反映电场本身在该点的性质。于是，定义这一比值为描述电场性质的物理量，称为**电场强度**，用符号 $\boldsymbol{E}$ 表示，则

$$E = \frac{F}{q_0} \tag{7-2}$$

电场强度是一个矢量,在数值上等于单位正电荷在该点受到的电场力的大小;电场的方向就是正电荷在该点所受力的方向。电场强度的单位是牛[顿]每库仑($N \cdot C^{-1}$)或伏[特]每米($V \cdot m^{-1}$)。

设在真空中场源电荷为点电荷 q,那么在距 q 为 r 的 P 点处有电场吗?为探测电场,在 P 点处放置一检验电荷 q_0,根据库仑定律和电场强度的定义,可得 P 点的电场强度

$$E = \frac{F}{q_0} = \frac{1}{4\pi\varepsilon_0}\frac{q}{r^2}e_r \tag{7-3}$$

式(7-3)为点电荷的场强公式。式中,e_r 为从场源电荷指向 P 点的单位矢量。式(7-3)表明,P 点处的电场强度 E 的大小与点电荷 q 成正比,与该点离点电荷距离 r 的平方成反比,方向在沿着两点的连线上。当 q 为正电荷时,E 的方向与 e_r 的方向一致,背离点电荷;若 q 为负电荷,E 的方向与 e_r 方向相反,指向点电荷,如图7-2所示。

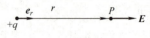
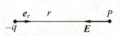

图7-2 点电荷的电场强度

7.1.3 电场强度叠加原理

由多个点电荷 $q_1, q_2, q_3, \cdots, q_n$ 组成的系统,空间的电场由系统内的所有电荷共同激发。为检测电场的存在,可在空间放置一个检验电荷 q_0,实验表明:q_0 在 P 点处所受的电场力 F 是由各个点电荷对 q_0 作用力 $F_1, F_2, F_3, \cdots, F_n$ 的矢量和,即

$$F = F_1 + F_2 + F_3 + \cdots + F_n$$

由电场强度定义得

$$E = \frac{F}{q_0} = \frac{F_1}{q_0} + \frac{F_2}{q_0} + \frac{F_3}{q_0} + \cdots + \frac{F_n}{q_0} = E_1 + E_2 + E_3 + \cdots + E_n$$

$$E = \sum_{i=1}^{n} E_i \tag{7-4}$$

式(7-4)表明,点电荷系电场中任一点处的总电场强度等于各个点电荷单独存在时在该点产生的电场强度矢量和,此即**电场强度叠加原理**。

点电荷系的电场强度为

$$E = \sum_{i=1}^{n} \frac{1}{4\pi\varepsilon_0}\frac{q_i}{r_i^2}e_{r_i} \tag{7-5}$$

利用电场强度叠加原理可以计算任意点电荷系的电场强度,也可以计算电荷连续分布的带电体所激发的电场强度。把带电体携带的电荷看成是许多电荷元的集合,每个电荷元 dq 在距离 r 的 P 点处激发的电场强度为

$$dE = \frac{1}{4\pi\varepsilon_0}\frac{dq}{r^2}e_r$$

式中,e_r 是由电荷元 dq 所在处指向 P 点的单位矢量,如图7-3所示。根据电场强度叠加原理,整个带电体激发的电场强度为

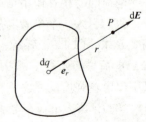

图7-3 带电体的电场

$$E = \int dE = \frac{1}{4\pi\varepsilon_0}\int \frac{dq}{r^2}e_r \tag{7-6}$$

在计算上述矢量积分时,可先做矢量分解,沿 x、y、z 轴方向分解成 dE_x、dE_y、dE_z,再分别进行标量积分,即

$$E_x = \int dE_x, \quad E_y = \int dE_y, \quad E_z = \int dE_z$$

【例题 7-1】 两个等量异号、相距很近的点电荷组成的系统称为电偶极子。求电偶极子中垂线上任意一点的电场强度。

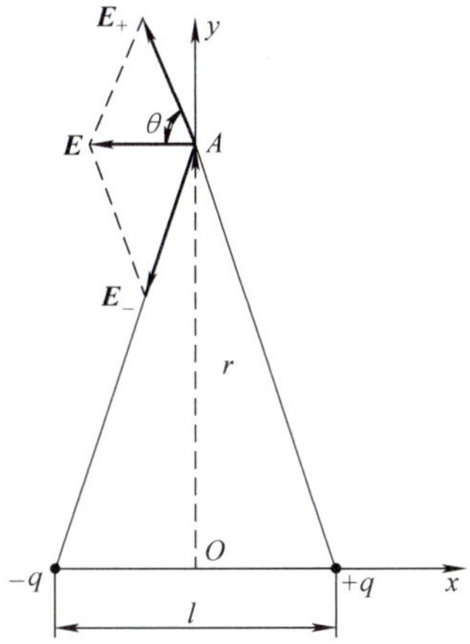

【解】 设 $+q$ 到 $-q$ 的距离为 l,A 为中垂线上任意一点,如图 7-4 所示。以 l 的中点为原点,取坐标如图。A 点到 O 点的距离为 r,且两电荷在 A 点的电场强度大小相等。即

$$E_+ = E_- = \frac{1}{4\pi\varepsilon_0}\frac{q}{r^2 + \left(\frac{l}{2}\right)^2}$$

例题 7-1 讲解

根据电场强度叠加原理,在 A 点的电场强度为两者矢量和。两者在 y 轴上的矢量和为零,而在 x 轴上的矢量和为

$$E = -(E_+\cos\theta + E_-\cos\theta) = -2E_+\cos\theta$$

由图可知 $\cos\theta = \dfrac{\dfrac{l}{2}}{\sqrt{r^2 + \left(\dfrac{l}{2}\right)^2}}$,所以

图 7-4 例题 7-4 图

$$E = -\frac{2}{4\pi\varepsilon_0}\frac{q}{r^2 + \frac{l^2}{4}}\frac{\frac{l}{2}}{\sqrt{r^2+\frac{l^2}{4}}} = -\frac{1}{4\pi\varepsilon_0}\frac{ql}{\left(r^2+\frac{l^2}{4}\right)^{\frac{3}{2}}}$$

由于 $r \gg l$,$\dfrac{l^2}{4}$ 可以略去不计,得

$$E = -\frac{1}{4\pi\varepsilon_0}\frac{ql}{r^3}$$

式中,ql 反映电偶极子本身的特征,把电荷 q 与矢径 l 的乘积称为电偶极矩,用符号 p 表示。电偶极矩是矢量,方向由负电荷指向正电荷。上式可表示为

$$E = -\frac{1}{4\pi\varepsilon_0}\frac{p}{r^3}$$

E 的方向与 p 的方向相反。

【例题 7-2】 电荷 q 均匀分布在半径为 R 的圆环上,试求在环的轴线上与环心相距为 x 的 P 点的电场强度。

【解】 如图 7-5 所取坐标,x 轴在圆环轴线上,把圆环分成一系列点电荷,dl 部分在 P 点产生的电场为

$$d\boldsymbol{E} = \frac{\lambda dl}{4\pi\varepsilon_0 r^2}\boldsymbol{e}_r = \frac{\lambda dl}{4\pi\varepsilon_0 (x^2+R^2)}\boldsymbol{e}_r$$

$\lambda = \dfrac{q}{2\pi R}$，$\lambda$ 为电荷线密度。所以

$$dE_{/\!/} = dE\cos\theta = \frac{\lambda x dl}{4\pi\varepsilon_0 (x^2+R^2)^{\frac{3}{2}}}$$

$$E_{/\!/} = \int_0^{2\pi R} \frac{\lambda x dl}{4\pi\varepsilon_0 (x^2+R^2)^{\frac{3}{2}}}$$

$$= \frac{(\lambda \cdot 2\pi R)x}{4\pi\varepsilon_0 (x^2+R^2)^{\frac{3}{2}}}$$

$$= \frac{qx}{4\pi\varepsilon_0 (x^2+R^2)^{\frac{3}{2}}}$$

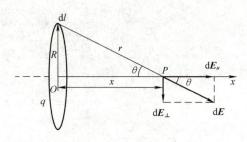

图 7-5　例题 7-2 图

根据对称性可知，$E_\perp = 0$，所以

$$E = E_{/\!/} = \frac{qx}{4\pi\varepsilon_0 (x^2+R^2)^{\frac{3}{2}}}$$

$q>0$：$\boldsymbol{E}$ 沿 x 轴正向；$q<0$：$\boldsymbol{E}$ 沿 x 轴负向。

讨论：(1) $\boldsymbol{E}$ 与圆环平面垂直，环中心处 $E=0$，也可用对称性判断。

(2) $x \gg R$，$E = \dfrac{q}{4\pi\varepsilon_0 x^2}$，近似成点电荷。

【例题 7-3】 有一均匀带电直线，长为 l，电荷量为 q，求距它一端距离为 r 处 P 点的电场强度。

【解】 建立如图 7-6 所示坐标，在带电直线上坐标 x 处取电荷元 dq，$dq = \lambda dx$，其中 $\lambda = q/l$ 称为电荷线密度。dq 在 P 处产生的电场强度为

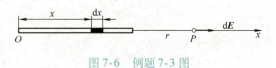

图 7-6　例题 7-3 图

$$dE = \frac{dq}{4\pi\varepsilon_0 (l+r-x)^2} = \frac{\lambda dx}{4\pi\varepsilon_0 (l+r-x)^2}$$

方向如图 7-6 所示。可以看出，不同位置的电荷元在该场点产生的电场强度 $d\boldsymbol{E}$ 的方向相同，都沿 x 轴方向，可直接积分。

$$E = \int_0^l \frac{\lambda dx}{4\pi\varepsilon_0 (l+r-x)^2} = \frac{\lambda}{4\pi\varepsilon_0 (l+r-x)}\bigg|_0^l$$

$$= \frac{\lambda}{4\pi\varepsilon_0 r} - \frac{\lambda}{4\pi\varepsilon_0 (l+r)} = \frac{\lambda l}{4\pi\varepsilon_0 (l+r)r}$$

若 $r \gg l$，$E \approx \dfrac{\lambda l}{4\pi\varepsilon_0 r^2}$，趋于点电荷的电场。$\lambda>0$，$\boldsymbol{E}$ 背离带电体；$\lambda<0$，$\boldsymbol{E}$ 指向带电体。

7.2　电通量　高斯定理

高斯（1777—1855）是德国物理学家和数学家。高斯定理给出了通过任意闭合面的电通量与闭合曲面内所包围电荷的关系。先介绍电场线和电通量。

7.2.1 电场线

电场线是为了描述电场所引进的辅助概念。在电场中描绘一系列曲线,使其上每一点的切线方向都与该点处场强方向一致,这些曲线就叫作**电场线**。应当指出电场线是人为地在电场中画出来的,并不是电场中真实存在的,是一种形象描述。

显然,电场线的切线方向表示该点的电场强度方向,电场线的疏密表示了空间电场强度的大小。这样,电场线就可以形象、全面地描述电场的分布情况。为了表示电场中某点电场强度的大小,设想通过该点画一个垂直于电场方向的面元 $dS_\perp$,通过该面元的电场线条数为 dN,场中某点电场线的数密度等于该点电场强度的大小,即

$$E = \lim_{\Delta S \to 0} \frac{\Delta N}{\Delta S_\perp} = \frac{dN}{dS_\perp} \tag{7-7}$$

静电场的电场线具有以下性质:
(1) 电场线起源于正电荷(或无限远处),终止于负电荷(或无限远处)。
(2) 电场线具有连续性,即没有电荷的地方,电场线既不会增加,也不会减少。
(3) 在没有电荷的地方,电场线不会相交。

7.2.2 电通量

形象地讲,通过电场中某一面的电场线数叫作通过该面的**电场强度通量**,简称**电通量**,用 Φ_e 表示。

在电场中垂直于电场强度 E 的单位面积的电场线条数,和该点处电场强度 E 的大小相等。如图 7-7a 所示,电场强度 E 与面积 S 的法线之间夹角 $\theta = 0$,在匀强电场中通过平面面积 S 的电通量为

$$\Phi_e = ES \tag{7-8}$$

若电场强度 E 与面积 S 的法线之间有夹角 θ,如图 7-7b 所示,则通过该平面的电通量为

$$\Phi_e = ES\cos\theta = \boldsymbol{E} \cdot \boldsymbol{S} \tag{7-9}$$

式中,θ 取值范围为 $0 \leq \theta \leq \pi$。通过给定面积 S 的电通量可正可负,当 θ 为锐角时,$\cos\theta > 0$,Φ 为正;当 θ 为钝角时,$\cos\theta < 0$,Φ 为负;当 $\theta = \frac{\pi}{2}$ 时,$\Phi = 0$。

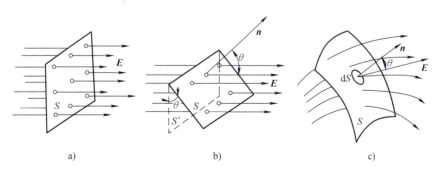

图 7-7 电通量的计算

如何求在非匀强电场中通过任意曲面的电通量？可将曲面分割成许多个小面积元 dS，并认为 dS 是一平面，且通过小面积元 dS 的电场是均匀的。如图 7-7c 所示，设该点电场强度 E 与 dS 的法线 n 成 θ 角，通过面积元 dS 的电通量为

$$d\Phi_e = E \cdot dS$$

整个曲面 S，其电通量可由面积分求得

$$\Phi_e = \iint_S d\Phi_e = \iint_S E \cdot dS \tag{7-10}$$

当 S 为闭合曲面时，则有

$$\Phi_e = \oint_S E \cdot dS = \oint_S EdS\cos\theta \tag{7-11}$$

通常规定闭合曲面的法线方向指向曲面外侧。因此，当电场线从闭合曲面内向外穿出时，θ 为锐角，$\cos\theta > 0$，Φ_e 为正；当由外向内穿入时，θ 为钝角，$\cos\theta < 0$，Φ_e 为负。即穿出闭合曲面电场线数为正，穿入闭合曲面电场线数为负。由此可知，通过闭合曲面的电通量 Φ_e 值为穿出与穿入该闭合曲面电场线数的代数和。

电通量的单位是牛［顿］平方米每库仑（$N \cdot m^2 \cdot C^{-1}$）。

7.2.3 高斯定理

高斯定理是关于通过电场中任意闭合曲面电通量的定理，现在从一简单例子讲起。

1. 穿过以点电荷为球心任意闭合球面的电通量

如图 7-8 所示，真空中有一点电荷带电荷量为 q，作以点电荷为球心的球面 S，设球面半径为 r，其上各点的电场强度大小相等，且方向都沿径向向外。任取面元 dS，法向也沿径向向外，通过球面的电通量为

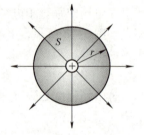

图 7-8 穿过以点电荷为球心的球面的电通量

$$\Phi_e = \oint_S E \cdot dS = \oint_S EdS = \oint_S \frac{q}{4\pi\varepsilon_0 r^2}dS$$

$$= \frac{q}{4\pi\varepsilon_0 r^2} \cdot 4\pi r^2 = \frac{q}{\varepsilon_0}$$

通过球面的电通量与球面半径 r 无关，只与它所包围的电荷量有关。

2. 穿过任意闭合曲面的电通量

（1）闭合曲面包围点电荷　如图 7-9 所示，任意形状的闭合曲面 S' 内包含一点电荷 q。为求穿过 S' 面的电通量，可以 q 为球心、以 r 为半径作一球面 S。由电场线的性质可知，通过 S 面和 S' 面的电场线条数一样多，所以通过 S 面和 S' 面的电通量相等，即

$$\Phi_e = \Phi_e' = \frac{q}{\varepsilon_0}$$

（2）闭合曲面不包围点电荷　任意闭合曲面 S 不包含有点电荷 q，从图 7-10 可以看出，穿入闭合曲面 S 的电场线数与穿出闭合曲面 S 的电场线数是相等的，所以通过此闭合曲面的电通量为零，即

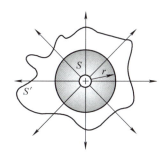
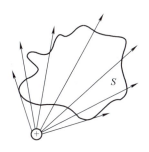

图 7-9　包围点电荷时任意闭合曲面的电通量　　图 7-10　不包围点电荷时闭合曲面的电通量

$$\Phi_e = \oint_S \boldsymbol{E} \cdot \mathrm{d}\boldsymbol{S} = 0$$

3. 通过包围多个点电荷的任意闭合曲面的电通量

若闭合曲面内电荷不是单一的,而是由多个点电荷构成,其中 $q_1, q_2, \cdots, q_n$ 在闭合曲面内。在点电荷 $q_1, q_2, \cdots, q_i, \cdots$ 电场中,通过某一闭合曲面电场强度通量为

$$\begin{aligned}\Phi_e &= \oint_S \boldsymbol{E} \cdot \mathrm{d}\boldsymbol{S} = \oint_S (\boldsymbol{E}_1 + \boldsymbol{E}_2 + \cdots + \boldsymbol{E}_i + \cdots) \cdot \mathrm{d}\boldsymbol{S} \\ &= \oint_S \boldsymbol{E}_1 \cdot \mathrm{d}\boldsymbol{S} + \oint_S \boldsymbol{E}_2 \cdot \mathrm{d}\boldsymbol{S} + \cdots + \oint_S \boldsymbol{E}_i \cdot \mathrm{d}\boldsymbol{S} + \cdots \\ &= \frac{1}{\varepsilon_0} \sum_{i=1}^n q_i\end{aligned}$$

即

$$\Phi_e = \oint_S \boldsymbol{E} \cdot \mathrm{d}\boldsymbol{S} = \frac{1}{\varepsilon_0} \sum_{i=1}^n q_i \tag{7-12}$$

式中, $\sum_{i=1}^n q_i$ 表示在闭合曲面内的电荷的代数和。式 (7-12) 是**高斯定理的数学表达式**,它表明:在真空中通过任意闭合曲面的电通量等于该闭合曲面所包围的电荷的代数和的 $1/\varepsilon_0$ 倍。

高斯定理说明了电场是有源场。所选取的任意闭合曲面称为高斯面,公式中的 $\boldsymbol{E}$ 是高斯面内、外所有电荷产生的总电场强度。面外的电荷对面上的电场强度 $\boldsymbol{E}$ 有贡献,但对通过高斯面的电通量 Φ_e 没有贡献,$\sum_{i=1}^n q_i$ 是对高斯面内的电荷电量求代数和。

高斯定理不仅适用于点电荷或点电荷系,也适用于连续分布的带电体。

4. 利用高斯定理求对称性电场应用举例

下面介绍应用高斯定理求具有高度对称性电场强度的方法。可以看到,应用高斯定理求电场强度比前面介绍的方法更为简单。

【**例题 7-4**】 一个均匀带电球面,半径为 R,电荷为 $+q$,求球面内外任意点的电场强度。

【**解**】 由题意知,电荷分布是球对称的,产生的电场也是球对称的,电场强度方向沿半径向外,以 O 为球心任意球面上的各点电场强度 E 值相等。

(1) 球面内任一点 P_1 的电场强度 ($r_1 < R$)

以 O 为圆心,通过 P_1 点作半径为 r_1 的球面 S_1 为高斯面 (见图 7-11),由高斯定理得

$$\oint_{S_1} \boldsymbol{E} \cdot d\boldsymbol{S} = E \cdot 4\pi r_1^2 = 0$$

所以
$$E = 0$$

即均匀带电球面内任一点 P_1 电场强度为零。

（2）球面外任一点的电场强度

以 O 为圆心，通过 P_2 点以半径 r_2 作一球面 S_2 作为高斯面（见图 7-11），由高斯定理得

$$\oint_{S_2} \boldsymbol{E} \cdot d\boldsymbol{S} = E \cdot 4\pi r_2^2 = \frac{q}{\varepsilon_0}$$

$$E = \frac{q}{4\pi\varepsilon_0 r_2^2} \quad (r_2 > R)$$

均匀带电球面外任一点的电场强度与点电荷电场强度公式相同。电场分布如图 7-12 所示。

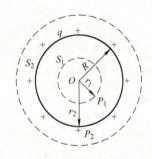

图 7-11 例题 7-4 图（1）

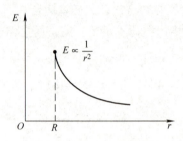

图 7-12 例题 7-4 图（2）

【例题 7-5】 有均匀带电的球体，半径为 R，电荷量为 $+q$，求球内外电场强度。

【解】 由题意知，电荷分布具有球对称性，电场也具有对称性，电场强度方向由球心向外辐射，在以 O 为圆心的任意球面上各点的电场强度大小相同，如图 7-13 所示。

（1）球内任一点 P_1 的电场

以 O 为球心，过 P_1 点作半径为 r_1 的高斯球面 S_1，由高斯定理得

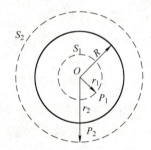

图 7-13 例题 7-5 图（1）

$$\oint_{S_1} \boldsymbol{E} \cdot d\boldsymbol{S} = \frac{1}{\varepsilon_0} \sum_{S_1内} q$$

因为 $\boldsymbol{E}$ 与 $d\boldsymbol{S}$ 同向，且 S_1 上各点 E 值相等，所以

$$\oint_{S_1} \boldsymbol{E} \cdot d\boldsymbol{S} = E\oint_{S_1} d S = E \cdot 4\pi r_1^2$$

$$= \frac{1}{\varepsilon_0} \sum_{S_1} q = \frac{q}{\varepsilon_0 \frac{4}{3}\pi R^3} \cdot \frac{4}{3}\pi r_1^3 = \frac{q}{\varepsilon_0 R^3} r_1^3$$

即
$$E \cdot 4\pi r_1^2 = \frac{q}{\varepsilon_0 R^3} r_1^3$$

所以
$$E = \frac{q}{4\pi\varepsilon_0 R^3} r_1$$

电场强度 E 沿 $\overrightarrow{OP_1}$ 方向（若 $q<0$，则 E 沿 $\overrightarrow{P_1O}$ 方向），电场强度的大小与该点到球心的距离成正比。

（2）球外任一点 P_2 的电场强度

同理以 O 为球心，过 P_2 点作半径为 r_2 的球形高斯面 S_2，由高斯定理得

$$\oint_{S_2} \boldsymbol{E} \cdot d\boldsymbol{S} = \frac{1}{\varepsilon_0} \sum_{S_2 内} q$$

由此有

$$E \cdot 4\pi r_2^2 = \frac{1}{\varepsilon_0} q$$

$$E = \frac{q}{4\pi\varepsilon_0 r_2^2}$$

E 沿 $\overrightarrow{OP_2}$ 方向，均匀带电球体外任一点的电场强度，如同电荷全部集中在球心处的点电荷产生的电场强度一样。

综上，

$$E = \begin{cases} \dfrac{q}{4\pi\varepsilon R^3} r & (r<R) \\ \dfrac{q}{4\pi\varepsilon_0 r^2} & (r>R) \end{cases}$$

E-r 曲线如图 7-14 所示。

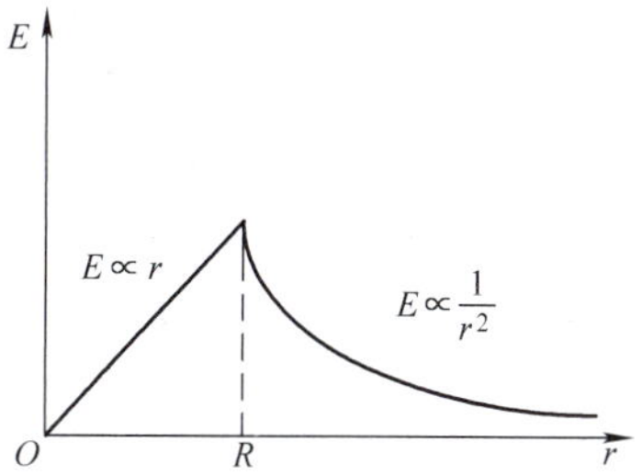

【**例题 7-6**】 一无限长均匀带电直线，设电荷线密度为 λ，求直线外任一点电场强度。

【**解**】 由题意知，这里的电场是关于直线轴对称的，E 的方向垂直直线。在以直线为轴的任一圆柱面上的各点电场强度大小是等值的。以直线为轴线，过考察点 P 作半径为 r、高为 h 的圆柱高斯面，上底为 S_1，下底为 S_2，侧面为 S_3。如图 7-15 所示。由高斯定理得

$$\int_S \boldsymbol{E} \cdot d\boldsymbol{S} = \frac{1}{\varepsilon_0} \sum_{S 内} q$$

有 $$\int_S \boldsymbol{E} \cdot d\boldsymbol{S} = \int_{S_1} \boldsymbol{E} \cdot d\boldsymbol{S} + \int_{S_2} \boldsymbol{E} \cdot d\boldsymbol{S} + \int_{S_3} \boldsymbol{E} \cdot d\boldsymbol{S}$$

因为在 S_1、S_2 上各面元 $d\boldsymbol{S} \perp \boldsymbol{E}$，所以前两项积分等于零。又在 S_3 上 $\boldsymbol{E}$ 与 $d\boldsymbol{S}$ 方向一致，且 E 相等。故

$$\oint_S \boldsymbol{E} \cdot d\boldsymbol{S} = \int_{S_3} \boldsymbol{E} \cdot d\boldsymbol{S} = \int_{S_3} E dS = E\int_{S_3} dS = E \cdot 2\pi rh$$

$$\frac{1}{\varepsilon_0} \sum_{S 内} q = \frac{1}{\varepsilon_0} \lambda h$$

$$E \cdot 2\pi rh = \frac{1}{\varepsilon_0} \lambda h$$

即

图 7-14 例题 7-5 图（2）

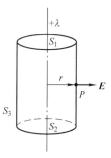

图 7-15 例题 7-6 图

$$E = \frac{\lambda}{2\pi\varepsilon_0 r}$$

若 $\lambda > 0$，空间电场背离带电直线指向考察点；若 $\lambda < 0$，则 E 由考察点指向带电直线。

【例题 7-7】 半径为 R 的无限长均匀带电圆柱面，电荷面密度为 $\sigma > 0$，求柱面内外任一点电场强度。

【解】 由题意知，柱面产生的电场具有中心轴对称性，电场强度方向由柱面轴线向外辐射，并且任意以柱面轴线为轴的圆柱面上各点 E 值相等。

(1) 带电圆柱面内任一点 P_1 的电场强度

以 OO' 为轴，过 P_1 点作以 r_1 为半径、高为 h 的圆柱高斯面，上底为 S_1，下底为 S_2，侧面为 S_3。如图 7-16 所示。由高斯定理得

$$\oint_S \boldsymbol{E} \cdot d\boldsymbol{S} = \int_{S_1} \boldsymbol{E} \cdot d\boldsymbol{S} + \int_{S_2} \boldsymbol{E} \cdot d\boldsymbol{S} + \int_{S_3} \boldsymbol{E} \cdot d\boldsymbol{S} = \frac{1}{\varepsilon_0}\sum q$$

因为在 S_1、S_2 上各面元 $d\boldsymbol{S}_1 \perp \boldsymbol{E}$，所以上式前两项积分为零。又在 S_3 上 $d\boldsymbol{S}$ 与 $\boldsymbol{E}$ 同向，且 E 相等，所以

$$\oint_S \boldsymbol{E} \cdot d\boldsymbol{S} = \int_{S_3} E dS = E \int_{S_3} dS = E \cdot 2\pi r_1 h = \frac{1}{\varepsilon_0}\sum q = 0$$

即

$$E = 0$$

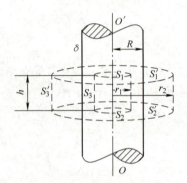

图 7-16 例题 7-7 图

无限长均匀带电圆筒内任一点电场强度为零。

(2) 带电柱面外任一点电场强度

以 OO' 为轴，过 P_2 点作半径为 r_2、高为 h 的圆柱形高斯面，上底为 S_1'，下底为 S_2'，侧面为 S_3'。同理，由高斯定理得

$$E \cdot 2\pi r_2 h = \frac{1}{\varepsilon_0} \cdot \sigma \cdot 2\pi R h$$

$$E = \frac{\sigma \cdot 2\pi R}{2\pi\varepsilon_0 r_2}$$

因为 $\sigma \cdot 2\pi R = \sigma \cdot [2\pi R \cdot 1] = $ 单位长柱面的电荷（电荷线密度）$= \lambda$，所以 $E = \frac{\lambda}{2\pi\varepsilon_0 r_2}$，$\boldsymbol{E}$ 由轴线指向 P_2。$\sigma < 0$ 时，$\boldsymbol{E}$ 沿 P_2 指向轴线无限长均匀带电圆柱面外任一点的电场强度，与例题 7-6 的结果相同。

【例题 7-8】"无限大"均匀带电平面，电荷面密度为 $+\sigma$，求平面外任一点电场强度。

【解】 由题意知，平面产生的电场是关于平面两侧对称，电场强度方向垂直平面，距平面相同的任意两点处的 E 值相等。设 P 为考察点，过 P 点作底面平行于"无限大"平面，且关于"无限大"平面对称的圆柱形高斯面，右端面为 S_1，左端面为 S_2，侧面为 S_3，如图 7-17 所示。由高斯定理得

$$\oint_S \boldsymbol{E} \cdot d\boldsymbol{S} = \int_{S_1} \boldsymbol{E} \cdot d\boldsymbol{S} + \int_{S_2} \boldsymbol{E} \cdot d\boldsymbol{S} + \int_{S_3} \boldsymbol{E} \cdot d\boldsymbol{S} = \frac{1}{\varepsilon_0}\sum q$$

因为在 S_3 上的各面元 $d\boldsymbol{S} \perp \boldsymbol{E}$，所以第三项积分为零。又因为在 S_1 和 S_2 上各面元 $d\boldsymbol{S}$ 与 $\boldsymbol{E}$ 同

向，且在 S_1 和 S_2 上 E 相等。所以有

$$\oint_S \boldsymbol{E} \cdot \mathrm{d}\boldsymbol{S} = \int_{S_1} E\mathrm{d}S + \int_{S_2} E\mathrm{d}S = ES_1 + ES_2 = 2ES_1$$

$$2ES_1 = \frac{1}{\varepsilon_0}\sum q = \frac{1}{\varepsilon_0} \cdot \sigma S_1$$

即

$$E = \frac{\sigma}{2\varepsilon_0}$$

均匀"无限大"带电平面产生的电场 E 垂直带电平面，若 $\sigma>0$，E 方向背离平面；若 $\sigma<0$，则 E 方向指向平面。

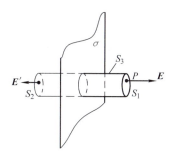

图 7-17 例题 7-8 图

7.3 静电场力的功 电势

前面介绍了电场强度，它说明电场对电荷有作用力。当电荷在电场中移动时，电场力就要做功。本节主要介绍静电场力做功的特点，并引出电势能和电势、电势差的概念。

7.3.1 静电场力的功

1. 单个点电荷的静电场力做功

在点电荷 q 产生的电场中，引入检验电荷 q_0，并使它由 a 点沿任意路径运动到 b 点。在路径上任取一微元 $\mathrm{d}\boldsymbol{l}$，此处 q_0 受到的静电场力为 $\boldsymbol{F}$，方向如图 7-18 所示，则静电场力的元功为

$$\mathrm{d}A = \boldsymbol{F} \cdot \mathrm{d}\boldsymbol{l} = q_0\boldsymbol{E} \cdot \mathrm{d}\boldsymbol{l} = q_0 E \mathrm{d}l\cos\theta = q_0 E \mathrm{d}r = \frac{q_0 q}{4\pi\varepsilon_0 r^2}\mathrm{d}r$$

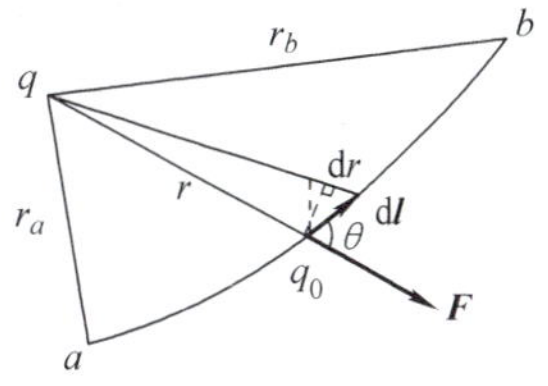

由 a 点运动到 b 点，静电场力的总功为

$$A = \int_a^b \mathrm{d}A = \int_{r_a}^{r_b} \frac{q_0 q}{4\pi\varepsilon_0 r^2}\mathrm{d}r = \frac{q_0 q}{4\pi\varepsilon_0}\left(\frac{1}{r_a} - \frac{1}{r_b}\right) \quad (7\text{-}13)$$

图 7-18 静电场力做功

式中，r_a 和 r_b 分别表示从点电荷 q 到起点和终点的距离。显然，单个点电荷的静电场力的功只与 q_0、q 及 q_0 的始、末位置有关，而与积分的路径（即检验电荷 q_0 运动的路径）无关。

2. 点电荷系的静电场力的功

对于由许多静止的点电荷 $q_1,q_2,\cdots$ 组成的点电荷系，检验电荷 q_0 在移动过程中的任意微小路径 $\mathrm{d}\boldsymbol{l}$ 上，受到的电场力是所有点电荷在 q_0 上产生的静电场力的叠加，它所做的功为

$$A = \int_a^b \boldsymbol{F} \cdot \mathrm{d}\boldsymbol{l} = \int_a^b q_0\boldsymbol{E} \cdot \mathrm{d}\boldsymbol{l} = \int_a^b q_0(\boldsymbol{E}_1 + \boldsymbol{E}_2 + \cdots) \cdot \mathrm{d}\boldsymbol{l}$$
$$= \int_a^b q_0\boldsymbol{E}_1 \cdot \mathrm{d}\boldsymbol{l} + \int_a^b q_0\boldsymbol{E}_2 \cdot \mathrm{d}\boldsymbol{l} + \cdots = A_1 + A_2 + \cdots$$

由于 $A_1,A_2,\cdots$ 都与积分的路径无关，所以静电场力的功与积分路径无关。

对于静止的连续带电体，可将其看作无数电荷元的集合，因而它对 q_0 的电场力同样具有这样的特点。因此可以得出结论：对任何静电场，静电场力的功与路径无关，所以**静电场力是保守力，静电场是保守场**。

7.3.2 静电场的环路定理

由于静电场力是保守力,所以检验电荷 q_0 沿闭合路径移动一周时有

$$A = \oint_l \boldsymbol{F} \cdot d\boldsymbol{l} = q_0 \oint_l \boldsymbol{E} \cdot d\boldsymbol{l} = 0$$

所以

$$\oint_l \boldsymbol{E} \cdot d\boldsymbol{l} = 0 \tag{7-14}$$

式(7-14)表明,在静电场中,电场强度沿任意闭合路径的线积分为零,或者说,静电场的电场强度的环流为零。这就是**静电场的环路定理**。

静电场的环路定理反映了静电场的一个重要性质——静电场是保守场,可以引入势能和势的概念,所以静电场是一种势场。

7.3.3 电势能 电势 电势差

1. 电势能

电势能是电荷之间相互作用产生的能量,当电荷处于静电场中任一位置时,都具有一定的**电势能**,电势能通常用符号 W 表示。检验电荷 q_0 在电场中 a 处的电势能为 W_a,在 b 点处的电势能为 W_b,当电荷从一个位置移动到另一个位置时,其电势能的改变可用电场力的功来量度。电场力做正功,电势能减少,因此有

$$W_a - W_b = A_{ab} = \int_a^b q_0 \boldsymbol{E} \cdot d\boldsymbol{l} \tag{7-15}$$

电势能是相对量,要确定在电场中某一点的电势能,必须选择一个参考零点。对于分布在有限区域的场源电荷,通常规定无限远处电势能为零,即令 $W_\infty = 0$。检验电荷 q_0 在电场 a 点的电势能在量值上等于 q_0 从 a 点移到无限远处时电场力对其所做的功,即

$$W_a = \int_a^\infty q_0 \boldsymbol{E} \cdot d\boldsymbol{l} \tag{7-16}$$

2. 电势

式(7-16)中电势能是由检验电荷 q_0 与电场 $\boldsymbol{E}$ 共同决定,且与 q_0 成正比,$\dfrac{W_a}{q_0}$ 仅与空间电场有关。定义 $\dfrac{W_a}{q_0}$ 为电场中 a 点的**电势**,用 V_a 来表示,即

$$V_a = \frac{W_a}{q_0} = \int_a^\infty \boldsymbol{E} \cdot d\boldsymbol{l} = \int_a^\infty E\cos\theta dl \tag{7-17}$$

静电场中某点的电势在数值上等于单位正电荷所具有的电势能,或者说等于把单位正电荷从该点移到无限远处电场力所做的功。

电势是由场源电荷决定的,而与检验电荷的存在与否无关,它是从能量的角度描述了电场的性质。电势是标量,但有正负之分;电势是相对量,其量值的大小与参考点的选择有关,一般选择无限远处为电势零点,实际问题中,有时选取地球或仪器的金属外壳为电势零点。

电势的单位是伏特(V),$1V = 1J \cdot C^{-1}$。

3. 电势差

静电场中两点的电势之差称为**电势差**，也称为**电压**。

$$U_{ab} = V_a - V_b = \int_a^b \boldsymbol{E} \cdot \mathrm{d}\boldsymbol{l} \tag{7-18}$$

上式表明，静电场中 a、b 两点的电势差在数值上等于把单位正电荷从 a 点移到 b 点时，静电场力所做的功。知道了电场 a、b 两点间的电势差，就可以很方便地计算出把电荷 q_0 从 a 点移到 b 点时，静电场力所做的功，即

$$A_{ab} = q_0 \int_a^b \boldsymbol{E} \cdot \mathrm{d}\boldsymbol{l} = q_0 U_{ab} = q_0 (V_a - V_b) \tag{7-19}$$

7.3.4 电势的计算

1. 点电荷电势

在点电荷 q 的电场中，取无限远处电势为零。空间任意点 a 处的电势可由式（7-17）计算。积分与路径无关，取 a 点到无限远处的积分路径为 q 与 a 的连线方向一直向外，如图 7-19 所示。因此，a 点处的电势为

$$V_a = \int_a^\infty \boldsymbol{E} \cdot \mathrm{d}\boldsymbol{r} = \int_r^\infty \frac{q}{4\pi\varepsilon_0 r^2} \mathrm{d}r = \frac{q}{4\pi\varepsilon_0 r} \tag{7-20}$$

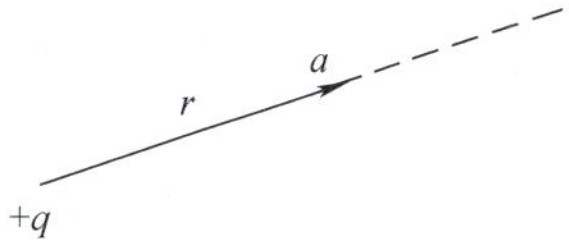

2. 点电荷系的电场中某点的电势

对于由许多静止的点电荷 $q_1, q_2, \cdots, q_n$ 组成的点电荷系，利用场强的线积分法来求场中某点 a 的电势。积分路径中的任意微小路径 $\mathrm{d}\boldsymbol{l}$ 上，电场强度 $\boldsymbol{E}$ 是所有点电荷在此处产生的电场强度的矢量和。a 点处的电势为

图 7-19 点电荷电势

$$V_a = \int_a^\infty \boldsymbol{E} \cdot \mathrm{d}\boldsymbol{l} = \int_a^\infty (\boldsymbol{E}_1 + \boldsymbol{E}_2 + \cdots) \cdot \mathrm{d}\boldsymbol{l} = \int_a^\infty \boldsymbol{E}_1 \cdot \mathrm{d}\boldsymbol{l} + \int_a^\infty \boldsymbol{E}_2 \cdot \mathrm{d}\boldsymbol{l} + \cdots$$

$$= V_1 + V_2 + \cdots = \sum_i \frac{q_i}{4\pi\varepsilon_0 r_i} \tag{7-21}$$

式（7-21）表明：a 点处的电势是所有点电荷在该处产生的电势的代数和，称为**电势叠加原理**。

3. 连续带电体的电势

设连续带电体由无穷多个电荷元组成，如图 7-20 所示。每个电荷元 $\mathrm{d}q$ 在 a 处产生的电势为

$$\mathrm{d}V_a = \frac{\mathrm{d}q}{4\pi\varepsilon_0 r}$$

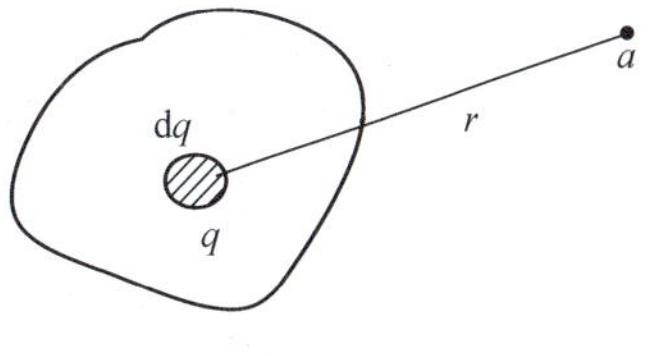

整个带电体在 a 处产生的电势为

图 7-20 带电体

$$V_a = \int \mathrm{d}V_a = \int \frac{\mathrm{d}q}{4\pi\varepsilon_0 r} \tag{7-22}$$

【例题 7-9】 均匀带电圆环半径为 R，电荷为 q，求其轴线上任一点电势。

【解】 如图 7-21 示，O 点位于圆环的中心，x 轴在圆环轴线上。把圆环分成一系列电荷元 $\mathrm{d}q$，每个电荷元在 P 点产生电势为

例题 7-9 讲解

$$dV_P = \frac{dq}{4\pi\varepsilon_0 r} = \frac{dq}{4\pi\varepsilon_0 \sqrt{R^2+x^2}}$$

由电势叠加原理得整个环在 P 点产生的电势为

$$V_P = \int dV_P = \int_q \frac{dq}{4\pi\varepsilon_0 \sqrt{R^2+x^2}} = \frac{q}{4\pi\varepsilon_0 \sqrt{R^2+x^2}}$$

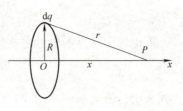

图 7-21　例题 7-9 图

讨论：(1) $x=0$ 处，$V_P = \dfrac{q}{4\pi\varepsilon_0 R}$

(2) $x \gg R$ 时，$V_P = \dfrac{q}{4\pi\varepsilon_0 x}$，环可视为点电荷。

【例题 7-10】 均匀带电球面半径为 R，电荷为 q，求球面外任一点电势。

【解】 如图 7-22 所示，应用高斯定理可求得电场强度分布为

$$E = \begin{cases} 0 & (r<R) \\ \dfrac{q}{4\pi\varepsilon_0 r^2} & (r>R) \end{cases}$$

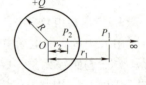

球面外任一点 P_1 处电势

图 7-22　例题 7-10 图

$$V_{P_1} = \int_{r_1}^{\infty} \boldsymbol{E} \cdot d\boldsymbol{r} = \int_{r_1}^{\infty} E\,dr = \int_{r_1}^{\infty} \frac{q}{4\pi\varepsilon_0 r^2} dr = \frac{q}{4\pi\varepsilon_0 r}$$

均匀带电球面外任一点的电势，如同全部电荷都集中在球心的点电荷电势一样。

例题 7-10 讲解

球面内任一点 P_2 的电势

$$V_{P_2} = \int_{r_2}^{\infty} \boldsymbol{E} \cdot d\boldsymbol{r} = \int_{r_2}^{R} \boldsymbol{E} \cdot d\boldsymbol{r} + \int_{R}^{\infty} \boldsymbol{E} \cdot d\boldsymbol{r}$$

$$= \int_{R}^{\infty} \boldsymbol{E} \cdot d\boldsymbol{r} = \int_{R}^{\infty} \frac{q}{4\pi\varepsilon_0 r^2} dr = \frac{q}{4\pi\varepsilon_0 R}$$

可见，球面内任一点电势与球面上电势相等。

7.3.5　等势面　电场强度与电势的关系

1. 等势面

静电场中由电势相等的点所连成的曲面称之为**等势面**。不同电荷分布的电场具有不同形式的等势面。如点电荷 q 电场中的等势面就是以点电荷 q 为球心的一族同心球面。为了使等势面能表示出电场的特点，通常规定相邻等势面的电势差值应相等。等势面形象地描绘了静电场中电势的分布情况，其疏、密程度则表示电场的弱与强。

根据等势面的意义，可知等势面具有以下的性质：

(1) 等势面上移动电荷时电场力不做功。

证明：设点电荷 q_0 沿等势面从 a 点运动到 b 点，电场力做功为

$$A_{ab} = q_0(V_a - V_b) = 0$$

(2) 任何静电场中电场强度与等势面垂直。

证明：如图 7-23 所示，设点电荷 q_0 自 a 沿等势面发生一位移 $d\boldsymbol{l}$，电场力做功为

$$dA = q_0 \boldsymbol{E} \cdot d\boldsymbol{l} = 0$$

所以

$$E \perp \mathrm{d}l$$

因此，等势面上的电场强度与等势面处处垂直。

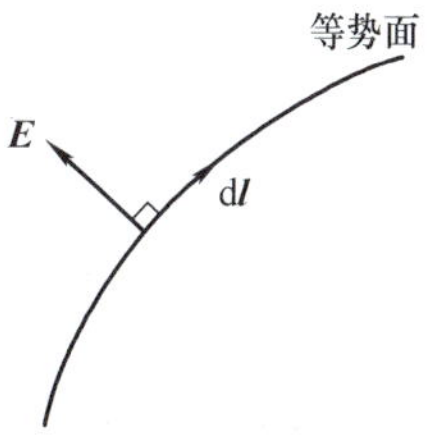

2. 电场强度与电势关系

电场强度与电势是从不同的角度描述静电场性质的物理量，二者之间必然存在着确定的联系。

前面已学过电场强度 E 和电势 V 之间有积分关系

$$V_a = \int_a^\infty \boldsymbol{E} \cdot \mathrm{d}\boldsymbol{l} \quad (\text{无限远处 } V_\infty = 0)$$

图 7-23 电场强度与等势面

那么，E、V 之间是否还存在着微分关系呢？

如图 7-24 所示，设 a、b 为无限接近的两个点，相应所在等势面分别为 V、$V+\mathrm{d}V$。单位正电荷从 $a \to b$ 过程中，电场力做功等于电势能增量负值，即

$$\boldsymbol{E} \cdot \mathrm{d}\boldsymbol{l} = -[(V+\mathrm{d}V) - V] = -\mathrm{d}V$$
$$-\mathrm{d}V = \boldsymbol{E} \cdot \mathrm{d}\boldsymbol{l} = (E_x\boldsymbol{i} + E_y\boldsymbol{j} + E_z\boldsymbol{k}) \cdot (\mathrm{d}x\boldsymbol{i} + \mathrm{d}y\boldsymbol{j} + \mathrm{d}z\boldsymbol{k})$$
$$= E_x\mathrm{d}x + E_y\mathrm{d}y + E_z\mathrm{d}z$$

图 7-24 电场强度与电势

又

$$\mathrm{d}V = \frac{\partial V}{\partial x}\mathrm{d}x + \frac{\partial V}{\partial y}\mathrm{d}y + \frac{\partial V}{\partial z}\mathrm{d}z$$

所以

$$-\frac{\partial V}{\partial x}\mathrm{d}x - \frac{\partial V}{\partial y}\mathrm{d}y - \frac{\partial V}{\partial z}\mathrm{d}z = E_x\mathrm{d}x + E_y\mathrm{d}y + E_z\mathrm{d}z$$

上式成立必有两边 $\mathrm{d}x$、$\mathrm{d}y$、$\mathrm{d}z$ 相应系数相等，即

$$E_x = -\frac{\partial V}{\partial x}, \quad E_y = -\frac{\partial V}{\partial y}, \quad E_z = -\frac{\partial V}{\partial z} \tag{7-23}$$

$$\boldsymbol{E} = -\left(\frac{\partial V}{\partial x}\boldsymbol{i} + \frac{\partial V}{\partial y}\boldsymbol{j} + \frac{\partial V}{\partial z}\boldsymbol{k}\right) \tag{7-24}$$

以上是电场强度 E 与电势 V 的微分关系。

数学上，$\frac{\partial V}{\partial x}\boldsymbol{i} + \frac{\partial V}{\partial y}\boldsymbol{j} + \frac{\partial V}{\partial z}\boldsymbol{k}$ 叫作 V 的梯度，记作

$$\mathrm{grad}V = \nabla V = \frac{\partial V}{\partial x}\boldsymbol{i} + \frac{\partial V}{\partial y}\boldsymbol{j} + \frac{\partial V}{\partial z}\boldsymbol{k}$$

其中算符 $\nabla = \frac{\partial}{\partial x}\boldsymbol{i} + \frac{\partial}{\partial y}\boldsymbol{j} + \frac{\partial}{\partial z}\boldsymbol{k}$，所以

$$\boldsymbol{E} = -\mathrm{grad}V = -\nabla V \tag{7-25}$$

电场中某点的电场强度决定于该点电势的空间变化率，而与电势值本身没有直接的关系。沿电场方向电势降低，且变化率最大。

【例题 7-11】 用电场强度与电势关系求点电荷 q 产生的电场强度。

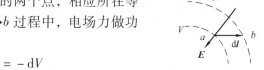

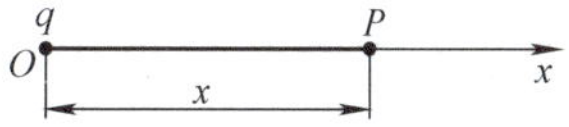

图 7-25 例题 7-11 图

【解】 如图 7-25 所示坐标，有

$$V_P = \frac{q}{4\pi\varepsilon_0 x}$$

$$E_x = -\frac{\partial V_P}{\partial x} = -\left[-\frac{q}{4\pi\varepsilon_0 x^2}\right] = \frac{q}{4\pi\varepsilon_0 x^2}$$

$$E_y = E_z = 0$$

$q>0$，E 沿 x 轴正向；$q<0$，E 沿 x 轴负向。

7.4 电偶极子　电偶层

7.4.1 电偶极子电场的电势

电偶极子是由相距很近的等量异号电荷 $+q$ 和 $-q$ 组成的点电荷系统。从负电荷引向正电荷的矢径 l 叫作电偶极子的轴。电荷量 q 和 l 的乘积叫作电偶极矩，用 p 表示，即

$$p = ql \tag{7-26}$$

下面，讨论一下电偶极子电场中任意一点 a 的电势。r 表示电偶极子轴线中心 O 到 a 点的距离，θ 表示 r 与电偶极子轴线 l 正方向之间的夹角，如图 7-26 所示。根据电势叠加原理，a 点的电势可写为

$$V_+ = \frac{1}{4\pi\varepsilon_0}\frac{q}{r_1}$$

$$V_- = \frac{1}{4\pi\varepsilon_0}\frac{-q}{r_2}$$

$$V = V_+ + V_- = \frac{1}{4\pi\varepsilon_0}\frac{q(r_2-r_1)}{r_1 r_2}$$

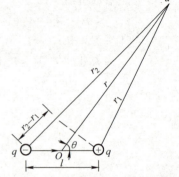

图 7-26　电偶极子电场的电势

由图 7-27 可以看出，由于 $r \gg l$，$r_2 - r_1 \approx l\cos\theta$，$r_1 r_2 \approx r^2$，代入上式可得

$$V \approx \frac{1}{4\pi\varepsilon_0}\frac{ql\cos\theta}{r^2} = \frac{1}{4\pi\varepsilon_0}\frac{p\cos\theta}{r^2} \tag{7-27}$$

由式（7-27）可以看出，电偶极子电场中任一点的电势与电偶极矩 p 成正比，电偶极矩决定着电偶极子电场的性质。电偶极子电场中的电势与距离 r 的平方成反比，并与其方位角 θ 有关。当 $\theta = \frac{\pi}{2}$ 时，即 a 点在电偶极子轴线的中垂面上，则 $V = 0$；当 $\theta = 0$ 时，a 点在电偶极子轴线的延长线上，位于正电荷一侧，$V \approx \frac{1}{4\pi\varepsilon_0}\frac{p}{r^2}$；当 $\theta = \pi$ 时，位于负电荷一侧，$V \approx -\frac{1}{4\pi\varepsilon_0}\frac{p}{r^2}$。偶极子轴线的中垂面把电场分成两个正负对称的区域，正电荷一侧电势为正，负电荷一侧电势为负。

7.4.2 电偶层

电偶层是指相距很近、互相平行且具有等量异种电荷面密度的两个带电表面。在生物体中，电偶层是经常遇到的一种电荷分布。

计算电偶层电场中各点的电势时，可将电偶层看成是由许多平行排列的电偶极子组成。如图 7-27 所示。在电偶层上取一面积元 $\mathrm{d}S$，设其两侧的面电荷密度分别为 $+\sigma$ 和 $-\sigma$，厚

度为 δ，面积元上的电量为 σdS。由于 dS 很小，所以在其两侧的正负电荷可以看作一电偶矩为 $\sigma dS \cdot \delta$ 的电偶极子。电矩方向垂直面元 dS 朝上，用单位矢量 **n** 表示，与 r 的夹角为 θ。因而，面积元 dS 上的电偶极子在 a 点的电势为

$$dV = \frac{1}{4\pi\varepsilon_0} \frac{\sigma dS \cdot \delta \cos\theta}{r^2}$$

式中，r 是面元到 a 点的距离。令 $\tau = \sigma\delta$，表示单位面积上的电偶极矩，称为层矩，$d\Omega = dS\cos\theta/r^2$ 是面积元 dS 对 a 点所张立体角，上式又可写为

$$dV = \frac{1}{4\pi\varepsilon_0} \tau d\Omega$$

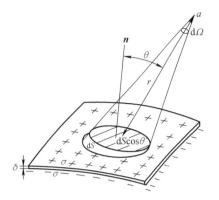

图 7-27　电偶层电势

整个面积为 S 的电偶层在 a 点的电势为

$$V_a = \frac{1}{4\pi\varepsilon_0} \int_S \tau d\Omega$$

如果电偶层均匀带电，τ 值处处相同，则

$$V_a = k\tau \int_S d\Omega = k\tau\Omega \tag{7-28}$$

式中，$k = \frac{1}{4\pi\varepsilon_0}$；$\Omega$ 是整个电偶层表面积对 a 点所张的立体角。式（7-28）表明，均匀电偶层在某点产生的电势只决定于层矩与电偶层对该点所张立体角 Ω，而与电偶层的形状无关。

7.5　静电场中的电介质

所谓电介质，是指不导电的物质，内部没有可以移动的电荷，即绝缘体。若把电介质放入静电场中，电介质原子中的电子和原子核在电场力的作用下在原子范围内做微观的相对位移，而不能像导体中的自由电子那样脱离所属的原子做宏观的移动。达到静电平衡时，电介质内部的电场强度也不为零，这是电介质与导体电性能的主要差别。

7.5.1　电介质的分类与极化

1. 电介质的电结构

（1）电子被原子核紧紧束缚。
（2）在静电场中电介质中性分子中的正、负电荷仅产生微观相对运动。
（3）在静电场与电介质相互作用时，电介质分子简化为电偶极子。电介质由大量微小的电偶极子组成。
（4）电介质在外电场中极化→产生极化电荷→产生附加电场→作用于电介质→达到静电平衡。

2. 电介质的分类

对于各向同性的电介质，按照分子内部电结构不同，可把电介质分为两类。
（1）无极分子：分子的正负电荷中心在无外电场时是重合的，没有固有电偶极矩，如 H_2、CH_4 等。
（2）有极分子：分子的正负电荷中心在无外电场时不重合的，有固有电偶极矩，如 H_2O、HCl 等。

可以认为每一个分子的正电荷 q 集中于一点,称为正电荷的"重心";负电荷 $-q$ 集中于一点,称为负电荷的"重心"。定义从负电荷的重心到正电荷的重心的矢径为 l,则分子可以构成 $p = ql$ 的电偶极子。

3. 电介质的极化

(1) 无极分子的极化机理——位移极化

无外电场时,分子的正负电荷中心重合;有外电场时,正、负电荷将被电场力拉开,偏离原来的位置,形成一个电偶极子,叫作诱导电偶极子。

对于处于外电场中的电介质来说,每个分子都有一定的诱导电偶极子,而且排列方向大致与外电场方向相同,以致在电介质与外电场垂直的两个表面上出现正电荷和负电荷。这种电荷不能用导电的方法使它们脱离电介质而单独存在,所以把它们叫作极化电荷或束缚电荷。撤去外电场后,正负电荷的中心又将重合而恢复原样。

(2) 有极分子的极化机理——取向极化

有极分子有一定的电偶极子。当没有外电场时,由于分子的无规则热运动,电偶极子的排列是杂乱无章的,因而对外不显电性。当有外电场时,每个电偶极子都将受到一个力矩的作用,在此力矩的作用下,电介质中的电偶极子将转向外电场的方向。虽然由于分子的热运动,各电偶极子的排列并不是十分整齐,但对于整个电介质来说,在垂直于电场方向的两个表面上,也将产生极化电荷。如图 7-28 所示。撤去外电场,由于分子的无规则的热运动,电偶极子的排列又将变成杂乱无章。

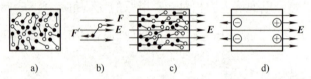

图 7-28 有极分子的极化

在静电场中,虽然不同电介质的极化机理不尽相同,但是在宏观上,都表现为电介质的表面出现极化电荷,把在外电场作用下电介质表面出现正负电荷的现象,称为电介质的极化。若电介质是非均匀的,则除了产生极化面电荷外,还要产生极化体电荷。

(3) 极化电荷(或束缚电荷)

在外电场中,均匀介质内部各处仍呈电中性,但在介质表面要出现电荷,这种电荷不能离开电介质到其他带电体,也不能在电介质内部自由移动,称它为束缚电荷或极化电荷。它不像导体中的自由电荷能用传导方法将其引走。如图 7-29 所示。

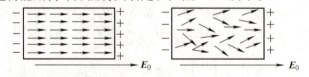

图 7-29 极化电荷

4. 电极化强度

电极化强度是描述电介质极化强弱的物理量。在电介质内取一个物理无限小的体积元 ΔV,当没有外电场时,这个体积元中所有分子电偶极矩的矢量和 $\sum\limits_{i} p_i$ 为零,但有外电场时,该矢量和不再为零,且外电场越大,$\sum\limits_{i} p_i$ 越大,所以将单位体积内分子电偶极矩的矢量和定义为电介质的电极化强度,用符号 P 表示,即 $P = \dfrac{\sum_i p_i}{\Delta V}$,它的单位为 $C \cdot m^{-2}$。

实验证明,在各向同性电介质内,任一点的电极化强度 P 正比于该点的合电场强度 E,并且两者方向相同,所以可写成

$$P = \chi_e \varepsilon_0 E \qquad (7\text{-}29)$$

式中,比例系数 χ_e 是和电介质的性质有关的常数,叫作介质的电极化率。若电介质中各点的 χ_e 相同,就称它为均匀电介质。大多数气体、流体和非晶体固体是各向同性的均匀电介质。对于均匀极化的电介质,极化电荷只出现在介质的表面上。在电介质内切出一个长度为 l、底面积为 ΔS 的圆柱体,使电极化强度 P 的方向与圆柱体的轴线相平行,如图 7-30 所示。

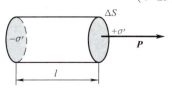

图 7-30 电极化强度和极化电荷

若把整个圆柱体看成一个"大电偶极子",它的电偶极矩的大小为 $\sigma' \Delta S \cdot l$,所以,圆柱体内分子电偶极矩的矢量和的大小可以表示为 $\sum_i p_i = \sigma' \Delta S \cdot l$,体积为 $\Delta V = \Delta S \cdot l$,电极化强度的大小为

$$P = \dfrac{\sum_i p_i}{\Delta V} = \dfrac{\sigma' \Delta S \cdot l}{\Delta S \cdot l} = \sigma' \qquad (7\text{-}30)$$

式(7-30)表明,电极化强度等于极化电荷面密度。电介质的电极化强度越大时,电介质表面的极化电荷面密度越大。

7.5.2 电介质中的静电场

当电介质在外电场中发生极化且达到稳定以后,电介质中的电场强度 E 应是外电场 E_0 和极化电荷产生的电场 E' 之和,即

$$E = E_0 + E'$$

为了定量地了解电介质内部电场强度被削弱的情况,讨论如下特例。

图 7-31 表示一个"无限大"平行板电容器,两极板间充有极化率为 χ_e 的均匀电介质。设极板上的自由电荷面密度为 $\pm \sigma_0$,产生的电场强度大小为 $E_0 = \dfrac{\sigma_0}{\varepsilon_0}$,方向如图 7-31 中实线所示。电介质表面上的极化电荷面密度为 $\pm \sigma'_0$,产生电场强度的大小为 $E' = \dfrac{\sigma'}{\varepsilon_0}$,方向如图 7-31 中虚线所示。这样,极板间电介质中的合电场强度的大小为

$$E = E_0 - E' = E_0 - \dfrac{\sigma'}{\varepsilon_0}$$
$$= E_0 - \dfrac{P}{\varepsilon_0} = E_0 - \chi_e E$$

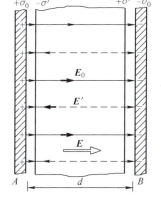

图 7-31 电介质中的电场

所以,得

$$E = \frac{E_0}{1+\chi_e} = \frac{E_0}{\varepsilon_r} \tag{7-31}$$

式中，$\varepsilon_r = 1 + \chi_e$ 是由电介质性质决定的无量纲的数，叫作电介质的相对介电常数或相对电容率。$\varepsilon = \varepsilon_0 \varepsilon_r$ 称为电介质的介电常数或电容率，它由电介质的性质决定的，单位同真空介电常数的单位一样。在真空中，$\varepsilon_r = 1$，因而，当点电荷电场中充满各向同性的均匀电介质时，场中任一点的电场强度均减为真空中的 $1/\varepsilon_r$。表 7-1 列出了常见电介质的相对介电常数。

表 7-1 常见电介质的相对介电常数

电介质	ε_r	电介质	ε_r	电介质	ε_r
真空	1	苯（180℃）	2.3	纸	3.5
空气（0℃，1000kPa）	1.00054	变压器油	4.5	木材	2.5~8
空气（0℃，10MPa）	1.055	石蜡	2.0~2.3	瓷	5.7~6.8
水（0℃）	87.9	硬橡胶	4.3	脂肪	5~6
水（20℃）	80.2	电木	5~7.6	皮肤	40~50
酒精（0℃）	28.4	云母	3.7~7.5	血液	50~60
甘油（15℃）	50	玻璃	5~10	肌肉	80~85

7.6 电泳及其医学应用

7.6.1 电泳

电泳是一种利用电场对带电粒子的作用力，使带电粒子在电场中移动，从而实现分离和纯化的技术。它的基本原理是：带电粒子在电场中受到库仑力的作用，使得粒子在电场中移动。粒子的移动速度取决于多个因素，包括电场强度、粒子的大小和形状、粒子的电荷量、溶液的黏度和介电常数等。通过控制这些因素，可以实现不同粒子的分离和纯化。它是一种常用的生物化学分析技术，在生物、医学、化学等领域有着广泛的应用。

7.6.2 电泳的分类

根据分离原理和应用领域，电泳可分为多种类型，如十二烷基硫酸钠-聚丙烯酰胺凝胶电泳（SDS-PAGE）、等电聚焦电泳、双向电泳等。其中，SDS-PAGE 常用于蛋白质分离，等电聚焦电泳可用于蛋白质、氨基酸等物质的分离，双向电泳则可以用于比较不同样品之间的蛋白质组差异。

7.6.3 电泳在医学上的应用

电泳技术在生物医学研究中有着广泛的应用，例如蛋白质组学研究、基因表达分析、疾病诊断等。通过电泳技术可以分离出微量蛋白质、核酸等生物分子，进行定性和定量分析，从而为生物医学研究提供有力的支持。

总之，电泳是一种重要的生物化学分析技术，它能够实现不同粒子的分离和纯化，为生物医学研究提供重要的支持和帮助。

习 题 7

7-1 在边长为 a 的正方形的四角，依次放置点电荷 q、$2q$、$-4q$ 和 $2q$，它的几何中心放置一个单位正

电荷，求这个电荷受力的大小和方向。 【$F = K\dfrac{10q}{a^2}$】

7-2 两个点电荷所带电荷之和为 Q，问它们各带电荷多少时，相互作用力最大？ 【$Q/2$】

7-3 如习题 7-3 图所示均匀带电细棒，长为 L，电荷线密度为 λ。求棒的延长线上任一点 P 的电场强度（设 P 点到棒的最近端的距离为 x）。 【$k\lambda\left(\dfrac{1}{x} - \dfrac{1}{x+L}\right)$】

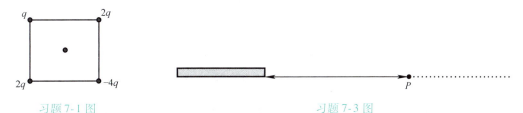

习题 7-1 图   习题 7-3 图

7-4 如习题 7-4 图所示，一细棒弯成半径为 R 的半圆形，均匀分布有电荷 q，求半圆中心 O 处的电场强度。 【$\dfrac{2kq}{\pi R^2}$】

7-5 如习题 7-5 图所示，设匀强电场的电场强度 E 与半径为 R 的半球面对称轴平行，计算通过此半球面电场强度的通量。 【$E \cdot \pi R^2$】

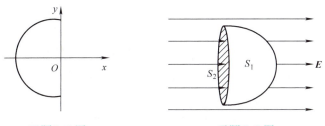

习题 7-4 图   习题 7-5 图

7-6 两无限大的平行平面均匀带电，电荷面密度分别为 $\pm\sigma$，求各区域的电场强度分布。

【$\dfrac{\sigma}{\varepsilon_0}$，$\dfrac{-\sigma}{\varepsilon_0}$，$\dfrac{2\sigma}{\varepsilon_0}$】

7-7 求半径为 R、带电量为 q 的空心球面的电场强度分布。 【0，$\dfrac{q}{4\pi\varepsilon_0 r^2}$】

7-8 一半径为 R 的无限长带电圆柱，其体电荷密度为 ρ 为常数，求电场强度分布。

【柱内 $\dfrac{\rho r^2 \boldsymbol{e}_r}{2\varepsilon_0}$，柱外 $\dfrac{\rho R^2 \boldsymbol{e}_r}{2\varepsilon_0}$】

7-9 两个同心球面的半径分别为 R_1 和 R_2，各自带有电荷 Q_1 和 Q_2，电荷均匀分布。求：
(1) 空间电势分布，并画出电势随半径 r 的分布曲线；
(2) 两球面间的电势差为多少？

【(1) $r < R_1$，$\dfrac{1}{4\pi\varepsilon_0}\left(\dfrac{Q_1}{R_1} + \dfrac{Q_2}{R_2}\right)$，$R_1 < r < R_2$，$\dfrac{1}{4\pi\varepsilon_0}\left(\dfrac{Q_1}{r} + \dfrac{Q_2}{R_2}\right)$，$r > R_2$，$\dfrac{Q_1 + Q_2}{4\pi\varepsilon_0 r}$；(2) $U = \dfrac{Q_1}{4\pi\varepsilon_0}\left(\dfrac{1}{R_1} - \dfrac{1}{R_2}\right)$】

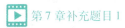 第 7 章补充题目 1   第 7 章补充题目 2

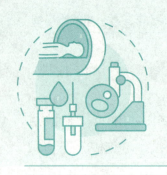

第8章 稳恒电流

本章介绍稳恒电流的基本概念、欧姆定律和基尔霍夫定律，然后介绍直流电对生物体的作用及医学应用。

8.1 电流

8.1.1 电流强度

导体中存在大量可自由移动的带电粒子，称为载流子。在金属中的自由电子，溶液和气体中的正、负离子，半导体中的电子与空穴等都是载流子。导体中的载流子在热激发下做无规则热运动，虽然各个载流子都在移动，但就其整体上不表现出定向移动。当导体内有电场时，由于载流子受电场力作用，导体中的载流子除做热运动外，还沿电场力方向做定向移动，这种定向宏观移动的平均速度称为漂移速度。载流子的这种定向移动就形成宏观的电流。

通常人们把正电荷定向移动的方向规定为电流的方向，而把单位时间内通过导体任一横截面积的电荷量规定为电流的大小，称为电流强度，简称电流，用 I 表示，即

$$I = \lim_{\Delta t \to 0} \frac{\Delta q}{\Delta t} = \frac{dq}{dt} \tag{8-1}$$

式中，Δq 是在 Δt 时间间隔内通过导体横截面面积的电荷量。在国际单位制中，电流的单位是安培（Ampere），简称安（A），是国际单位制中的一个基本单位，$1A = 1C \cdot s^{-1}$。

电流与载流子定向移动有关。图 8-1 表示一段横截面积为 S 的导体，设导体中单位体积载流子数为 n，n 称为载流子密度。每个载流子的电荷量为 Ze，e 为基本电量，Z 为正或负整数。Δt 时间内 $v\Delta tS$ 体积中的载流子都通过 S（v 为载流子在该截面 S 处的定向移动速度），若 Δt 时间内通过导体横截面积 S 的电荷量为 Δq，则

$$\Delta q = Zenv\Delta tS$$

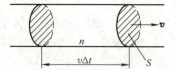

图 8-1 电流与载流子定向移动关系

于是，电流

$$I = nZevS \tag{8-2}$$

电流是标量，只是简单地描述载流子通过导体横截面积的宏观特征，不能反映各处电流的方向。特别是大块导体中（例如人体），载流子密度分布与定向迁移速度分布不均匀，各

处电流的大小与方向不同,式(8-2)不能描述各处电流的大小。要描述各处电流的大小,必须引入新的物理量——电流密度。

8.1.2 电流密度

电流密度 j 是矢量,其方向与该处正电荷的运动方向相同,大小等于该处单位横截面积上的电流。设在导体中某点取一个与电流方向垂直的面积元 dS,通过 dS 面的电流为 dI,则电流密度的大小为

$$j = \frac{dI}{dS} \tag{8-3}$$

在国际单位制中,电流密度的单位为:安培每平方米($A \cdot m^{-2}$)。

导体中各处的电流密度 j 与导体中载流子密度 n 以及载流子的平均迁移速度 v_d 有何关系呢?如图 8-2 所示,设载流子在导体中沿垂直于导体的横截面积 dS 方向运动,载流子密度为 n,平均迁移速度为 v_d,每个载流子带电荷量为 Ze,在 dt 时间内,载流子迁移的距离为 $v_d dt$,通过截面 dS 的电荷量为

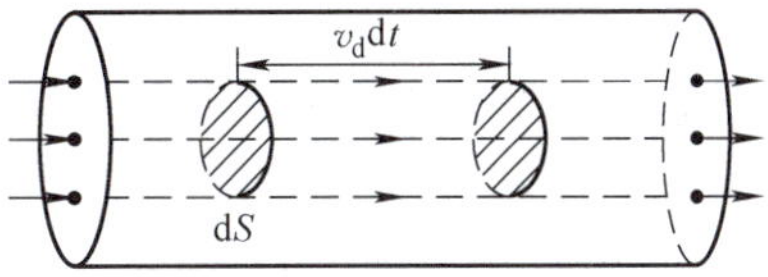

图 8-2 电流密度 j 和载流子平均迁移速度间的关系

$$dq = nZedSv_d dt$$

通过截面 dS 的电流为

$$dI = \frac{dq}{dt} = nZev_d dS$$

由式(8-3)可得电流密度的大小为

$$j = \frac{dI}{dS} = nZev_d \tag{8-4}$$

式(8-4)表明,导体中的电流密度 j 在数值上等于导体中载流子密度 n、载流子所带电荷量 Ze 和载流子的平均迁移速度 v_d 的乘积,方向与正载流子的移动方向相同,即

$$\boldsymbol{j} = nZe\boldsymbol{v}_d \tag{8-5}$$

【例题 8-1】 在直径为 1.63×10^{-3} m 的铜导线中,通过 5A 电流,设铜导线中自由电子密度为 8.4×10^{28} m^{-3},求导线中自由电子的平均迁移速度。

【解】 铜导线的横截面积

$$S = \frac{\pi d^2}{4} = 2.1 \times 10^{-6} \text{m}^2$$

铜导线中的电流密度为

$$j = \frac{I}{S} = \frac{5}{2.1 \times 10^{-6}} \text{A} \cdot \text{m}^{-2} = 2.4 \times 10^6 \text{A} \cdot \text{m}^{-2}$$

则自由电子的平均迁移速度为

$$v_d = \frac{j}{nZe} = \frac{2.4 \times 10^6}{8.4 \times 10^{28} \times (-1) \times 1.6 \times 10^{-19}} \text{m} \cdot \text{s}^{-1}$$

$$= -1.8 \times 10^{-4} \text{m} \cdot \text{s}^{-1}$$

负号表示电子运动方向与电流方向相反。

金属中自由电子的平均热运动速度为 $10^5 m\cdot s^{-1}$，因此，热运动速度约为平均迁移速度的 10^9 倍。可见自由电子做定向运动的迁移速度是非常小的。应当注意，不要把自由电子的定向运动的迁移速度和电流在导体中的传播速度混为一谈。后者实际上是指电场在导体中传播的速度，它接近于光速。例如当接通电源的开关，电灯立即亮了。这一事实说明，在电路两端加上电压的瞬间，电场在整个电路中立即被建立起来，因而导体中各处的自由电子几乎同时受到电场的作用朝着同一方向迁移，于是形成了电流。

如果研究的是电解质溶液，载流子为正、负离子，这时电流密度 j 为正离子所产生的电流密度与负离子所产生的电流密度之和，即

$$j = j_+ + j_-$$

在电解质溶液中，离子的平均迁移速度很小，不到 $1\mu m\cdot s^{-1}$。

8.2 欧姆定律

8.2.1 电阻 电阻率

导体的电阻与导体材料性质及几何形状有关。实验结果表明，导体的电阻 R 与导体的长度 L 成正比，与导体的横截面积 S 成反比，即

$$R = \rho \frac{L}{S} \tag{8-6}$$

式中，ρ 称为电阻率，其值取决于导体的材料特性及温度。

电阻的倒数称为电导，用 G 表示，即 $G = 1/R$。电阻率的倒数称为电导率，以 σ 表示，即

$$\sigma = \frac{1}{\rho} \tag{8-7}$$

电导率表示导体的导电能力，其数值同样与导体的材料及温度有关。导体中载流子密度越大，电导率越高。金属导体中载流子密度随温度变化十分微小，但是当温度升高，载流子热运动加剧，它们的定向迁移速度减小，导体的导电能力下降，所以金属导体的电阻率随温度升高而增大，电导率则随之下降。半导体材料与金属不同，其载流子密度随温度变化明显，电导率随温度做非线性变化，表现出热敏性。某些材料当温度下降到接近绝对零度时，电阻率发生突变以至趋近于零，这种性质称为超导电性，处于超导状态的导体称为超导体。电阻率发生突变的温度称为超导体的临界温度，电阻变为零或实际接近零的温度叫零电阻温度。自从 1911 年荷兰科学家昂纳斯（Onnes）发现超导现象以来，科学家们的探索从未间断。20 世纪 70 年代以后，高温超导材料的研究取得了惊人的成果，包括中国科学院物理研究所超导体专家赵忠贤在内的一批科学家做出了突出贡献。目前超导技术已在工业、军事等领域得到广泛应用，超导技术也被用于制造核磁共振成像仪等医疗仪器。

电阻的单位为欧姆，简称欧（Ω）；电导单位为西门子，简称西（S）；电阻率单位为欧姆米（Ω·m）；电导率单位为西门子每米（S·m^{-1}）。

8.2.2 欧姆定律推导

1826 年，欧姆（G. S. Ohm，1787—1854）由实验中发现了后来以他名字命名的**欧姆定律**：在恒定条件下，通过一段均匀导体（如金属）中的电流与导体两端的电压成正比，用公式表示

$$I = \frac{U}{R} \quad \text{或} \quad U = IR \tag{8-8}$$

式中，比例系数 R 由导体的性质决定，称为该段导体的电阻。式（8-8）表明，导体中电流与两端电压成正比、与导体的电阻成反比。

遵守欧姆定律的导体，其伏安特性曲线为直线，由这类材料制成的器件称为线性元件。对于气体与半导体材料，其伏安特性曲线不是直线，由这类材料制成的器件称为非线性元件。

当电流经过导体时，电阻的存在会消耗电能，因此，导体中电势沿着电流方向逐渐降低。从式（8-8）可知，导体两端的电势降落 U 等于电流与导体电阻的乘积，即 $U = IR$。

对于非均匀导体，为了表示导体中电流分布，欧姆定律必须用电流密度和电场强度来描述。如图 8-3 所示，在导体中任意一点 A，作与电流线正交的面积元 dS，通过面积元的元电流

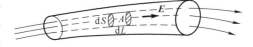

图 8-3　推导欧姆定律微分形式图

$dI = jdS$，j 为 A 点的电流密度。在经过该点的电流线上，截取一小段 dL 导体，相应体积元的电阻 $dR = \rho \dfrac{dL}{dS}$，如 dL 两端的电势差为 $dU = EdL$，E 为该点电场强度大小，则

$$dI = \frac{dU}{dR} = \frac{dU}{\rho dL}dS = \frac{E}{\rho}dS = \sigma E dS$$

等式两边同除 dS，得

$$j = \sigma E \tag{8-9}$$

式（8-9）称为欧姆定律的微分形式，它表明，导体中任意一点的电流密度与该点的电场强度成正比，其大小等于该点的电导率与电场强度的乘积，其矢量式为

$$\boldsymbol{j} = \sigma \boldsymbol{E} \tag{8-10}$$

欧姆定律的微分形式描述导体中各点电流密度与电场强度的关系，也适用于变化不太快的非稳恒电流情况，不仅适用于电阻不均匀和形状不规则的导体，也适用于电解质。

8.3　含源电路的欧姆定律

8.3.1　电动势

电源是把其他形式能转变为电能的装置。在静电场作用下正电荷沿导线从高电势 a 点向低电势 b 点移动（见图 8-4），若要使电荷再回到 a 点，则必须依靠非静电力才能完成。提供非静电力的装置称为电源。电源可以将正电荷由低电势点移动向高电势点。搬运电荷的本领大小用电动势 $\mathscr{E}$ 表示，电源的电动势 $\mathscr{E}$ 数值上等于搬运单位正电荷由电源负极到电源正

极非静电力做的功，即

$$\mathscr{E} = \int_{-}^{+} \boldsymbol{E}_k \cdot \mathrm{d}\boldsymbol{l}$$

式中，$\boldsymbol{E}_k$ 为非静电场强度，其方向由负极经电源内部指向正极。电动势是标量，为了说明电源提供电流的方向，通常规定由负极经电源内部到正极的方向为电动势的方向。电动势的单位和电势的单位相同，电源内部的电阻称为电源内阻，常用 r 表示。实际电源等效于电动势 $\mathscr{E}$ 的理想电源与内阻 r 串联的电路。

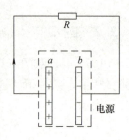

图 8-4　电源的电动势

8.3.2　一段含源电路的欧姆定律

在稳恒电流的电路中，由于导体中的电场是不随时间变化的稳恒电场，其性质与静电场相同。因此，电路中各点的电势只有一个确定数值，同一回路中任意两点的电势差等于两点间各段电路电势差的代数和。上述性质提供了分析含源电路的电流和电势差的方法。

图 8-5 为一段含有电源的直流电路，图中 $\mathscr{E}$ 与 r 串联为电源的等效电路。电路中电流和电压可应用电路中任意两点的电势差等于两点间各段电路电势差的代数和的原则来计算。

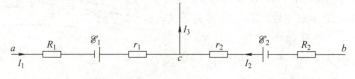

图 8-5　一段含源直流电路

在图 8-5 中，各部分电流方向已经标出，并设定电势降低方向为 $a \rightarrow b$。于是，a 和 b 两点间的电势差等于各电势差的代数和，即

$$U_{ab} = V_a - V_b = I_1 R_1 - \mathscr{E}_1 + I_1 r_1 - I_2 r_2 + \mathscr{E}_2 - I_2 R_2$$
$$= \sum_i \pm I_i R_i + \sum_i \pm \mathscr{E}_i$$

根据图中选取电压降的方向（如：$a \rightarrow b$ 的方向）及所选各段电流的方向，上式中规定：当电流 I 方向与 U_{ab} 方向相同时，I 取正号，当电流 I 方向与 U_{ab} 方向相反，I 取负号；当电动势 $\mathscr{E}$ 方向与 U_{ab} 方向相同时，$\mathscr{E}$ 取负号，当电动势 $\mathscr{E}$ 方向与 U_{ab} 方向相反时，$\mathscr{E}$ 取正号。

$$U_{ab} = \sum_i \pm I_i R_i + \sum_j \pm \mathscr{E}_j \tag{8-11}$$

式（8-11）称为一段含源电路的欧姆定律。当电源的内阻 r 不能忽略时，可把电源等效成一个电动势为 $\mathscr{E}$ 的理想电源和阻值为 r 的电阻串联。

8.4　基尔霍夫方程组

在实际应用中，许多电路不能通过串、并联简化为单一闭合电路，然后应用欧姆定律进行计算。基尔霍夫（G. R. Kirchhoff）提出了节点电流方程组与回路电压方程组，通过方程的联立求得复杂电路中各支路的电流与电压。基尔霍夫电路方程组是解决复杂电路计算的基本公式。

8.4.1 节点电流方程组

一个复杂回路可以由多个电源和多个电阻的复杂连接而成，称三条或更多条支路的交点称为节点。两相邻节点间的一段电路称为支路，一个或多个支路组成的闭合电路称为回路。基尔霍夫根据电流的连续性得出，流入节点的电流之和等于同时刻流出该节点的电流之和，**称为基尔霍夫第一定律**。规定：流入节点的电流为正，流出节点的电流为负，则基尔霍夫第一定律可表示为

$$\sum_i I_i = 0 \tag{8-12}$$

式（8-12）称为节点电流方程，可表述为：回路中任意节点处电流的代数和为零。

如果电路中有 n 个节点，则只有 $(n-1)$ 个独立的节点电流方程。若支路电流方向未能确定，则可任意设定。若计算结果为正值，则表示电流的实际方向与设定方向相同，若计算结果为负值，则表示电流的实际方向与设定方向相反。

8.4.2 回路电压方程组

把一段含源电路的欧姆定律应用到闭合回路中，即在式（8-11）中，a 和 b 是重合的，则 $U_{ab}=0$，有

$$\sum_i \pm I_i R_i + \sum_j \pm \mathscr{E}_j = 0 \tag{8-13}$$

式（8-13）表明，对于任一闭合回路一周的电势降落的代数和等于零，这就是**基尔霍夫第二定律**。应用式（8-13）时需要首先标定电流方向和回路绕行方向，然后沿绕行方向逐个确定各项前面的正负号：对于电阻，若电流方向与绕行方向相同，取正号，否则取负号；对于电源，若电动势 $\mathscr{E}$ 方向与绕行方向相同，取负号，否则取正号。计算结果如 I 为正值，则该电流的实际方向与设定方向相同，如 I 为负值，则该电流的实际方向与设定方向相反。

应用基尔霍夫电路方程进行计算时，可根据未知量的个数，先尽量列出有关节点的独立电流方程。对于方程数不足的，可从有关回路列出独立电压方程补足。必须注意，回路电压方程是彼此相关的，如果电路中有 p 个回路，最多只能列出 $(p-1)$ 个独立的回路电压方程。

【例题8-2】 已知图8-6中，$\mathscr{E}_1=4.0\text{V}$，$R_1=4.0\Omega$，$\mathscr{E}_2=2.0\text{V}$，$R_2=6.0\Omega$，$\mathscr{E}_3=6.0\text{V}$，$R_3=2.0\Omega$，电源内阻不计，求各支路电流及 V_E-V_B。

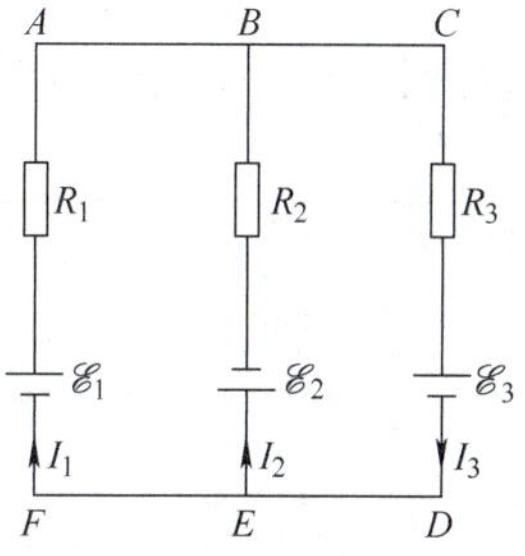

【解】（1）设定各支路电流方向，并在电路图中用箭头标明，如图8-6所示。

（2）列出节点电流独立方程。本例电路中有2个节点 E 和 B，只有一个独立节点电流方程。节点 B 的电流方程为

$$I_1 + I_2 - I_3 = 0 \tag{1}$$

图8-6 例题8-2图

（3）选定回路绕行方向。

（4）列出求解所需的独立的回路电压方程。本例求3条支路电流，独立的节点电流方程只有一个，尚需2个电压方程才可满足解题。本电路中有3个回路，但其中只有2个回路

电压方程是独立的。

ABEFA 回路电压方程为

$$-I_2R_2 - \mathscr{E}_2 - \mathscr{E}_1 + I_1R_1 = 0$$

代入已知数值得

$$-6.0I_2 - 2.0 - 4.0 + 4.0I_1 = 0 \tag{2}$$

BCDEB 回路电压方程为

$$I_3R_3 + \mathscr{E}_3 + \mathscr{E}_2 + I_2R_2 = 0$$

代入已知数值得

$$2.0I_3 + 6.0 + 2.0 + 6.0I_2 = 0 \tag{3}$$

（5）联立方程求解，由式（1）、式（2）、式（3）解得 $I_1 = 0$，$I_2 = -1.0A$，$I_3 = -1.0A$。I_2、I_3 皆为负值，即它们的实际方向与设定的方向相反。

$$\begin{aligned} V_E - V_B &= \mathscr{E}_2 + I_2R_2 \\ &= (2.0 - 1.0 \times 6.0)\text{V} \\ &= -4.0\text{V} \end{aligned}$$

8.5 直流电在医学中的应用

8.5.1 人体的导电性

人体是复杂的容积导体，除了结构复杂之外，组成人体的物质其导电性有相当大的差别。表 8-1 列出了人体的一些组织的电阻率，从中可看出脂肪的电阻率约为神经的几十倍，是血液的几百倍，而无骨膜的骨导电性更差。

人体中的载流子主要是各种离子，如 Na^+、K^+、Ca^{2+}、Mg^{2+} 等。此外还有其他带电微粒子，如带负电的蛋白质分子和其他带电的胶体粒子等。人体组织中水分占体重的 56%～67%。纯水的直流电阻很大，但电解溶液却是导体。水分子中的 H^+ 离子和 OH^- 离子的电中心不相重叠，形成偶极分子。人体中的盐类，如 NaCl、KCl 等，与水的偶极分子相互作用而离解成为被一层水分子包围的水化离子。在水化离子中，水的偶极分子以与离子电荷异号的一端趋向离子。不同水化离子有不同的半径，且具有不同的迁移速率。水化离子及其他电荷的存在使水的导电能力增强。不同组织因含水量不相同，因而有不同的电阻率。

表 8-1 人体组织的电阻率

组织	$\rho/\Omega \cdot m$	组织	$\rho/\Omega \cdot m$
脑脊液	0.55	肌肉	90.0
血清	0.714	脑	107
血	1.85	脂肪	1.1×10^3
神经	25.0	湿皮肤	3.80×10^3
萎陷肺	54.0	干皮肤	4.00×10^4
肝	80.0	无骨膜的骨	2.0×10^6

在并联电路中，各支路的电流与支路的电阻成反比。由于人体各组织电阻率不相同，人体是一个由许许多多支路串并联而成的复杂导电网络，电流进入人体之后，两电极间电流分

布不均匀。人体中电流分布还与电极放置的位置有关，电极位置改变，电流分布随之而改变。电流对组织作用的程度决定于电流密度。电流、电极面积和位置的改变可使通过某一组织的电流密度变化。人体中存在着分布电容，如皮肤的电偶层电容、细胞形成的电容等，分布电容的存在使人体对不同频率的电流表现出不同的电阻抗，如干燥皮肤的直流电阻率为 $4×10^4 \Omega \cdot m$，但对高频交流电可降至几个欧米。人体阻抗受许多因素影响，如皮肤阻抗受汗腺分布、皮肤血管网充血等生理因素影响，此外病理因素，甚至气候、性别、年龄、季节等因素都能使皮肤阻抗发生变化。

8.5.2 直流电对机体的作用

从物理学的角度来看，直流电对机体的作用是使人体中各种离子和带电微粒在直流电场的作用下产生定向迁移运动。各种离子以不同速度迁移，其结果是使人体中离子的分布和浓度发生改变，从而引起一系列生理作用。

Na^+ 和 K^+ 的迁移速率比 Ca^{2+} 和 Mg^{2+} 的大，迁移的结果是使它们在电极附近的浓度发生变化。Na^+ 和 K^+ 浓度的增加，使细胞膜的通透性增大，在生理上表现为兴奋性增高，即有兴奋和吸收作用。Ca^{2+} 和 Mg^{2+} 浓度的增加使细胞膜的通透性降低，表现为兴奋性降低，即有镇静、止痛和消炎作用。

OH^- 和 H^+ 浓度的改变会直接引起人体中 pH 值的变化，而 pH 值的微小改变就会使蛋白质胶体的结构受到影响，从而引起细胞功能的改变。对于细胞膜，H^+ 和 OH^- 浓度的变化将引起细胞膜孔壁的电性变化，使其电渗效应发生改变（水在电场作用下通过多微孔物质的效应称为电渗效应）。

生物膜对离子的通透具有选择性。正、负离子在直流电场作用下从相反方向移到膜上，其中被膜排斥和来不及通过膜的离子，堆积在膜附近。异号离子分别在生物膜两侧堆积的现象称为电极化，它实质上是直流电场在机体中引起离子浓度分布改变的一种表现形式。电极化产生与直流电场方向相反的极化电场，使电流下降。在实际应用中，由于极化电场的出现，直流电进入组织不到 1ms 时，电流便急剧下降至最初始值的 1/10~1/100。电极化的形成虽然很迅速，但仍然需要一定的时间。如果在电极化尚未形成时改变电流的方向，就不会出现电极化，所以细胞膜对高频交流电的电阻抗很小。

人体中的正负离子，如 NaCl 离解成为钠离子和氯离子，在直流电场作用下分别向两个电极移动，离子到达电极后发生电中和而成为原子，如氯离子在阳极成为氯原子，钠离子在阴极成为钠原子。上述过程与电解质的电解是一样的，称为直流电对机体的电解作用，该过程所产生的原子还可能与水作用，生成酸和碱。如在阳极附近的氯原子与水作用生成盐酸（HCl），阴极附近的钠原子与水作用生成碱（NaOH）。由于酸和碱对皮肤都有刺激和损伤作用，所以在电疗时不要使电极与皮肤直接接触，而是在电极与皮肤之间加一层湿润的衬垫，以避免直流电的电解作用在电极附近产生的酸和碱损伤皮肤。

8.5.3 离子透入疗法

利用直流电把药物从皮肤外引入机体的方法叫离子透入疗法。这种方法由于兼有直流电疗和药物的作用，其疗效比单纯的直流电疗要好，在临床上已得到广泛应用。其具体做法是：用欲引入机体的药物溶液湿润衬垫，把它放在药物所要作用的部位上，并与药物离子电性相同的电极相连接，即正离子药物放在阳极上，负离子药物放在阴极上，电极称为同名电极或有效电极。另一个电极称为无效电极，与之连接的衬垫不含药物，而且用水润湿，放在机体适当部位。通直流电时，药物离子在同名电极推斥下进入机体。离子透入机体后被血液和淋巴液带至体内深处及全身。

离子透入疗法与一般药物口服及针剂注射等方法相比有其优点，导入的离子除不失原有的药理特性外，对浅部病灶可直接起作用。由于药物离子在皮内堆积，因此从体内排出较为缓慢。表 8-2 列出几种临床上离子透入疗法所采用的药物。

表 8-2 几种离子透入疗法用的药物

导入离子	采用药物	离子极性	导入离子	采用药物	离子极性
镁	卤碱	+	链霉素	链霉素	+
溴	溴化钠	−	青霉素	青霉素	−
钙	氧化钙	+	黄连素	黄连素	+
碘	碘化钾	−	奴弗卡因	奴弗卡因	+
	碘化钠			水溶液	

8.5.4 心电知识

人体的组织液是一个容积导体，心脏就处在容积导体内部。当心肌兴奋时，心电偶就能形成一个心脏电场，使人体表面或人体内部各点均具有一定的电势。这个电势是随着心脏的活动而变化，并通过体液把心电的变化反映到体表上。用多个电极把人体不同的部位与心电图机连接起来形成不同的回路，记录不同回路电位的变化情况。用心电图机从体表记录心脏每一心动周期心电变化的曲线叫作心电图。

1. 心电的产生和心电偶

心脏是由大量的心肌纤维组成。心肌纤维是由大量的心肌细胞构成的。心肌细胞与其他生物细胞一样，存在着静息电位和动作电位。心肌细胞具有细长形状，一般长约为 $100\mu m$，宽约为 $15\mu m$。每一个细胞都被一层厚度为 $8\sim 10nm$ 的细胞膜所包围。当心肌细胞处于静息状态时，在其膜内外的两侧分别聚集着等量的正负离子，膜外带正电，膜内带负电，形成一个均匀的闭合曲面电偶层。若将其分为上下两部分，则两部分的电偶极矩方向相反，其矢量和为零，对外的总电位为零，不显电性，在医学上称为极化状态。当心肌细胞受到刺激时，细胞的对离子（如 K^+、Na^+ 等离子）的通透性立即发生改变，导致细胞膜两侧局部电荷的性质发生变化，膜外带负电，膜内带正电，这时细胞对外的电偶极矩矢量和不再为零，整个心肌细胞相当于一个电偶极子，形成一个电偶极矩。刺激过程中这个电矩是变化的，这个变化的过程医学上称为除极。当除极结束时，细胞膜内外的电荷分布与极化时反号，膜外为负，膜内为正。同理，对外总电位为零，不显电性。除极结束时细胞的通透性立刻恢复原状，使其膜内外的电荷分布发生改变，膜外为正，膜内为负，同样心肌细胞对外相当于一个电偶极矩，只不过是与除极过程中的电偶极矩方向相反，这一过程称为复极。复极的顺序与除极相同，先除极的部位先复极。复极结束时，心肌细胞回到初始状态，对外的电位为零，心肌细胞完成了一个活动周期。综上所述，心肌细胞的一个活动周期实际上伴有一个变化的电偶极矩，并在其周围空间产生一个变化的电位。

2. 空间心电向量环

由于整个心脏是由大量的心肌细胞组成，其整体的除极、复极的电偶极矩变化，实际上由每一个心肌细胞除极、复极的电偶极矩的叠加而得到的矢量和。因此，在研究心脏的电位变化时，可将其等效为一个电偶极矩。它在某一时刻的电偶极矩就是所有的心肌细胞在该时刻的电偶极矩的矢量和，称为瞬时**心电向量**。心电偶在空间产生的电场称为**心电场**。瞬时心电向量是一个在方向、大小都随时间做周期性变化的矢量。把其箭头的坐标按时间、空间顺序所描记的轨迹称为空间心电向量环。

如图 8-7 所示，由于心脏是个近似圆锥形的立体器官，它所产生的心电向量环是立体的，占有三维空间。可用矢量方程表示为

$$\boldsymbol{p}(t) = x(t)\boldsymbol{i} + y(t)\boldsymbol{j} + z(t)\boldsymbol{k}$$

心房除极产生 P 环，在心电图上为 P 波。心室除极产生 QRS 环，环体较 P 环大，在心电图上为 QRS 波群。心房复极波为 Ta 波，因其振幅小且隐藏在 P-R 段中，正常心电图不易发现。心室复极产生 T 向量环，在心电图上为 T 波。

空间心电向量环在横面 xy、额面 yz、侧面 zx 三个平面上投影所形成的平面曲线叫作**平面心电向量环**。

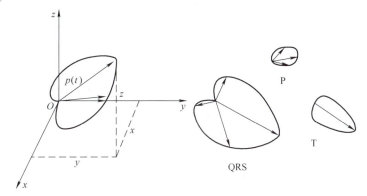

图 8-7　心电向量环

3. 心电图导联

心电图导联是将两个电极置于人体的任何两点，且与心电图机连接构成的回路。电极放置的部位与连接方法的不同，可组成不同的心电图导联。不同的导联所描记的心电图的波形是不同的。在医务工作的长期实践中，人们总结出一套心电图导联的连接方式，现大多采用国际标准的 12 导联体系。

（1）标准导联（见图 8-8）　标准导联为双极肢体导联，反映其中两个肢体之间的电位差变化。其联接方式为：

导联 Ⅰ：左上肢接心电图机的正极，右上肢接其负极。

导联 Ⅱ：左下肢接心电图机的正极，右上肢接其负极。

导联 Ⅲ：左下肢接心电图机的正极，左上肢接其负极。

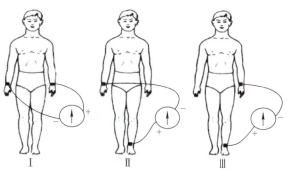

图 8-8　标准导联

（2）加压单极肢体导联（见图8-9） 该导联为单极导联，基本上代表检测部位电位的变化。单极的电位是与零电位的比较，心电图学上把电位保持恒定的那个电极叫作无干电极。加压单极肢体导联的联接方式为：

aVR 导联：探查电极接右手和心电图机的正极，无干电极接左手、左脚和心电图机负极。

aVL 导联：探查电极接左手和心电图机正极，无干电极接右手、左脚和心电图机负极。

aVF 导联：探查电极接左脚和心电图机正极，无干电极接右手、左手和心电图机负极。

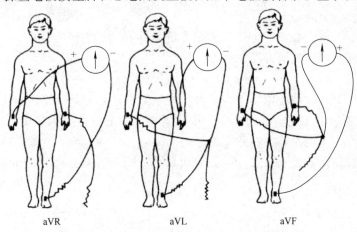

aVR　　　　　aVL　　　　　aVF

图8-9　加压单极肢体导联

（3）单极胸前导联（见图8-10） 包括 $V_1 \sim V_6$ 导联，探查电极为正电极安置于胸前固定部位，另将肢体导联三个电极各串一 5kΩ 电阻，然后将三者连接起来，构成"无干电极"或称中心电端。中心电端的电位接近零电位且稳定，为导联的负极。胸前导联的安放位置：

V_1——胸骨右缘第四肋间；

V_2——胸骨左缘第四肋间；

V_3——$V_2 \sim V_4$ 联线中心；

V_4——左侧锁骨中线与第五肋间相交处；

V_5——左侧腋前线与 V_4 在同一水平；

V_6——左腋中线与 V_4 在同一水平。

心电图与心电向量是紧密相连的。心电图实质上是平面心电向量环在某一导联轴上的投影。肢体导联的心电图是额面心电向量环在导联轴上的投影。胸前导联的心电图是横面心电向量环在导联轴上的投影。

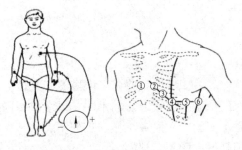

图8-10　单极胸前导联

习　题　8

8-1　2根长度相等、截面积不同而材料相同的金属棒串联，两端加一定电压。问2根棒内电流、电流密度、电场强度是否相同？2棒上的电压是否相等？

8-2　判断下列说法是否正确，并说明理由。

（1）沿着电流线的方向，电位必降低；

（2）不含源支路中电流必从高电位到低电位；

（3）含源支路中电流必从低电位到高电位；

(4) 支路两端电压为零时,支路电流必为零;
(5) 支路电流为零时,支路两端电压必为零。

8-3 导体中每 m^3 有 5×10^{16} 个带 2 个基本电荷的正离子,都以 $10^5 m\cdot s^{-1}$ 的速率向同一方向运动,试求该区域内的电流密度。 【$1600A\cdot m^{-2}$】

8-4 一直径为 1mm 的导线,在 1min 内传输 90C 的电荷量,导线每 m^3 中有 5.8×10^{28} 个自由电子,求:
(1) 导线中的电流;
(2) 导线中电子的迁移速度。 【(1) 1.5A;(2) $-2.06\times 10^{-4} m\cdot s^{-1}$】

8-5 一导线载有 10A 直流电流,在 20s 内有多少电子流过它的横截面积?已知每个电子所带负电荷量为 $1.6\times 10^{-19}C$。 【1.25×10^{21} 个】

8-6 有一横截面均匀的铜棒,已知其中自由电子的电荷密度为 $1.36\times 10^{10} C\cdot m^{-3}$,铜的电导率为 $5.7\times 10^7 S\cdot m^{-1}$,当它两端的电势差为 50mV 时,棒中电场强度为 $2.5\times 10^{-2} V\cdot m^{-1}$,求:
(1) 棒的长度;
(2) 自由电子的迁移速度。 【(1) 2.0m;(2) $1.05\times 10^{-4} m\cdot s^{-1}$】

8-7 7A 的电流流过直径为 1mm 的铜棒,求棒中某点的电场强度的数值(已知铜的电阻率为 $1.72\times 10^{-8}\Omega\cdot m$)。 【$0.153V\cdot m^{-1}$】

8-8 有一电池组,当电池内有 3A 的电流从其负端流向正端时,其两端的电压为 5V,而当 2A 的电流从其正端流向负端时,其两端的电压为 11V。该电池组的电动势是多少?该电池组的内阻是多少?
【$8.6V,1.2\Omega$】

8-9 已知在习题 8-9 图中,$\mathscr{E}_1 = 24V,r_1 = 2.0\Omega,\mathscr{E}_2 = 6.0V,r_2 = 1.0\Omega,R_1 = 2.0\Omega,R_2 = 1.0\Omega,R_3 = 3.0\Omega$,求:
(1) a、b、c、d 各点的电势;
(2) 2 个电池的路端电压。 【(1) 4V,$-16V$,$-10V$,$-2V$;(2) 20V,8V】

8-10 已知在习题 8-10 图中,$\mathscr{E}_1 = 12V,\mathscr{E}_2 = 6.0V,\mathscr{E}_3 = 2.0V,R_1 = R_2 = R_3 = 3\Omega$,电源内阻不计。问:
(1) a 点电势及 c 点电势是多少?
(2) 如改为 c 点接地,那么 a 点和 b 点电势各为多少? 【(1) 1V,9V;(2) $-8V$,$-9V$】

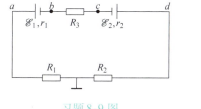

习题 8-9 图

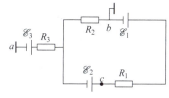

习题 8-10 图

8-11 已知在习题 8-11 图中,$\mathscr{E}_1 = 12V,\mathscr{E}_2 = 10V,\mathscr{E}_3 = 8.0V,r_1 = r_2 = r_3 = 1.0\Omega,R_1 = 1.0\Omega,R_2 = 3.0\Omega,R_3 = 4.0\Omega,R_4 = 5.0\Omega,R_5 = 8.0\Omega$,求:
(1) a、b 两端电压;
(2) a、b 短路时通过 R_2 的电流大小及方向。 【(1) 0.8V;(2) 0.1A】

8-12 求如习题 8-12 图所示电路 a,b 两端的电阻。 【$1.4r$】

8-13 如在习题 8-13 图所示的电路中,如果 R_0 是已知的,为使电路的总电阻恰等于 R_0,求 R_1 的值。
【U/I】

8-14 如在习题 8-14 图所示电路中,$R_1 = 40\Omega,R_3 = 20\Omega,R_4 = 30\Omega$,通过电源的电流为 0.4A,$U_{AB} = 20V$,求 R_2 及电源电动势(电源内阻不计)。 【$120\Omega,32V$】

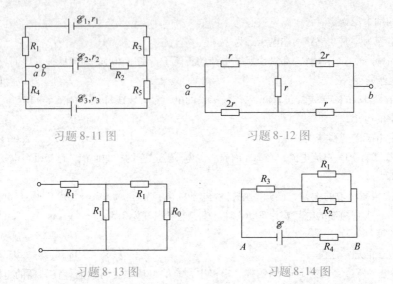

习题 8-11 图　　习题 8-12 图

习题 8-13 图　　习题 8-14 图

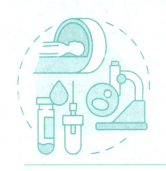

第 9 章 电磁现象

磁现象和电现象一样是很早就被人们发现的自然现象之一,在相当长的时间里,人们一直把电和磁看成是互不相关的孤立现象。直到 19 世纪初期,丹麦物理学家奥斯特才发现了电流的磁现象,认识到电与磁之间的联系。本章主要介绍磁场的性质、电流产生磁场和磁场对电流作用的基本规律、磁介质及电磁感应定律。

9.1 磁感应强度 磁通量

9.1.1 磁场

磁铁能够吸引铁、钴、镍及其合金的性质叫作磁性。1820 年奥斯特发现,小磁针在载流导线附近会发生偏转,这说明电流可以产生磁效应。这一现象的发现确立了磁现象与电现象之间的相互联系。实验发现,通电的线圈也具有磁性,一个长直通电螺线管与条形磁铁一样,两端极性不同,其一端为 N 极,另一端为 S 极。当螺线管中电流方向改变时,两端的极性也随之改变。永久磁铁的磁极间能发生相互作用,两只通电线圈或一只通电线圈与一条永久磁铁靠近时,也会发生相互作用,而且都遵循同性相斥、异性相吸的规律。这说明,电流与电流之间、电流与磁铁之间、磁铁与磁铁之间,都存在着磁的相互作用,这种作用通常叫**磁场力**。

永久磁铁能够产生磁性,电流也能产生磁性,二者必然有内在联系。安培提出了分子电流的概念,组成物质的原子是由带正电的原子核和绕核旋转的电子组成。电子除了绕核旋转外,还绕自身的轴线旋转,通常叫作电子自旋,原子、分子内电子的运动形成了微小的环形电流,这电流叫作分子电流,它是物质磁性产生的原因。

电流周围存在着磁场,磁场与电场一样,都是不依赖人们的意识而存在的物质。磁场对外的重要表现是,它对运动电荷或载流导线有磁力作用。

9.1.2 磁感应强度

为了描述磁场中各点磁场的强弱和方向,引入了描述磁场的物理量——**磁感应强度**。在磁场中引入正的运动电荷 q_0,让它以速度 v 通过某一点 P。实验发现:当运动电荷过 P 点沿各个方向运动时,基本上都要受力,但沿其中的某一个方向运动时不受力。把这个方向称为

"零力线"方向,与"零力线"方向垂直的方向是受力最大的方向,可见"零力线"方向描述了磁场在 P 点的性质,在 P 点放一小磁针,小磁针的 N 和 S 极正好沿"零力线"方向。

(1) 定义小磁针 N 极所指的方向为该点磁感应强度 B 的方向。

(2) 检验电荷 q_0 受力方向始终垂直于电荷运动速度 v 和磁场方向所决定的平面,三者的方向成立体的空间关系。如图 9-1 所示。

(3) 电荷所受磁场力大小 F 与 q_0、v、$\sin\alpha$ 均成正比,即 $F \propto q_0 v \sin\alpha$。当 $\alpha = 0$、π 时,$F = 0$;当 $\alpha = \pi/2$ 时,电荷受力为最大值,$F = F_{max}$,此时 $\boldsymbol{F}_{max}$、$\boldsymbol{v}$ 与磁场方向两两相互垂直,$F_{max}/(q_0 v)$ 却是一定值,与空间点的位置有关,它是描述空间点磁场本身性质的基本物理量。将其定义为磁感应强度 B,其大小为

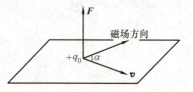

图 9-1 检验电荷受力

$$B = \frac{F_{max}}{q_0 v} \qquad (9-1)$$

B 的方向是小磁针静止时 N 极的指向,或当 $q_0 > 0$ 时,B 与 $\boldsymbol{F}_{max} \times \boldsymbol{v}$ 同向。

在国际单位制中,磁感应强度 B 的单位是特斯拉(T),在地面上地磁场的磁感应强度约为 10^{-5}T,实验室得到的强磁场一般是零点几到几个特斯拉。

9.1.3 磁通量

为了形象地描绘磁场中磁感应强度的分布,在磁场中引入**磁感应线**的概念。

(1) 磁感应线上任一点的切线方向为该点磁感应强度 B 的方向。

(2) 通过任一点处垂直于 B 的单位面积上的磁感应线条数即磁感应线数密度为该点磁感应强度 B 的大小,磁感应线越密,磁感应强度越强。

显然,磁感应线是磁场的一种辅助性的图示法,它形象直观地演示了磁场的特点和性质。历史上,英国物理学家法拉第首先提出"场和力线"的概念,并用铁屑粉演示出了磁感应线。图 9-2 分别是直导线、圆形电流及条形磁铁的磁感应线的铁屑演示和分布示意图。

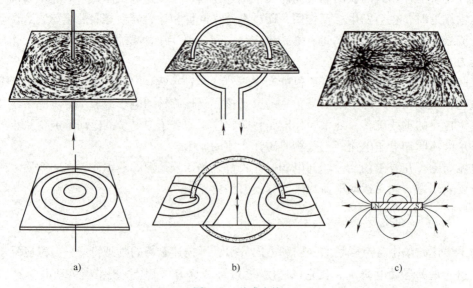

图 9-2 磁感应线

磁感应线具有如下性质：
（1）磁感应线是无头无尾的闭合线。
（2）任何两条磁感应线不会相交。
（3）磁感应线密集位置处，磁感应强度大，磁感应线稀疏位置处，磁感应强度小。

由图9-2可知，空间的磁感应线的密度不同，反映了空间的磁感应强度的大小不同。为用磁感应线疏密表示磁感应强度的大小，可对磁感应线密度做如下规定：通过磁场中某点且垂直于磁感应强度方向的单位面积的磁感应线数，等于该点磁感应强度的量值。由上述规定可知：磁场强处，磁感应线密；磁场弱处，则磁感应线疏。

通过某一曲面的磁感应线的总数称通过该曲面的**磁通量**，用 Φ_m 表示。

设磁场中任一有限曲面面积为 S，在曲面上任取面积元 dS，如图9-3所示，dS 的法线方向 **n** 与该处磁感应强度 **B** 方向的夹角为 θ，则面积元 dS 的磁通量为

$$d\Phi_m = BdS\cos\theta$$

通过曲面 S 的磁通量为

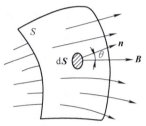

图9-3　磁通量

$$\Phi_m = \int d\Phi_m = \int_S BdS\cos\theta = \int_S \boldsymbol{B} \cdot d\boldsymbol{S} \qquad (9-2)$$

在国际单位制中，磁通量的单位是韦伯（Wb），$1\text{Wb} = 1\text{T} \cdot \text{m}^2$。

对于任意闭合曲面，通常选取面的外法线方向为正方向，则穿过该闭合面的磁通量为

$$\oint_S \boldsymbol{B} \cdot d\boldsymbol{S} = 0 \qquad (9-3)$$

即穿过任意闭合面的磁通量等于零——**磁场的高斯定理**。磁场的高斯定理说明，空间的磁感应线是闭合的。该定理对任何磁场都是成立的，它是关于磁场性质的基本定理之一。

9.2　电流的磁场

9.2.1　毕奥-萨伐尔定律

1820年7月，奥斯特发现了电流的磁效应之后，同年10月，法国物理学家毕奥和萨伐尔对不同形状的电流激发的磁场做了大量的实验研究，分析总结出电流元产生磁场的规律——**毕奥-萨伐尔定律**。其内容表述如下：

电流元 Idl 在空间某一点 P 所产生的磁感应强度 $d\boldsymbol{B}$ 的大小，与 Idl 的大小成正比，与电流元方向和电流元到该点矢径 $\boldsymbol{r}$ 的夹角 θ 的正弦值成正比，而与电流元到 P 点的距离的平方成反比，即

$$dB = \frac{\mu_0}{4\pi} \frac{Idl\sin\theta}{r^2} \qquad (9-4)$$

式中，μ_0 称为真空磁导率，其值 $\mu_0 = 4\pi \times 10^{-7} \text{T} \cdot \text{m} \cdot \text{A}^{-1}$。

$d\boldsymbol{B}$ 的方向垂直于 Idl 与 $\boldsymbol{r}$ 所确定的平面，其指向由右手定则确定，即四指从 Idl 经小于 π 所示的角转向 $\boldsymbol{r}$ 时，伸直拇指所指的方向为 $d\boldsymbol{B}$ 的方向，如图9-4所示。

d**B** 的矢量式为

$$d\boldsymbol{B} = \frac{\mu_0}{4\pi} \frac{Id\boldsymbol{l} \times \boldsymbol{r}}{r^3} \tag{9-5}$$

利用叠加原理，任意载流导线在 P 点产生的磁感应强度为

$$\boldsymbol{B} = \int \frac{\mu_0}{4\pi} \frac{Id\boldsymbol{l} \times \boldsymbol{r}}{r^3} \tag{9-6}$$

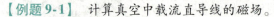

图 9-4　电流元的磁感应强度

应用毕奥-萨伐尔定律和场的叠加原理计算载流导线所产生的磁场与实验结果符合得很好，间接验证了该定律的正确性。下面计算几种简单几何形状的电流产生的磁场。

【例题 9-1】　计算真空中载流直导线的磁场。

设有一长度为 L 的直导线，通有电流 I，方向如图 9-5 所示，求空气中距此导线为 a 的一点 P 处的磁感应强度。

【解】　在长直导线上任取一电流元 $Id\boldsymbol{l}$，由式（9-4），该电流元在 P 点所产生的磁感应强度 d**B** 的大小是

$$dB = \frac{\mu_0}{4\pi} \frac{Idl\sin\theta}{r^2}$$

d**B** 的方向垂直于 $Id\boldsymbol{l}$ 与 $\boldsymbol{r}$ 所确定的平面，从而得直导线上各电流元在 P 点所产生的磁感应强度 d**B** 的方向均相同。所以，P 点的磁感应强度就等于各电流在该点所产生的磁感应强度的代数和。对上式积分得

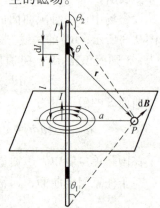

图 9-5　例题 9-1 图

$$B = \int_L dB = \int_L \frac{\mu_0}{4\pi} \frac{Idl\sin\theta}{r^2} \tag{1}$$

将上式中的变量都统一到角度 θ 上，则

$$r = \frac{a}{\sin(\pi - \theta)} = \frac{a}{\sin\theta} \tag{2}$$

$$l = a\cot(\pi - \theta) = -a\cot\theta \tag{3}$$

dl 是 l 的增量，对上式两边求微分可得

$$dl = \frac{a}{\sin^2\theta} d\theta$$

把 r、dl 代入到式（1）中，得

$$dB = \frac{\mu_0}{4\pi} \frac{I \dfrac{a}{\sin^2\theta} d\theta}{\dfrac{a^2}{\sin^2\theta}} \sin\theta = \frac{\mu_0 I}{4\pi a} \sin\theta d\theta$$

d**B** 的方向垂直纸面向里，因各电流元在场点 P 产生的磁场方向相同，则

$$B = \int dB = \frac{\mu_0 I}{4\pi a} \int_{\theta_1}^{\theta_2} \sin\theta d\theta = \frac{\mu_0 I}{4\pi a} (\cos\theta_1 - \cos\theta_2) \tag{9-7}$$

对于无限长载流直导线，$\theta_1 = 0$，$\theta_2 = \pi$，则

$$B = \frac{\mu_0 I}{4\pi a}(\cos 0 - \cos \pi) = \frac{\mu_0 I}{2\pi a} \tag{9-8}$$

由计算结果可知，在长直载流导线周围某点的磁感应强度与电流大小成正比，与该点到直线的垂直距离成反比，磁感应线是以导线为中心的同心圆，方向如图 9-5 所示。

【例题 9-2】 计算真空中圆电流轴线上的磁感应强度。

图 9-6 是一半径为 R 的圆形载流导线通以电流 I。求轴线上一点 P 的磁感应强度 $\boldsymbol{B}$。P 点距圆心 O 距离为 x。

【解】 在圆形电流上任取一电流元 $I\mathrm{d}\boldsymbol{l}$，它到 P 点矢径为 $\boldsymbol{r}$。由图 9-6 可知，圆形电流上 $I\mathrm{d}\boldsymbol{l}$ 均与矢径 $\boldsymbol{r}$ 垂直，所以 $\theta = 90°$，$\sin\theta = 1$，则 $I\mathrm{d}\boldsymbol{l}$ 在 P 点产生的磁感应强度为

$$\mathrm{d}\boldsymbol{B} = \frac{\mu_0}{4\pi} \frac{I\mathrm{d}\boldsymbol{l} \times \boldsymbol{r}}{r^3}$$

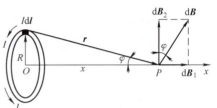

图 9-6　例题 9-2 图

各电流元在 P 点所产生的磁感应强度的方向不同，但 $\mathrm{d}\boldsymbol{B}$ 与 OP 的夹角都相同，它们分布在以 P 点为顶点，以 OP 的延长线为轴的圆锥面上。所以，可把 $\mathrm{d}\boldsymbol{B}$ 分解为平行于轴线的分量 $\mathrm{d}\boldsymbol{B}_1$ 和垂直于轴线的分量 $\mathrm{d}\boldsymbol{B}_2$。

由于对称关系，各垂直分量互相抵消，故 P 点的总磁感应强度 $\boldsymbol{B}$ 就等于各平行于轴线的分量 $\mathrm{d}\boldsymbol{B}_1$ 之和，则

$$\mathrm{d}B_1 = \mathrm{d}B\sin\varphi = \frac{\mu_0}{4\pi} \frac{I\mathrm{d}l}{r^2} \frac{R}{r}$$

$$B = \int_0^{2\pi R} \mathrm{d}B_1 = \frac{\mu_0 IR}{4\pi r^3} \int_0^{2\pi R} \mathrm{d}l = \frac{\mu_0 2\pi R^2 I}{4\pi r^3}$$

因 $r^2 = R^2 + x^2$，整理上式得

$$B = \frac{\mu_0 R^2 I}{2(R^2 + x^2)^{\frac{3}{2}}} \tag{9-9}$$

$\boldsymbol{B}$ 的方向垂直于圆形电流的平面，沿 x 轴正向。

若求圆形电流中心 O 点的磁感应强度，此时 $x = 0$，代入式（9-9）得

$$B = \frac{\mu_0 I}{2R} \tag{9-10}$$

若求远离圆形电流轴线上一点的磁感应强度，此时 $x \gg R$，可得

$$B = \frac{\mu_0 R^2 I}{2x^3}$$

【例题 9-3】 计算载流直螺线管的磁场。

设螺线管长为 L，半径为 R，电流为 I，每单位长度上的匝数为 n。求螺线管轴线上任一点 P 的磁感应强度 $\boldsymbol{B}$。

【解】 载流直螺线管在某一点所产生的磁感应强度应等于各匝线圈在该点产生的磁感应强度的总和。

如图 9-7 所示，在螺线管上取一小段 $\mathrm{d}l$，这一小段上有 $n\mathrm{d}l$ 匝线

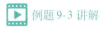

例题 9-3 讲解

圈，对 P 点来说，这一小段线圈等效于电流为 $Indl$ 的一个圆形电流。P 点距该圆形电流所在平面的垂直距离为 l，应用式 (9-9)，该圆形电流在 P 点所产生的磁感应强度的大小为

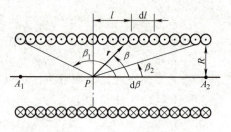

图 9-7　例题 9-3 图

$$dB = \frac{\mu_0 R^2 nIdl}{2(R^2+l^2)^{\frac{3}{2}}} \tag{1}$$

$d\boldsymbol{B}$ 的方向按右手螺旋法则求出，沿轴线向右。由于螺线管各小段在 P 点所产生的磁感应强度的方向都相同，则整个螺线管所产生的总磁感应强度为

$$B = \int dB = \int \frac{\mu_0 R^2 nIdl}{2(R^2+l^2)^{\frac{3}{2}}} \tag{2}$$

为了便于积分，需统一变量，引入变量角 β，它是从 P 点所引的矢径 $\boldsymbol{r}$ 与轴线间的夹角，由图 9-7 可见

$$l = R\cot\beta, \quad dl = -R\frac{d\beta}{\sin^2\beta}, \quad R^2+l^2 = \frac{R^2}{\sin^2\beta}$$

将上述关系代入式 (2) 得

$$B = \int_L dB = \int_L \frac{\mu_0 R^2 nIdl}{2(R^2+l^2)^{\frac{3}{2}}} = -\frac{\mu_0}{2}nI\int_{\beta_1}^{\beta_2}\sin\beta d\beta$$

$$= \frac{\mu_0}{2}nI(\cos\beta_2 - \cos\beta_1) \tag{3}$$

如果螺线管为无限长，则 $\beta_1 \to \pi$；$\beta_2 \to 0$，代入式 (3) 得

$$B = \mu_0 nI \tag{9-11}$$

进一步分析可知，长直螺线管内部的磁场是均匀磁场，磁场方向与轴线平行。

若螺线管为半无限长，此时 $\beta_1 \to \frac{\pi}{2}$，$\beta_2 \to 0$，代入式 (3) 得螺线管一端点的磁感应强度（如 A_1 点）

$$B = \frac{1}{2}\mu_0 nI$$

长直螺线管端点的磁感应强度恰好是管内部强度的一半。

9.2.2　安培环路定理

除毕奥-萨伐尔定律之外，反映电流与磁场内在联系的重要规律还有安培环路定理。下面以长直电流的磁场为例，分析磁感应强度沿任意闭合回路的积分，得出安培环路定理。

长直导线周围的磁感线是一系列以直导线为圆心垂直于导线平面的同心圆。在与长直导线垂直的平面内，作一包围电流的任意闭合回路 l，并选取积分回路方向与电流方向成右旋螺旋关系，如图 9-8 所示。在回路 l 上任意点 P 处的磁感应强度 $\boldsymbol{B}$ 的大小为 $B = \mu_0 I/2\pi r$，其中 r 为 P 点到电流的垂直距离。$\boldsymbol{B}$ 的方向沿圆的

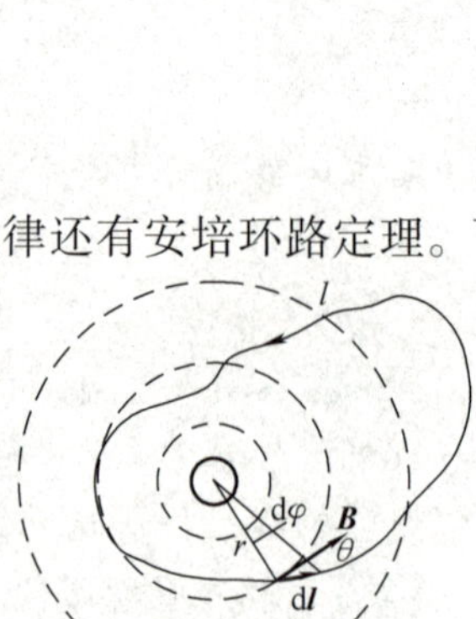

图 9-8　安培环路定理

切线方向，与 r 垂直。

在回路 l 上取线元 $\mathrm{d}l$，点 P 处的 $\boldsymbol{B}$ 与线元 $\mathrm{d}l$ 的夹角为 θ，线元 $\mathrm{d}l$ 对 O 点的张角为 $\mathrm{d}\varphi$。由图可知，$\mathrm{d}l\cos\theta = r\mathrm{d}\varphi$。于是，磁感应强度 $\boldsymbol{B}$ 沿 l 的线积分为

$$\oint_l \boldsymbol{B}\cdot\mathrm{d}\boldsymbol{l} = \oint_l B\cos\theta\mathrm{d}l = \int_0^{2\pi} Br\mathrm{d}\varphi = \frac{\mu_0 I}{2\pi}\int_0^{2\pi}\mathrm{d}\varphi = \mu_0 I$$

由此得

$$\oint_l B\cos\theta\mathrm{d}l = \mu_0 I$$

若保持积分路径的绕行方向不变，改变电流的流向，则 $\boldsymbol{B}$ 的方向也反向，此时 θ 为钝角，$\mathrm{d}l\cos\theta = -r\mathrm{d}\varphi$，则 $\boldsymbol{B}$ 的环路积分为

$$\oint_l \boldsymbol{B}\cdot\mathrm{d}\boldsymbol{l} = \oint_l B\cos(\pi-\theta)\mathrm{d}l = -\int_0^{2\pi} Br\mathrm{d}\varphi = \mu_0(-I)$$

这时积分结果为负值，对回路 l 而言，可视电流为负的。

即电流的正负可规定如下：当电流的方向与积分路径的绕行方向满足右旋关系时，电流为正，反之电流为负。这样，$\boldsymbol{B}$ 的环流可用下式统一表示为

$$\oint_l B\cos\theta\mathrm{d}l = \mu_0 I \tag{9-12}$$

如果所选回路中不包围电流，如图 9-9 所示，对同一圆心角 $\mathrm{d}\varphi$，在回路上有两个微小路径 $\mathrm{d}l_1$、$\mathrm{d}l_2$ 与之对应，两位置处的磁感应强度分别为 $\boldsymbol{B}_1$、$\boldsymbol{B}_2$，则

$$\boldsymbol{B}_1\cdot\mathrm{d}\boldsymbol{l}_1 = \frac{\mu_0 I}{2\pi}\mathrm{d}\varphi,\quad \boldsymbol{B}_2\cdot\mathrm{d}\boldsymbol{l}_2 = -\frac{\mu_0 I}{2\pi}\mathrm{d}\varphi$$

$$\boldsymbol{B}_1\cdot\mathrm{d}\boldsymbol{l}_1 + \boldsymbol{B}_2\cdot\mathrm{d}\boldsymbol{l}_2 = 0$$

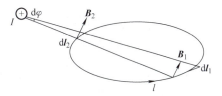

图 9-9 回路不包围电流

对回路上的所有微小路径，都有这样的对应关系，则 $\boldsymbol{B}$ 的环流为

$$\oint_l \boldsymbol{B}\cdot\mathrm{d}\boldsymbol{l} = 0 \tag{9-13}$$

从以上结果可以看出，$\boldsymbol{B}$ 的环流 $\oint_l \boldsymbol{B}\cdot\mathrm{d}\boldsymbol{l}$ 与闭合路径的形状和大小无关，只与闭合路径所包围的电流有关。

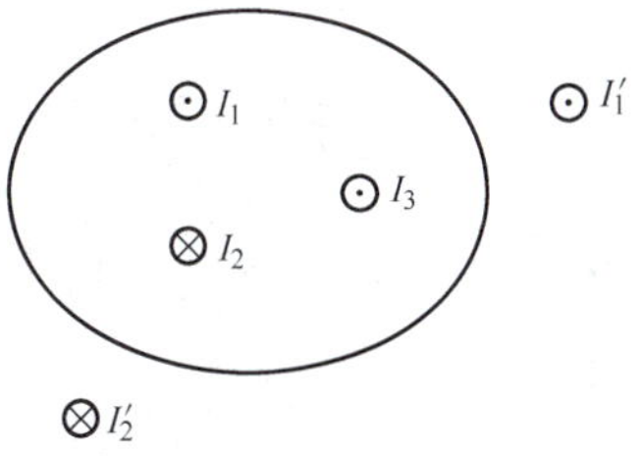

如果空间存在许多根电流，例如，在图 9-10 所示的回路中包围了电流 I_1、I_2、I_3，周围电流 I_1'、I_2' 不被回路包围，但回路上的每一微小路径处的磁感应强度 $\boldsymbol{B}$ 是所有电流共同激发的，则磁感应强度 $\boldsymbol{B}$ 的环流为

$$\oint_l \boldsymbol{B}\cdot\mathrm{d}\boldsymbol{l} = \oint_l (\boldsymbol{B}_1 + \boldsymbol{B}_2 + \cdots + \boldsymbol{B}_1' + \boldsymbol{B}_2' + \cdots)\cdot\mathrm{d}\boldsymbol{l}$$

$$= \oint_l \boldsymbol{B}_1\cdot\mathrm{d}\boldsymbol{l} + \oint_l \boldsymbol{B}_2\cdot\mathrm{d}\boldsymbol{l} + \cdots + \oint_l \boldsymbol{B}_1'\cdot\mathrm{d}\boldsymbol{l} + \oint_l \boldsymbol{B}_2'\cdot\mathrm{d}\boldsymbol{l} + \cdots$$

$$= \mu_0 I_1 + \mu_0 I_2 + \cdots 0 + 0 + \cdots = \mu_0 \sum_i I_i \tag{9-14}$$

图 9-10 回路内外有多根电流

上述结果虽然是从特例中导出，但可以证明，对于任意的闭合稳恒电流，上述结果都是正确的。于是得到如下结论：**在磁场中，$\boldsymbol{B}$ 沿任一闭合回路的线积分（$\boldsymbol{B}$ 的环流）等于包**

围在该闭合回路内所有电流的代数和（或穿过以环路为边界的曲面的电流的代数和）的 μ_0 倍，即

$$\oint_l \boldsymbol{B} \cdot \mathrm{d}\boldsymbol{l} = \mu_0 \sum_i I_i \tag{9-15}$$

式中，$\sum_i I_i$ 是回路所包围的电流的代数和。当电流 I 与回路的绕行方向 l 成右旋关系时，电流为正，反之电流为负。这个结论称为**安培环路定理**。说明磁场是有旋场。

如图 9-11 所示，两导线通电流分别为 I_1 和 I_2，在图 9-11a 中磁感应强度 $\boldsymbol{B}$ 的环流为 $\oint_l \boldsymbol{B} \cdot \mathrm{d}\boldsymbol{l} = \mu_0(I_1 - I_2)$；在图 9-11b 中，磁感应强度 $\boldsymbol{B}$ 的环流为 $\oint_l \boldsymbol{B} \cdot \mathrm{d}\boldsymbol{l} = \mu_0 I_2$。

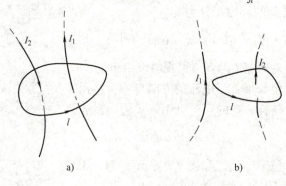

图 9-11 安培环路定律应用

利用安培环路定律计算具有对称性形状的电流的磁场时，比较方便，下面举例说明。

【**例题 9-4**】 求真空中载流长直螺线管内部的磁感应强度。

【**解**】 设管中电流为 I，单位长度上匝数为 n。由前面讨论已知，当螺线管长度远大于管半径时，远离管两端的管内中间部分的磁场均匀，且方向与管轴线平行，管外中部贴

例题 9-4 讲解

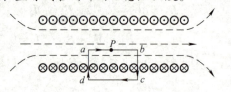

图 9-12 例题 9-4 图

近外管壁附近处的磁场非常微弱可忽略不计。通过螺线管中一点 P 作矩形闭合曲线 $abcd$，如图 9-12 所示，对闭合回路应用安培环路定理得

$$\oint_L \boldsymbol{B} \cdot \mathrm{d}\boldsymbol{l} = \int_a^b \boldsymbol{B} \cdot \mathrm{d}\boldsymbol{l} + \int_b^c \boldsymbol{B} \cdot \mathrm{d}\boldsymbol{l} + \int_c^d \boldsymbol{B} \cdot \mathrm{d}\boldsymbol{l} + \int_d^a \boldsymbol{B} \cdot \mathrm{d}\boldsymbol{l} = \mu_0 \sum I$$

因为 bc 和 da 与 $\boldsymbol{B}$ 垂直，故 $\int_b^c \boldsymbol{B} \cdot \mathrm{d}\boldsymbol{l} = \int_d^a \boldsymbol{B} \cdot \mathrm{d}\boldsymbol{l} = 0$。又因为管外 $\boldsymbol{B} = \boldsymbol{0}$，所以 $\int_c^d \boldsymbol{B} \cdot \mathrm{d}\boldsymbol{l} = 0$。于是有

$$\oint_L \boldsymbol{B} \cdot \mathrm{d}\boldsymbol{l} = \int_a^b \boldsymbol{B} \cdot \mathrm{d}\boldsymbol{l} = \mu_0 \sum I$$

即 $B \overline{ab} = \mu_0 nI \overline{ab}$

故 $$B = \mu_0 nI \tag{9-16}$$

该结果与利用毕奥-萨伐尔定律求得的结果一致。

【**例题 9-5**】 求载流环形螺线管的磁场。

【解】 图9-13表示一个载流环形螺线管。当螺线管绕得很密时,螺线管的磁场几乎全部集中在管内。由于对称性,管内的磁感应线都是同心圆,在同一条磁感应线上,磁感应强度的量值相等。现在计算管内任一点 P 的磁感应强度 B。取通过 P 点的磁感应线作为安培环路,设长度为 L。由于闭合线上任一点的 B 都与 dl 相切,故

$$\oint_L \boldsymbol{B} \cdot d\boldsymbol{l} = B \oint_L dl = BL$$

设螺线管共有 N 匝,线圈中电流为 I,可见,穿过闭合线的电流代数和为 NI,根据安培环路定理得

$$\oint_L \boldsymbol{B} \cdot d\boldsymbol{l} = BL = \mu_0 NI$$

故

$$B = \mu_0 \frac{N}{L} I$$

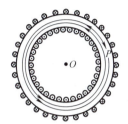

图9-13 例题9-5图

当螺线管截面积与螺线管轴线围成的圆面积相比很小时,L 可视为环形螺线管的平均长度,这时 $N/L = n$ 即为单位长度上的匝数,因此上式写成

$$B = \mu_0 nI \tag{9-17}$$

如果在螺线管外部取同心圆作为安培环路,由于这时穿过闭合线的总电流为零,所以螺线管外部无磁场。

9.3 磁场对电流的作用

9.3.1 磁场对运动电荷的作用

1. 洛伦兹力

电荷在磁场中运动受到磁场的作用力称为洛伦兹力。设有一电荷量为 q 的运动电荷,通过磁场任一点的速度为 $\boldsymbol{v}$,该点的磁感应强度为 $\boldsymbol{B}$,$\boldsymbol{v}$ 与 $\boldsymbol{B}$ 成 θ 角。实验结果表明,电荷在该点受到的洛伦兹力 $\boldsymbol{F}$ 的大小为

$$F = qvB\sin\theta \tag{9-18}$$

其方向垂直于 $\boldsymbol{v}$ 与 $\boldsymbol{B}$ 组成的平面,指向由右手螺旋法则决定。用矢量式可表示为

$$\boldsymbol{F} = q\boldsymbol{v} \times \boldsymbol{B}$$

洛伦兹力始终与带电粒子的运动方向垂直,故它对电荷不做功,电荷动能不会改变,因此,洛伦兹力不会改变电荷动能速度的大小,只改变它的运动方向。

2. 电荷的圆周运动和螺旋运动

如质量为 m、电荷量为 q 的粒子以与 $\boldsymbol{B}$ 垂直的速度 $\boldsymbol{v}$ 运动,$\theta = \pi/2$,则洛伦兹力 $F = qvB$,方向如图9-14所示,$\boldsymbol{F} \perp \boldsymbol{B}$ 且指向圆心,成为带电粒子运动的向心力,粒子在 $\boldsymbol{F}$ 与 $\boldsymbol{v}$ 构成的平面上做圆周运动。从 $qvB = mv^2/R$ 求得,带电粒子运动的圆轨迹半径 R(称回旋半径)为

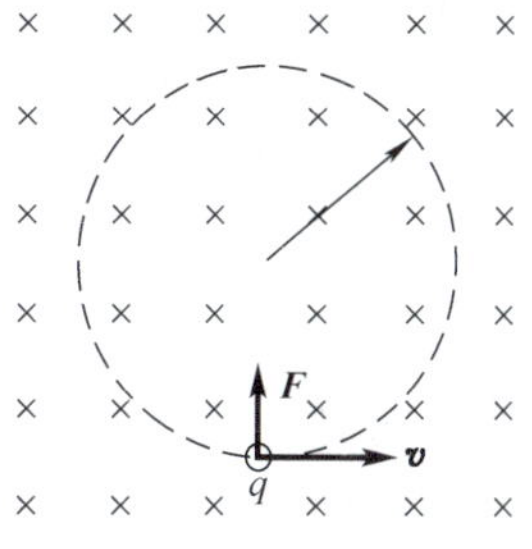

$$R = \frac{mv}{qB} \tag{9-19}$$

图9-14 运动电荷在磁场中的运动
($\boldsymbol{v}$ 与 $\boldsymbol{B}$ 正交)

式（9-19）表明，回旋半径与带电粒子的质量 m 和速率 v 的乘积成正比，与磁感应强度大小 B 和粒子所带电量 q 的乘积成反比。

带电粒子回旋一次的时间称回旋周期，以 T 表示，有

$$T = \frac{2\pi R}{v} = \frac{2\pi m}{qB} \tag{9-20}$$

式（9-20）表明，回旋周期与速度大小 v 和 R 无关，与磁感应强度大小 B 成反比，可通过 B 的大小来控制 T 的长短。

3. 磁聚焦现象

由式（9-20）可知，相同 q/m（称为电子比荷的粒子，在同一磁场中，即使速度不相同，却有相同的回旋周期。上述结论是磁聚焦及回旋加速器的基本原理。

回旋周期的倒数称回旋频率，如以 ν 表示，则

$$\nu = 1/T = qB/2\pi m \tag{9-21}$$

在均匀磁场中，如果带电粒子的速度 $\boldsymbol{v}$ 与 $\boldsymbol{B}$ 的夹角为 θ，如图 9-15 所示，则可把 $\boldsymbol{v}$ 分解为与 $\boldsymbol{B}$ 平行的分量 $\boldsymbol{v}_1$ 和垂直分量 $\boldsymbol{v}_2$，$v_1 = v\cos\theta$，$v_2 = v\sin\theta$。由于电荷沿 $\boldsymbol{B}$ 方向移动时磁场力为零，与 $\boldsymbol{B}$ 平行的速度分量 $\boldsymbol{v}_1$ 不会改变，带电粒子将沿 $\boldsymbol{B}$ 方向做匀速直线运动。速度垂直分量 $\boldsymbol{v}_2$ 与 $\boldsymbol{F}$ 垂直，$\boldsymbol{F}$ 成为向心力，带电粒子将在 $\boldsymbol{F}$ 与 $\boldsymbol{v}_2$ 构成的平面（与图面垂直，且垂直于 $\boldsymbol{B}$）上做匀速率圆周运动。实际运动的位移为上述两位移的矢量和，其轨迹为螺旋线。

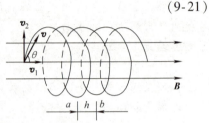

图 9-15　运动电荷在磁场中的运动（$\boldsymbol{v}$ 与 $\boldsymbol{B}$ 斜交）

带电粒子沿螺旋线做一次回旋时，沿轴线移动的距离称为螺距。螺距 h 为

$$h = v\cos\theta \cdot T$$

T 为粒子从 a 点回旋至 b 点的时间，等于粒子做一次圆周运动的时间。以式（9-20）代入上式，得

$$h = \frac{2\pi m v\cos\theta}{qB} \tag{9-22}$$

从式（9-22）知，在同一匀强磁场中，相同比荷的粒子，螺距长短取决于速度的大小和方向。上述结论可以说明磁聚焦现象。图 9-16 表示在匀强磁场中 A 点有一束速率相差很小，沿磁场方向散开，但散角很小的带电粒子流，这束带电粒

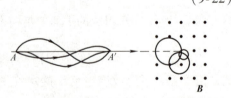

图 9-16　磁聚焦

子流的各个粒子具有近似相同的螺距。各粒子与磁场方向垂直的分速度 $v\sin\theta \approx v\theta$ 各不相同，各粒子将沿着不同的半径做螺旋运动。但是由于它们的螺距近似相同，这束散开的带电粒子流将几乎同时到达 A' 点，这一现象与光束通过透镜后会聚相类似，故称之为磁聚焦。非匀强磁场也具有磁聚焦作用。在电子显微镜中，采用载流短线圈产生非均匀磁场来实现磁聚焦。具有磁聚焦作用的载流线圈称为磁透镜。

4. 霍尔效应

通有电流的导体板置于磁场中时，在导体与电流及磁场都垂直的方向上将出现电势差，

叫作霍尔电势差，这个现象称为**霍尔效应**。这是霍尔在 1879 年发现的。如图 9-17 所示，导体宽度为 b，厚度为 d，磁感应强度为 $\boldsymbol{B}$，导体通有电流 I。实验及理论表明，电势差 $U_{AA'}$ 与电流 I 和磁感应强度的大小 B 成正比，而与导体板的厚度成反比，即

$$U_{AA'} = R_{\text{h}} \frac{IB}{d} \quad (9\text{-}23)$$

式中，比例系数 R_{h} 称为霍尔系数。

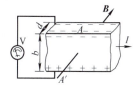

图 9-17　霍尔效应

霍尔效应是由于洛伦兹力作用而产生的。设导体内载流子带电量为 q、平均定向运动速率为 v，则它们在磁场中受到大小为 qvB 的洛伦兹力作用，该力使运动电荷（载流子）发生偏转，结果在上下两表面分别聚集了正、负电荷，从而形成电势差 $U_{AA'}$。于是电荷又受到一个与洛伦兹力方向相反的电场力 $q\boldsymbol{E}$ 的作用，其中 $\boldsymbol{E}$ 是电场强度。当两力达到平衡时，有

$$qvB = qE = q\frac{U_{AA'}}{b}$$

设载流子的浓度为 n，载流子运动形成电流 $I = nqvbd$，即 $v = I/nqbd$，代入上式可得

$$U_{AA'} = \frac{1}{nq} \frac{IB}{d} = R_{\text{h}} \frac{IB}{d}$$

即

$$R_{\text{h}} = \frac{1}{nq} \quad (9\text{-}24)$$

式（9-24）表明，霍尔系数 R_{h} 与导体本身的特性有关，即与载流子浓度 n 成正比，与载流子的正负有关。所以通过霍尔系数的测量可以测定材料内载流子的浓度，以及半导体材料的类型。半导体分为电子型（N 型）和"空穴"型（P 型），如图 9-18 所示。N 型半导体是电子导电，载流子所带电荷为负。P 型半导体是空穴导电，载流子所带电荷为正。利用霍尔电压判断载流子的正负，就可确定半导体的类型。

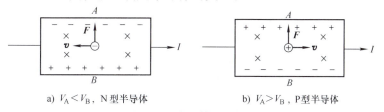

图 9-18　半导体导电材料

利用霍尔效应做成的霍尔元件有很多方面的应用，如可用于进行电流、载流子密度及磁感应强度的测量。

5. 电磁流量计

医学上测量血管中血液流速的电磁流速计就是根据霍尔效应设计的。图 9-19 是电磁流量计的简图。设带有离子的血液在直径为 D 的血管中沿 Y 轴以速度 $\boldsymbol{v}$ 运动，接通励磁线圈的电源后，在铁芯的间隙处产生了一沿 Z 轴方向的磁场 $\boldsymbol{B}$，由于磁场的方向和血流速度方向相垂直，血液中流动的正、负离子受到洛伦兹力的作用将分别聚集于血管的两侧，即沿 X 轴方向，使右侧（X 轴正

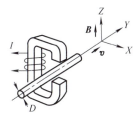

图 9-19　电磁血流量计

向）的电势高于左侧（X 轴负向），在血液中形成电场，离子在电场中同时受到电场力和反方向的洛伦兹力，当两力平衡时，有

$$qE = qvB, \quad E = \frac{U}{D}$$

式中，U 是血管两侧的电势差；D 是血管直径。由此可得

$$v = \frac{U}{DB} \tag{9-25}$$

用式（9-25）即可测出血流速度 v。它广泛用于医学研究和临床，或设计测量血液流速的仪器。

6. 电磁泵

电磁泵是一种利用作用在导电液体上的磁力来运送导电液体的装置，其结构原理如图 9-20 所示。在装着导电液体的管道中，加上与管道轴线垂直的外磁场 B，同时在与管道轴线和磁场都垂直的方向上通以电流 I，导电液体将受到沿管轴方向的洛伦兹力作用而流动。医学上常用电磁泵运送血液或其他电解质溶液。它的特点是没有任何运动的部件，不会使血液中的细胞受到损害。另外，它是全部密封的，减少了污染机会。目前，在人工心肺机和人工肾装置中常采用电磁泵来运送液体。

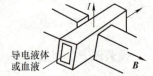

图 9-20 电磁泵

9.3.2 磁场对载流导线的作用

导线中的电流是由其中的载流子定向移动形成的，当把载流导线置于磁场中时，载流导体内定向运动的载流子（如金属中的自由电子）要受到洛伦兹力的作用，由于这些电荷受到导体的约束，而将这个力传递给导体，整体表现是处于磁场中的一段载流导线受到了磁场的作用力。

1820 年法国物理学家安培通过大量实验，总结出了磁场对载流导线的作用力——安培力。如图 9-21 所示，一任意形状的载有电流 I 的导体处于磁感应强度为 B 的外加磁场中，在载流导线上任取一电流元 Idl，电流元 Idl 与磁感应强度 B 之间的夹角为 θ，则每个 Idl 受到的磁场力 $d\boldsymbol{F}$ 的大小是

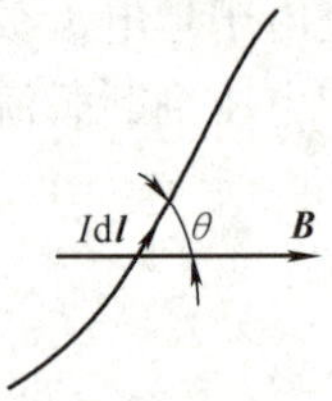

图 9-21 安培力

$$dF = IB\sin\theta dl \tag{9-26}$$

$d\boldsymbol{F}$ 是电流元 Idl 在外磁场 B 中所受的安培力，上式也叫作**安培定律**。$d\boldsymbol{F}$ 的方向垂直于 Idl 和 $\boldsymbol{B}$ 所决定的平面，方向可按右手螺旋法则确定。即右手四指由电流元 Idl 方向转向 $\boldsymbol{B}$ 的方向，伸直的大拇指所指方向则是 $d\boldsymbol{F}$ 的方向。其矢量表达式为

$$d\boldsymbol{F} = Id\boldsymbol{l} \times \boldsymbol{B} \tag{9-27}$$

利用安培定律可求一有限长度的载流导线在磁场中所受到的安培力，它应等于导线上各电流元所受到的安培力的矢量和，即

$$\boldsymbol{F} = \int_L d\boldsymbol{F} = \int_L Id\boldsymbol{l} \times \boldsymbol{B} \tag{9-28}$$

9.3.3 磁场对载流线圈的作用 磁矩

设在磁感应强度为 **B** 的匀强磁场中有一矩形线圈，边长分别为 l_1 和 l_2，电流为 I。若线圈平面和磁感应强度 **B** 的夹角为 θ，如图 9-22a 所示，则作用在 bc 和 ad 两导线上的安培力的大小分别为

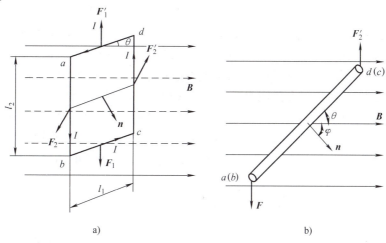

图 9-22 平面载流线圈在磁场中受的力

$$F_1 = \int_{bc} IBdl\sin\theta = IBl_1\sin\theta$$

$$F_1' = \int_{da} IBdl\sin(\pi - \theta) = IBl_1\sin\theta$$

F_1 和 F_1' 大小相等，方向相反，作用在一条直线上，所以这两个力互相抵消。作用在 ab 和 cd 上的安培力的大小分别为

$$F_2 = IBl_2, \quad F_2' = IBl_2$$

这两个力大小相等，方向相反，但两力的作用线不在一直线上，形成一对力偶，会产生转动力矩，对平面线圈作用的磁力矩大小为

$$M = IBl_2l_1\cos\theta$$

l_1l_2 是平面载流线圈的面积，用 S 表示，代入上式得

$$M = IBS\cos\theta \tag{9-29}$$

如果线圈有 N 匝，式（9-29）变为

$$M = NIBS\cos\theta \tag{9-30}$$

常用线圈的法线方向来描述线圈的位置，线圈法线的正方向由右手螺旋法则确定：右手四指指向线圈电流流动的方向，大拇指指的就是线圈法线的正方向 **n**。如果法线 **n** 与 **B** 的夹角为 φ，由图 9-22b 可见，$\varphi + \theta = 90°$，代入式（9-30）得

$$M = NIBS\cos(90° - \varphi) = NIBS\sin\varphi \tag{9-31}$$

式中，NIS 由线圈本身的电流和面积决定，它是反映载流线圈本身性质的量，只要 NIS 的乘积一定，在一定的外磁场 **B** 的作用下，它们所受的力矩 **M** 也一定。因此，NIS 作为一个整体能反映载流线圈的性质，称为载流线圈的**磁矩**，用 **m** 来表示，即 $m = NIS$。磁矩是矢量，

它的方向就是线圈法线 n 的方向，单位为 $A \cdot m^2$。可将式（9-31）表示为

$$M = NISB\sin\varphi = mB\sin\varphi$$

则矢量表达式为

$$\boldsymbol{M} = \boldsymbol{m} \times \boldsymbol{B} \tag{9-32}$$

式中，$\boldsymbol{m} = NIS$ 为磁矩，S 法线方向与电流满足右手螺旋定则。式（9-32）虽然是从矩形线圈推导出来的，但它适用于任意形状的平面载流线圈。

上述讨论表明：平面载流线圈在一均匀的外磁场中所受到的合力虽然为零，但它受到一力矩 $\boldsymbol{M}$ 的作用。力矩 $\boldsymbol{M}$ 总是力图使线圈的磁矩 $\boldsymbol{m}$ 转到外磁场 $\boldsymbol{B}$ 的方向。而力矩的 $\boldsymbol{M}$ 的大小取决于 $\boldsymbol{m}$、$\boldsymbol{B}$ 和二者之间的夹角 φ，当 $\varphi = \pi/2$ 时，线圈平面和磁场方向平行，所受力矩最大；当 $\varphi = 0$ 时，线圈平面和磁场方向垂直，$\boldsymbol{m}$ 和 $\boldsymbol{B}$ 方向相同，$M = 0$，线圈处于稳定平衡状态；当 $\varphi = \pi$ 时，线圈平面虽也于磁场方向垂直，$M = 0$，但 $\boldsymbol{m}$ 与 $\boldsymbol{B}$ 的方向正好相反，线圈的这一位置并不稳定，只要它略微偏离这一位置，就会在磁力矩的作用下继续偏离，直到 $\boldsymbol{m}$ 的方向转到 $\boldsymbol{B}$ 方向为止。载流线圈的这一性质和电偶极子在外电场作用下的取向很相似，故通常称载流线圈为磁偶极子。

如磁场为非匀强磁场，载流线圈除了受到力偶矩作用而转动外，由于合力不等于零，还要做平移。

载流线圈在磁场中产生转动的过程是电能转换为机械能的过程。许多电动装置如直流电动机、磁电式电表等，都是根据载流线圈在磁场中受到力矩作用而转动这一基本原理设计的。

9.4 磁介质

9.4.1 磁介质的分类

实际的磁场中大多存在着各种各样的物质，这些物质因受磁场的作用而处于一种特殊的状态，称为磁化状态。磁化后的物质反过来又对磁场产生影响，我们把能够影响磁场的物质称为**磁介质**。

实验表明，不同的物质对磁场的影响差异很大。设在真空中磁感应强度为 $\boldsymbol{B}_0$ 的磁场（外磁场）中放入各向同性的均匀磁介质后，磁介质在外磁场作用下磁化产生磁感应强度为 $\boldsymbol{B}'$ 的附加磁场，则介质中的总磁感应强度 $\boldsymbol{B}$ 是 $\boldsymbol{B}_0$ 和 $\boldsymbol{B}'$ 的叠加，即

$$\boldsymbol{B} = \boldsymbol{B}_0 + \boldsymbol{B}'$$

对不同的磁介质，$\boldsymbol{B}'$ 的大小和方向可能有很大的差异，且与外场 $\boldsymbol{B}_0$ 有关。为了便于讨论磁介质，引入相对磁导率 μ_r。在均匀介质充满整个磁场时，磁介质的相对磁导率 μ_r 定义为

$$\mu_r = \frac{B}{B_0}$$

相对磁导率 μ_r 是一个无量纲的量，相对真空而言。真空磁导率为 μ_0，定义介质的磁导率

$$\mu = \mu_0 \mu_r$$

就物质的磁性而言，按 μ_r 的不同可将磁介质分成三类：

(1) 顺磁质：相对磁导率 $\mu_r > 1$ 的磁介质称为顺磁质，在外磁场中，其附加磁场 $\boldsymbol{B}'$ 与外磁场 $\boldsymbol{B}_0$ 同向，介质中的磁感应强度 $B > B_0$。如氧、铝、铬、锰、铂等是顺磁质。

(2) 抗磁质：相对磁导率 $\mu_r < 1$ 的磁介质称为抗磁质，在外磁场中，其附加磁场 $\boldsymbol{B}'$ 与外磁场 $\boldsymbol{B}_0$ 反向，介质中的磁感应强度 $B < B_0$。如铋、银、铜、氢等是抗磁质。

(3) 铁磁质：相对磁导率 $\mu_r \gg 1$ 的磁介质称为铁磁质，在外磁场中，其附加磁场 $\boldsymbol{B}'$ 与外磁场 $\boldsymbol{B}_0$ 同向，且有 $B' \gg B_0$，介质中的磁感应强度 $B \gg B_0$。如铁、镍、钴及其合金均是铁磁质。

顺磁质和抗磁质的磁性都很弱，统称为弱磁质。它们的 μ_r 都非常接近 1，且 μ_r 是与外磁场无关的常数。铁磁质的磁性很强，μ_r 很大（数量级可达 $10^2 \sim 10^5$），且随外磁场而变化。

9.4.2 顺磁质和抗磁质的磁化机制

分子中电子的轨道运动和自旋运动都将产生磁矩，电子的总磁矩 $m_e = m_{轨} + m_{自}$，一个分子的磁矩就是分子中所有电子以及核的磁矩之和 $m_分$，等效于一个圆电流产生的磁矩，这个等效圆电流叫分子电流，分子电流所对应的磁矩 $m_分$ 叫分子固有磁矩，有

$$m_分 \approx \sum m_e = \sum m_{轨} + \sum m_{自}$$

在顺磁质中，分子的固有磁矩 $m_分 \neq 0$，在无外磁场时，由于分子的热运动，分子固有磁矩在空间的取向是杂乱的，一个宏观体积范围内的分子固有磁矩相互抵消，矢量和为零，所以对外总是不显磁性的。当把磁介质放入外磁场中时，分子固有磁矩在外磁场中受到磁力矩作用，使分子固有磁矩转向与外磁场 $\boldsymbol{B}_0$ 的夹角减小的方向。这样 $m_分$ 与 $\boldsymbol{B}_0$ 方向趋于一致，所以磁介质中磁场要加强。这种效应称为顺磁效应，顺磁质的顺磁性主要来源于此。

在抗磁质中，分子固有磁矩 $m_分 = 0$，即等效分子电流等于零。当外加磁场时，由电磁感应可知，产生反向分子电流，阻碍磁通量增加。这样电子轨道运动要产生一个附加磁矩 $\Delta \boldsymbol{m}$，其方向与外磁场 $\boldsymbol{B}_0$ 方向相反。这样就削弱了外磁场，这种效应称为抗磁效应。

9.4.3 铁磁质

铁磁质是一类特殊的磁介质，也是应用最广泛的磁介质。在电机、通信器材、信息的储存与记录等方面有广泛的应用。主要特点归纳如下：

(1) 在外磁场中，铁磁质的磁感应强度 B 要比外磁场 B_0 大得多，即 $B \gg B_0$，也就是说铁磁质大大加强了其中的磁场。

(2) 随着外磁场 B_0 增加，介质内 B 也增加，但 B 与 B_0 不呈线性关系，达到饱和时，B 几乎不再增大，称为磁饱和。

(3) 铁磁质一旦磁化后再去掉外磁场，铁磁质仍保留部分磁性，这种现象称为剩磁。当反向磁场强度的大小达到 H_c 时，铁心中的 B 才等于零。这时的磁场强度 H_c 称为矫顽力。

(4) 如果对铁磁质加热，当铁磁质的温度高于某个临界温度 T_c（铁磁相变的临界温度，称为居里点）时，它就转变成了顺磁质。

用实验测定在不同的外磁场 H 下，铁磁质内部的磁感应强度 B。作出 B-H 曲线，如

图9-23所示，称此闭合曲线为磁滞回线。理论表明：磁滞回线所包围的面积正好等于一个循环铁心单位体积所损耗的能量，而这部分能量由电源提供。不同的铁磁质有不同的磁滞回线、剩磁和矫顽力。通常按矫顽力的大小将铁磁材料分为两类：矫顽力 H_c 较小的铁磁质叫软磁质，矫顽力只有约 1A/m，其特点还有剩磁小，磁滞回线狭长；矫顽力 H_c 较大的铁磁质叫硬磁质，硬磁材料的矫顽力可以达到 $10^4 \sim 10^6$ A/m，其特点是磁滞回线"粗胖"。

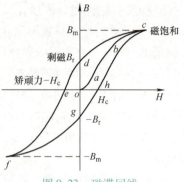

图9-23 磁滞回线

铁磁质之所以具有以上特点，是因其内部的电子自旋磁矩自发地按一定方向排列起来，形成自发的磁化饱和区，在小范围内自发平行排列整齐，这种小范围称为磁畴，它的几何线度为微米到毫米数量级（其中包含 $10^{12} \sim 10^{21}$ 个原子）。在每个磁畴内部，所有的原子有相同的磁矩方向（称为自发磁化方向），而在不同的磁畴中，自发磁化的方向是不同的。在无外磁场时，由于热运动的无序性，不同磁畴的自发磁化方向杂乱排列（见图9-24），因而介质对外不显示磁性。当介质放入外

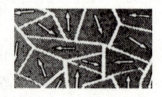

图9-24 磁畴

磁场后，在外磁场作用下，那些磁矩方向与外磁场方向夹角较小的磁畴边界将向外扩张，随着外磁场的增强，除边界继续移动外，磁畴的磁矩方向开始逐渐转向外磁场方向，直到所有磁畴的磁矩都与外磁场同向，如图9-25所示。这时介质的磁化达到饱和，显示出很强的磁性。到了一定的温度 T_c（铁磁相变），热运动使磁矩平行排列成为不可能，破坏了电子自旋之间的交换耦合作用，使自旋处于混乱状态，铁磁性消失，成为顺磁质。这个温度 T_c 称为铁磁质的居里温度（居里点）。不同的铁磁材料，有不同的 T_c，铁的 T_c 约为 1000K。

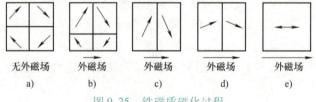

图9-25 铁磁质磁化过程

9.5 电磁感应

9.5.1 电磁感应现象 法拉第电磁感应定律

1. 电磁感应现象

我们从下面的实验来研究什么是电磁感应现象，以及发生电磁感应现象的条件是哪些。

实验1：如图9-26a所示，有一个螺旋线圈，在其两端接入一个电流计，一个条形磁铁。当条形磁铁与线圈相对静止时，电流计的指针不发生偏转，表明线圈中没有电流通过。当把条形磁铁向线圈靠近插入或远离拔出时，电流计的指针将会发生偏转，表明线圈中有了电流。但是两次的电流方向是不相同的。在实验中，条形磁铁插入或拔出的速度越快，电流

计的指针偏转的角度越大，也就是说线圈中的电流越大。

实验2：如图9-26b所示，一个闭合金属轨道上左端接入一个电流计，放入匀强磁场中，当金属杆向左或向右运动时，电流计会发生偏转，但是偏转方向相反，且电流大小与杆的运动速度有关。

分析以上两个实验现象可以看出，两个实验有一个共同之处是：通过闭合回路的磁通量均发生了改变，磁铁和金属杆运动得越快，磁通量变化越快，电路中的电流越大。所以得出结论：当穿过闭合导体回路的磁通量发生变化时，回路中就产生电流，这个电流称为**感应电流**。闭合回路中有电流通过，

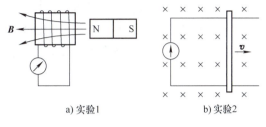

a) 实验1　　　b) 实验2

图9-26　电磁感应实验

说明电路中有电动势存在，且电动势的大小与回路中磁通量的变化率成正比，这种由于磁通量变化而引起的电动势叫作**感应电动势**。把由于磁通量发生变化而产生感应电动势的现象称为**电磁感应现象**。

2. 法拉第电磁感应定律

在电磁感应现象中，磁通量发生变化是关键。只要回路中的磁能量发生了变化，就会有感应电动势产生。实验表明：导体回路中感应电动势 $\mathscr{E}$ 的大小与穿过回路包围面积的磁通量对时间的变化率 $\dfrac{\mathrm{d}\Phi}{\mathrm{d}t}$ 成正比，这就是**法拉第电磁感应定律**。采用国际单位制时此定律可表示为

$$\mathscr{E} = -\frac{\mathrm{d}\Phi}{\mathrm{d}t} \tag{9-33}$$

电动势的单位为伏特（V）。式中的负号反映了感应电动势的方向。先选定回路的绕行正方向，再用右手螺旋定则确定此回路的正法线方向 $\boldsymbol{n}$，如图9-27所示。当法线正方向与磁感应强度 $\boldsymbol{B}$ 的方向一致时，$\Phi > 0$，若 $\dfrac{\mathrm{d}\Phi}{\mathrm{d}t} > 0$，则 $\mathscr{E} < 0$，表明感应电动势的方向与选定的回路绕行方向相反；若 $\dfrac{\mathrm{d}\Phi}{\mathrm{d}t} < 0$，则 $\mathscr{E} > 0$，表示感应电动势的方向与选定的回路绕行方向相同。对选定绕行方向的法线 $\boldsymbol{n}$ 的方向与磁感应强度 $\boldsymbol{B}$ 方向相反的情况采用同样的方法来判定。

式（9-33）只适用于单匝导线组成的回路，如果回路是多匝的，当磁通量发生变化时，每一匝中都会产生感应电动势。由于匝与匝之间是相互串联的，整个线圈的总电动势就等于各匝所产生的电动势之和。令 $\Phi_1, \Phi_2, \cdots, \Phi_N$ 分别是通过各匝线圈的磁通量，则

$$\begin{aligned}\mathscr{E} &= -\frac{\mathrm{d}\Phi_1}{\mathrm{d}t} - \frac{\mathrm{d}\Phi_2}{\mathrm{d}t} - \cdots - \frac{\mathrm{d}\Phi_N}{\mathrm{d}t} \\ &= -\frac{\mathrm{d}}{\mathrm{d}t}(\Phi_1 + \Phi_2 + \cdots + \Phi_N) \\ &= -\frac{\mathrm{d}\psi}{\mathrm{d}t}\end{aligned} \tag{9-34}$$

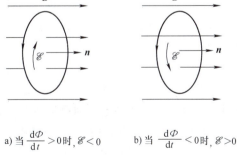

a) 当 $\dfrac{\mathrm{d}\Phi}{\mathrm{d}t} > 0$ 时，$\mathscr{E} < 0$　　b) 当 $\dfrac{\mathrm{d}\Phi}{\mathrm{d}t} < 0$ 时，$\mathscr{E} > 0$

图9-27　感应电动势的方向

式中，$\psi = \Phi_1 + \Phi_2 + \cdots + \Phi_N$ 叫作磁通链数或全磁通。如果穿过每匝的磁通量相同，均为

Φ，则 $\psi = N\Phi$。

$$\mathscr{E} = -\frac{\mathrm{d}\psi}{\mathrm{d}t} = -N\frac{\mathrm{d}\Phi}{\mathrm{d}t} \tag{9-35}$$

由法拉第电磁感应定律知，只要回路中有磁通量的变化，就有电动势产生。而使回路发生磁通量变化的方法很多。从其变化的原因可分为两种：一种是磁场不变，导体在磁场中运动而引起磁通量的变化，使导体内产生的电动势叫作动生电动势。另一种是导体回路不动，磁场随时间变化引起磁通量发生变化，使导体产生的电动势叫作感生电动势。下面分别进行讨论。

9.5.2 动生电动势

如图 9-28 所示，在均匀磁场中，长 l 的直导体 ab 跨接在固定的导体框上，且以速度 $\boldsymbol{v}$ 向右运动。由于导线 ab 的运动而在 ab 中产生动生电动势。

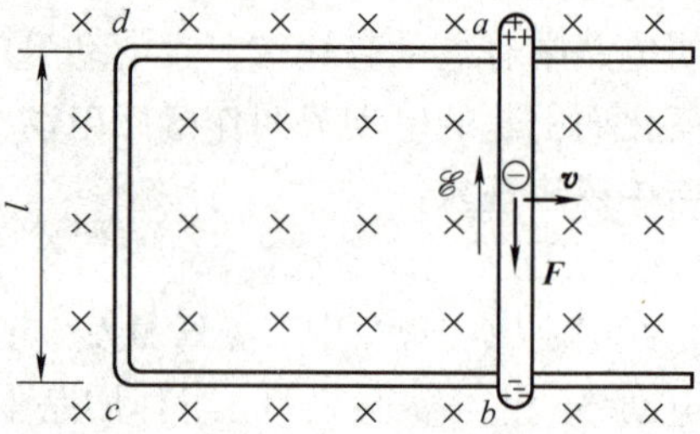

那么，动生电动势产生的内在原因是什么呢？在导体内部有可以自由运动的电子，导线 ab 运动时，导体中的自由电子在磁场中随导体运动将受到洛伦兹力作用，即

$$\boldsymbol{F} = -e\boldsymbol{v} \times \boldsymbol{B}$$

图 9-28 动生电动势的产生

式中，$-e$ 为电子所带的电荷量。电子受力由 a 指向 b，在洛伦兹力作用下使电子沿导线由 a 端向 b 端移动，在导体回路中形成电流，电流就由 b 流向 a。显然，该洛伦兹力就是形成电动势的非静电力。导体 ab 则可以看成一个电源，电子因受到洛伦兹力作用而在电源内移动。

洛伦兹力是非静电力，可等效地看成在运动导体内存在一个非静电场，方向由 b 指向 a，电场强度为 $\boldsymbol{E}_k$，即

$$\boldsymbol{F} = -e\boldsymbol{v} \times \boldsymbol{B} = (-e)\boldsymbol{E}_k$$

由此得

$$\boldsymbol{E}_k = \boldsymbol{v} \times \boldsymbol{B}$$

也就是说，动生电动势是由非静电场 $\boldsymbol{E}_k$ 产生，等于非静电场强度沿回路的积分，即

$$\mathscr{E} = \int_L \boldsymbol{E}_k \cdot \mathrm{d}\boldsymbol{l} = \int_L (\boldsymbol{v} \times \boldsymbol{B}) \cdot \mathrm{d}\boldsymbol{l} \tag{9-36}$$

由于 $\boldsymbol{E}_k$ 只是在运动导体 ab 段上不等于零，且 $\boldsymbol{v}$、$\boldsymbol{B}$ 保持不变，$\boldsymbol{v}$、$\boldsymbol{B}$、l 相互垂直，则积分可得 ab 上的电动势为

$$\mathscr{E} = Blv \tag{9-37}$$

动生电动势只存在于做切割磁感应线运动的那部分导体中，若导体未构成回路，只是不会有感应电流存在，而动生电动势仍然存在。

【例题 9-6】 如图 9-29 所示，一根长度为 L 的铜棒，在匀强磁场 $\boldsymbol{B}$ 中以棒的一端为圆心，以角速度 ω 做顺时针匀速转动，且转动平面与磁场方向垂直。试求在铜棒两端的动生电动势的大小。

【解】 在铜棒上距圆心距离为 l 处，取一小段 $\mathrm{d}l$，运动的速度为 $v = \omega l$，且 $\boldsymbol{v}$、$\boldsymbol{B}$、$\mathrm{d}\boldsymbol{l}$ 相

互垂直，其相应的动生电动势为

$$d\mathscr{E} = B\omega l dl$$

把铜棒看成是由许多长度为 dl 的小段组成，每一小段的动生电动势方向相同，所以铜棒中总的电动势为

$$\mathscr{E} = \int_0^L B\omega l dl = \frac{1}{2}B\omega L^2$$

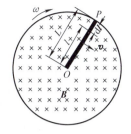

图 9-29　例题 9-6 图

9.5.3　感生电动势　感生电场

感生电动势是导体回路中的磁感应强度发生变化产生的电动势，即是由变化的磁场而产生的。麦克斯韦电磁理论指出，变化的磁场可在空间内激发出感生电场，感生电场则会对导体中的自由电子或电荷有力的作用。有导体回路时，存在有感生电动势和感应电流，没有导体回路，虽然没有感应电流，但是感生电场仍然存在，从场的能量角度看存在感生电动势。

感生电场与静电场虽然都对电荷有力的作用，但感生电场力是非静电力。感生电场与静电场不同，感生电场是有旋无源场，电场线是闭合的。

若用 E_k 表示感生电场强度，则感生电动势可表示为

$$\mathscr{E} = \oint_L E_k \cdot dl \tag{9-38}$$

另一方面由法拉第电磁感应定律可得

$$\mathscr{E} = -\frac{d\Phi}{dt} = -\frac{d}{dt}\int_S B \cdot dS \tag{9-39}$$

式中的面积分的区间 S 是以回路 L 为边界的曲面。若回路包围面积不随时间变化，则式（9-39）可写成

$$\oint_L E_k \cdot dl = -\int_S \frac{\partial B}{\partial t} \cdot dS \tag{9-40}$$

式（9-40）是对感生电场推导得出的，但因为静电场沿任意环路积分为零，所以可将式中的电场场强 E_k 换成总电场场强 E，该式依然成立。式（9-40）是电磁学基本方程之一，说明变化的磁场可以产生电场。感生电场对电荷有力的作用，因此感生电场在导体内可产生环形感应电流，称为涡流。如电磁灶或高频感应冶炼炉就是利用这个原理制成的。电子感应加速器也是利用感生电场对电子实现加速的。涡流产生热效应也有其危害，在变压器中铁心一般采用涂有绝缘层的硅钢片叠合而成，并使硅钢片平面与磁感应线相互平行，这是为了减少感生电场在铁心中产生涡流损耗。

9.5.4　自感　互感

1. 自感

当某一回路（或线圈）中电流发生变化时，它所激发的磁场使穿过自身回路的磁通量发生变化，因而回路中就会产生感生电动势。这种由于回路（或线圈）中的电流发生变化，在自身回路（或线圈）中产生感生电动势的现象叫作自感应现象，所产生的电动势称为自感电动势。

考虑一闭合回路，通有电流 I，根据毕奥-萨伐尔定律，电流所激发的磁场的磁感应强

度大小 B 与电流 I 成正比。因而通过线圈的磁通链也与线圈的电流成正比，即

$$\psi = LI \tag{9-41}$$

式中，L 为比例系数，称为回路的**自感**。自感的数值与回路的形状、大小及周围介质的磁导率有关。如果这些因素都是固定的，则自感 L 是常数。当线圈中电流发生改变时，ψ 也随之改变，在线圈中产生的自感电动势为

$$\mathscr{E} = -\frac{d\psi}{dt} = -\frac{d}{dt}(LI) = -L\frac{dI}{dt} \tag{9-42}$$

在国际单位制中，自感的单位是亨利，用符号 H 表示。$1H = 1Wb \cdot A^{-1} = 1V \cdot s \cdot A^{-1}$。由于亨利的单位较大，常用的单位有毫亨（mH）或微亨（μH）。$1H = 10^3 mH = 10^6 \mu H$。

【**例题 9-7**】已知有一中空长直螺线管，长度为 l，横截面积为 S，线圈总匝数为 N。求螺线管的自感。

【**解**】对于中空长直螺线管，当有电流 I 通过时，可以把管内的磁场看作是均匀的，其磁感应强度的大小为

$$B = \mu_0 \frac{N}{l} I$$

B 的方向与螺线管平行，穿过螺线管的磁通链为

$$\psi = NBS = \mu_0 \frac{N^2}{l} IS$$

由 $\psi = LI$ 得

$$L = \frac{\psi}{I} = \mu_0 \frac{N^2}{l} S$$

设螺线管单位长度上线圈的匝数为 n，螺线管的体积为 V，有

$$n = \frac{N}{l}, \quad V = lS$$

代入上式得

$$L = \mu_0 n^2 V$$

由此可见，螺线管的自感 L 与它的体积 V、单位长度上线圈匝数 n 和管内的磁导率有关。

2. 互感

两个相互靠近的线圈，当其中一个线圈中的电流变化时，就会在另一个线圈中产生感应电动势，反之亦然。这种由于一个回路中的电流发生变化在相邻的另一回路中产生感应电动势的现象称为互感现象，所产生的电动势为互感电动势。显然，一个线圈中的互感电动势不仅与另一线圈中电流改变的快慢有关，而且也与两个线圈的结构以及它们之间的相对位置有关。如图 9-30 所示，设两个相互靠近的线圈为线圈1、线圈2，其相对位置固定，周围介质磁导率也不改变。线圈1电流变化所激发的磁场穿过线圈2的磁链为 Ψ_{12}，按照毕奥-萨伐尔定律，Ψ_{12} 与线圈1中的电流 I_1 成正比，即

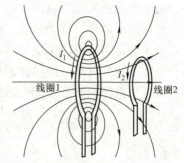

图 9-30 互感现象

$$\Psi_{12} = M_{12} I_1 \tag{9-43}$$

同理，线圈2电流变化所激发的磁场穿过线圈1的磁链为 Ψ_{21}，有

$$\Psi_{21} = M_{21} I_2 \tag{9-44}$$

式中，M_{12}、M_{21} 是比例系数。当线圈 1 中的电流 I_1 变化时，通过线圈 2 的磁链 Ψ_{12} 将发生变化。按照法拉第电磁感应定律，由于 I_1 的变化而在线圈 2 中产生感应电动势 $\mathscr{E}_{12}$ 为

$$\mathscr{E}_{12} = -\frac{d\psi_{12}}{dt} = -M_{12}\frac{dI_1}{dt} \tag{9-45}$$

同理，线圈 2 中的电流 I_2 变化时，在线圈 1 中产生的感应电动势 $\mathscr{E}_{21}$ 为

$$\mathscr{E}_{21} = -\frac{d\psi_{21}}{dt} = -M_{21}\frac{dI_2}{dt} \tag{9-46}$$

由此两式可以看出，比例系数 M_{12} 和 M_{21} 越大，互感电动势则越大，互感现象越强。M_{12} 和 M_{21} 称为**互感**。

理论和实验可以证明 M_{12} 和 M_{21} 相等，一般用 M 表示，即

$$M_{12} = M_{21} = M$$

M 为线圈的互感，不再区分它是哪一个线圈对哪一个线圈的互感。实验表明，当线圈内或周围空间没有铁磁质时，两个线圈之间的互感 M 由线圈的几何形状、大小、匝数和相对位置所决定，同时与线圈内的磁介质有关，而与线圈中的电流无关。当线圈内或周围空间存在铁磁质时，互感则与线圈中的电流有关。

在国际单位制中，互感的单位与自感的单位相同，也是亨利（H）。

互感现象被广泛地应用于无线电技术和电磁测量中。各种电源变压器、中周变压器、输入或输出变压器、电压互感器及电流互感器等都是互感器件。但是，互感现象也会带来不便，例如电子线路之间的相互干扰、各种电磁信号的相互影响，都会导致仪器或用电器不能正常工作。人们为了避免这种干扰采取了各种方法，其中磁屏蔽就是其中的一种。

互感一般不易计算，因此，通常采用实验的方法来测定，但对一些比较简单的情况，仍能计算求出。

【**例题9-8**】 设在一长度为 $l = 1.0$ m、横截面积为 $S = 10^{-3}$ m² 、密绕匝数为 $N_1 = 1000$ 的中空长直螺线管的中部，再绕匝数为 $N_2 = 20$ 匝的线圈。求两线圈的互感。

【**解**】 设通过长直螺线管的电流为 I，则螺线管内中部的磁感应强度的大小为

$$B = \frac{\mu_0 N_1 I}{l}$$

穿过 N_2 匝线圈的总磁链为

$$\psi_{12} = BSN_2 = \mu_0 \frac{N_1 I N_2 S}{l}$$

由式（9-43）得

$$M = M_{12} = \frac{\psi_{12}}{I} = \mu_0 \frac{N_1 N_2 S}{l}$$

代入数值得

$$M = \frac{4\pi \times 10^{-7} \times 1000 \times 20 \times 10^{-3}}{1.0} \text{H}$$
$$= 25.1 \times 10^{-6} \text{H} = 25.1 \, \mu\text{H}$$

9.6 磁场在医学中的应用

9.6.1 生物的磁场现象

生物体中由于各种生命活动会产生如电子传递、离子转移、神经电活动等生物电过程，这些生物电过程便会产生生物电流和相伴随的微弱的生物磁场。如在心脏除极和复极过程中，心动电流会产生交变心磁场；人大脑皮层的电活动来源于神经元有节律的放电，形成脑电流，从而产生随脑电流变化的脑磁场；人眼底视网膜电流会产生视网膜磁场。此外生物磁也可来自生物体自身的磁性颗粒，从物质磁性角度来看，生物体内既有顺磁质，又有抗磁质，组织中的水分是弱抗磁质，含铁离子的血红蛋白、自由基分子呈顺磁性。生物体中小至每一个生物分子、细胞，大到组织器官都存在着磁现象。就整体而言，生物体是呈弱磁性的，其数量级在 $10^{-10} \sim 10^{-13}$ T，常被环境磁噪声掩盖（如地磁场），要测量人体磁场，必须在屏蔽室内进行，以消除地磁场及其他磁场的干扰，同时使用灵敏度极高的磁强计。目前运用高屏蔽效率磁屏蔽室和超导量子干涉仪（SQUID 磁强计），人们已经观测到人的心脏、大脑、肺部、肌肉和神经等产生的微弱生物磁场。虽然生命体的这种磁性极弱，但仍能为医学疾病的诊断提供重要的检测依据。

9.6.2 磁场的生物效应

磁场作用于生物体后，在生物体内引起一系列的生物学效应。近年来，为了促进磁疗应用的发展和促进磁场生物学的效应研究，对于磁场生物学效应研究主要有以下几个方面：

1. 磁场对血细胞和血液流变学的影响

白细胞在磁场作用下，产生应激反应，使细胞代谢加强，部分细胞发生超微结构的改变，这也可能是引起白细胞减少的原因之一。磁场使红细胞体积增大，携氧能力增加，有利于改善组织的供血供氧状态，促进代谢。

2. 磁场对组织愈合的影响

静磁场有促进小血管与毛细血管增生，加速表皮生长的作用，从而促进溃疡愈合，时间比一般疗效缩短 1/3 以上。磁场不仅可以使软组织的损伤加快愈合，而且对硬质组织的骨折也可以起到促进愈合的作用。

3. 磁场对瘢痕组织的影响

磁场可以促进破成纤维细胞提早完成修复功能，而对肌成纤维细胞则促进其退化，胶原代谢降低，对瘢痕组织起到治疗作用。磁疗有防治瘢痕形成及促进瘢痕软化的作用。

4. 磁场对某些酶和自由基的影响

旋磁场有抑制磷脂酶 A2 的活性和降低内皮素含量的作用，对脑缺血再灌注损伤有防治功效。国内的研究结果表明，磁场具有清除自由基的作用，增强抗氧化能力。

习 题 9

9-1 一无限长直导线通有电流 $I = 10$A，在一处弯成半径为 $R = 1.0$cm 的半圆形，求圆心处的磁感应强度。

【3.14×10^4T】

9-2 将通有电流 I 的无限长直导线折成直角 xOy，如习题9-2图所示，求 P 点的磁感应强度。$\left[\dfrac{\mu_0 I}{4\pi a}\right]$

9-3 在真空中有一边长为 a、电流为 I 的正三角形线圈中。求三角形中心处的磁感应强度的大小。

$[9\mu_0 I/2\pi a]$

9-4 如习题9-4图所示，实线为通过电流为 I 的载流导线，导线由三部分组成，AB 部分为 1/4 圆周，圆心在 O 点，半径为 R，导线其余部分伸向无限远处。求 O 点的磁感应强度。$\left[\dfrac{\mu_0 I}{2\pi a}\left(1+\dfrac{\pi}{4}\right)\right]$

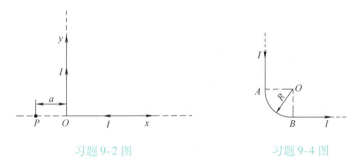

习题9-2图　　　　　　　习题9-4图

9-5 0.4m 长的细管上绕有 1000 匝导线，设导线中通的电流为 10A，求螺线管内中心处的磁感应强度。$[3.14\times10^{-2}\text{T}]$

9-6 一长直导线通电流 10A，距导线 2m 处有一个电子以速率 $1.0\times10^{4}\text{m}\cdot\text{s}^{-1}$ 平行于导线运动，求电子所受的洛伦兹力。$[1.6\times10^{-21}\text{N}]$

9-7 一个电子具有 1.0×10^{-19} J 的动能，在垂直于匀强磁场的平面上做圆周运动，磁感应强度为 1.0×10^{-4} T。求：

(1) 电子的回旋半径；
(2) 电子的回旋频率。　　$[(1)\ 2.67\times10^{-2}\text{m};\ (2)\ 2.8\times10^{6}\text{Hz}]$

9-8 一无限长载流直导线与另一载流直导线 AB 互相垂直，如习题9-8图所示，电流强度分别为 I_1 和 I_2，AB 长为 l，A 端和无限长导线相距为 a，求线 AB 所受的作用力。$\left[\dfrac{\mu_0 I_1 I_2}{2\pi}\ln\dfrac{a+l}{a}\right]$

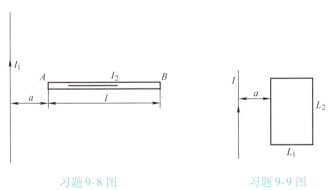

习题9-8图　　　　　　　习题9-9图

9-9 如习题9-9图所示，载流无限长直导线的电流为 I，试求穿过该矩形面积的磁通量。若电流为交变电流 $i=I_0\sin100\pi t$，试计算穿过该矩形线圈的磁通量及矩形线圈中的感应电动势。

$\left[\dfrac{\mu_0 IL_2}{2\pi}\ln\dfrac{a+L_1}{a};\ \dfrac{\mu_0 L_2 I_0 \sin100\pi t}{2\pi}\ln\dfrac{a+L_1}{a},\ 50\mu_0 L_2 I_0 \cos100\pi t\ln\dfrac{a+L_1}{a}\right]$

9-10 导线 AB 在水平 U 形导线架上向右匀速滑移。已知沿铅直方向有匀强磁场 $B=0.5$T，导线 AB 长

为 $L = 30\text{cm}$，运动速度 $v = 2\text{m} \cdot \text{s}^{-1}$，电阻 $R = 0.2\Omega$，试求 AB 内动生电动势的大小和 R 上消耗的电功率。

【0.3V，0.06W】

9-11　导线 ABC 置于磁感应强度 $B = 2.5 \times 10^{-2}\text{T}$ 的匀强磁场中，以 $v = 1.5\text{m/s}$ 的速度做匀速直线运动，如习题 9-11 图所示。问 AC 两端的电势差为多少？已知 $AB = BC = 10\text{cm}$。　　【7.0×10^{-3}V】

9-12　如习题 9-12 图所示，一圆形线圈 a 由 5 匝细线绕成，截面积为 4cm^2，放在另一个匝数等于 10 匝、半径为 20cm 的圆形线圈 b 的中心，两线圈同轴共面。求：

（1）两线圈的互感；

（2）当线圈 b 中通有变化率为 50A/s 的电流时，线圈 a 中的感生电动势。（提示：a 的半径远小于 b 的半径）　　【（1）6.28×10^{-8}H；（2）3.14×10^{-6}V】

9-13　磁介质可分为哪三种？它们具有什么特点？构成生物体的各种生物大分子是否具有磁性？大多数生物大分子属于哪种介质？

9-14　一长螺线管，管内充满磁导率为 μ 的磁介质。设螺线管的长度为 l，截面积为 S，线圈匝数为 N。证明其自感 $L = \mu n^2 V$（n 为单位长度的螺线管匝数，V 是螺线管的体积）。

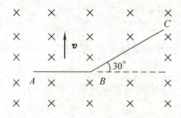

习题 9-11 图

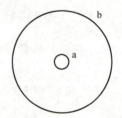

习题 9-12 图

第 9 章补充题目

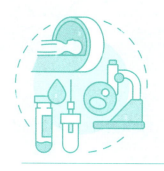

第10章 几何光学

几何光学是以光的直线传播性质为基础，以几何作图为手段，研究光在透明媒质中传播以及反射、折射成像的问题。几何光学的理论基础是光的直线传播、光的独立传播定律以及光的反射和折射定理。几何光学撇开了光的波动性。应用几何光学得出的结论是近似的。但应用该方法比较简单，并能解决实际的许多应用问题，因此，光学中的许多问题也都采用几何光学的方法来解决。

本章从讨论单球面成像入手，并以此为基础来讨论透镜、共轴球面系统、眼睛的成像以及医学中常用到的光学仪器，如放大镜、显微镜、内窥镜等的工作原理。

10.1 球面折射

10.1.1 单球面的折射

折射面为球面，光射在该面所发生的折光现象称为球面折射。

单球面折射的规律是了解各种透镜成像和眼睛光学系统的基础。

如图 10-1 所示，MA 是一折射球面，C 是它的曲率中心，r 为它的半径，球面两侧的折射率为 n_1 和 n_2，设 $n_2 > n_1$，S 为一单色发光点，也就是所研究的物点，通过 SC 两点的直线称为主光轴，主光轴与球面相交于 A 点，A 点称为顶点。从主光轴上的一点 S 发出的光线，沿主光轴方向入射的光不改变方向，而沿近光轴的任一方向 SM 进行的光线经折射后均与主光轴交于 P 点，P 就是点光源 S 的像。

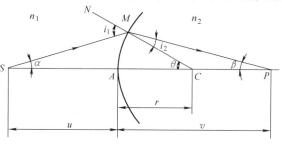

图 10-1 单球面折射

距离 SA 称为物距，以 u 表示；距离 AP 称为像距，以 v 表示；距离 AC 为球面的半径，以 r 表示。现在以近轴光线为条件，折射定律为基础找出物距 u 与像距 v 之间的关系。在图 10-1 中，虚线 CMN 为过 M 点的法线，i_1 为入射角，i_2 为折射角，各角间的关系为

$$i_1 = \alpha + \theta \tag{a}$$

$$i_2 = \theta - \beta \tag{b}$$

根据折射定理，入射光 SM 和折射光 MP 应满足

$$\frac{\sin i_1}{\sin i_2} = \frac{n_2}{n_1}$$

SM 为近轴光线，即 α 角很小，MA 的长度比 u、v、r 都小得多，因此入射角 i_1 和折射角 i_2 都很小，$\sin i_1$ 和 $\sin i_2$ 可以用 i_1 和 i_2 来代替，折射定律可写成

$$n_1 i_1 = n_2 i_2 \tag{c}$$

将式（a）、式（b）代入式（c）得

$$n_1(\alpha + \theta) = n_2(\theta - \beta)$$

移项后得

$$n_1 \alpha + n_2 \beta = (n_2 - n_1)\theta \tag{d}$$

因为 α、β、θ 都很小，因此 $\alpha = \dfrac{MA}{u}$，$\beta = \dfrac{MA}{v}$，$\theta = \dfrac{MA}{r}$，代入式（d）并消去 MA 得

$$\frac{n_1}{u} + \frac{n_2}{v} = \frac{n_2 - n_1}{r} \tag{10-1}$$

有关单球面公式的几点说明：

（1）式（10-1）为近轴球面折射公式，适用于一切凸的或凹的折射面球面。

（2）物距 u、像距 v、半径 r 以顶点 A 计算起点。

（3）在应用式（10-1）时应遵守一定的符号法则：凡实物、实像距离取正，虚物、虚像距离取负；凸球面迎着的入射光线则 r 为正，反之为负。（实物：对于所研究的折射面来说，如果入射光束是发散的，则相应的发光点称为实物；虚物：若入射光束是会聚的，其延长线的交点称为虚物。实像：对所研究的折射面来说，如果折射光束是会聚的，则会聚点为实像；虚像：如果折射光束是发散的，则延长线的交点称为虚像。）

下面利用式（10-1）讨论物点在主光轴上的两种特殊情况。

当点光源位于主光轴某点 F_1 处时，如果它发出的光束经折射后变为平行光束，如图 10-2a 所示，那么 F_1 就称为**物方焦点**，也称为第一焦点，从 F_1 到折射面顶点的距离称为**第一焦距**，用 f_1 表示。f_1 的值可用 $u = f_1$、$v = \infty$ 代入式（10-1）求得

$$f_1 = \frac{n_1}{n_2 - n_1} r \tag{10-2}$$

另外，平行入射时的光束经折射后成像于 F_2，如图 10-2b 所示，则 F_2 称为**像方焦点**，也称为**第二焦点**，从 F_2 到折射面顶点 A 的距离称为第二焦距，以 f_2 表示。f_2 的值可以用 $u = \infty$、$v = f_2$ 代入式（10-1）求得

$$f_2 = \frac{n_2}{n_2 - n_1} r \tag{10-3}$$

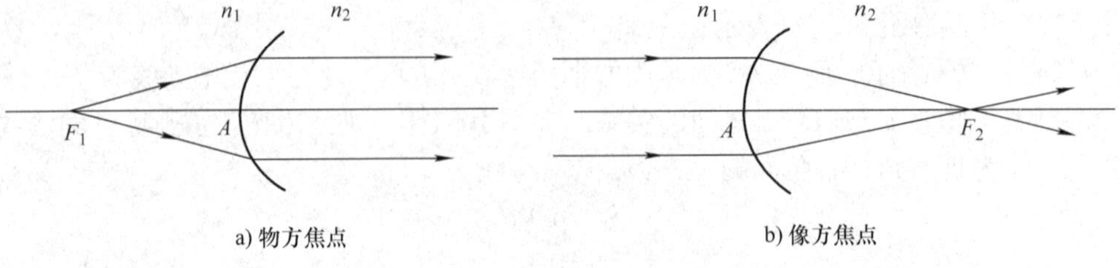

a) 物方焦点　　　　　　b) 像方焦点

图 10-2　焦点

从式（10-2）和式（10-3）可以看出，焦距 f_1 和 f_2 可能是正数，也可能是负数，当 f_1 和 f_2 为正时，F_1 和 F_2 是实焦点，折射面是会聚的，当 f_1 和 f_2 为负时，F_1 和 F_2 是虚焦点，折射面是发散的。且 f_1 和 f_2 是不相等的，它们的比值 $\dfrac{f_1}{f_2} = \dfrac{n_1}{n_2}$。$f_1$ 和 f_2 衡量着折射面的折射能力，折射面的曲率半径 r 越大，焦距 f_1 和 f_2 就越长，折射能力就越差。因此常用媒质的折射率与该侧焦距的比值来表示折射能力，称为**折射面的焦度**，用 Φ 表示，单位是屈光度，用 D 表示，$1D = 1m^{-1} = 100°$，Φ 满足关系

$$\Phi = \frac{n_1}{f_1} = \frac{n_2}{f_2} = \frac{n_2 - n_1}{r} \tag{10-4}$$

折射面的焦度与折射面的曲率半径 r 成反比，同时也与媒质的折射率有关，两侧媒质的折射率 n_2 和 n_1 相差越大，f_1 和 f_2 就越短，Φ 就越大，即折射能力越强。

10.1.2 共轴球面系统

如果折射球面有多个，而且这些折射面的曲率中心都在一条直线上，那么它们就组成了一个**共轴球面系统**，这一直线称为共轴球面系统的**主光轴**。

在共轴球面系统中求物体的像时，可依单球面成像公式采用逐次成像法求得。计算过程中，前一个折射面所成的像，即为相邻后一折射面的物，如此下去，直到求出最后所成的像为止。在应用逐次成像法时必须注意：当前一个折射球面的像作为后一个折射球面的物时，要判断物的虚实。

【例题 10-1】 如图 10-3 所示，一空气中的玻璃球（$n = 1.5$）的半径为 10cm，一点光源放在球前 40cm 处，求近轴光线通过玻璃球后所成的像。

【解】 对第一折射面 P_1 来说，$n_1 = 1$，$n_2 = 1.5$，$u_1 = 40$cm，$r = 10$cm，利用式（10-1），有

$$\frac{1}{40} + \frac{1.5}{v_1} = \frac{1.5 - 1}{10}$$

▶ 例题 10-1 讲解

解得：$v_1 = 60$cm。

对于第二折射面 P_2 来说，$n_1 = 1.5$，$n_2 = 1$，$u_2 = -(P_1I_1 - P_1P_2) = -(60 - 20) = -40$cm（虚物），再利用式（10-1），得

$$\frac{1.5}{-40} + \frac{1}{v_2} = \frac{1 - 1.5}{-10}$$

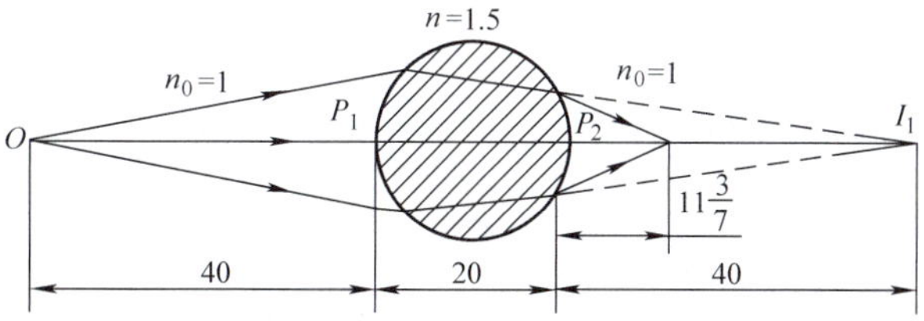

图 10-3 例题 10-1 图

解得：$v_2 = 11\dfrac{3}{7}$cm。整个成像过程如图 10-3 所示。最后成像在玻璃球后 $11\dfrac{3}{7}$cm 处。

10.2 透镜

透镜是由两个折射球面构成的共轴球面系统。图 10-4 所示是各种类型的透镜，常用玻璃等透明物质磨成。中央比边缘厚的透镜叫作**凸透镜**，如图 10-4 中的 1、2、3；中央比边缘薄的透镜叫作**凹透镜**，如图 10-4 中的 4、5、6。

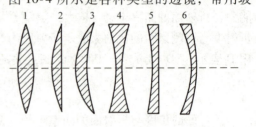

图 10-4　各种类型的透镜

若透镜中央部分的厚度与两个球面的曲率半径相比较可以忽略不计，则这种透镜叫作**薄透镜**，不能忽略不计者，称为**厚透镜**。

10.2.1 薄透镜公式

如图 10-5 所示，假设透镜的折射率为 n，它周围介质的射率为 n_0，O 为发光物点，置于透镜左侧，经折射后成像于 I 点。

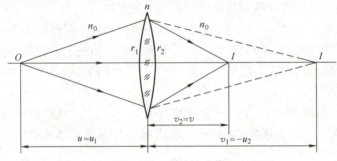

图 10-5　薄透镜成像

用 u_1、v_1、r_1 及 u_2、v_2、r_2 分别表示第一折射面和第二折射面的物距，像距与曲率半径；用 u 和 v 表示透镜的物距和像距，因薄透的厚度可忽略不计，因此 $u_1 = u$，$u_2 = -v_1$，$v_2 = v$ 代入式（10-1）得

$$\frac{n_0}{u} + \frac{n}{v_1} = \frac{n - n_0}{r_1} \quad \text{（对第一折射面）}$$

$$\frac{n}{-v_1} + \frac{n}{v} = \frac{n_0 - n}{r_2} \quad \text{（对第二折射面）}$$

两式相加，整理后得

$$\frac{1}{u} + \frac{1}{v} = \frac{n - n_0}{n_0}\left(\frac{1}{r_1} - \frac{1}{r_2}\right) \tag{10-5}$$

式（10-5）为薄透镜成像公式的一般形式。

如果透镜周围是空气，则 $n_0 = 1$，式（10-5）变为

$$\frac{1}{u} + \frac{1}{v} = (n - 1)\left(\frac{1}{r_1} - \frac{1}{r_2}\right) \tag{10-6}$$

式（10-5）和式（10-6）都称为薄透镜的成像公式，因推导时没有考虑 r_1 和 r_2 的正负号，所以它适应于凸透镜也适用于凹透镜，应用上两式时符号法则与单球面折射公式相同。

薄透镜也有两个焦点和两个焦距，如果透镜两侧折射率相等，由式（10-5）可以证明，

两焦距是相等的,其值为

$$f = \left[\frac{n-n_0}{n_0}\left(\frac{1}{r_1} - \frac{1}{r_2}\right)\right]^{-1} \tag{10-7}$$

透镜在空气中时,$n_0 = 1$,可得

$$f = \left[(n-1)\left(\frac{1}{r_1} - \frac{1}{r_2}\right)\right]^{-1} \tag{10-8}$$

将 f 的值代入式(10-5)或式(10-6),得

$$\frac{1}{u} + \frac{1}{v} = \frac{1}{f} \tag{10-9}$$

这正是我们中学所熟知的薄透镜公式,称其为**高斯公式**。

透镜的焦距越短,其会聚(或发散)本领越强。因此,常用焦距的倒数 $\frac{1}{f}$ 来表示折射的本领,称为透镜的**焦度**,用 Φ 表示,即

$$\Phi = \frac{1}{f} = \frac{n-n_0}{n_0}\left(\frac{1}{r_1} - \frac{1}{r_2}\right) \tag{10-10}$$

当焦距以米为单位时,焦度单位是屈光度,用 D 表示,正值表示会聚镜,负值表示发散镜。$1D = 1m^{-1} = 100°$。

透镜具有放大和缩小作用,将像高 h' 和物高 h 的比值定义为线性放大率,用 m 表示,由透镜公式可以证明

$$m = \frac{h'}{h} = \left|\frac{v}{u}\right| \tag{10-11}$$

10.2.2 透镜组合

在许多光学仪器中,例如显微镜的目镜和物镜都是将若干个薄透镜组合使用,以便减少像差,提高透镜成像质量。这些透镜组成共轴系统,所成的像可以用逐次成像法求得,即利用 $\frac{1}{u} + \frac{1}{v} = \frac{1}{f}$ 公式,先求物体经第一透镜所成的像,再用这个像作为第二个透镜的物,如此类推,求得最后的像就是该透镜组的像。

下面通过例子来说明求像的方法。

【**例题 10-2**】 如图 10-6 所示,焦距分别为 f_1 和 f_2 的两薄透镜密切接触,求物距为 u 时像的位置。

【**解**】 设透镜组的厚度忽略不计,物体 O 通过第一透镜后成像于 I_1,相应的物距和像距是 u 和 v_1,其关系为

$$\frac{1}{u} + \frac{1}{v_1} = \frac{1}{f_1} \tag{a}$$

对第二个透镜来说,$u_2 = -v_1$(虚物),故得

$$\frac{1}{-v_1} + \frac{1}{v} = \frac{1}{f_2} \tag{b}$$

式(a)与式(b)相加,得

$$\frac{1}{u} + \frac{1}{v} = \frac{1}{f_1} + \frac{1}{f_2}$$

例题 10-2 讲解

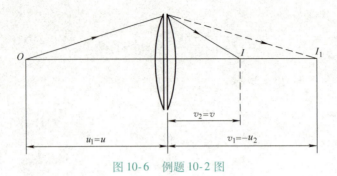

图 10-6　例题 10-2 图

或写成

$$\frac{1}{u}+\frac{1}{v}=\frac{1}{f}$$

式中，f 表示透镜组的等效焦距。如果用 Φ_1、Φ_2 和 Φ 分别表示第一透镜、第二透镜和透镜组的焦度，则由于 $\frac{1}{f}=\frac{1}{f_1}+\frac{1}{f_2}$，有

$$\Phi=\Phi_1+\Phi_2 \tag{10-12}$$

式（10-12）的关系常用来测定透镜的焦度。例如要测定一个近视眼镜片的焦度时，可以用不同已知焦度的凸透镜来和它密接，找到等效焦度为零的组合（光线通过组合透镜既不会聚也不会发散）。这时，$\Phi_1+\Phi_2=0$ 或 $\Phi_1=-\Phi_2$，即凹透镜的焦度在数值上等于凸透镜的焦度。

10.2.3　像差

一个简单透镜所成的像，由于种种原因不是完好无缺的，在利用透镜成像公式时应满足下列条件：

（1）入射光束为近轴光线。

（2）透镜面为球面。

（3）入射光为单色光。

如光不符合以上三个条件，那么一个点光源通过简单透镜所成的像往往不是完全重合的点，这种现象叫像差。像差有许多种，这里仅介绍两种，球差与色差。

1. 球面像差

点物所发出的单色光线通过透镜后不会聚于一点，而形成的像差称为球面像差，简称**球差**。

如图 10-7 所示，近轴光束 A 经透镜中央折光弱，会聚在 F_A 处。远轴光束 B 通过透镜边缘，折光强，成像在 F_B 处，可以看出，近轴光和远轴光通过透镜的像点是不重合的，这就是球差造成的原因。

消除或减弱球差的一种方法是在透镜前加一光阑以阻止远轴光线通过；另一种方法是配一适当的发散透镜与其密接，使远轴光线通过时比近轴光线发散多些，从而和近轴光会聚于同一点上。

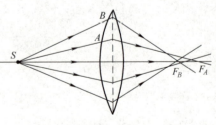

图 10-7　球差

2. 色像差

对于一个给定的透镜，它的焦距公式为 $f = \left[(n-1)\left(\dfrac{1}{r_1} - \dfrac{1}{r_2}\right)\right]^{-1}$，在 r_1 和 r_2 一定时，折射率越大，焦距 f 就越小，由于透镜对不同颜色的光，折射率不同，所以透镜对不同颜色的光就有不同的焦距。透镜对红光的折射率最小，对紫光的折射率最大，因此，红色光的焦距比其他色光的焦距长，而紫光的焦距最短。由于这种原因，白光经透镜后就不能成清晰的点像，而是形成一个带有彩色边缘的彩环，这种现象叫作透镜的色像差，简称**色差**。

由于不同材料的透镜色散能力不同，且凸透镜和凹透镜产生的色散作用又正好相反，所以常用不同材料的凸透镜和凹透镜组合起来，使凸透镜所产生的色散被凹透镜所抵消，以达到消除色差的目的。

10.3 共轴球面系统的基点和成像公式

前面学习了应用逐次成像法可以解决任意多个单球面所组成的共轴系统成像的问题。但是，当球面很多时，计算就很复杂。我们可采用另一种方法，把整个共轴球面系统看成一个整体，作为理想的光具组来处理，物像之间的关系完全由几个特殊的点和面所决定，这就是共轴球面系统的基点和基面。利用基点和基面可简化求像问题。

10.3.1 共轴球面系统的三对基点

1. 一对焦点

任何共轴球面系统作为一整体可视为一理想光具组，其作用不外乎会聚和发散光线，因此，它必定有一对等效的焦点。如图 10-8a 所示，若主光轴上某点发出的光线（1）通过折射系统后变成平行光，则称这一点为该系统的物方焦点（第一主焦点）F_1；若平于行主光轴的光线（2）通过该折射系统后与主光轴交于点 F_2，则称该点为像方焦点（第二主焦点）。分别通过两焦点并垂直于主光轴的平面称为物方和像方焦平面（第一和第二焦平面）。

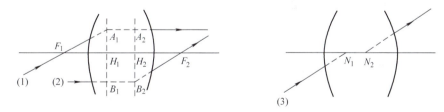

a）两焦点和两主点　　　　　　　　　　b）两节点

图 10-8　三对基点

（1）主光轴上某点发出的光线　　（2）平行于主光轴的光线　　（3）主光轴上某点发出的光线

2. 一对主点

在图 10-8a 中，通过 F_1 的入射线（1）的前延长线和它经系统后的折射线的后延长线（图中虚线）相交于点 A_1，通过 A_1 作垂直于主光轴的平面 $A_1H_1B_1$，称为物方主平面，该面与主光轴的交点 H_1 称为物方主点。同样，把平行于主光轴的入射线（2）与折射线延长可作出系统的像方主平面 $A_2H_2B_2$ 及像方主点 H_2。

由图可以看出，不管光线在折射系统中经过怎样的曲折路径，但在效果上只相当于在主平面上发生了一次偏折。因此，我们把 F_1 到 H_1 的距离作为第一焦距 f_1，物体到主点 H_1 的距离作为物距 u_1，F_2 到 H_2 的距离作为第二焦距 f_2，像到 H_2 的距离作为像距 v。即物距、像距、焦距从各侧对应的主平面算起。

3. 一对节点

在共轴系统的主光轴上还有两个特殊的点 N_1 和 N_2，它们类似薄透镜的光心。当光线以任意角度入射到 N_1 时，折射光都将以同样的角度从 N_2 射出，即射到 N_1 点的入射光线，由 N_2 点射出，无方向变化，仅有平移（见图10-8b）。N_1 和 N_2 分别称为系统的物方节点和像方节点（第一和第二节点）。

10.3.2 作图成像法

根据三对基点的特性，当三对基点在共轴球面系统主光轴上的位置已知时，我们可以利用下列三条光线中的任意两条，作出物体通过系统后所成的像，如图10-9所示。

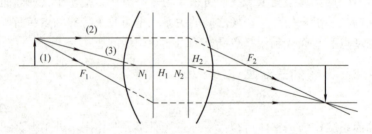

图10-9 作图成像

(1) 通过物方焦点 F_1 的光线　(2) 平行于主光轴的光线　(3) 通过物方节点 N_1 的光线

（Ⅰ）通过物方焦点 F_1 的光线（1）在物方主平面折射后平行于主光轴射出。

（Ⅱ）平行于主光轴的光线（2）在像方主平面折射后通过像方焦点 F_2 射出。

（Ⅲ）通过物方节点 N_1 的光线（3）从像方节点 N_2 平行入射光方向射出。

基点的位置取决于系统的具体条件，这里不做讨论。不过可以指出，对于空气中的薄透镜，两主点重合，两节点重合，且位于光心处。对于厚透镜，如果两侧的折射率相同，物方焦距等于像方焦距。

10.3.3 成像公式

现在来推导共轴系统两主点和两焦点为已知时，物体的成像公式。

在图10-10中，H_1 和 H_2 为两主点，F_1 和 F_2 为两焦点，PQ 为一发光物体，RS 为根据上述作图而得到的像。

因为　　　　　　　　$\triangle PA_1B_1 \sim \triangle F_1H_1B_1$，$\triangle RB_2A_2 \sim \triangle F_2H_2A_2$

所以

$$\frac{f_1}{u} = \frac{h'}{h+h'}, \quad \frac{f_2}{v} = \frac{h}{h+h'}$$

两式相加得

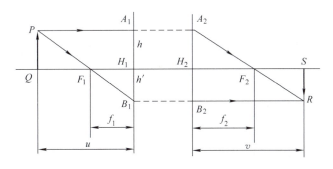

图 10-10 系统成像

$$\frac{f_1}{u} + \frac{f_2}{v} = 1$$

若系统两侧的折射率相同，此时有 $f_1 = f_2 = f$，上式可写成

$$\frac{1}{u} + \frac{1}{v} = \frac{1}{f} \tag{10-13}$$

该式与薄透镜公式形式相同，但应注意式中 u、v、f 都是从相应的主平面算起的。

10.4 眼睛

10.4.1 眼球结构简介

眼睛是人体主要感官之一，它是一个较复杂的光学系统。图 10-11 是眼球的水平剖面示意图。

角膜：位于眼球最前面的一层透明而坚韧的膜。角膜是外界光线进入眼睛的门户，其折射率为 1.376。

前房：位于角膜内侧，其中充满了透明的水晶状液，也称房水，折射率为 1.336。

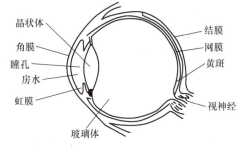

图 10-11 眼睛水平剖面图

虹膜：位于前房的后面。虹膜的中央有一圆孔称为瞳孔，瞳孔的大小由虹膜来改变，可调控进入眼内的光量，似照相机的光圈，起到光阑的作用，使在网膜上成像清晰。

晶状体：位于虹膜后面，它是一种透明而富有弹性的组织，其折射率为 1.424。晶状体两面凸出像一个凸透镜，其弯曲程度可借睫状肌的收缩而变化，因而有调节作用。

玻璃体：充满在晶状体和视网膜之间的透明液，折射率为 1.336。玻璃体也称后房。

视网膜：眼球的内层叫作网膜，上面布满了视神经，是光线成像的地方。网膜上正对瞳孔的一小块，对光的感觉最灵敏，叫作黄斑。眼球转动灵活，被观察的物体可成像在黄斑中央凹处，并获得一清晰的像。

10.4.2 眼睛的光学系统

为了研究眼睛的成像问题，人们提出了许多眼睛的光学模型，下面介绍两种常用的模型。

1. 古氏（Gullstrand）平均眼模型

古氏将复杂的眼睛作为共轴球面系统考虑，算出了眼睛光学系统的三对基点，其模型如图 10-12 所示。

2. 简约眼模型

生理学上为了方便眼折光成像问题的研究，将眼睛简化为一个单球面折光系统，称为简约眼模型，其光学参数如图 10-13 所示。眼球前后径为 20mm，单球面（表示角膜）的半径 $r = 5$mm，球内平均媒质的折射率 $n = 1.336$，根据单球面的成像公式可求出眼球的焦距：

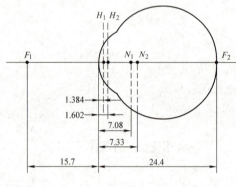

图 10-12 古氏平均眼模型

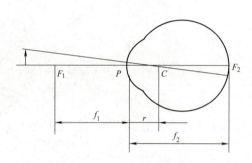

图 10-13 简约眼模型

眼球的第一焦距 $\qquad f_1 = \dfrac{n_0}{n - n_0} r = 15\,\text{mm}$

眼球的第二焦距 $\qquad f_2 = \dfrac{n}{n - n_0} r = 20\,\text{mm}$

其中 $n_0 = 1$。

实际眼的折光效果可等效成简约眼，其光焦度公式 $\Phi = \dfrac{n_2 - n_1}{r}$，光线由一种媒质进入另一种媒质，相邻两媒质的折射率相差越大，折光越强。角膜与空气的折射率差为 0.376，晶状体和周围房水折射率的差为 0.09，可以看出，光线在角膜折光最强，其他部位折光弱，因此，可以将眼睛等效成单球面来研究折光成像问题。

10.4.3 眼的分辨本领

1. 视角和最小视角

从物体的两端射到眼中节点的光线所夹的角度叫作视角。视角决定物在网膜上成像的大小。视角越大，所成的像就越大，眼睛就愈能看清楚物体的细节，如图 10-14 所示。

两个大小不同的物体 A_1B_1 和 A_2B_2，由于它们对眼所张的视角相同，因此

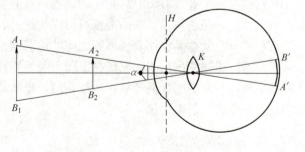

图 10-14 视角

在网膜上所成的像一样大,为 $A'B'$。

视角用 α 表示,其大小为

$$\alpha = \frac{AB}{u} = \frac{A'B'}{v} \qquad (10\text{-}14)$$

式中,AB 为物高;u 为物到眼节点的距离;$A'B'$ 为像高;v 为像到眼节点的距离。

正常人眼要看到物体,前提是必须在网膜上成清晰的像,而要分辨物体的细节,网膜上的像必须有足够大。像的大小由视角所决定,当视角小到一定程度,人眼就无法分辨物体的细节。通常把人眼刚能分辨清物体的细节所对应的视角称为最小视角(α_{min}),用最小视角 α_{min} 可以表示人眼的分辨本领。不同的人可分辨的最小视可能不同,最小视角越小,分辨本领越强,视力也越好,反之视力越差。

眼睛分辨清物体细节有一定的极限,该极限受到两方面的制约,其一是光的衍射(光通过瞳孔时将发生衍射),物体上相邻两点太近,网膜上两像斑过多重叠,无法区分。其二是生理因素,视神经细胞有一定大小,当两像光斑落在相邻的两细胞上,而相邻两细胞往往由一条视神经连接,人眼就无法感知两像点。

实验统计指出,若视角小于 1′,正常眼睛就可能分不清远处的两个物点,这也是视力正常与否的分界线。

2. 视力

视力在医学上又称视敏度。

一般用眼所能分辨的最小视角作为衡量视力的标准。衡量视力的方法有两种,倒数表示法和国际标准对数表示法。

倒数表示法:用最小视角的倒数来表示分辨本领,即视力 V,则有

$$V = \frac{1}{\alpha_{min}} \qquad (10\text{-}15)$$

式中,最小视角 α_{min} 以分(′)为单位,旧视力表就是根据这种原理制成的。

国际标准对数表示法:我国 1990 年 5 月 1 日起实施新的标准对数视力表,新标准采用五分法记录视力,其优点是视力的分级更为精细。

$$L = 5 - \lg\alpha_{min} \qquad (10\text{-}16)$$

式中,最小视角 α_{min} 单位为分(′),根据此原理制成了国际标准对数视力表。

图 10-15 为视力表,由 14 行"E"字所组成,各行"E"字大小不同,而同一行"E"字大小相同,只有"E"字的开口方向不同。受检查者站在离表 5m 处,这时各行"E"字开口处的相邻两笔对眼的视角各不相同,检查者自上而下说出"E"字开口方向,直到无误的最后行为止,该行所表示的视力就是受检查者的视力(注

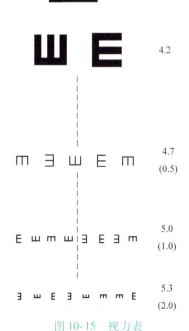

图 10-15 视力表

意检查时要有适当的照明)。

视角与视力对应关系见表 10-1。

表 10-1 视角视力对应关系

最小视角 α_{min}	视力		最小视角 α_{min}	视力	
	L	V		L	V
10′	4	0.1	1.995′	4.7	0.5
7.943′	4.1	0.12	1.585′	4.8	0.6
6.310′	4.2	0.15	1.259′	4.9	0.8
5.012′	4.3	0.2	1′	5.0	1.0
3.981′	4.4	0.25	0.794′	5.1	1.2
3.162′	4.5	0.3	0.631′	5.2	1.5
2.512′	4.6	0.4	0.501′	5.3	2.0

10.4.4 眼的调节及非正常眼的矫正

1. 眼的调节

由于角膜到视网膜的距离是不变的，而眼之所以能使不同远近的物体成像在视网膜上，主要靠改变晶状体的焦度，眼睛改变焦度的本领叫作眼的调节。眼的调节是通过睫状肌的收缩与松弛来改变晶状体两凸面的曲率半径而实现调节。眼的调节是有一定限度的，当观察远处的物体，眼睛处于松弛状态，不调节时，所能看到的远处物体的极限位置称为远点。正常人的远点在无穷远。当观察近处的物体，睫状肌处于收缩状态，眼睛做最大限度调节时所能看到物体的最近位置称为近点。正常人眼的近点为 10~12cm，近视眼的近点比正常眼要近些，远视眼的近点则比正常眼要远些。在人的一生中，眼的调节范围不是一成不变的，一般来说，随着年龄增长，近点逐渐变远，远点逐渐变近，调节能力变弱。例如：儿童期，近点在眼前 7~8cm 处，远点在无穷远，此时调节范围最大；到了中年期，近点约在眼前 25cm 处，到了老年期，近点移到眼前 1~2m 处，远点则近移到眼前只有几米处，此时眼的调节范围就很小了。

正常眼的折光系统在无须进行调节的情况下，就可使来自远处物体的平行光线聚焦在视网膜上，因此，可以看清远处的物体；经过调节，只要物体不小于近点距离，也可以看清，此为正视眼。若眼的折光能力异常，或眼球的形状异常，眼不调节时平行光线不能聚焦在视网膜上，则称为非正视眼。非正视眼包括近视、远视和散光。老年人，眼的折光能力正常，但由于晶状体弹性丧失或减弱，调节能力变差，看近物能力减弱，为老光眼，老光眼是一种自然规律。

2. 近视眼及其矫正

有些人眼球的折光本领强，或眼球前后径过长使来自远处物体的平行光线在视网膜前即已聚焦，此后光线又开始分散，到视网膜上时，形成扩散光斑，以致视物模糊（见图 10-16a），这种眼叫作近视眼。

显然，近视眼的远点不在无穷远处，较正常人远点近移，近点更近些（<10~12cm）。近视眼的矫正可配一副适当的凹透镜，使光线在射到眼睛前经凹透镜适当发散，再经眼

睛折光后会聚在网膜上成一清晰像，所配的凹透镜能使无穷远处的平行光线成一虚像位于近视眼的远点处，根据共轴球面系统成像原理，这一虚像应作为近视眼的物，该虚物近视眼不用调节就可成像在网膜上，看清物体（见图 10-16b）。

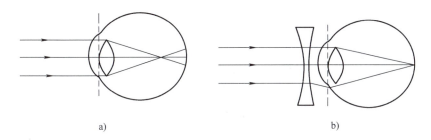

图 10-16　近视眼及其矫正

【例题 10-3】　已知近视眼的远点在眼前 1m 处，要看清远处物体，需配多少度的凹透镜？

【解】　近视眼要看清远处物体，应配一凹透镜使平行光线成一虚像位于近视眼的远点处。

对透镜来说 $u = \infty$，$v = -1\text{m}$。因为

$$\frac{1}{u} + \frac{1}{v} = \frac{1}{f} = \Phi$$

所以

$$\frac{1}{\infty} + \frac{1}{-1} = \Phi$$

$$\Phi = -1\text{D} = -100°$$

3. 远视眼及其矫正

远视眼是由于角膜、晶状体的折射面曲率半径过大，折光本领弱，或眼球前后径短，以致远视眼看远处物体时，如果不调节，平行光线射入眼后，在到达视网膜时尚未聚焦，网膜上形成模糊的像，引起视觉不清。从光学系统性能来看，远视眼的聚焦本领比正常人要小。远视眼的远点为一虚远点，在眼球后方某处，如图 10-17a 所示。

显然，远视眼要看清远处物体时就必须调节，然而人眼的调节是有限度的。因此，远视眼的近点较正常眼要远。当远视眼不调节时，平行光只能入射到视网膜后，但会聚光束可经远视眼不调节会聚在视网膜上，会聚光束延长线的会聚点 Q 为远视眼的远点，为一虚远点。

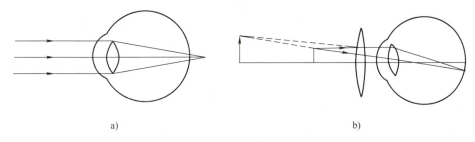

图 10-17　远视眼及其矫正

远视眼的矫正是配一副适当度数的凸透镜，该凸透镜的焦距正是远视眼远点的距离

（见图 10-17b）。

【例题 10-4】 某远视眼，其远点在眼后 0.5m 处，问配镜的度数应为多少？

【解】 已知 $u = \infty$，$v = 0.5$m，因为

$$\frac{1}{u} + \frac{1}{v} = \Phi$$

所以

$$\frac{1}{\infty} + \frac{1}{0.5} = \frac{1}{f}$$

$$f = 0.5\text{m}$$

$$\Phi = \frac{1}{f} = 2\text{D} = 200°$$

应配 200° 凸透镜。

【例题 10-5】 某远视眼的近点在眼前 1.25m 处，为了将近点移到 25cm 处，需配透镜的焦度为多少？

【解】 已知 $u = 0.25$m　$v = -125$cm $= -1.25$m，因为

$$\frac{1}{u} + \frac{1}{v} = \frac{1}{f}$$

所以

$$\frac{1}{0.25} + \frac{1}{-1.25} = \frac{1}{f} = \Phi$$

$$\Phi = 3.2\text{D} = 320°$$

应配 320° 的凸透镜。

4. 散光眼及其矫正

前面讲的近视眼和远视都属于球面性屈光不正，即角膜表面是一球面（通过光轴的平面叫子午面，子午面与角膜的交线叫子午线），它的任意子午线的半径是一样的。所以由点光源发出的光线，经角膜折射后能相交于一点，只是像没有正好落在网膜上。散光眼则不同，在角膜上不同方向的各条子午线的半径不同，由点物发出的入射到角膜不同方位的光线在网膜上不能会聚，发生像散，会造成视物不清或视物变形，这种眼叫散光眼。可见，散光眼是非对称的折射系统，角膜不再是球面。

图 10-18 为散光眼角膜成像示意图。设眼球纵子午线的半径最短，横子午线的半径最长，其他子午线的半径介于两者之间，从点光源发出的光线经角膜折射后，沿纵子午线面方向的光会聚于 I_V，沿横子午面方向的光会聚于 I_H，沿其他子午面方向的光线会聚于 I_V 和 I_H 之间。

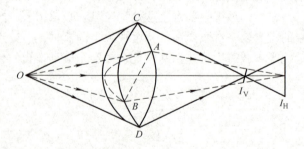

图 10-18　散光眼角膜成像示意图

散光眼可分为五种类型：单纯远视散光、单纯近视散光、复性远视散光、复性近视散光、混合散光，这里仅介绍单纯远视散光和单纯近视散光的矫正。

单纯远视散光：在角膜两正交子午线方面上，某一子午线半径正常，即当眼不调节时，沿该子午面内的平行光恰能会聚于网膜上，该方向视物清晰；另一子午线半径较大，该方向

的光会聚于视网膜后,视物不清,眼睛在该方向上远视。矫正的方法可配一副适当度数的凸圆柱透镜,镜轴平行正常子午面,这是由于凸圆柱透镜沿轴线方向子午面的入射光无折光,垂直于轴线方向子午面的入射光会发生折光。

单纯近视散光:角膜上两正交方向的子午线,一方向正常,另一方向半径过小,导致该方向近视。矫正的方法可配适当度数的凹圆透镜,镜轴方向平行于正常子午面。

10.5 放大镜 显微镜

10.5.1 放大镜

眼的分辨本领受到视角的制约,当人们观看细微的物体时,常把物体移近眼睛以增大其视角,但若物体离眼太近,由于受到眼睛调节能力的限制反而会看不清楚。为了使物体成像于视网膜上,可在眼前放一会聚透镜,这样就可以将物体放在比近点更近的距离上来观察,以获得更大的视角,从而达到看清细节的目的,所加会聚透镜叫作放大镜,单片凸透镜就是个简单放大镜。

如图 10-19 所示,物体不通过仪器直接放在明视距离处(0.25m)对眼睛所张的视角为 β。当利用光学仪器观察物体时,若光线通过仪器后对眼睛所张的视角为 γ,则二者的比值 γ/β 表示该光学仪器的角放大率,记为 α,即

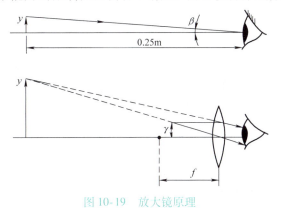

图 10-19 放大镜原理

$$\alpha = \frac{\gamma}{\beta} \tag{10-17}$$

因为 β 和 γ 甚小,故可用对应的正切值之比代替放大镜的角放大率

$$\alpha = \frac{\tan\gamma}{\tan\beta} = \frac{y/f}{y/0.25} = \frac{0.25}{f} \tag{10-18}$$

式(10-18)表明,放大镜的角放大率与它的焦距成反比。实际的简单放大镜考虑到像差的影响,其焦距不可能太短,其放大倍数一般不超过 3 倍。

10.5.2 显微镜

显微镜是由物镜和目镜两部分所构成。标本 y 置于物镜焦点外侧附近一点,经物镜形成放大了的标本实像 y',该实像正好落在目镜的焦点内侧,目镜的作用就像一个放大镜,将这个实像进一步放大成为虚像 y'' 而被眼睛看到。显微镜的原理如图 10-20 所示。

根据角放大率的定义,显微镜的放大率 M 为

$$M = \frac{\gamma}{\beta} = \frac{\tan\gamma}{\tan\beta}$$

而 $\tan\gamma = y'/f_2$(f_2 是目镜的焦距),$\tan\beta = y/0.25$(这里,眼睛到目镜的距离取明视距离

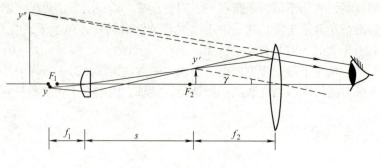

图 10-20 显微镜原理

0.25m），所以

$$M = \frac{y'}{y} \cdot \frac{0.25}{f_2} \quad (10\text{-}19)$$

式中，y'/y 是物镜的线放大率，以 m 表示；$0.25/f_2$ 是目镜的角放大率，以 α 表示，因此式（10-19）可写成

$$M = m\alpha \quad (10\text{-}20)$$

即显微镜的角放大率等于物镜线放大率与目镜角放大率的乘积。显微镜配有放大倍数不同的物镜和目镜，使用时适当配合就可以获得不同的放大率。

10.5.3 显微镜的分辨本领

显微镜能够帮助人们观察物体的细节，但由于光具有波动性，所以它所能分辨的细节程度受到限制。当点光源经过透镜这类圆孔后，因衍射效应，它所成的像不是个理想的点，而是个有一定大小的衍射光斑。因此，若物体的两点相距很近，它们的衍射斑就可能彼此重叠。根据瑞利判据，当一个衍射斑的中央正好与另一个衍射斑的第一暗环重合时，它们所对应的物点刚好能分辨（见图 10-21），与此对应的两物点间的距离称为**瑞利极限**。凡小于该极限的两点所成的衍射像斑，因重叠过多就不能被分辨，给人的感觉是一个物点所成的像。所以，我们可以用被观察物体上能分辨的两点间的最短距离来衡量观察仪器的分辨本领，该距离叫作分辨距离，用 Z 表示。

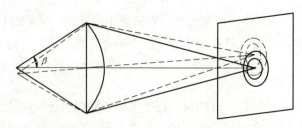

图 10-21 衍射斑的重叠

阿贝（E. Abbe）研究出显微镜物镜的分辨距离可由下式表达：

$$Z = \frac{1.22\lambda}{2n\sin\beta} = \frac{0.61\lambda}{\text{NA}} \quad (10\text{-}21)$$

Z 值越小，显微镜的分辨本领就越大。

式中，β 是被观察物体射到物镜边缘的光线与主光轴的夹角；n 是物体与物镜间介质的折射率；λ 是所用光波的波长。式中的 $n\sin\beta$ 叫作物镜的数值孔径，也称物镜的孔径数，简写为 NA，并标志在物镜上，它是反映物镜特性的重要参数。

阿贝公式揭示出提高显微镜分辨本领的两条途径。一是设法增大数值孔径，即增加 n 和 β 的值。为此可采用油浸物镜，即在物镜与标本之间加几滴折射率高的香柏油，就成为油浸物镜。通常物镜外的介质是空气，叫作干物镜。干物镜如图 10-22 左半部所示，从物点进入物镜的光束较窄，因为在盖玻片与空气的界面上，入射角大于 42°的光都被全反射了。图 10-22 右半部所示为油浸物镜，因为香柏油的折射率近似等于玻璃的折射率，避免了全反射现象，由物点进入物镜的光锥就要宽些，不仅数值孔径增大（n 和 β 都增大），而且像的亮度也增加。使用油浸物镜最

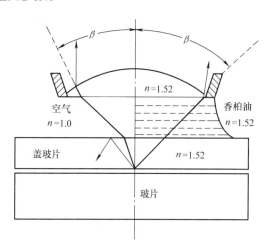

图 10-22　干物镜和油浸物镜

大数值孔可达 1.5 左右，此时分辨距离约为 1/3 波长。若用波长 510nm 绿光照明，则分辨距离可达 170nm。

提高分辨本领的第二条途径是利用波长较短的光线。例如，用紫外线（$\lambda = 275$nm）来代替可见光（$\bar{\lambda} = 550$nm），就可以把分辨距离缩小一半。但因紫外线是不可见的，当采用紫外线时，应使用专门的镜头和照相方法来记录。

值得指出的是，显微镜成像是经过二次放大后得到的，凡是显微镜物镜不能分辨的细节，用目镜也不能进一步地增大整个光学系统的分辨本领，所以显微镜的分辨本领决定于其物镜的分辨本领。例如，用一个 40×，NA 0.65 的物镜配上 20× 的目镜和用一个 100×，NA 1.30 的物镜配上 8× 的目镜，两者的总放大率都是 800 倍，但后者的分辨率却比前者高一倍，因而可以看到更多的细节。

10.5.4　电子显微镜

上述介绍的提高显微镜分辨本领的方法，其效果是很有限的。当物质波被人们认识以后，电子束的波动性，以及运动电子在电场及磁场中能发生偏转聚焦的特性，加上可以用摄影或旋光屏显示电子的踪迹，就使得制造电子显微镜成为可能。

根据德布罗意公式，当 $\lambda = h/mv$，当电子经 50kV 电压加速以后，运动电子的物质波波长可以短到 0.0055nm，它只有可见光波长的十万分之一，因此，利用这种电子射线作光源，制成电子显微镜，它的分辨本领和放大率就可以大大提高（尽管电镜的数值孔径只能达到 0.02，但仍可使分辨本领提高 1000 多倍）。

电子显微镜的原理和光学显微镜是类似的，它的基本结构如图 10-23 所示，其中灯丝 1 和阳极 2 组成电子枪，相当于光学显微镜的光源。电子会聚透镜 3，相当于光学显微镜的聚光镜，它使电子射线集中投射到被观察的标本 4 上。电子透镜 5 起物镜的作用，它把透过标

本的电子射线聚焦在屏 7 上形成标本的放大像,即中间像。屏 7 中央有孔,通过它的电子射线再经投射镜 8 放大后,在荧光屏 10 上形成最后像,如果把屏移开,也可以用照相底片 11 把最后像记录下来。观察孔 6 和 9 分别是为了观察中间像和最后成像用的。

电子显微镜的光学成像主要靠电子透镜来完成,电子透镜有静电透镜和电磁透镜两种。静电透镜是利用电场来偏转电子的行径,图 10-24 为其示意图,两个同轴空心圆筒形电极,因极间有电势差,故形成不均匀的电场,其电场线分布如图中虚线所示。当电子束通过静电透镜的左半部时,电场对它有会聚作用,而通过右半部分时,电场对它有发散作用,且因第二圆筒半径较大使电场减弱,故发散作用比会聚作用要弱,最终使电子束聚焦于轴上一点。改变两极间的电势差,即可以调节静电透镜的焦距。

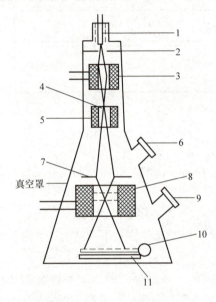

图 10-23 电子显微镜

1—灯丝　2—阳极　3—电子会聚透镜　4—标本
5—电子透镜　6、9—观察孔　7—屏
8—投射镜　10—荧光屏　11—照相底片

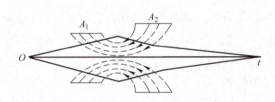

图 10-24 静电透镜

电磁透镜是利用磁场来偏转电子的行径,图 10-25 为其示意图。O 点发出的电子束通过不均匀磁场时,因受洛伦兹力作用而发生偏转,其轨迹为一螺旋线,并会聚于轴 I 点。改变电磁线圈中的电流强度,也就改变了磁场强度,从而可以调节电磁透镜的焦距。

因为透射式电子显微镜是让电子束穿过标本以后成像的,所以要求标本切得特别薄,并固定

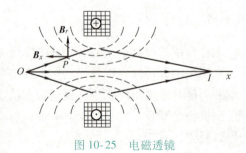

图 10-25 电磁透镜

在厚度为 10^{-8} m 的透明薄膜上。为了避免空气分子对电子射线的散射,整个电子显微镜的成像系统都置于密封容器中,工作时把容器内部抽成真空。

电子显微镜所成的像是与标本的厚度和密度相对应的,标本密度越大或越厚的部分,电子散射得越厉害,散射的电子被光阑挡住了,最后荧光屏上像所对应的部分发光也就越弱;

反之，对应部分发光越强。

以上介绍的是透射式电子显微镜，其放大率一般在 $10^3 \sim 10^5$，分辨能力为 $3 \sim 5$nm。现在还有扫描电子显微镜，这里就不再赘述。总之，电子显微镜的问世已使基础医学研究从细胞水平提高到分子水平，利用电子显微镜可以直接看到病毒，而且还可以观察脱氧核糖核酸中的钾、钍原子。目前电子显微镜最小分辨距离已达 0.2nm，成为现代基础医学研究不可缺少的重要设备。

10.6　纤镜的原理及其在医学中的应用

纤维光学是目前迅速发展的一个新的光学分支，其基本原理是利用了光的全反射现象，目前它已在医疗和通信技术中得到广泛的应用。

10.6.1　光学纤维导光原理

当光线由光密媒质 n_1 投射到光疏媒质 n_2 的交界面时，如果入射角 i 大于临界角 i_0 $\left(i_0 = \sin^{-1}\dfrac{n_2}{n_1}, n_1 > n_2\right)$，则光线在交界面上全部被反射回来，这就是全反射。

光学纤维是用透明度很好的玻璃拉制而成的，它有内外两层（芯线和包膜），芯线的折射率 n_1 比包膜的折射率 n_2 要大。让光以不很大的投射角 ϕ 从光纤的一端射入，若进入芯部的光线射到侧壁包膜界面处的入射角 i 大于临界角 i_0 时，就发生全反射。尽管纤维是弯曲的，但光线仍然可以沿着芯线不断地被全反射而向前传导（见图10-26）。

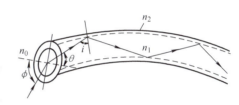

图 10-26　光纤导光原理

现在研究光纤导光特性与哪些因素有关。如图 10-26 所示，为了保证光线在芯线内全反射而不外漏，则侧壁处必须使 $i \geq i_0$，而 $i = \dfrac{\pi}{2} - \theta$（$\theta$ 为入射时的折射角），也就是说，只有 θ 所对应的入射角 ϕ 小于某一角度 ϕ_0 时才发生全反射。端面投射角 ϕ 的最大值 ϕ_0 可由折射定律求得：

$$n_0 \sin\phi_0 = n_1 \sin\theta \qquad (a)$$

$$n_1 \sin i_0 = n_2 \qquad (b)$$

因为
$$i_0 = \dfrac{\pi}{2} - \theta$$

所以
$$n_1 \sin i_0 = n_1 \cos\theta$$

即
$$n_1 \cos\theta = n_2 \qquad (c)$$

根据三角函数公式，由式（a）、式（c）可得

$$n_0 \sin\phi_0 = \sqrt{n_1^2 - n_2^2} \qquad (10\text{-}22)$$

$$\phi_0 = \arcsin\left(\sqrt{n_1^2 - n_2^2}/n_0\right) \qquad (10\text{-}22a)$$

如果光纤外面是空气，$n_0 \approx 1$，则

$$\phi_0 = \arcsin\sqrt{n_1^2 - n_2^2} \tag{10-22b}$$

凡是入射角 ϕ 小于 ϕ_0 的光线，都将通过芯线连续不断地全反射，从光纤的一端传导到另一端；入射角大于 ϕ_0 的光线，将有部分透过侧壁而泄漏到外面，不能继续传导。由式（10-22）、式（10-22a）可以确定的 $n_0\sin\phi_0$ 值，称为光学纤维的数值孔径，它的值只取决于 n_0、n_1 和 n_2。

10.6.2 纤镜及其医疗应用

由于玻璃纤维拉得很细，使得光纤变得柔软可弯曲并有一定的机械强度。纤维内窥镜（简称纤镜）就是由数以万计的光学纤维制成的易于弯曲、又能导光和传送图像的内窥镜。为了保证传送图像真实而不错乱，制作时要求构成纤镜的所有光学纤维在两端的排列位置应有严格的几何对应关系。

现代纤镜配有强的外部冷光源提供照明，纤镜细而柔软，其"头部"可以控制弯曲方向，与过去的刚性内窥镜相比，它很容易插入人体内腔，使病人的痛苦大为减少，基本上消除了观察盲点。纤镜图像清晰真实，并可配用摄影和录像装置，大大提高了确诊率。目前纤镜已在临床消化系统、呼吸系统、泌尿系统、耳鼻喉科、妇产科等领域得到广泛应用，如图 10-27、图 10-28 所示。近年来，日本制造的血管心脏纤镜的软管部直径只有 4.4nm，能插入血管直达心脏，并可排开血液做直视检查。胆道纤镜配有取采胆石的各种钳子和洗涤造影用的软管等附件，可以进行观察取活检和采石。耳鼻喉纤镜软管部直径仅 4.2nm，可做上下方向 90°弯曲，视野角 70°，观察深度达 7~50mm，是一种多用纤维内窥镜。据报道，日本普及使用胃纤镜后，胃癌确诊率达到 95% 以上，提高了早期胃癌的发现率。

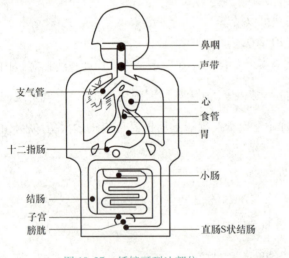

图 10-27 纤镜可到达部位

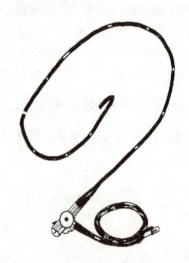

图 10-28 结肠纤镜

习 题 10

10-1 空气中一玻璃球的半径为 2cm，折射率为 1.5，有一点光源放在距球心 12cm 处，问通过玻璃球成像在何处？ 【玻璃球后 2cm 处】

10-2 置于空气中的玻璃半球的曲率半径为 R，折射率 $n=1.5$，其平面一边镀银。一点物放在距曲面

顶点为 2R 处，问物经此系统后，所成像的位置？ 【物点处】

10-3　将一物置于长柱形玻璃的凸球面前 25cm 处，设这个凸球面曲率为半径 5cm，玻璃的折射率 n = 1.5，长柱形玻璃周围的媒质是空气，问：

(1) 像的位置以及是实像还是虚像？

(2) 该折射面的第一、第二焦距？　　　　　　　　　【(1) 25cm，实像；(2) f_1 = 10cm，f_2 = 15cm】

10-4　有一厚为 3cm，折射率为 1.5 的共轴折射系统，其第一折射面是半径为 2cm 的球面，第二折射面是平面，两面相距 3cm。若在该共轴折射系统前面对第一折射面 8cm 的处放一物，像在何处？

【第二折射面后 6cm 处】

10-5　一双凸透镜放在空气中，两面的曲率半径分别为 15cm 和 30cm，如玻璃折射率为 1.5，物距为 100cm，求像的位置和透镜的放大率。　　　　　　　【在透镜后 20cm 处，实像，放大率 1/4】

10-6　一对称的双凸薄透镜折射率为 1.5，它在空气中的焦距为 12cm，其曲率半径为多大？　【12cm】

10-7　一折射率为 1.5 的月牙形薄镜，凹面的曲率半径为 30cm，凸面的曲率半径 15cm，如果平行光束沿光轴对着凹面入射：

(1) 求折射光线的相交点；

(2) 如果将此透镜放在水中，问折射光线的交点又在何处？　　　　【(1) 透镜后 60cm；(2) 240cm】

10-8　把焦距为 20cm 的凸透镜和焦距为 40cm 的凹透镜密切结合后的焦度是多少屈光度？　【2.5】

10-9　两个焦距为 10cm 的凸透镜放在相距 15cm 的同一轴线上，求在镜前 15cm 上的小物体所成像的位置。　　　　　　　　　　　　　　　　　　　　　　　　　　　【第二透镜后 6cm 处】

10-10　一照相机对准远物时，底片距物镜 18cm，当镜头拉至最大长度时，底片距物镜 20cm，求物在镜前的最短距离。　　　　　　　　　　　　　　　　　　　　　　　　【180cm】

10-11　简单放大镜的焦距为 10cm，

(1) 欲在明视距离（即眼睛与物体的距离为 0.25m 时的距离，此时眼睛最舒服）处观察到物像，物体应放在放大镜前面多远处？

(2) 若此物体高 1mm，则放大的像高为多少？　　　　　　　【(1) 7.1cm；(2) 0.35cm】

10-12　眼睛的构造可简化为一折射球面，共曲率半径为 5.55mm，内部平均折射率为 4/3，计算其两个焦距，若月球在眼睛节点所张的角度为 1°，试问视网膜上的月球的像有多大？

【两焦点分别为 1.665cm、2.22cm；像高 0.26cm】

10-13　一显微镜物镜是焦距为 2cm 薄凸透镜 L_1，在它后面 10cm 处有一焦距为 5cm 的薄凸透镜（目镜）L_2，试确定一距物镜为 3cm 处物体像的位置，并计算显微镜的线性放大率和角放大率。　【2, 5】

10-14　一台显微镜，物镜焦距为 4mm，中间像成在物镜像方 160mm 处，如果目镜是 20× 的，显微镜总放大率是多少？　　　　　　　　　　　　　　　　　　　　　　　　　　【800】

10-15　一台显微镜，已知其 NA = 1.32，物镜焦距 f_o = 1.91mm，目镜焦距 f_e = 50mm。求最小分辨距离（取光波波长 550nm）。　　　　　　　　　　　　　　　　　　　　　　　【254.1nm】

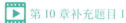
第 10 章补充题目 1

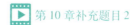
第 10 章补充题目 2

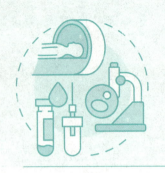

第 11 章 波动光学

19世纪后半叶，麦克斯韦在其电磁波理论的基础上，提出了光在本质上是一定波段的电磁波的论断，从而形成了以光的电磁波理论为基础的波动光学。能为人眼所感受的一定波段的电磁波称为可见光，它在电磁波谱中所占区域很窄，波长在400～760nm之间。至20世纪初，对光的研究已经发展到了包括微波、红外线、紫外线直到X射线的宽广波段范围。

本章将以光的波动特性为基础，主要讨论光在传播过程中所表现出的干涉、衍射、偏振等现象及其特性和基本规律。这些规律不仅在理论上有重要意义，在现代科学技术中也得到了广泛应用。

11.1 光的干涉

11.1.1 光的相干性

两列频率相同、振动方向相同的波在空间相遇，若相遇点的相位差在观察时间内恒定，则在相交的区域内有些地方波动互相加强，有些地方波动互相减弱，表现出波的干涉现象。干涉现象是波动的重要特征之一。

并非任意两列波在空间叠加都能产生干涉，只有两列波满足以下相干条件时，才能观察到稳定干涉现象：频率相同、相遇点有相同的振动分量、相遇点的相位差恒定。

机械波的干涉现象容易观察到，因为其相干条件很容易满足，只要波源满足相干条件即可。光波在相遇空间的叠加与机械波的叠加完全相同，但通常很难观察到光的干涉现象，这是由于物质发光的特殊机制造成的。

1. 光的发射机制

两列光波在空间相遇，即使两个光源的大小、形状、强度完全相同，也观察不到干涉现象，因为普通光源发出的光波很难满足相干条件。

大部分光源发光都属于原子发光，就是物质的原子辐射电磁波的过程。原子的电磁辐射是间歇的，每次发光的持续时间极短（约10^{-8}s），这样，原子发出的光波是由一段段有限长度的波列组成。一般来说，各个原子的电磁辐射是彼此独立的、随机的、间歇进行的，每个原子辐射的不同波列，以及不同原子辐射的各个波列，彼此之间在振动方向和相位上没有任何联系，完全是随机的。实际光源所发射的光波是在观察时间内所有原子辐射的波列的总和，光的振动在所有可能方向上的概率相等，即所谓的自然光。两列自然光在空间叠加时，由于相位差随时间变化，相遇点的光强亦随时间迅速变化，观察到的只是一段时间内的平均值，相当于各光源在该点的光强之和。

要观察到光的干涉现象，必需设法使参与叠加的光波满足相干条件。

2. 获得相干光波的方法

事实上，无论在自然界或在实验室都不能得到严格的两束相干光。在实验室中用普通光源获得相干光，基本方法是从同一光源的同一点发出的光波中分出两束光，当这两束光经过不同的路径再次相遇时，就能实现光的干涉。因为参与叠加的两束光波来自光源中同一批原子的同一次发光，因此它们的频率相同，振动方向相同，在相遇点的相位差恒定不变，这两束光波满足相干条件，在相遇区域内可以产生干涉现象。

由普通光源获得相干光波，一般有分割波振面和分割振幅两种方法。如图 11-1 所示，从光源 S 发出的单色光波，波阵面到达平行狭缝 S_1 和 S_2 处。S_1 和 S_2 作为同一波振面上的两个子波源，发出的次级光波就是从同一波阵面分出的两束相干光，当它们在空间相遇时，可以产生干涉现象。这就是采用"分割波阵面"的方法得到相干光波。

如图 11-2 所示，单色光入射到介质薄膜上，a 和 b 两条光线是同一条光线 S 经薄膜的上下表面反射和折射得到的，因此是相干光。透射光同样是相干光。这就是振幅分割法。

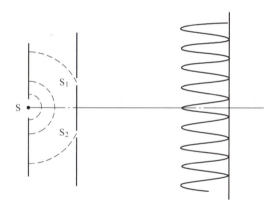

图 11-1　分割波振面

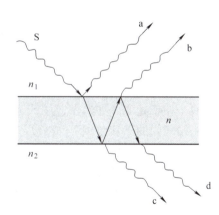

图 11-2　分割振幅

11.1.2　光程　光程差

设有一频率为 ν 的单色光，在真空中的波长为 λ，传播速度为 c，当它在折射率为 n 的媒质中传播时，传播速度 $v = c/n$。因光在不同媒质中传播时的频率不变，所以在该媒质中的波长 $\lambda' = v/\nu = c/n\nu = \lambda/n$。这说明单色光在折射率为 n 的媒质中传播时，其波长为真空中波长的 $1/n$。设光波在媒质中传播的几何路程为 r，所需的时间为 $t = r/v$，那么，在相同的时间内，光在真空中所走的几何路程将是：$tc = rc/v = nr$。可见，在相同时间中，光波在媒质中传播 r 路程相当于它在真空中走过 nr 的路程。常将光波在媒质中所经历的几何路程 r 与该媒质的折射率 n 的乘积 nr 称为**光程**。因此，也可以用这个关系来定义两束光的**光程差**。

由于光在媒质中传播 1 个波长的距离时，相位变化为 2π，若光在媒质中传播的几何路程为 r，则相位变化应为

$$\Delta\varphi = 2\pi r/\lambda' = 2\pi nr/\lambda$$

上式说明，光在媒质中传播时，其相位变化，不仅与几何路程以及光在真空中的波长有关，而且与媒质的折射率有关。由此可知，决定光波相位变化的，不是几何路程而是光程。相位差 $\Delta\varphi$ 与光程差 δ 的关系为

$$\Delta\varphi = \frac{2\pi}{\lambda}\delta \tag{11-1}$$

如图 11-3 所示，从光源 S_1 和光源 S_2 发出同相位的相干光波，在距 S_1 和 S_2 距离同为 r 的 P 点相遇，其中一束光经过空气（$n \approx 1$），而另一束除经过空气外还透过厚度为 d、折射率为 n 的媒质，虽然这两束光的几何路程都是 r，但光程却不同。S_1P 的光程等于几何路程 r，而 S_2P 的光程应是 $(r-d)+nd$。两者的光程差为

$$\delta = (r-d) + nd - r = (n-1)d \tag{11-2}$$

对应的相位差为

$$\Delta\varphi = 2\pi(n-1)d/\lambda$$

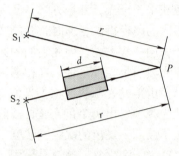

图 11-3 光程和光程差

11.1.3 杨氏双缝干涉

托马斯·杨（T. Young）在 19 世纪初首次用双缝实验的方法来研究光的干涉现象。如图 11-4 所示，在单色平行光源前放一狭缝 S，S 的前面又放置与它平行且等距离的两条等宽的狭缝 S_1 和 S_2。S_1 与 S_2 必须非常靠近（间距约为 0.1mm 数量级）。通过狭缝 S_1 和 S_2 的光，因为来自同一光源 S 和同一波阵面，它们相位相同，所以是相干的，这时狭缝 S_1 和 S_2 可以看作两个相干光源。如果在透过 S_1 和 S_2 的光路上放置屏幕 EE'，屏幕上就会出现一系列稳定的明暗相间的干涉条纹。

图 11-5 是双缝实验装置的原理图，假设光源是单色的，相干光源 S_1 和 S_2 之间的距离为 d，它们的中点 M 到光屏 EE' 的离为 D。O 是由 M 做出的中垂线与光屏的交点。在光屏上任取一点 P，P 到 O 点的距离为 x，P 距 S_1 和 S_2 的距离分别为 r_1 和 r_2。从 S_1 与 S_2 发出的光达到 P 点的光程差为 δ。设实验是在空气中进行，光程就等于几何路程。在实际情况下，$d \ll D$，且 MP 和 MO 的夹角很小，可以做如下近似处理：

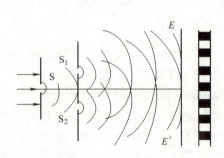

图 11-4 杨氏双缝实验装置

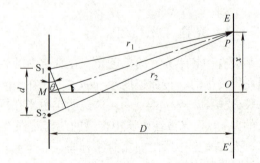

图 11-5 杨氏双缝干涉公式的推导

$$\sin\theta \approx \theta = \tan\theta = \frac{x}{D}$$

相应的光程差为

$$\delta = r_2 - r_1 \approx d\sin\theta \approx d\theta \approx d\frac{x}{D} \tag{11-3}$$

干涉加强的条件是

$$\delta = d\sin\theta = \pm k\lambda = \pm 2k\frac{\lambda}{2}, \quad k = 0, 1, 2, \cdots \tag{11-4a}$$

式（10-4a）表明，当光程差为波长整数倍（或半波长的偶数倍）的两束光在 P 点相遇时，它们互相加强而使合振幅最大，称为**相长干涉**。因 S_1 与 S_2 是两平行狭缝，两缝上相应各点发出的光束，在屏上 P 点所在直线相遇时都互相加强，故在光屏上出现一条通过 P 点的明条纹。对应于 $k=0$ 的明条纹，称为零级明条纹或中央明条纹。其他与 $k=1,2,\cdots$ 相对应的明条纹，分别称为第 1 级、第 2 级……明条纹。各级明条纹在屏上的位置 x_k 为

$$x_k = \pm k\lambda \frac{D}{d}, \quad k = 0, 1, 2, \cdots \tag{11-4b}$$

干涉减弱的条件为

$$\delta = d\sin\theta = \pm (2k-1)\frac{\lambda}{2}, \quad k = 1, 2, \cdots \tag{11-5a}$$

即当光程差为半波长的奇数倍时，两束光在 P 点相遇，它们互相削弱而使合振幅最小，称为**相消干涉**，P 点为暗点。与 $k=1,2,\cdots$ 相对应的暗条纹，分别称为第 1 级、第 2 级……暗条纹。各级暗条纹的位置 x'_k 为

$$x'_k = \pm (2k-1)\frac{\lambda D}{2d} \tag{11-5b}$$

由于相邻两明条纹（或暗条纹）之间的距离都为 $\Delta x = \frac{\lambda D}{d}$，所以干涉条纹是等间距分布的。双缝干涉图样如图 11-6 所示。

如果用白光作光源，则中央明条纹为白色，其余各级都因各种波长的加强位置不同而形成从紫到红的彩色条纹。

杨氏双缝实验不仅证实了光的波动性，同时还提供了测量光波波长的方法，在历史上首次被用来测定光波的波长。

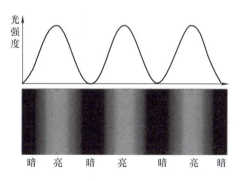

图 11-6　双缝干涉条纹与光强分布

【例题 11-1】　两狭缝相距 0.3mm，位于离屏幕 50cm 处，用波长为 600nm 的光照射双缝，问：

（1）干涉图样的第 2 级明纹和第 2 级暗纹与中央明纹的距离各是多少？

（2）若用折射率为 1.5，厚度为 24μm 的薄玻璃片遮盖狭缝 S_2，光屏上的干涉条纹将发生什么变化？

【解】（1）根据双缝干涉的明条纹位置公式（11-4b），得第 2 级明条纹（$k=2$）与中央明纹的距离为

$$x_2 = \frac{k\lambda D}{d} = \left(2 \times 600 \times 10^{-9} \times \frac{50 \times 10^{-2}}{0.3 \times 10^{-3}}\right)\text{m} = 2 \times 10^{-3}\text{m}$$

根据双缝干涉的暗条纹位置公式（11-5b）得第 2 级暗条纹（取 $k=2$）与中央明条纹的距离为

$$x'_k = (2k-1)\frac{\lambda D}{2d} = 1.5 \times 10^{-3} \text{m}$$

（2）当窄缝 S_2 被玻璃盖住时，设玻璃厚度为 h，参照图 11-5，根据式（11-2）和式（11-3），中央明条纹位置对应的光程差可表示为

$$\delta = r_2 + (n-1)h - r_1 = (n-1)h + (r_2 - r_1) = (n-1)h + \frac{d}{D}x$$

中央明条纹应满足 $\delta = 0$ 的条件，即

$$(n-1)h + \frac{d}{D}x = 0$$

由上式可解出狭缝 S_2 被玻璃遮盖后的中央明条纹的中心位置 x，即

$$x = -\frac{(n-1)hD}{d} = -\frac{(1.5-1) \times 24 \times 10^{-6} \times 50 \times 10^{-2}}{0.3 \times 10^{-3}} \text{m} = -2 \times 10^{-2} \text{m}$$

表示屏上干涉条纹整体上移了 2cm，相当于移动了 40 个条纹。

11.1.4 劳埃德镜

劳埃德（H. Lloyd）于 1834 年提出了一种更为简单的干涉装置——劳埃德镜。如图 11-7 所示，KL 是一块下表面涂黑的平玻璃片或金属平板，从单色光源 S_1 发出的光线，一部分直接照射到屏幕 E 上（ab 部分），另一部分以掠入射角（接近 90°的入射角）射向 KL，然后反射到屏幕 E 上（cd 部分）。反射光的反向延长线相交于 S_2，S_2 是 S_1 在平面镜 KL 中的虚像，即 S_2 为反射光束的虚光源，虚光源 S_2 与 S_1 构成一对相干光源。图中斜线部分为两相干光束的叠加区域，即相干区域。在屏幕 E 上的相干区域 cd 中可以看到明、暗相间的干涉条纹。

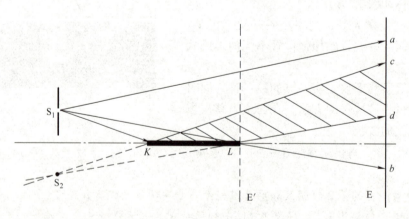

图 11-7　劳埃德镜

劳埃德镜实验的一个重要意义在于用实验证明了"半波损失"这一事实。当把屏幕 E 左移到平面镜一端时，发现屏幕 E′上的 L 处出现暗条纹，而 S_1 和 S_2 到该位置的光程相等，L 处应出现明条纹。其他的条纹也如此，即按光程差计算应该出现明条纹的位置实际观察到

的是暗条纹；而应该出现暗条纹的位置实际观察到的却是明条纹。这说明直接照射到屏幕上的光波和从镜面反射到屏幕上的光波，二者之间必有其一发生了"π"的相位变化。由于直接照射到屏幕上的光波不会有这种变化，所以可以肯定，反射光存在π的相位变化。这一变化等效于反射光的光程在反射过程中增加或损失了半个波长，此现象称为**半波损失**。实验表明，当光波从光疏介质入射到光密介质而被反射时，都会产生半波损失，故在计算光程时，要特别注意将其考虑在内。

11.1.5 薄膜干涉

所谓薄膜是指透明介质形成的厚度很薄的一层介质膜，如肥皂液膜、水面上的油膜、光学仪器的透镜表面所镀的膜层等。当光线照射到薄膜表面时，会呈现出美丽的彩色条纹，这就是**薄膜干涉**。薄膜干涉是一种最常见的分振幅干涉。

如图 11-8 所示，有一块厚度为 e、折射率为 n 的薄膜置于空气中。光源 S 发出波长为 λ 的单色光，一部分在薄膜上表面反射形成光束 a，另一部分折射，折射光经薄膜下表面 B 点反射回来，再经上表面 C 点折射而出而形成光束 b。由于薄膜上、下表面平行，所以光束 a 和 b 将在无限远处交叠。如果用透镜使光会聚，干涉条纹将呈现在透镜焦平面上。

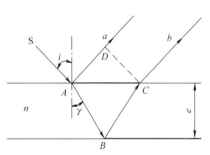

图 11-8 平行平面薄膜干涉

现在来分析 a 和 b 两束光从形成到相干过程产生的光程差。在图 11-8 中作 $CD \perp a$，光束 a 和 b 之间的光程差应为 $n(\overline{AB} + \overline{BC}) - \overline{AD}$，然而该式还缺了一个 $\lambda/2$ 项。当光从光疏媒质射向光密媒质时，反射光线在界面上会产生 180° 的相位改变或半个波长的光程差（半波损失）。于是，a 和 b 之间的光程差应表示为

$$\delta = n(\overline{AB} + \overline{BC}) - \overline{AD} + \frac{\lambda}{2} \tag{11-6}$$

设光在薄膜上面 A 点的入射角为 i，折射角为 γ，又由几何关系式 $\overline{AB} = \overline{BC} = e/\cos\gamma$，$\overline{AD} = \overline{AC}\sin i = 2e\tan\gamma\sin i$ 以及折射定律 $n\sin\gamma = n_0\sin i(n_0 = 1)$ 可得

$$\delta = \frac{2ne}{\cos\gamma} - 2ne\frac{\sin^2\gamma}{\cos\gamma} + \frac{\lambda}{2} = 2ne\cos\gamma + \frac{\lambda}{2} \tag{11-7}$$

利用 $\cos\gamma = \sqrt{1-\sin^2\gamma}$ 和 $\sin\gamma = \dfrac{\sin i}{n}$ 的关系，式（11-7）可改写为

$$\delta = 2e\sqrt{n^2 - \sin^2 i} + \frac{\lambda}{2} \tag{11-8}$$

由此可知，入射光在薄膜两个表面反射（折射）所产生的 a 和 b 两束光的光程差取决于薄膜的厚度 e、折射率 n 和入射角 i（或折射角 γ）。当光程差 δ 为真空半波长的偶数倍，即波长的整数倍时，a 光与 b 光的干涉加强，相遇点处于明条纹上，即

$$\delta = \pm k\lambda, \ k = 0, 1, 2, \cdots \tag{11-9}$$

当光程差 δ 为真空半波长的奇数倍时，a 光与 b 光干涉减弱，相遇点处在暗条纹上，即

$$\delta = \pm(2k+1)\frac{\lambda}{2}, \ k = 0, 1, 2, \cdots \tag{11-10}$$

当 δ 表示光程差的大小时,可以省去 ±,以后有关光程差的公式都是这样处理。在许多情况下,光垂直地入射到厚度均匀的薄膜表面,此时干涉加强或减弱的条件可以简化为

$$\delta = 2ne + \frac{\lambda}{2} = \begin{cases} k\lambda & \text{增强} \\ (2k+1)\frac{\lambda}{2} & \text{减弱} \end{cases} \quad k = 0, 1, 2, \cdots \quad (11\text{-}11)$$

如果薄膜上表面为光疏媒质,下表面为光密媒质,则

$$\delta = 2ne = \begin{cases} k\lambda & \text{增强} \\ (2k+1)\frac{\lambda}{2} & \text{减弱} \end{cases} \quad k = 0, 1, 2, \cdots \quad (11\text{-}12)$$

从式(11-8)可知,相同倾角($90° - i$)的入射光所形成的反射光线到达相遇点的光程差相同,必定处于同一条纹(明条纹或暗条纹)上。或者说,处于同一条干涉条纹上的各个光点是由照射薄膜的相同倾角的入射光所形成的,因此,又把这种干涉称为**等倾干涉**。

等倾干涉条纹随着光源和入射光束的几何性质不同而各有不同。当使用平面光源,入射光束为平行线(同一倾角)时,干涉条纹的形状与薄膜上的照射面相同,可能是长条形、矩形或圆形等,而且视场亮度均匀,没有"明暗相间"现象。当使用点光源,或者入射光束有所发散(倾角不同)时,同一圆锥面的光线由于倾角相同而产生等倾干涉,所以干涉条纹为一组明暗相间的同心圆环。

在现代科学技术及医学等方面,薄膜干涉理论有着非常广泛的应用。普通玻璃的反射系数约为4%,一个透镜有前、后两个反射面,当光学仪器由多个透镜组成时,由于反射将产生很高的能量损失,有些照相机的能量损失可高达50%以上。于是,人们采用镀膜的方法来解决这一困难,通过适当选择膜层的厚度 e 和膜层介质的折射率 n,如果能使反射光干涉相消,那么透射光增强,这种膜称作增透膜;反之,如果能使反射光干涉加强,这种膜称作增反膜。比如,摄像机镜头及高级相机的镜头上都镀有一层膜(增透膜),目的是让入射到镜头上的光波中波长为550nm左右的黄绿光不被反射掉。由于反射光中缺少黄绿光,因而镜头表面看起来呈蓝紫色。

【**例题 11-2**】 如图11-9所示水面浮着一层很薄的汽油。太阳光接近垂直地投射到薄膜上,经过反射进入人眼。假定发生减弱性干涉使反射光中的蓝光消失,此时观察到薄膜呈黄色。已知蓝光波长 $\lambda = 469$nm,它在汽油和水中的折射率分别是 $n_1 = 1.40$,$n_2 = 1.33$,

(1) 求汽油薄膜的最小(非零)厚度;

(2) 如果汽油薄膜下面不是水而是玻璃($n_2 = 1.52$),其他条件不变,问薄膜厚度应是多少?

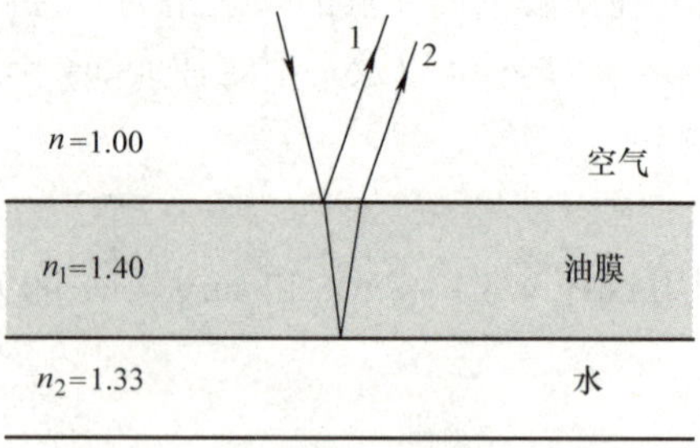

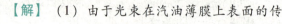

图 11-9 例题 11-2 图

【**解**】 (1) 由于光束在汽油薄膜上表面的传播方向是从光疏媒质到光密媒质,故有半波损失;在薄膜下底面(汽油→水界面)则没有半波损失,根据式(11-11)有

$$2n_1 e + \frac{\lambda}{2} = (2k+1)\frac{\lambda}{2}$$

即
$$2n_1 e = k\lambda$$

取 $k=1$，得
$$e = \frac{\lambda}{2n_1} = \frac{469\,\text{nm}}{2 \times 1.40} = 168\,\text{nm}$$

（2）光在薄膜表面（空气→汽油界面）和底面（汽油→玻璃界面）都属于从光疏媒质进入光密媒质情况，都有半波损失，因此
$$2n_1 e = (2k+1)\frac{\lambda}{2}$$

取 $k=0$，得
$$e = \frac{\lambda}{4n_1} = \frac{469\,\text{nm}}{4 \times 1.40} = 83.8\,\text{nm}$$

11.1.6 等厚干涉

当平行光垂直照射在厚度不均匀的薄膜上时，由式（11-11），从薄膜前后表面反射的光波的光程差仅与薄膜的厚度有关，厚度相同的地方，光程差相同，干涉条纹的级数也相同，这种干涉条纹称等厚干涉条纹，相应的干涉现象称**等厚干涉**。劈尖干涉和牛顿环就是典型的等厚干涉。

1. 劈尖干涉

当薄膜上下表面不是平行平面，而是相交成一个很小角度，使侧面形状好像劈尖，则薄膜表面的反射光的干涉就称为劈尖干涉。如图 11-10b 所示，M 和 N 两块平板玻璃一端接触，另一端用薄纸板稍分开，就形成了一个空气劈尖薄膜。当光垂直照射平面玻璃 M 时，其上下两个表面的反射光的光程差可以近似表示为

$$\delta = 2ne + \frac{\lambda}{2} \tag{11-13}$$

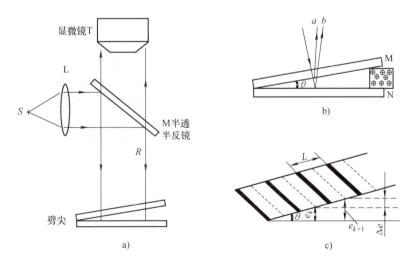

图 11-10　劈尖干涉

式中，$n=1$ 为空气折射率。由于各处劈尖厚度 e 不同，所以光程差也不同，出现明暗条纹的条件为

$$\delta = 2ne + \frac{\lambda}{2} = k\lambda, \quad k = 1, 2, \cdots \text{ 明条纹} \tag{11-14a}$$

$$\delta = 2ne + \frac{\lambda}{2} = (2k+1)\frac{\lambda}{2}, \quad k = 0, 1, 2, \cdots \text{ 暗条纹} \tag{11-14b}$$

这表明，每一明条纹或暗条纹都与一定的劈尖厚度相对应。由于劈尖的等厚线是一些平行棱边的直线，所以干涉条纹是一些与棱边平行的、明暗相间的直条纹，在棱边处形成暗条纹，如图 11-10c 所示。相邻两暗纹（或明纹）对应的厚度差

$$\Delta e = e_{k+1} - e_k = \frac{\lambda}{2} \tag{11-15}$$

相邻两暗条纹（或明条纹）在劈面上的距离

$$L = \frac{\Delta e}{\sin\theta} = \frac{\lambda}{2\sin\theta} \tag{11-16}$$

通常 θ 很小，$\sin\theta \approx \theta$，所以

$$L = \frac{\lambda}{2\theta} \tag{11-17}$$

可见，条纹是等间距的，且与 θ 角有关，θ 越大，条纹间距越小，条纹越密。

2. 牛顿环

在一块光学平板玻璃 B 上放置一个曲率半径 R 很大的平凸透镜 A，A 和 B 间形成一薄的劈形空气层，如图 11-11 所示。当平行光垂直入射平凸透镜时，在空气层的上、下两表面发生反射，形成两束向上的相干光，这两束相干光在平凸透镜的凸表面处相遇而发生干涉。于是，在透镜的凸表面上可以观察到一组以接触点 O 为圆心的同心圆环，这样的干涉图样称为**牛顿环**。

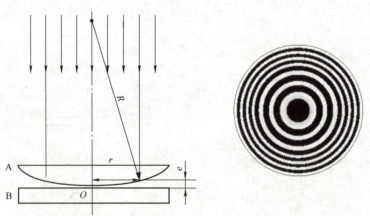

图 11-11 牛顿环实验装置与干涉图样

两束相干光的光程差为

$$\delta = 2e + \frac{\lambda}{2}$$

e 为空气层的厚度，$\frac{\lambda}{2}$ 为半波损失。

显然，δ 由厚度 e 决定，因而牛顿环也是等厚干涉。由于空气层的等厚线是以 O 为中心的同心圆，所以干涉条纹为明暗相间的同心圆环。

$$2e + \frac{\lambda}{2} = k\lambda, \quad k = 1, 2, \cdots \quad \text{明环} \tag{11-18}$$

$$2e + \frac{\lambda}{2} = (2k+1)\frac{\lambda}{2}, \quad k = 0, 1, 2, \cdots \quad \text{暗环} \tag{11-19}$$

由图知，$r^2 = R^2 - (R-e)^2 = 2Re - e^2$，由于 $R \gg e$，略去高次项 e^2 得

$$e = \frac{r^2}{2R}$$

代入式（11-18）和式（11-19）得到

$$r = \sqrt{\frac{(2k-1)R\lambda}{2}}, \quad k = 1, 2, \cdots \quad \text{明环半径} \tag{11-20}$$

$$r = \sqrt{kR\lambda}, \quad k = 0, 1, 2, \cdots \quad \text{暗环半径} \tag{11-21}$$

可知，条纹半径 r 与条纹级数 k 的平方根成正比，所以条纹间距是不均匀的，越往外（k 越大），条纹越密。

在实验室，常用牛顿环测量平凸透镜的曲率半径 R，在工业生产中常用牛顿环来检验透镜的质量。

11.1.7 迈克耳孙干涉仪

干涉仪是利用光的干涉原理精确地测定光波波长的仪器。图 11-12 是美国物理学家迈克耳孙（A. Michelson）研制的一种干涉仪，它被用来进行过一系列著名的实验，对近代科学技术的发展起了重大作用。

迈克耳孙干涉仪的基本原理是利用反射镜建立两束光的相干条件，从而实现分振幅干涉。如图 11-12 所示，M_1 和 M_2 是表面互相垂直的平面反射镜，其中 M_1 位置固定，M_2 位置可动。在两块平面镜法线交汇处放置一块底面镀银的平板玻璃 G_1，与两镜都成 45°角。由于银层很薄，透镜 G_1 就成为一面半反射镜，称为光束分离器。

当单色光源 S 发出的光照射到透镜 G_1 时，一部分被反射，另一部分则透过，被分离成 a 和 b 两束光。光束 a 射向平面镜 M_2，经反射后折回，再穿过 G_1 而进入观测望远镜。光束 b 则射向平面镜 M_1，反射光又经 G_1 镜面反射而进入望远镜。假定从 G_1 到 M_2 的光路上无任何光学仪器，则 a 光束从形成到进入望远镜已两次穿过透镜 G_1，相比之下 b 光束没有穿过透镜，这样就产生了附加的光程差。为了消除这个光程差，需要在光束 b 的光路上设置一块与 G_1 同向等厚的玻璃板，即图 11-12 中透镜 G_2，称为补偿器。这样光束 b 在进入望远镜之前也是两次穿过玻璃板。

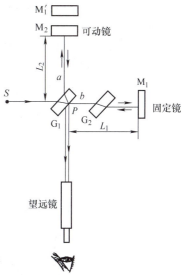

图 11-12 迈克耳孙干涉仪

从望远镜观察光束 a 和 b 的叠加，将看到稳定的干涉图样。干涉的效果（包括增强、减弱及条纹分布等）主要决定于两束光的光程差。图 11-12 中的 M'_1 是平面镜 M_1 通过 G_1 的银膜所成的虚像，在观察者看来，就好像两相干光束分别是从 M'_1 和 M_2 反射过来的。此时 M'_1 和 M_2 镜面之间的空气层形成了平面薄膜，望远镜所观察到的干涉图样就是薄膜干涉的条纹。当 M'_1 和 M_2 的镜面相互平行时，可观察到同心圆等倾干涉条纹。调节可动镜 M_2，相当于改变薄膜厚度 d，将看到环形条纹向里或向外移动。如果 M'_1 与 M_2 不是严格平行，则两者之间的空气层形成劈尖薄膜，产生等厚干涉，条纹为一组明暗相间的直线或弧线。

干涉条纹的位置随可动镜 M_2 的移动而变化，当 M_2 平移距离为 $\lambda/2$，相当于 a 和 b 两束光产生的光程差为 λ，此时可以观察到一条明纹或一条暗纹移动经过视场中某一参考标记。设镜 M_2 移动距离为 Δd，相应地有 m 个条纹移过参考标记，则 M_2 平移的距离可用下式表示，即

$$\Delta d = m \frac{\lambda}{2} \tag{11-22}$$

利用迈克耳孙干涉仪测量可动反射镜的位置变化以及移动经过视场的条纹数，就可以确定待测光波的波长。

11.2　光的衍射

机械波（如声波、水波）在传播过程中，若遇到障碍物，会偏离直线传播而绕到障碍物的后面去，表现出机械波的衍射现象。衍射是波动的另一基本特征，电磁波同样也不例外。光是电磁波，但通常总是沿直线传播，遇到障碍物后会投射出障碍物清晰的影子。光的直线传播和电磁波的衍射之间似乎相互矛盾，其实不然，光也能发生衍射现象。当障碍物的线度与光波的波长在数量级上相近时，才能观察到明显的光的衍射现象。

观察衍射现象的装置一般由光源、衍射屏和接收屏三部分组成，按照它们之间相互距离的不同，通常把衍射现象分为菲涅耳衍射（近场衍射）和夫琅禾费衍射（远场衍射）两大类。

衍射屏到光源、接收屏的距离为有限远时产生的衍射现象，称为菲涅耳衍射，如图 11-13。

光源到衍射屏和衍射屏到接收屏的距离均为无限远时产生的衍射现象，称为夫琅禾费衍射，如图 11-14 所示。

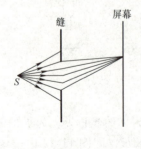

图 11-13　菲涅耳衍射

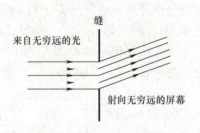

图 11-14　夫琅禾费衍射

夫琅禾费衍射处理起来比较简单，实验室中可用透镜将入射光变成平行光，在衍射屏后面再用透镜使平行光会聚，这样便可实现夫琅禾费衍射。下面讨论几种典型的夫琅禾费衍射。

11.2.1 单缝衍射

单缝衍射的实验装置如图 11-15 所示。

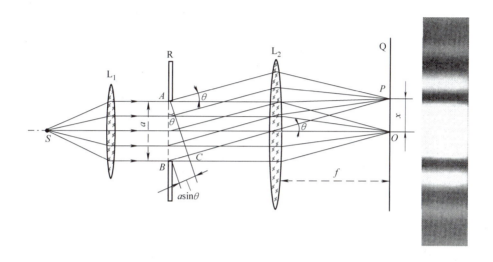

图 11-15 夫琅禾费单缝衍射

单色平行光垂直照射在狭缝上，狭缝宽度为 a。由惠更斯原理，AB 波面上各子波源将发出球面次波向各个方向传播。沿某一方向传播的衍射光与衍射屏 R 的法线之间的夹角 θ 称为衍射角。具有相同衍射角的光线经透镜 L_2 会聚于接收屏 Q 上的不同点，形成一组平行于狭缝的明暗相间的直条纹。

沿光轴方向传播的光线经 L_2 会聚于屏上的 O 点，各子波到达 O 点时相位相同（初相位相同、光程相同），叠加后互相加强，形成一亮条纹（中央明条纹）。

衍射角为 θ 的平行光线经 L_2 会聚于 P 点。下面用半波带法分析衍射条纹的分布。

衍射角为 θ 的这束光线中，从 A 点作 AC 垂直于 BC，狭缝边缘的两条光线之间的光程差为 BC，BC 就是衍射角为 θ 的这一束光束的最大光程差：

$$BC = a\sin\theta$$

显然，衍射角 θ 增大时 BC 随之增大。

用相距为半个波长、平行于 AC 的一系列平面把 BC 划分成若干个相等的部分，同时这些平面也把单缝的波阵面 AB 分割成同样数量的、等宽的、并且与狭缝平行的窄带，这些窄带就叫作菲涅耳半波带。其特点是：相邻的两个半波带上的对应点（例如最上点、中点或最下点）发出的衍射角均为 θ 的光线，经透镜会聚于屏幕上的某点时，其光程差为半个波长。衍射角 θ 不同，分割出的半波带的数目也不同，即半波带的数目取决于光程差 BC。

若对应于某一衍射角的一组平行光，其光程差 $\overline{BC} = 2 \cdot \dfrac{\lambda}{2}$，相应地，波阵面 AB 被分成两个半波带，如图 11-16a 所示。由于从每个半波带上对应点发出的衍射光线到达屏幕的光程差都是 $\lambda/2$，因此，两个半波带上的对应点在该方向上的衍射光线彼此相互抵消，并在屏幕上的相应点处出现一暗条纹。

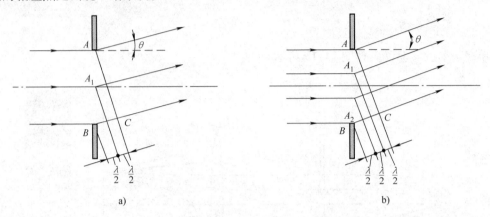

图 11-16　菲涅耳半波带

当对应于另一衍射角的另一组平行光，若其光程差 $\overline{BC} = 3 \cdot \dfrac{\lambda}{2}$，则波阵面 AB 被分割为三个半波带，如图 11-16b 所示。三个半波带中的两个半波带发出的衍射光彼此相消，剩下一个半波带的衍射光到达屏上相应点，形成一明条纹。

概括地说，若 $\overline{BC}$ 等于 $\dfrac{\lambda}{2}$ 的偶数倍，则波阵面可分为偶数个半波带，所有半波带成对地干涉相消，相应点为暗条纹中心，即

$$a\sin\theta = \pm 2k\frac{\lambda}{2} = \pm k\lambda,\ k = 1, 2, 3, \cdots \quad \text{暗条纹中心} \tag{11-23}$$

若 $\overline{BC}$ 等于 $\dfrac{\lambda}{2}$ 的奇数倍，波阵面被分为奇数个半波带，当半波带两两相消后，还剩余一个半波带，对应点为明条纹中心，即

$$a\sin\theta = \pm (2k+1)\frac{\lambda}{2},\ k = 1, 2, 3, \cdots \quad \text{明条纹中心} \tag{11-24}$$

考虑到衍射角 θ 一般较小，$\sin\theta \approx \tan\theta$。由图 11-15，屏上各级暗条纹中心的坐标 $x = f\tan\theta$，结合式（11-23）得

$$x = \pm k\frac{\lambda}{a}f,\ k = 1, 2, 3, \cdots \tag{11-25}$$

第 1 级暗条纹中心的坐标

$$x_1 = \pm \frac{\lambda}{a}f$$

两个第 1 级暗条纹之间的距离即为中央明条纹的宽度

$$\Delta x_0 = 2x_1 = 2\frac{\lambda}{a}f \tag{11-26}$$

其他任意两相邻暗条纹之间的距离（即其他各级明条纹的宽度）为

$$\Delta x = x_{k+1} - x_k = \frac{\lambda}{a}f$$

可见，除中央明纹外，其他各级明条纹有相同的宽度，而中央明条纹的宽度是其他各级明条纹宽度的两倍，且亮度最大，其光强自中心连续向两侧递减直至第 1 级暗纹。

由式（11-26）知，缝宽 a 越小，中央明条纹越宽，即光的衍射效应越明显。只有当 $a \gg \lambda$ 时，Δx 趋于零，中央明条纹收缩为一条线，其他各级明条纹也收缩于中央明条纹附近而无法分辨，只能观察到一条亮线，表现为光沿直线传播。当缝宽 a 一定时，入射光的波长越长，衍射角越大，条纹间距越宽。

【例题 11-3】 用波长 $\lambda = 6.0 \times 10^{-7}$ m 的平行光垂直入射于宽度 $a = 1.5$ mm 的单缝上。在缝的后面以焦距 $f = 50$ cm 的凸透镜将衍射光会聚于屏幕。求：

（1）屏上第 1 级暗条纹与中心 O 的距离；

（2）中央明条纹的宽度。

【解】 依题意画出图 11-17。由于 θ 角通常很小，各级衍射条纹到中央明条纹中心 O 点的距离 x 远小于透镜的焦距 f，故有近似关系式

$$\sin\theta \approx \tan\theta = x/f$$

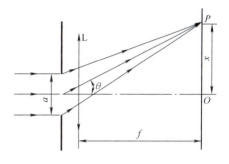

图 11-17 例题 11-3 图

（1）设第 1 级暗条纹至中央明条纹中心 O 点的距离为 x_1，则按暗条纹公式

$$a\sin\theta \approx a\tan\theta = ax_1/f = k\lambda$$

可得

$$x_1 = \frac{k\lambda f}{a}$$

将 $k = 1$，$\lambda = 6.0 \times 10^{-7}$ m，$f = 50$ cm $= 0.50$ m，$a = 1.5$ mm $= 1.5 \times 10^{-3}$ m 代入上式得

$$x_1 = \frac{k\lambda f}{a} = \frac{1 \times 6.0 \times 10^{-7} \times 0.50}{1.5 \times 10^{-3}} \text{m} = 2 \times 10^{-4} \text{m}$$

（2）中央明条纹宽度 d 为 2 个第 1 级暗条纹间的距离，即

$$d = 2x_1 = 2 \times 2 \times 10^{-4} \text{m} = 4 \times 10^{-4} \text{m}$$

除了衍射角 θ 外，中央明条纹的宽度也可以作为描述衍射程度大小的指标。

11.2.2 圆孔衍射

若用小圆孔取代图 11-15 中的单狭缝，则在光屏上就能得到圆孔衍射的图样，如图 11-18 所示。

衍射图样中央是一亮圆斑，外围有一组同心的明暗相间的环带。第 1 级暗环所包围的中央亮斑称为艾里斑。理论计算可以证明，艾里斑的光强约占入射光总光强的 84%，其余能量分布在各级明环上，第 1 级暗环的衍射角

$$\theta_0 \approx \sin\theta_0 = 1.22\frac{\lambda}{d} \tag{11-27}$$

常用这个角表示艾里斑的半角宽度，其中 d 是圆孔的直径。显然，d 越小，λ 越大，中央亮斑越大，衍射现象越明显。

设透镜的焦距为 f，则第 1 级暗环或中央亮斑的直径

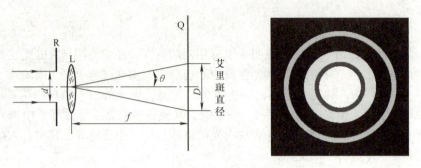

图 11-18　艾里斑及其半角宽度

$$D = 2f\theta_0 = 1.22\frac{\lambda}{a}f \tag{11-28}$$

式中，a 为圆孔的半径。

大多数光学仪器的通光孔都是圆形的（如光阑、透镜），点光源发出的光通过这些孔径时，光束受到限制的结果不是成点状像，而是衍射成一明亮的圆斑（艾里斑），所以研究夫琅禾费圆孔衍射对评价光学仪器成像质量有重要的实际意义。例如远方一颗星星（可视为点光源）所发出的光经望远镜的物镜后所成的像，并不是几何光学中的一个点，而是一个有一定大小的衍射斑，该斑的大小与物镜的孔径 d、光波波长 λ 有关。当两个星体过分靠近时，经物镜所成的像斑之间的距离过近，大部分重叠在一起，这时两个星体的像就难以分辨了。用显微镜观察一个物体上相距极近的两点时，同样会出现难以分辨的情形。

两个衍射光斑之间的距离应该怎样才能分辨呢？英国物理学家瑞利给出了一个判断标准，通常称为**瑞利判据**：当一个衍射图样的艾里斑中心恰好落在另一个衍射图样的第一暗环中心时，这两个像处于可分辨的极限位置，如图 11-19 所示。

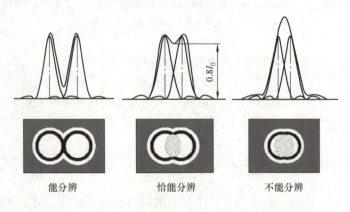

图 11-19　瑞利判据

根据瑞利判据，最小分辨角 $\theta_{\min}$ 恰好等于艾里斑的角半径，即

$$\theta_{\min} = 1.22\frac{\lambda}{d} \tag{11-29}$$

如果两物点对透镜光心的张角 $\theta \geq \theta_{\min}$，这两个物点就能够被分辨。

【**例题 11-4**】　一个天文望远镜的物镜直径为 2.00m，焦距为 20.0m，求对恒星白光衍射图像第 1 级暗环的直径。

【解】 已知：$d = 2.00\text{m}$，$f = 20.0\text{m}$。

因白光是复色光，所以在物镜焦平面上除中央亮斑是白色外，其他每一级条纹都包含不同半径的彩色圆环，可取人眼最敏感的绿光（$\lambda = 5 \times 10^{-7}\text{m}$）代表白光，由式（11-28）得

$$D = 1.22 \frac{\lambda f}{a} = 1.22 \times \frac{5 \times 10^{-7} \times 20.0}{1.00}\text{m} = 1.22 \times 10^{-5}\text{m}$$

11.2.3 光栅衍射

由许多等宽的狭缝平行等间距地排列起来所组成的光学元件叫作光栅。光栅是用一块玻璃片制成的，在玻璃片上刻有一系列等宽、等间距的平行刻痕，刻痕处不易透光，两刻痕间的光滑部分相当于一条狭缝，可以透光。实验室常用的光栅，是把塑胶涂在原始光栅上待凝固后剥下而制成的复制品。

如果光栅的透光部分的宽度为 a，不透光部分的宽度为 b，则（$a + b$）叫作**光栅常数**，为相邻两缝之间的距离。实用光栅常数的数量级可达 $10^{-6} \sim 10^{-5}\text{m}$，即 1cm 宽度内有几千条乃至上万条刻痕。

一束单色平行光垂直照射在光栅上，每一条狭缝都发生单缝衍射，N 条狭缝形成 N 套特征完全相同的单缝衍射条纹。同时，各缝发出的光是相干光，还会发生缝与缝之间干涉效应。因此，每条狭缝的单缝衍射和各缝之间的多缝干涉共同决定了光栅衍射条纹的分布特征，即在大片暗区的背景上分布着一些分立的亮线，狭缝的数目越多，亮条纹就越细、越亮，分得也越开。

如图 11-20 所示，一束单色平行光垂直入射光栅面，平行于主光轴的光线经透镜 L 会聚于 O 点，O 点为亮条纹，因为单缝衍射和多缝干涉的零级亮纹（或中央明条纹）都在 O 点。

与光轴成 θ 角的平行光线经 L 会聚于 P 点，P 点的明暗取决于到达 P 点时各光线之间的光程差。

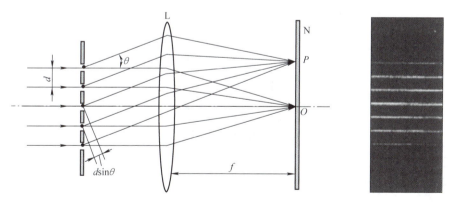

图 11-20 光栅衍射

光栅自上到下任意两个相邻狭缝发出的光线，到达 P 点时的光程差均为 $d\sin\theta$，当这一光程差为入射光波长的整数倍时，光栅上任意两个不相邻狭缝发出的沿 θ 角方向的平行光线到达 P 点的光程差也一定是波长的整数倍，光栅上所有狭缝发出的光在 P 点都是同相位（或相位差为 $\pm 2k\pi$），缝间干涉将形成明条纹，即

$$(a+b)\sin\theta = \pm k\lambda, \quad k=0,1,2,\cdots \tag{11-30}$$

显然，式（11-30）是形成明条纹的必要条件，称为**光栅方程**。

由光栅方程知，光栅常数越小，入射光波长 λ 越大，对应各级明条纹的衍射角就越大，各级明条纹间距也越大。当光栅常数一定时，如果入射光为复色光（如白光），各单色光的同一级明条纹的 θ 角各不相同，除中央明条纹重合外，其余各级明条纹均为按波长大小排列的彩色光带，即光栅光谱。在级次较高的光谱中，部分谱线可能会彼此重叠。

【**例题 11-5**】 有一光栅在 1.0cm 长度范围刻有 2000 条狭缝，用分光计观察某光源的光谱线，测得第 2 级的衍射角 θ 为 14.5°，求此光波的波长？

【**解**】 已知
$$(a+b) = \frac{1.0\times10^{-2}}{2000}\text{m} = 5.0\times10^{-6}\text{m}$$

又有 $k=2$，$\sin 14.5° = 0.25$，代入光栅公式
$$(a+b)\sin\theta = k\lambda$$

得
$$\lambda = \frac{(a+b)\sin\theta}{k} = \frac{5.0\times10^{-6}\times0.25}{2}\text{m} = 6.25\times10^{-7}\text{m}$$

11.3 光的偏振

麦克斯韦电磁理论指出电磁波是横波，其电场强度矢量 E 和磁感应强度矢量 B 均与电磁波的传播方向垂直（见图 11-21）。光是特定频率范围内的电磁波，光的干涉和衍射现象为光的波动性提供了有力的证明，而光的偏振现象则证实了光的横波性质。由于光波中可以引起生理（视觉）作用和感光作用的是电场强度矢量 E，因此常用电场强度矢量 E 表示光振动矢量，称 E 矢量为光矢量。

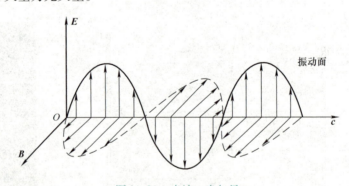

图 11-21 光波、光矢量

11.3.1 自然光和偏振光

由于原子、分子发光的独立性和间歇性，普通光源发出的光波中包含各个方向的光矢量，没有哪个方向比其他方向更占优势，也就是说，在垂直于光的传播方向的平面内，E 矢量在所有可能方向上均匀分布，且振幅相等。所以，普通光源发出的光，光矢量相对于传播

方向成轴对称分布，这种光称为**自然光**，如图 11-22a 所示。由于任何一个方向的振动都可以分解为某两个相互垂直的方向的振动，因此可以把自然光分解成两个相互独立、等振幅、相互垂直的振动，如图 11-22b 所示。自然光亦可用图 11-22c 所示的方法表示。

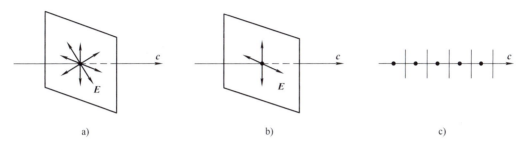

图 11-22 自然光

如果光矢量相对于光的传播方向表现出非轴对称分布，这样的光就叫作**偏振光**。

采用某种光学方法，把自然光的两个相互垂直、独立振动分量中的一个完全消除或移走，则光矢量只限于某一固定方向，这种光叫作平面偏振光（或线偏振光），如图 11-23 所示。

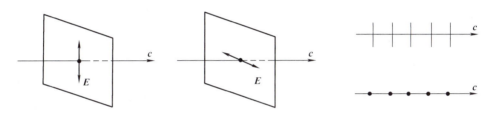

图 11-23 平面偏振光

除了线偏振光外，还有下面几种形态的偏振光，包括部分偏振光、椭圆偏振光和圆偏振光。如果在与光传播方向垂直的平面内各个方向上光矢量的振幅不同，振幅最大的方向与最小的方向互相垂直，这样的光称为部分偏振光，如图 11-24 所示。如果光矢量随时间而有规律地变化，其端点的轨迹呈椭圆状，这样的光振动称为椭圆偏振光，如图 11-25a 所示。根据第三章介绍的两个频率相同、互相垂直的简谐振动的合成原理，椭圆偏振光可以看成是两个有确定相位关系的互相垂直的线偏振光的合成。如果两个互相垂直的光振动的振幅相等、相位差为 $\pi/2$，则合成光矢量 E 的端点轨迹就是一个圆，这种光称为圆偏振光，如图11-25b 所示。

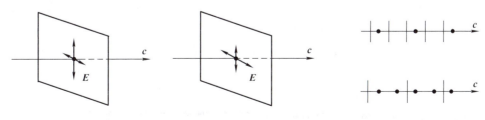

图 11-24 部分偏振光

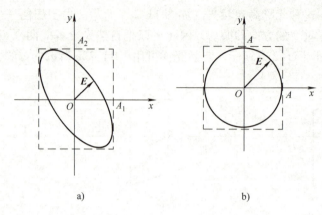

图 11-25 椭圆偏振光和圆偏振光

11.3.2 起偏与检偏　马吕斯定律

使自然光变成偏振光的过程叫作起偏，有起偏作用的光学器件或装置称起偏器。起偏器的种类很多，例如偏振片、玻璃堆、尼科耳棱镜等。起偏器的作用就像一个滤板，它只允许光波中沿某一特定方向的光矢量通过，因此，通过起偏器的光波就是沿该特定方向振动的偏振光。起偏器允许光矢量通过的方向叫作偏振化方向，如图 11-26 中的 PP' 方向。如果入射自然光强为 I_0，当起偏器以光的传播方向为轴转动时，透射过的偏振光的光强不发生变化，始终为入射自然光强的 $1/2$。

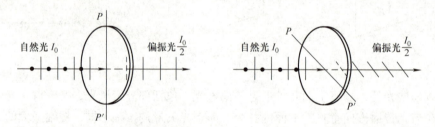

图 11-26 起偏

人眼无法辨别自然光和偏振光，用于检测光波是否偏振并确定其振动方向的装置叫作检偏器，任何起偏器都可以作为检偏器。

在图 11-27 中，自然光通过起偏器后，成为沿起偏器 PP' 方向振动的偏振光，偏振光入射于检偏器。如果检偏器的偏振化方向与起偏器的偏振化方向之间的夹角为 θ，当 $\theta = 0°$ 时，偏振光可完全通过检偏器，视野为亮场。当 $\theta = 90°$ 时，偏振光完全不能通过检偏器，视野为暗场。当 θ 他其他角度值时，偏振光只能部分地通过检偏器，视场介于亮场和暗场之间。

如图 11-28 所示，线偏振光强为 I_1，其光矢量振幅为 E_1，光矢量方向与检偏器偏振化方向 PP' 的夹角为 θ。将光矢量 E_1 分解为平行于 PP' 方向和垂直于 PP' 方向的两个分振动，它们的振幅分别为 $E_1\cos\theta$ 和 $E_1\sin\theta$。

只有平行于 PP' 的分量可以透过检偏器，所以透射光的光矢量振幅 E_2 为

$$E_2 = E_1\cos\theta$$

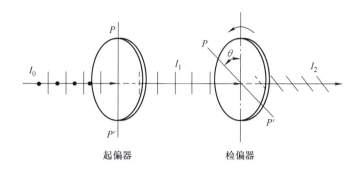

图 11-27 起偏器和检偏器

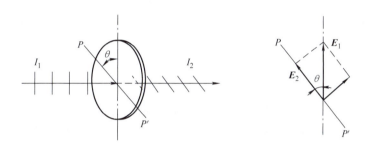

图 11-28 马吕斯定律

因为光强与振幅的平方成正比,即
$$I \propto E^2$$
所以
$$I_2 = I_1 \cos^2\theta \tag{11-31}$$

该公式由马吕斯于 1808 年经实验得出,称为**马吕斯定律**。

【**例题 11-6**】 两偏振器的透射轴成 45°角时,透射光强为 I_1,若入射光不变,转动检偏器,使两透射轴成 60°夹角,则透射光强将如何变化?

【**解**】 已知 $\theta_1 = 45°$,$\theta_2 = 60°$,设检偏器前的光强为 I_0,两透射轴成 60°角时的透射光强为 I_2,根据马吕斯定律得

$$\frac{I_2}{I_1} = \frac{I_0 \cos^2\theta_2}{I_0 \cos^2\theta_1} = \left(\frac{\cos 60°}{\cos 45°}\right)^2 = \frac{\left(\frac{1}{2}\right)^2}{\left(\frac{\sqrt{2}}{2}\right)^2} = 0.5$$

两偏振器透射轴的夹角从 45°改变为 60°时,透射光强将下降一半。

11.3.3 布儒斯特定律

如上所述,用起偏器可以把自然光变为线偏振光。然而,要获得部分偏振光,可以采用

自然光在两种媒质界面反射和折射的方法。实验表明,当自然光入射到任意两种均匀各向同性的媒质界面时,反射光和折射光一般都是部分偏振光。自然光在折射率分别为 n_1 和 n_2 的两种各向同性均匀介质的界面上发生反射和折射时,反射光和折射光都是部分偏振光。反射光中垂直于入射面的光振动多于平行于入射面的光振动;折射光与之相反,如图 11-29a 所示。

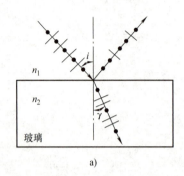 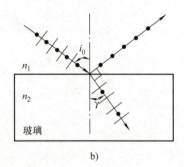

a)　　　　　　　　　　　　b)

图 11-29　反射和折射光的偏振

1812 年,英国物理学家布儒斯特(D. Brewster)通过实验发现,反射光的偏振化程度与入射角 i 有关。当光线以某一入射角 i_0 入射时,反射光成为光振动垂直于入射面的线偏振光,如图 11-29b 所示。实验还证明,此时反射光与折射光相互垂直,即

$$i_0 + \gamma = 90°$$

结合折射定律 $n_1 \sin i_0 = n_2 \sin \gamma$,有

$$n_1 \sin i_0 = n_2 \sin \gamma = n_2 \cos i_0$$

$$\tan i_0 = \frac{n_2}{n_1} \quad (11\text{-}32)$$

式(11-32)称为**布儒斯特定律**,i_0 称布儒斯特角或起偏角。

当自然光以布儒斯特角从空气射向玻璃时,获得的反射偏振光强仅占入射自然光总能量的 7%。为增加反射光的光强同时也提高折射光的偏振化程度,可采用如图 11-30 所示的玻片堆,当玻片数量足够多时,透射光非常接近偏振光,因此,玻片堆可以作为起偏器和检偏器使用。

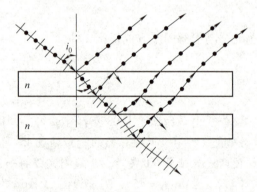

图 11-30　玻片堆

11.3.4　光的双折射现象与二向色性

当一束光在两种各向同性的介质(如:玻璃、水等)的分界面上折射时,通常折射光只有一束,并且遵从光的折射定律。但是,当光束射入各向异性介质(如:方解石晶体)时,会产生两束折射光,如图 11-31a 所示,这种现象称为**双折射**。

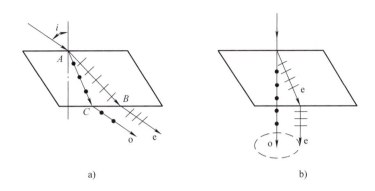

图 11-31 方解石晶体的双折射现象

实验表明，当改变入射角 i 时，两束折射光之一始终满足折射定律，这束光称为寻常光，简称 o 光；另外一束光不遵从折射定律，这束光称为非常光，简称 e 光。入射角 $i=0$ 时，o 光沿着法线方向前进，而 e 光则可能沿偏离法线某一角度的方向前进。当以入射光为轴旋转晶体时，o 光不动，e 光则随着晶体的旋转而绕着 o 光转动，如图 11-31b 所示。

通过实验还发现，改变入射角 i 时，会发现在有些方向上不发生双折射现象。晶体内部平行于这些特殊方向的直线称为晶体的光轴。天然的方解石晶体是六面棱体，如图 11-32 所示，其中有两个特殊的顶点 A 和 D，相交于这两点的每两条棱之间的夹角都是钝角，各为 $102°$。从晶体顶点 A 或 D 引出一条直线，方解石晶体的光轴使它和三条棱成

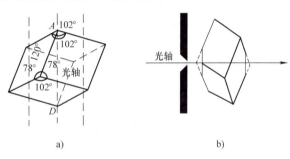

图 11-32 方解石晶体的光轴

等角，这一直线便是方解石晶体的光轴方向。光轴仅标志一定的方向，并非某一特殊直线，这完全不同于几何光学中光轴的概念。方解石、石英、电气石晶体内只存在一个特殊方向，称单轴晶体；有些晶体（如：云母、硫黄等）具有两个光轴，称双轴晶体。

产生双折射的原因是由于 o 光和 e 光在晶体中的传播速度不同，可以用惠更斯原理来解释。当一束平行自然光垂直入射到晶体表面时，被照射的晶面上各点都是发射子波的波源。o 光在晶体中各个方向的传播速度相同，而 e 光的传播速度却随方向的不同而变化。即在各向异性晶体中每一个方向都有两个光速，一个是 o 光，速度 v_o；另一个是 e 光，速度 v_e。一般情况下，$v_o \neq v_e$，只有在光轴方向 $v_o = v_e$。如图 11-33 所示，o 光的波振面是球面，e 光的波振面是旋转椭球面，o 光波振面与 e 光波振面在光轴方向上相切，而在垂直于光轴方向上，o 光和 e 光的速率之差最大。有一类晶体，$v_o \geqslant v_e$，这类晶体称为正晶体，如石英、冰；另一类晶体，$v_o \leqslant v_e$，称之为负晶体，如方解石、红宝石。

下面应用惠更斯图示法说明负晶体内 o 光和 e 光的形成和传播的几种情况，如图 11-34 所示。

① 如图 11-34a 所示，平行光垂直入射方解石晶体表面，光轴在入射面内并与晶体表面垂直。当平面波的波面到达晶体表面的 A 和 B 两点时，它们在晶体内分别产生两对球形和

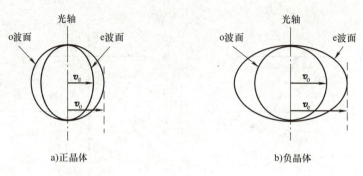

图 11-33　正晶体和负晶体的子波波振面

椭球形的波面，并在光轴方向上相切。此时 o 光和 e 光传播方向相同，但两波面不重合，即两者存在一定的相位差，属于双折射的一种特殊情况。②如图 11-34b 所示，光轴也是平行于晶面，自然光斜向入射。由于入射光的波阵面 AC 上各点到达晶面的时间不同，所以晶体内 o 光和 e 光的波阵面（包络面）表示为斜向切线，这时 o 和 e 光传播方向不同，即发生双折射。③如图 11-34c 所示光轴与晶体斜交，自然光也是沿斜向（倾角不同）入射，情况与②相似。图中 o 光和 e 光子波面的切点在光轴上，表明仅在光轴方向上两束光传播速度相同，不发生双折射。④如图 11-34d 所示光轴垂直于晶面，自然光也是垂直于晶面入射，即 o 光和 e 光在晶体内沿光轴方向以相同速度传播，所以不发生双折射。

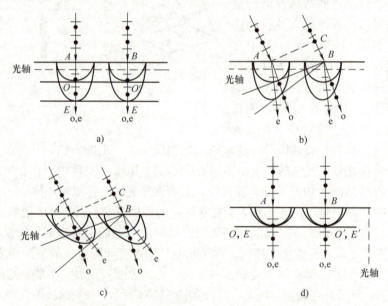

图 11-34　双折射的惠更斯图示法

通过光轴与任一晶体面正交的面叫作晶体的主截面。在晶体内，任一已知光线和光轴所组成的平面叫作这光线的主平面。一般情况下，在晶体内的 o 光主平面与 e 光主平面不是同一平面，而且 e 光也不一定在入射面内。但是，当入射光线在主截面内，则 o 光主平面与 e 光主平面重合，而且它们都在主截面内。

o 光与 e 光都是偏振光，o 光的振动面垂直于晶体的主截面，而 e 光的振动面在主截面内。两者的振动面彼此相互垂直。根据这一特点，可以通过双折射来获得偏振光，方法是采用具有双折射特性的晶体制成偏振器。

电气石是一种双折射的晶体，它能够强烈地吸收 o 光，而对 e 光则吸收得很少。晶体对互相垂直的两个光振动具有选择吸收的性能叫作二向色性。在 1mm 厚的电气石晶体内，o 光差不多完全被吸收，只有 e 光透过。因此，可用一块电气石来产生偏振光，同时用另一块电气石作检偏器来检验。电气石虽然可用作起偏器或检偏器，但由于它对各种波长的光线具有选择吸收的性能，如果用白光入射，透出的偏振光带有蓝绿色，而且光强也很小，制成的起偏器或检偏器不是很实用。

制作偏振器的偏振片最初是用一种二向色性很强的超微晶粒，例如碘硫酸金鸡纳平行地"嵌"在硝化纤维上，这种人造偏振片制作工艺较为复杂。后来又发明一种内部不含任何晶粒的人造偏振片，它是把具有长链分子结构的塑料，如聚乙烯醇加热并拉长，再经碘泡浸烘干而制成的，称为 H 偏振片。如果不用碘泡浸，而直接用脱水剂处理制成的，称为 K 偏振片。

人造偏振片对可见光具有一定程度的选择性吸收，透射光略带颜色。但它的优点甚多，例如工艺简单，价格低廉，性能稳定，面积很大等，因此被广泛地应用在所有不需要特别完善的偏振光的场合。例如，观看立体电影用的眼镜片，照相机上用的偏振滤光片，汽车驾驶室的挡风玻璃和车前灯的灯罩等。质量较好的偏振片也用于精密仪器上，例如很多偏振光显微镜都已采用它。

11.3.5 物质的旋光性

1811 年阿喇果（D. Arago）发现，当偏振光沿光轴方向通过石英晶体时，偏振光的振动面会发生旋转。随后又在其他一些晶体以及液体中也发现同样的现象，如松节油、糖溶液、酒石酸溶液等。线偏振光通过物质时振动面发生旋转的现象称为旋光现象。

实验表明，对于单色偏振光，旋光物质使振动面旋转的角度 φ 与偏振光通过的物质的厚度 L 成正比，即

$$\varphi = \alpha L \tag{11-33}$$

式中，比例系数 α 为物质的旋光率，在数值上等于单位长度的旋光物质所引起偏振光振动面旋转的角度，它与物质的性质和光的波长有关。

旋光物质为溶液时，偏振光的振动面旋转的角度还与溶液的浓度 C 成正比，即

$$\varphi = [\alpha]_\lambda^t CL \tag{11-34}$$

式中，φ 的单位为（°）；C 的单位为 $g \cdot cm^{-3}$；L 的单位为 dm；α 的单位为（°）$cm^3 \cdot g^{-1} \cdot dm^{-1}$；$t$ 是温度；λ 是偏振光的波长。在实际测量时，一般取 $t=20℃$ 及采用钠光光源（即太阳光中的 D 线），此时的旋光率写成 $[\alpha]_D^{20}$。式（11-34）常用于测定旋光溶液的浓度，如医学上常用旋光仪（或糖量计）测量糖溶液的浓度；在药物分析及商检部门用旋光法测定许多化合物（如可卡因、尼古丁、樟脑等）的浓度。

按旋光物质使偏振光的振动面旋转的方向不同，可将旋光物质分为左旋和右旋两类。面对光的入射方向，使偏振光的振动面沿逆时针方向旋转的物质称为左旋物质（旋光率为负）；使偏振光的振动面沿顺时针方向旋转的物质称为右旋物质（旋光率为正）。石英和许多有机物都具有左右旋两种旋光异构体，天然的蔗糖和葡萄糖都是右旋的。某些药物也有左

右旋之分，且左旋药物和右旋药物的疗效不同，例如天然氯霉素是左旋的，而人工合成的"合霉素"则是左右各半的混合物，其中只有左旋成分有疗效。一些生物物质，如不同的氨基酸和 DNA 等也有左右旋的不同。

【例题 11-7】 一块表面垂直于光轴的左旋石英晶片，恰好能抵消长 20cm、浓度为 0.10g/cm³ 的果糖（右旋）溶液对钠黄光所造成的偏振光振动面旋转，问石英片厚度是多少？已知该种果糖溶液的旋光率 $[\alpha]_D^{20} = 88.16(°)\text{cm}^3 \cdot \text{g}^{-1} \cdot \text{dm}^{-1}$，石英对钠光的旋光率 $\alpha = 21.724 \, (°) \, \text{mm}^{-1}$。

【解】 设石英晶片的厚度为 l，果糖溶液长度为 l'，根据式（11-33）和式（11-34）可得

$$\alpha l = [\alpha]_D^{20} C l'$$

所以

$$l = \frac{[\alpha]_D^{20} C l'}{\alpha} = \frac{88.16 \times 0.10 \times 2.0}{21.724} \text{mm} = 0.81 \text{mm}$$

*11.4 波动光学在医学中的应用

11.4.1 CD 光盘的播放原理

加密光盘简称 CD 或光盘，它的功能是利用光的干涉效应来改善立体声播放效果。如图 11-35 所示，CD 盘上刻有螺旋形的下凹轨道，从盘面中心向边缘展开，称为预刻槽，槽内保持着以特定格式记录的音频信息。CD 播放音乐时，需要通过激光头向光盘发射激光束，再用探测器对反射回来的光束进行检测和处理，这就是音频信息的读取。

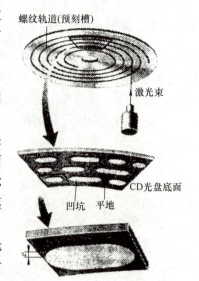

图 11-35 CD 光盘结构与播放原理

CD 上的音频信息是用光盘背面上许多凸起的小面积来编码的。从光盘正面（贴有商标的一面）看去，这些凹面好像是浅坑，称为"凹坑"（pit），它们被原来的平面（称为"平地"）所分隔。凹坑和平地外表覆盖着一层塑料薄膜（图 11-35 中未画出）。

当 CD 盘在播放器内匀速旋转时，射向光盘背面的激光束经反射进入探测器。反射光强随着凹坑与平地经过投射点而发生时起时伏的变化，这种起伏变化信号转换成二进制数码（0 和 1），就可以读取光盘上记录的音频信息。为了使光强起伏容易检测，凹坑的厚度（或深度）e 需要精心选择。从光盘背面看上去，当激光束与凹坑的外部边缘交叠时，一部分光从坑底反射，而另一部分光则从平地反射，两者都有半波损失。两种"地势"的高度差使后者相对前者多走了 $2e$ 的路程，相应的光程差为 $2ne$（n 为塑料折射率）。所以，一般按照式（11-14），即 $2ne = \lambda/2$ 来选择凹坑深度，使之恰好等于激光在塑料薄膜中的 1/4 波长，即 $e = \lambda/4n$，从而令两部分反射光产生相消干涉。于是，激光束照射凹坑边缘时，反射光强要比照射平地时要小得多。由于干涉效应，光强起

伏变化相当明显，探测器完全可以"识别"凹坑和平地两种结构的特征，从而实现了音频信息的解读。

当 CD 盘旋转时，必须保证激光束能准确地投射到凹坑和平地交替分布的螺旋形预刻槽上。图 11-36 是一种改进型 CD 播放机，它采用三光束跟踪扫描法来保证激光束能够准确地定位。这种装置的特点是在激光头与光盘之间设置一个光栅，让激光束首先通过光栅衍射，产生中央主最大光束和两个一级极大光束。中央主最大光束直接照射在螺旋预刻槽上，旁边两个一级极大光束称为跟踪束，它们的投射区是由平地组成的环带，没有反射光强的起伏。所以在正常情况下，探测器输出恒定的电信号。如果跟踪束发生位置漂移，则在扫描路径上可能遇到凹坑而使反射光强出现起伏，跟踪束探测器输出的电信号也随之改变。把激光束在位置对

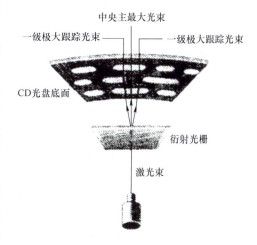

图 11-36　用光栅衍射使激光束在 CD 盘上准确定位

准和位置偏离两种状态下的信号之差输入反馈电路，对漂移量做校正，就可以使激光束回复到正常位置。

11.4.2　计算机芯片的制作

计算机芯片是计算机电路的核心部件。芯片的面积很小，却包含了数量很大且高度密集的电子元件。常见的微处理器集成电路边长约 10cm，上面安装着成百块芯片，包含数十万个晶体管，导线的宽度和间距只有 $1.5\mu m$。芯片结构实际上是一种超微型集成电路，生产计算机芯片的方法称为照相平版印刷术，制作技术的关键是尽可能减小衍射效应。

制作过程的第一道工序是把芯片的平面结构记录在一幅类似于摄影正片的蒙片上，形成所谓芯片图案，然后用光垂直地透过蒙片投射到一块表面用感光材料薄膜包封的硅晶片上，最后用化学方法除去薄膜上的感光部分，留下超细的线条，于是形成芯片上的精细的电路图案。原来，蒙片上分布着一个个类似于狭缝的结构，当光透过时便发生单缝衍射，导致光在某一角度范围发散。如果衍射效应比较明显，则由于发散的光量很大，最后将不能在硅晶片的感光材料层形成明锐清晰的图案。

计算机芯片超微型化的特点要求把衍射效应抑制到最小。根据单缝衍射公式（11-23），波长越短，衍射角也就越小。为此，在芯片印刷电路制作上已采用波长较短的紫外线来代替可见光。目前正在研究使用波长超短的 X 射线，可望产生更好地抑制衍射的效果。

11.4.3　糖量计

用来测量物质的旋光率的仪器称为旋光计。在医学上或制糖工业中，用来测定旋光性溶液（例如糖溶液）浓度的旋光计就是糖量计。最简单的糖量计结构如图 11-37 所示，起偏器 P 把单色自然光变成单色偏振光，通过长为 l 的圆柱形玻璃试管 T 后，经检偏器 A 射出。检偏器 A 可以旋转，并有附设标尺读出旋过的角度。在测量溶液浓度时先在试管 T 内充满

蒸馏水，旋转 A 使视场完全黑暗，从标尺上记下 A 的位置（角度）。然后将蒸馏水换成待测溶液，此时可观察到有光线从 A 射出。旋转 A 使视场恢复黑暗，再记下此时 A 的位置，两次读数的差即为溶液的旋光角度。如果溶液的旋光率 α 的值已知，它的浓度就可以用式（11-36）计算出来。

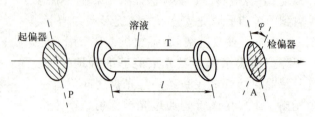

图 11-37 糖量计结构示意图

这种仪器的准确度不很高，因为视场完全黑暗的位置不易确定。为了提高测量准确度，在 A 与 P 之间插入一块沿光轴垂直切出的长形石英片。随着石英片安放位置不同，可将视场分为两部分或三部分（称为半阴板或三阴板），如图 11-38a 所示。为了补偿由石英片产生的光强变化，在石英片旁装上一定厚度的玻璃片。从起偏器射出的偏振光，一部分通过石英片后其振动方向旋转了一个角度 θ；另一部分通过玻璃片，振动方向则不变，图 11-38b 中的 P′ 和 P 表示这两部分偏振光的振动方向。当检偏器的透射轴转到与 P′ 和 P 成等角的位置（AA′）时，这两部分偏振光透过 A 之后的光强相等，视场完全均匀。这个位置就是人眼辨别微小亮度差别的最佳条件，通常取它作为参考视场，设定检偏器旋转的终点位置。

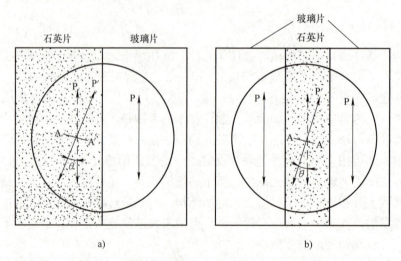

图 11-38 糖量计中石英片的两种安装方式

习 题 11

11-1 在杨氏双缝干涉实验中，两缝相距 0.2mm，光屏与狭缝相距 100cm，第 3 级明条纹与中央明条纹的距离为 7.5mm，求光波波长。　　　　　　　　　　　　　　　　　　　　　　　　　　【500nm】

11-2 有一双缝相距 0.3mm，要使波长为 6×10^{-7}m 的红光通过，在光屏上呈现干涉条纹，每条明条纹或暗条纹的宽度为 1mm，问光屏应放在多远的地方？　　　　　　　　　　　　　　　　　　　【0.5m】

11-3 在杨氏实验中，双缝间距为 0.45mm，使用波长为 540nm 的光观测。

(1) 要使光屏上干涉条纹间距为 1.2mm，光屏应离双缝多远？

(2) 若用折射率为 1.58 的云母片遮住其中一条缝，使中央明条纹移到原来第 7 级明条纹的位置，则云母片的厚度应是多少？
【(1) 1m；(2) 6.52μm】

11-4 在折射率 $n_1 = 1.52$ 的镜头表面镀有一层折射率 $n_2 = 1.38$ 的 MgF_2 增透膜，如果此膜能够使波长 $\lambda = 550nm$ 的光反射最小，则膜的厚度应是多少？
【99.6nm】

11-5 一块厚度为 1.2μm 的薄玻璃片，折射率为 1.50。设波长介于 400nm 和 760nm 之间的可见光垂直入射该玻璃片，反射光中哪些波长的光最强？
【k 取 6、7、8、9，对应的波长分别为 655nm、554nm、480nm、424nm】

11-6 波长为 680nm 的平行光垂直照射到 $L = 12cm$ 长的两块玻璃片上，两玻璃片的一边相互接触，另一边被厚度 $D = 0.048mm$ 的纸片隔开。试求在这 12cm 内呈现多少条暗条纹？
【142 条】

11-7 一平凸透镜放在平板玻璃上，以钠黄光（$\lambda = 589.3nm$）垂直入射，观察反射光产生的牛顿环。测得某一暗环的直径为 3.00mm，在它外面的第 5 个暗环直径为 4.60mm，求平凸透镜球面的半径。
【1.03m】

11-8 当把单缝衍射装置放在水中时，衍射图样将发生什么变化？在此情况下，如用公式 $a\sin\varphi = k\lambda$ 来测定波长，那么测得的结果是光在空气中的波长还是在水中的波长？
【水中波长】

11-9 用单色光做单缝衍射实验，如果把单缝的宽度逐渐缩小，屏上衍射条纹有何变化？

11-10 今有一个白光形成的单缝衍射图样，其中某光波的第三条明条纹和波长为 $6.3 \times 10^{-7}m$ 的红光的第二条明条纹重合，求该光的波长。
【$4.5 \times 10^{-7}m$】

11-11 波长为 $5.89 \times 10^{-7}m$ 的钠光，通过单缝后在 1m 处产生衍射图样，两个第 1 级暗条纹之间的距离为 2mm，求单缝的宽度。
【0.6mm】

11-12 用波长为 540nm 的单色光垂直照射在宽为 0.10mm 的单缝上，在缝后放一焦距为 50cm 的会聚透镜，求：

(1) 屏上中央明条纹的宽度；

(2) 如将此装置浸入水中，水的折射率为 1.33，则中央明条纹的宽度又如何变化？
【5.4mm；$4.06 \times 10^{-3}m$，变窄了】

11-13 中国长城的宽度约 7.0m，有人声称在月亮上可以用肉眼分辨长城两侧。设人眼的瞳孔直径 $D = 2.5mm$，光的波长为 550nm，此人说法是否正确？试确定当宇航员可用肉眼分辨长城时他与地面的最大距离，并且与地球到月亮的距离相比较。
【错误，宇航员可用肉眼分辨长城时他与地面的最大距离为 $2.6 \times 10^4 m$，远小于地球到月球的距离（$3 \times 10^8 m$）】

11-14 在通常亮度下，人眼瞳孔直径约 2.5mm，问人眼的最小分辨角有多大？远处两根细丝之间的距离为 2.0mm，问细丝离开多远时人眼恰能分辨它们？
【≈1′，不能分辨】

11-15 在白昼观看景物时人眼瞳孔的平均直径为 2.5mm，问对于 1km 远处的 2 个发光点（设波长 $\lambda = 600nm$）之间相隔多远时，眼睛刚好能分辨它们？
【29.3cm】

11-16 一束平行的黄色光垂直入射每厘米有 4250 条刻纹的衍射光栅上，所成的二级像与原入射方向成 30°角，求黄光的波长。
【$5.88 \times 10^{-7}m$】

11-17 以平行白光垂直入射光栅常数为 0.001cm 的光栅上，用焦距为 200cm 的透镜把通过光栅的光线聚焦在屏上，已知紫光波长为 400nm，红光波长为 750nm，求第 2 级光谱中紫光与红光的距离。
【14cm】

11-18 一台光谱仪有 3 块光栅，每毫米刻痕分别为 1200 条、600 条和 90 条。若用它们测定 0.7 ~ 1.0μm 的红外线波长，

(1) 试求出各块光栅一级明条纹对应的衍射角范围；

(2) 应选择哪块光栅来测量比较合适？为什么？
【(1) 衍射角范围：$\varphi_1 \approx 57°$，$\varphi_2 > 90°$；$\varphi_1 \approx 24°$，$\varphi_2 \approx 36°$；$\varphi_1 \approx 3.7°$，$\varphi_2 \approx 5.2°$。(2) 略】

11-19 自然光与偏振光有何不同？偏振光是否一定是单色光？

11-20 两偏振器透射轴的夹角由 60°转到 45°时，透射光的强度将如何变化？

11-21 使自然光通过两个透射轴夹角为 60°的偏振器时，透射光强为 I_1，在这两个偏振器之间再插入另一偏振器，它的透射轴与前后两个偏振器透射轴均成 30°角，问此时透射光强 I 是 I_1 的多少倍？ 【2.25】

11-22 根据布儒斯特定律可以测定不透明介质的折射率。今测得釉质的起偏振角 $i_0 = 58°$，试求它的折射率。
【1.6】

11-23 水的折射率为 1.33，玻璃的折射率为 1.50，当光从水中射向玻璃而反射时，起偏振角为多少？当光从玻璃中射向水而反射时，起偏振角又为多少？这两个起偏振角有何关系？
【48.5°，41.5°，互为余角】

11-24 何为双折射现象？双折射与一般折射有何不同？

11-25 什么是旋光现象？糖量计中的石英片有何作用？

11-26 将石英晶片置于透射方向互相平行的两偏振片之间，旋转石英晶片使波长为 435.8nm 的蓝光完全不能通过。已知石英对此波长蓝光的旋光率为 41.5°mm^{-1}，求石英晶片的厚度。 【2.17mm】

11-27 长 20cm 的试管装满糖溶液，偏振光通过时振动面旋转 35°，已知旋光率 α 为 52.5（°）cm^3·g^{-1}·dm^{-1}，求糖溶液的浓度。 【0.33g/cm^3】

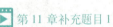 第 11 章补充题目 1　　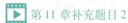 第 11 章补充题目 2　　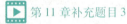 第 11 章补充题目 3

 第 11 章补充题目 4　　 第 11 章补充题目 5

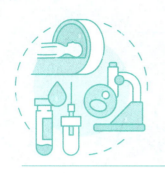

第12章 量子力学基础

量子力学是研究微观粒子运动规律的物理学分支，它与相对论一起构成了现代物理学的理论基础。量子力学不仅是近代物理学的基础理论之一，而且在现代化学、生物医学等学科和许多现代技术中得到了广泛应用。

作为基础知识，本章将从量子力学的起源入手，对光和微观粒子的波粒二象性以及由此引出的量子力学运动规律和描述方法做出基本阐述。

12.1 光的波粒二象性

12.1.1 黑体辐射

1. 黑体辐射的实验定律

实验证明，一切固体或液体在任何温度下（$T>0$）都将向空间发射各种波长的电磁波，所发射波谱的能量叫作**辐射能**。人体表面也在不断地辐射电磁波，但这些电磁波在远红外区，不能引起人们的视觉。任何物体向外辐射电磁波的本领不仅与该物体的温度有关，而且与波长有关。物体在向周围辐射能量的同时，也吸收周围物体发出的辐射能。物体向外辐射能量的本领与吸收外界辐射能的能力之间有着确定的关系。

处于热平衡态下的辐射体，如果在单位时间内，从物体表面单位面积上所辐射的波长在 λ 到 $\lambda+d\lambda$ 范围内的辐射能为 dM_λ，那么 dM_λ 与波长间隔 $d\lambda$ 的比值叫作**单色辐射出射度**，简称**单色辐出度**，用 $M_\lambda(T)$ 表示，它反映了不同温度下辐射能按波长的分布情况。单位时间内从物体表面单位面积上所发射各种波长的总辐射能，称为物体的**辐出度**，用 $M(T)$ 表示，它只是温度 T 的函数。

当辐射能投射到某个不透明的物体表面时，一部分能量被吸收，另一部分能量从表面反射出去，吸收的能量和入射总能量的比值，称为该物体的吸收率。实际物体的吸收率都小于1，即物体只能部分地吸收投射到表面上的辐射能，其余部分被表面反射或透射过去了。吸收率等于1的物体叫黑体，它能够完全吸收任何波长的辐射能量，而不反射或透射。

黑体是一种理想化的模型，其模型如图 12-1 所示。

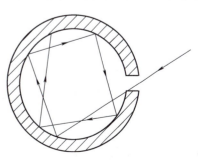

图 12-1 黑体模型

当一束强度为 I_0 的任意波长的光波入射小孔后,将在空腔内发生很多次的相继反射,每反射一次,空腔内壁将吸收部分能量,经过 n 次反射后,只要 n 足够大,入射光波的能量就能够几乎全部吸收,所以图 12-1 这个小孔空腔体就可近似看成黑体。在一定温度下,利用分光仪器分别测定黑体模型(上述小孔空腔)对各种不同波长的能量的辐射功率。然后对腔壁均匀加热以提高它的温度,分别在不同温度下重复上述实验,进而描绘出黑体单色辐射度 $M_\lambda(T)$ 随 λ 和 T 变化的多条实验曲线,如图 12-2 所示。由实验曲线,可得出下述两条有关黑体辐射的实验定律:

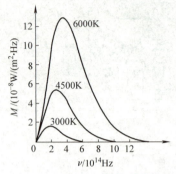

图 12-2　黑体辐射能谱曲线

(1) **斯特藩-玻尔兹曼定律**　黑体的总辐射本领与它的热力学温度 T 的 4 次方成正比,即

$$M(T) = \sigma T^4 \tag{12-1}$$

式中,σ 是斯特藩-玻尔兹曼常量,$\sigma = 5.67 \times 10^{-8} \mathrm{W \cdot m^{-2} \cdot K^{-4}}$。$M(T)$ 也就是如图 12-2 所示的每条曲线下的面积。

(2) **维恩位移定律**　在任何温度下,黑体辐射本领的峰值波长 λ_m 与黑体的热力学温度 T 成反比关系,即

$$T\lambda_m = b \tag{12-2}$$

式中,b 称为维恩常量,$b = 2.897 \times 10^{-3} \mathrm{m \cdot K}$。利用这一定律,只要测得 λ,就可以计算出黑体的温度了。太阳表面的温度就是用这种方法测出来的。人的体温为 37℃,即 $T = 310\mathrm{K}$,如果把人体看作黑体,那么 $\lambda_m = 9.38\mathrm{\mu m}$,可见人体热辐射能量最大的波长在远红外区。

红外热像仪是热辐射规律在现代科学技术上的一个重要应用,在工程和医学等众多领域内广泛使用,其工作原理就是根据斯特藩-玻尔兹曼定律。当温度变化时,能量的总辐射本领与温度的 4 次方成正比,当温度有较小的变化时,会引起能量总辐射本领的很大变化。

红外热像仪利用光学成像物镜接受被测目标的红外辐射能量,并将其聚焦到红外探测器的光敏元件上,把辐射的光信号转换成电信号,而信号处理系统再将电信号放大并转换为可视的图像信号,从而在显示器上获得热像图。通俗地讲,红外热像仪就是将物体发出的不可见红外能量转变为可见的图像。

在医学上,热像图显示的是人体体表的温度分布,通常用亮暗灰度或暖色和冷色来表示温度的高低。在临床诊断上,热像图对炎症、肿瘤等疾病的确诊有很重要的提示作用或诊断意义。例如,癌细胞由于增殖快,血管丰富,体表温度较周围组织高,由这个差异即可作诊断。

2. 普朗克能量子假设

从理论上导出黑体单色辐出度的表达式,是 19 世纪末期理论物理学所面临的重大课题。其中最著名的是维恩及瑞利和金斯的工作。维恩推出的公式只在波长较短的范围内与实验数据符合得很好,但在长波段有明显偏差,如图 12-3 所示。瑞利和金斯得到的公式只在长波波段内与实验相符,而在短波范围内与实验结果完全不符,这在物理学

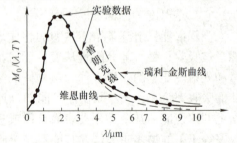

图 12-3　黑体辐射理论和实验结果比较

史上曾称为"紫外灾难"。经典物理学在解释黑体辐射规律问题上遇到了严重的困难。

1900 年，德国物理学家普朗克给出了黑体辐射公式

$$M_\lambda(T) = \frac{2\pi hc^2}{\lambda^5}\left(\frac{1}{e^{hc/\lambda kT}-1}\right) \tag{12-3}$$

式中，h 是**普朗克常量**，$h = 6.626 \times 10^{-34}\ \mathrm{J\cdot s}$；$c$ 是真空中的光速；k 为玻尔兹曼常量。普朗克公式在全部波段范围内与实验结果完全符合，如图 12-3 所示。

普朗克指出，如果做下述假设，就可以从理论上导出他的黑体辐射公式：辐射黑体分子、原子的振动可看作谐振子，这些谐振子的能量不是连续地取值，一个频率为 ν 的谐振子能量只能取最小能量 ε_0 的某整数倍，$\varepsilon_0 = h\nu$；谐振子在发射或吸收辐射能时，是以 $h\nu$ 为单元，一份一份进行的，这个最小能量单元 $h\nu$ 称为**能量子**。普朗克能量子假设突破了经典物理学的观念，第一次提出了微观粒子具有分立的能量值，这使物理学发生了划时代的变化。

12.1.2 光电效应

1. 光电效应的实验规律

当光照射到金属表面时，电子会从金属表面逸出的现象称为**光电效应**。

研究光电效应的实验装置如图 12-4 所示。当光照在阴极金属板 P 的表面时，金属表面会放出电子，称为光电子。光电子在电场的作用下向阳极 C 运动形成电流，称为光电流。

光电效应的实验结果归纳如下：①增加光强，就能增加光电子的数目，所以饱和光电流 I_s 和入射光强成正比。②光电子的最大初动能与遏止电压的关系为 $\frac{1}{2}mv^2 = eU_a$。③光电子的能量与入射光的频率成正比，与入射光的光强无关。④入射光有一极限频率 ν_0，ν_0 随金属种类而异。在 $\nu \geqslant \nu_0$ 时才能产生光电效应，在 $\nu < \nu_0$ 时无论光照多么强，照射时间多么长，都不能产生光电效应。ν_0 称为光电效应的截止频率（也叫红限）。⑤当频率超过某金属的截止频率时，金属表面从接收光照到逸出电子所需时间不超过 $10^{-9}\mathrm{s}$（见图 12-5）。

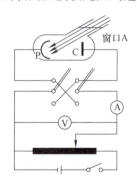

图 12-4　光电效应实验装置图

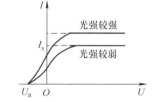

图 12-5　光电效应的伏安特性

2. 爱因斯坦光子理论

经典物理理论与光电效应的实验事实存在尖锐的矛盾。按照经典物理理论，光电子的初动能与光强有关；光电效应不存在截止频率；光电效应存在弛豫时间，其长短取决于光强。

1905 年，爱因斯坦为了解释光电效应，在普朗克能量子假设的基础上提出了光子假设。他认为，光不仅在发射和吸收时具有粒子性，而且在空间传播时也具有粒子性。光在真空中是以光速 c 传播的粒子流，这些粒子称为光量子或光子，每个光子的能量 $\varepsilon = h\nu$。

按照爱因斯坦的光子假设，一个电子一次吸收一个光子，电子吸收一个光子就能获得这个光子的全部能量并转化为动能。如果光子的能量大于电子脱离金属所需的逸出功，电子就能逸出金属表面并具有初动能。根据能量守恒定律，金属中一个电子吸收一个光子的能量 $h\nu$，一部分用来克服电子的逸出功 A，另一部分转化为光电子的初动能，即

$$h\nu = \frac{1}{2}mv_m^2 + A \tag{12-4}$$

式（12-4）称为**爱因斯坦光电效应方程**。

由爱因斯坦光电效应方程可知，只有当 $h\nu > A$ 时，电子才能有足够的能量逸出金属表面，所以存在截止频率 ν_0，即

$$\nu_0 = \frac{A}{h}$$

将 $A = h\nu_0$ 代入爱因斯坦光电效应方程可得

$$\frac{1}{2}mv_m^2 = h(\nu - \nu_0)$$

表明光电子的最大初动能与光强无关，只取决于入射光的频率。

在单色光的情况下，所有光子能量相同，都是 $h\nu$，增大光强意味着光子数目的增加，因而产生的光电子的数目就会增多，饱和光电流自然就会增大，于是饱和光电流与入射光强成正比。

发生光电效应时，由于光子只与一个电子作用，凡是能捕获到光子的电子都能立刻离开金属表面，无须时间积累，故光电子的逸出与光照之间不存在时间延迟。

爱因斯坦的光子理论成功的解释了光电效应，从而证实了光子概念的正确性。

3. 光的波粒二象性

光子假说不仅成功地说明了光电效应等实验，而且加深了人们对光本质的认识。许多实验证明，光具有波动性，而包括光电效应在内的许多实验又表明光是粒子（光子）流，具有粒子性，这就说明光具有波粒二象性。

光子不仅有能量，而且具有质量和动量等一般粒子共有的特性。光子质量可由相对论质能关系式得到

$$m_p = \frac{E}{c^2} = \frac{h\nu}{c^2} \tag{12-5}$$

光子的动量为

$$p = m_p c = \frac{h}{\lambda} \tag{12-6}$$

光子具有动量这一点已在光压实验中得到证实。

12.2 氢原子光谱 玻尔的氢原子理论

12.2.1 氢原子光谱

每种元素都有自己特定的光谱，氢原子是最简单的原子，其光谱也是最简单的。用光栅光谱仪观察氢原子光谱，它的光谱是分立的线状光谱。如图 12-6 所示的是氢原子光谱的一

个谱线系。其中 H_α 是明亮的红线，H_β、H_γ、H_δ 分别是青蓝线、蓝线和紫线，其余谱线在紫外区。

1885 年，巴耳末发现氢原子的可见光光谱中各谱线的波长可用一个公式表达出来。此后，莱曼、帕邢等人相继发现紫外区和红外区的谱线系也有类似的表达。将氢原子光谱的各个光谱系的波长用一个统一的经验公式可表示为

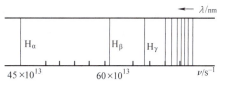

图 12-6　氢原子光谱巴耳末系的谱线

$$\frac{1}{\lambda} = R\left(\frac{1}{k^2} - \frac{1}{n^2}\right), \quad \begin{matrix} k = 1,2,3,\cdots \\ n = k+1, k+2, k+3, \cdots \end{matrix} \tag{12-7}$$

式中，R 叫作里德伯常量，其实验值 $R = 1.0967758 \times 10^7 \mathrm{m}^{-1}$。参数 k 取不同整数，表示不同的光谱系，而参数 n 取不同值表示光谱系中的各个光谱线。

12.2.2　玻尔的氢原子理论

1911 年，卢瑟福根据 α 粒子散射实验提出了原子核式模型，但经典电磁理论与原子的核式模型有矛盾。从经典电磁理论看来，这样结构的原子是完全不稳定的。因为做加速运动的电子会以电磁波的形式辐射能量，这样其轨道越来越小，最终会逐渐落到原子核上。因此，原子是一个不稳定的系统，原子所发射的光谱应当是连续光谱。但事实表明，原子是一个稳定系统，原子光谱是线光谱。

1913 年，玻尔在原子核式模型基础上，考虑到原子光谱的规律性，抛弃了部分经典理论的概念，发展了普朗克的量子理论，并提出了三条假设，使原子光谱得到了初步的解释。

玻尔理论的基本假设是：

（1）定态假设：原子只能处于一系列具有分立能量的状态，在这些状态下，电子绕核运动但不辐射能量，称为**定态**。

（2）跃迁假设：原子只有从一个定态向另一个定态跃迁时，才发射或吸收电磁波，其发射或吸收的辐射频率，由两定态的能量差决定，即

$$h\nu = E_n - E_m \tag{12-8}$$

式 (12-8) 称为**频率条件**。

（3）量子化条件：在电子绕原子核做圆周运动时，其轨道角动量等于 $\dfrac{h}{2\pi}$ 的整数倍的那些轨道才能实际存在，即

$$L = mvr = n\frac{h}{2\pi}, \quad n = 1, 2, 3, \cdots \tag{12-9}$$

式中，m 是电子的质量；v 是电子运动的速度；r 是轨道半径；h 是普朗克常量；n 是正整数，称为**量子数**。式 (12-9) 称为**角动量的量子条件**。

玻尔在上述假设的基础上，定量地计算了氢原子定态的轨道半径和能量，成功地解释了氢原子的规律性。我们知道，电子绕原子核做圆周运动时的向心力由库仑力提供，即

$$m\frac{v^2}{r} = \frac{1}{4\pi\varepsilon_0} \cdot \frac{Ze^2}{r^2}$$

由角动量量子化条件，即式 (12-9) 和库仑力公式联立消去 v，并以 r_n 代替 r，即得

$$r_n = \frac{\varepsilon_0 n^2 h^2}{\pi m e^2}, \quad n = 1, 2, 3, \cdots \tag{12-10}$$

这就是氢原子处于第 n 个定态时电子圆形轨道的半径。由此可见,电子轨道并不是任意的,当 $n=1$ 时,就得到氢原子的最小轨道半径,称为**玻尔半径**,其值为

$$r_1 = \frac{\varepsilon_0 h^2}{\pi m e^2} = 0.529 \times 10^{-10} \text{m}$$

当氢原子中的电子处于某一定态时,原子的总能量等于电子的动能 $\frac{1}{2}mv^2$ 和电子与原子核系统的电势能的代数和,即

$$E_n = \frac{1}{2}mv_n^2 - \frac{e^2}{4\pi\varepsilon_0 r_n} = -\frac{e^2}{8\pi\varepsilon_0 r_n}$$

将式(12-10)中的 r_n 代入上式就可以得到电子在半径为 r_n 的轨道上运动时氢原子的总能量为

$$E_n = -\frac{1}{n^2}\frac{me^4}{8\varepsilon_0^2 h^2} \tag{12-11}$$

由此可见,氢原子系统的能量也只能取一系列不连续的值,这称为**能量的量子化**,这种量子化的能量值称为**能级**。当 $n=1$ 时,$E_1 = -13.6\text{eV}$,这是氢原子的最低能级,也称为**基态**。对于 n 大于 1 的稳定状态,其能量均大于基态的能量,这些定态称为**激发态**。n 增大时,相邻的能级越来越靠近。当 $n \to \infty$ 时,$E_\infty = 0$,这时电子不再受原子核的束缚而成为自由电子。由上述可知,氢原子的核外电子只能在一些量子化的轨道上运动,氢原子系统的内部能量也是量子化的。表示量子化的正整数 n 称为**主量子数**。

根据玻尔的第二个假设,可以解释氢原子光谱的产生。原子通常处于能量较小的基态,但原子吸收一定的能量后,能够跃迁到能级较高的激发态,处于激发态的原子能够自发地过渡到能级较低的激发态或基态。按照玻尔的假设,原子从量子数为 n 的高能级过渡到量子数为 k 的低能级时,辐射出单色光,辐射单色光的频率为

$$\nu_{kn} = \frac{E_n - E_k}{h} = \frac{me^4}{8\varepsilon_0^2 h^3}\left(\frac{1}{k^2} - \frac{1}{n^2}\right) \tag{12-12}$$

或者

$$\frac{1}{\lambda_{kn}} = \frac{me^4}{8\varepsilon_0^2 ch^3}\left(\frac{1}{k^2} - \frac{1}{n^2}\right)$$

式中,$R = \frac{me^4}{8\varepsilon_0^2 ch^3} = 1.0973730 \times 10^7 \text{m}^{-1}$,这一理论值与实验中得到的 R 值符合得很好,从而为里德伯常量找到了理论根据。当考虑到电子实际上并不是绕着静止的核运动,而是电子与核都在围绕着它们的公共质心而旋转时,里德伯常数的计算值则是 $1.09678 \times 10^7 \text{m}^{-1}$,和光谱学测量值相符。图 12-7 是根据玻尔氢原子理论作出的能级和光谱系图。

玻尔理论成功地计算了氢原子的能级和光谱频率,上述结果还能推广到类氢原子中去,这些原子中只有一个电子在核外运动。但对稍微复杂的体系,例如含有两个电子的氦原子、氢分子,玻尔理论都不成功。玻尔已经认识到经典电磁学不适用于原

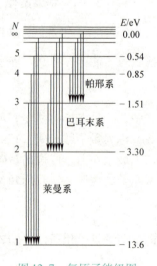

图 12-7 氢原子能级图

子内部，引入量子假设，却又用经典力学方法计算电子轨道。玻尔理论是一个充满矛盾的过渡性理论，直到 1924 年德布罗意提出电子具有波粒二象性之后，一个较完善的描述微观粒子运动规律的理论——量子力学才建立起来。

玻尔氢原子理论和普朗克能量子假设、爱因斯坦光子理论一起组成旧量子论，为量子力学的诞生和发展打下基础。在量子力学中，玻尔理论中关于定态、能级、跃迁等概念仍然是正确的。

12.3 微观粒子的波粒二象性

12.3.1 德布罗意波

光的干涉、衍射等现象体现出光的波动性，而黑体辐射、光电效应等现象说明了光的微粒性，因此，光的本性具有"波粒二象性"。法国物理学家德布罗意在研究微观粒子运动规律时，受到光的波粒二象性的启发，大胆提出假设：波粒二象性不是光学中的特殊现象，而是具有一般意义的，如电子、质子、中子这样运动中的微观粒子也同样具有波粒二象性。与光的波粒二象性相似，代表自由运动粒子的粒子性的能量 E 和动量 p 分别与代表其波动性的频率 ν 和波长 λ 满足公式：$E = h\nu$ 和 $p = \dfrac{h}{\lambda}$，这两个关系式称为**德布罗意公式**。这种与实物粒子相联系的波，称为德布罗意波或物质波。

如果是电子这样的微观粒子，当它在电压为 U 的加速电场作用下运动时，电子得到的动能是 $E_k = eU$（e 为电子电荷量），则有 $eU = \dfrac{1}{2}mv^2 = \dfrac{p^2}{2m}$，同时 $\lambda = \dfrac{h}{p}$，联立并消去动量 p，可得到 $\lambda = \dfrac{h}{\sqrt{2meU}}$，代入 h、m 和 e 的数值，得到 $\lambda \approx \sqrt{\dfrac{1.50}{U}} = \dfrac{1.225}{\sqrt{U}}$（nm）。当用 150V 的电压加速电子，其波长是 0.1nm；而电压为 10kV 时，电子波长为 0.0122nm。由此可见德布罗意波的波长是很短的。

12.3.2 电子衍射

德布罗意关于粒子具有波动性的理论其实仅是一个假设，这样的假设是否成立，关键在于能否得到实验验证。比如运动的电子束是否具有波动性，就要通过实验去验证电子束在运动的时候是否具有干涉和衍射等波动的基本特征。

在汤姆逊实验中，在真空环境里，让一窄束高速电子流通过一块铝箔片后落在荧光照相板上使底片感"光"。在底片上可以观察到，除了中央有一亮团外，亮团周围还有若干圆环（见图 12-8）。

这些圆环可以认为是物质波受到铝金属晶体的晶格衍射所产生的。金属属于多晶体结构，与晶体粉末

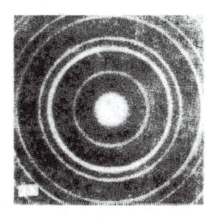

图 12-8 电子衍射

一样，可视为由杂乱排列的微小晶体组成。根据衍射环的距离以及铝金属晶格的大小，可以计算出物质波的波长。测量结果与德布罗意公式完全符合。20 世纪 30 年代以后，科学家用各种不同的方法做了大量的电子衍射实验，利用单缝、双缝等条件的电子衍射都获得了成功。在实验中，如果入射电子流的强度足够大，即单位时间内有许多电子从晶体薄膜衍射出来，则荧光板上立即出现衍射图样；如果入射电子流的强度很小，这时荧光板上就出现一个一个的亮点，显示出电子的微粒性，随着时间的延长，亮点数目逐渐增多，最终形成衍射图样，显示出波动性。此外，在其他一些实验中观察到中性粒子，如原子、分子和中子射线也具有波动性，因为它们都能产生衍射现象，这些实验结果都证实了德布罗意假设的正确性。

12.3.3 不确定关系

在经典力学中，运动的质点（或物体）具有确定的轨道。在任何时刻，宏观物体的运动状态都可以用位置和动量（或速度）来描述。然而对于微观粒子，由于它具有波粒二象性，轨道的概念失去了意义，无法通过实验来同时确定微观粒子的位置和动量。1927 年海森伯提出了同时测量一个物体的位置和动量时测量精度的自然极限。以电子单缝衍射实验为例来说，设有一束电子，以速度 $\boldsymbol{v}$ 沿 Oy 轴射向 AB 屏上的狭缝（见图 12-9），狭缝宽度为 d，这些电子的动量 p 接近相同，因此与这些电子束相联系的电子波就是近似的平面单色波。

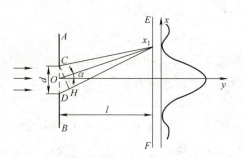

图 12-9　电子单缝衍射实验

1. 坐标和动量的不确定关系

按照玻恩的观点，在进入单缝时，电子空间位置的概率受到缝宽的限制，也就是说电子的坐标位置的最大不确定量为 d，用坐标 x 表示就是：$\Delta x = d$。根据惠更斯原理，电子在缝后的各个方向传播都是可能的 $\left(0 \sim \pm\dfrac{\pi}{2}\right)$。落入中央极大的那些电子的动量的最大不确定量为 $\Delta p_x = |\pm p\sin\varphi| = p\sin\varphi$，如果入射电子波的波长为 λ，则根据单缝衍射公式 $\sin\varphi = \dfrac{\lambda}{d}$ 和德布罗意公式 $p = \dfrac{h}{\lambda}$，可以得到 $\Delta x \Delta p_x = dp\sin\varphi = d\dfrac{h}{\lambda}\dfrac{\lambda}{d} = h$，如果进一步考虑次级极大，则 $\Delta x \Delta p > h$，于是有

$$\Delta x \Delta p_x \geq h \tag{12-13}$$

将上述关系式推广，它适合于所有坐标。可以得到

$$\Delta y \Delta p_y \geq h, \quad \Delta z \Delta p_z \geq h \tag{12-14}$$

这就是存在于坐标和动量之间的**不确定关系式**，这个关系式表明，如果我们要求确定粒子在某方向，则坐标越准确（Δx 越小），确定粒子在该方向的动量的准确度就越差（Δp_x 就越大）。换句话说，用经典力学的物理量来描述微观粒子的运动只能在一定范围内适用。

2. 能量和时间的不确定关系

动能是速度的函数，势能是坐标的函数。由于速度和坐标都有不确定性，微观粒子的能量也具有不确定性。在光谱学中，被激发电子的能量的不确定性与电子在该能量状态停留的

时间相关，原子的激发光谱谱线的宽度就证明了这一点。

根据相对论原理，假设某个粒子的总能量为 $E = m_0c^2 + E_k + E_p$，其中 m_0c^2 是常量，而 E_p 仅是坐标的函数，与粒子的动量 p 和速度 v 无关，对能量公式中的 p 求导，可得

$$\frac{dE}{dp} = \frac{p}{m} = \frac{mv}{m} = v$$

也就是 $dE = vdp$，或是 $\Delta E = v\Delta p$，以 Δt 分别乘以左式两边，即可得到能量和时间的不确定关系式

$$\Delta E \Delta t = v\Delta p \Delta t = \Delta p \Delta x \geq h \tag{12-15}$$

这就是能量和时间的不确定关系。每个激发态的能量都有不确定量 ΔE，称为能级宽度。原子不能无限期地停留在一个激发态，或早或迟要跃迁到能量更低的状态。原子停留在一个激发能级的平均寿命越短，其能级宽度就越大。长寿命的激发态叫亚稳态，亚稳态能级宽度很小。激光就是处于亚稳态的原子受激辐射的光，所以激光的单色性非常好。不确定关系是应用经典力学来描述微观粒子的适用性的量度，它使人们对微观粒子的运动规律有了进一步的了解。

12.4 薛定谔方程

12.4.1 薛定谔方程的建立

在经典力学体系中，只要知道宏观物体的初始位置和速度，应用运动方程和牛顿定律就可以推算出任何时刻此宏观物体的运动状态和运动轨迹。但对于微观粒子，由于它在运动过程中同时具有波动性和粒子性，不可能同时精确地表达它的位置和动量，而且固定轨道的概念也失去了意义。为了解决这个问题，薛定谔在1926年根据微观粒子的波粒二象性以及玻恩对物质波的统计解释，提出了用波动力学来研究微观世界运动体系的新方法。以薛定谔方程为基础建立起来的理论体系称为量子力学。

1. 波函数及其统计解释

在经典力学体系中，机械波的波函数表示质点运动的变化规律。在量子力学体系中，波函数则用来描述微观粒子的运动状态。可以用电子衍射的实验结果来说明波函数的物理意义：根据对电子衍射图样的分析，衍射图样中最亮的地方，按照波动的观点，该处电子波振动的振幅最大，强度与振幅的平方成正比。同时，若按照粒子的观点，入射到该处的电子数目则应该最多，强度与电子数目成正比。而这两种观点实际上是可以等效为：入射到空间某处的电子数目与该处电子波振动的振幅平方成正比。将这样的表述推广到所有的微观粒子，就是玻恩对波函数的统计解释：在空间某处，微观粒子出现的概率正比于此时此处波函数振幅的平方。由此可见，微观粒子的物质波既不是机械波也不是电磁波，而是一种概率波，它反映的是微观粒子运动的统计规律，这与宏观物体的运动有着本质的差异。

按照玻恩对波函数的统计解释，波函数必须具备以下三条基本性质：

（1）波函数振幅的平方表示粒子在空间某处出现的概率密度，即 $|\psi|^2 dV = \psi \cdot \psi^* dV$。

（2）波函数满足单值、连续、有限的标准条件。因为某时刻粒子在空间某点出现的概率是唯一且有限的，同时概率分布是连续的。

(3) 波函数满足归一化条件，因为在整个空间发现一个粒子的总概率应该等于1，所以有 $\int_V |\psi|^2 dV = 1$。

2. 薛定谔方程推导

薛定谔方程是量子力学中的基本方程，相当于经典力学中的牛顿运动方程。它是波函数遵循的微分方程，是微观粒子运动状态变化的基本规律。在此介绍建立该方程的主要思路。

按照量子力学中的一个基本假设，一个沿 x 轴运动、具有确定的动量 $p = mv_x$ 和动能 $E_k = \frac{1}{2}mv_x^2 = \frac{1}{2m}p^2$ 的粒子的运动相当于一个频率为 $\nu = \frac{E}{h}$、波长 $\lambda = \frac{h}{p}$ 的单色平面波，它的波函数为 $\psi = A\cos 2\pi\left(\nu t - \frac{x}{\lambda}\right)$，写成复数形式，即 $\psi = \psi_0 e^{-i\frac{2\pi}{h}(Et - px)}$，取式中只与坐标有关、与时间无关的部分

$$\psi(x) = \psi_0 e^{i\frac{2\pi}{h}px} \tag{12-16}$$

式（12-16）代表微观粒子在空间的定态分布概率直接相关的部分，将波函数 $\psi(x)$ 对 x 求二阶导数，并将 $p^2 = 2mE_k$ 代入，整理得

$$\frac{d^2\psi(x)}{dx^2} + \frac{2mE_k}{\hbar^2}\psi(x) = 0 \tag{12-17}$$

式中，$\hbar = \frac{h}{2\pi}$。式（12-17）称为一维空间自由粒子的振幅方程。如果粒子是在某个势场中运动，则总能量应该为动能 E_k 和势能 U 之和，即 $E = E_k + U$，代入式（12-17）得

$$\frac{d^2\psi}{dx^2} + \frac{2m}{\hbar^2}(E - U)\psi(x) = 0 \tag{12-18}$$

因为 ψ 只是坐标的函数，与时间无关，所以式（12-18）就是一维空间中粒子运动的**定态薛定谔方程**。如果粒子在三维空间中运动，则可将式（12-18）推广为

$$\frac{\partial^2\psi(r)}{\partial x^2} + \frac{\partial^2\psi(r)}{\partial y^2} + \frac{\partial^2\psi(r)}{\partial z^2} + \frac{2m}{\hbar^2}(E - U)\psi(r) = 0 \tag{12-19}$$

式（12-19）就是三维定态薛定谔方程，它是微观粒子在力场中的非相对论方程。

薛定谔方程不是实验事实的直接概括，而是量子力学中的一个假设，它的正确性依赖于实践的验证。只要给出粒子在系统中的势能去解薛定谔方程，就可以求出稳定状态下的波函数和能量。在微观世界中，原子和分子结构的理论信息大多是依靠解薛定谔方程得到的。

12.4.2 一维无限深势阱

现在以一维势阱中运动的粒子为例，说明如何求解薛定谔方程而得到能量的本征值和本征函数。设粒子在一方匣中沿 x 方向往复运动，其势能曲线不随时间改变，而且在 $x < 0$ 和 $x > a$ 的阱外，势能为无穷大，而在阱内势能为0。粒子要从阱内穿越到阱外，必须具有无穷大的能量，所以在阱外发现粒子的概率为0。这样粒子实际只在阱内做往复运动，这种势能曲线叫作无限深势阱（见图12-10）。

由于势能仅随坐标变化，因此粒子在势阱中的运动是定态的。

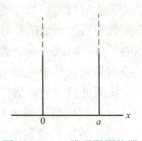

图 12-10　一维无限深势阱

对于阱内的一维运动，定态薛定谔方程为

$$\frac{d^2\psi(x)}{dx^2} + \frac{2m}{\hbar^2}(E-0)\psi(x) = 0 \qquad (0 < x < a)$$

这个式子与谐振子的振动方程形式相同，其通解为

$$\psi(x) = A\sin kx + B\cos kx$$

式中，$k = \sqrt{\dfrac{8\pi^2 mE}{h^2}}$，在这个解中，待定系数 A 和 B 由边界条件决定。当 $x = 0$ 时，$\psi = 0$，故 $B = 0$，于是 $\psi(x) = A\sin kx$，又当 $x = a$ 时，$\psi = 0$，得

$$ka = n\pi, \quad n = 1, 2, 3, \cdots$$

波函数 ψ 中的 A 可按归一化条件求出，即

$$\int_0^a A^2 \sin^2 \frac{n\pi}{a}x \, dx = \frac{A^2 a}{n\pi} \int_0^{n\pi} \sin^2 \frac{n\pi}{a}x \, d\left(\frac{n\pi}{a}x\right) = A^2 \cdot \frac{a}{2} = 1$$

故 $A = \sqrt{\dfrac{2}{a}}$，从而得到粒子的定态波函数为

$$\psi_a(x) = \sqrt{\frac{2}{a}} \sin \frac{n\pi}{a} x \quad (0 < x < a) \tag{12-20}$$

而粒子的能量由公式 $ka = n\pi$，求得

$$E_n = \frac{h^2}{8ma^2} n^2, \quad n = 1, 2, 3, \cdots \tag{12-21}$$

从式（12-20）和式（12-21）可知，一维无限深势阱中粒子的定态波函数和能量只能取分立值。

阱中粒子的波函数的概率分布如图 12-11 所示。当 $n = 1$ 时，粒子的概率分布是起伏的，随着 n 的增大，起伏频率增加；当 n 增至 10^7 数量级时，概率极大值的数目就会变得很大，

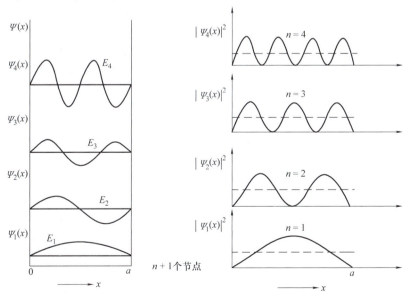

图 12-11　一维无限深势阱中粒子波函数的概率分布

粒子逐渐趋于连续分布，量子效应逐渐消失。从能量角度看，量子数 n 越小，能级越低，相邻能量间隔越大，不连续性体现地更为明显；而当量子数 n 越大，能级间隔和能级本身相比越来越小，在室温条件下，粒子的能量几乎趋于连续分布。

12.4.3 势垒 隧道效应

考虑在一维空间运动的粒子，它的势能在有限区域（$0 < x < a$）内等于常量 U_0（$U_0 > 0$），而在这个区域外面等于零，如图 12-12 所示的方形势垒势能为

$$V(x) = \begin{cases} V_0, & 0 \leqslant x \leqslant a \\ 0, & x < 0 \text{ 或 } x > a \end{cases} \tag{12-22}$$

式中，V_0 称为势垒的高度；a 称为势垒的宽度。

在经典物理中，一个能量 E 小于势垒高度 V_0 的粒子是不可能越过势垒而从一侧到达另一侧的，因为该势垒是粒子的一个禁区。但在量子力学理论中，粒子能够以一定的概率进入到经典禁区中，因此也同样能够以一定的概率越过势垒而从一侧到达另一侧。就好像在势垒中有一个"隧道"能使粒子以一定的概率穿过，这种现象称为"隧道效应"，如图 12-13 所示。

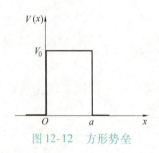

图 12-12 方形势垒

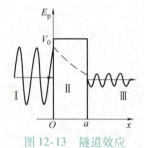

图 12-13 隧道效应

隧道效应的根源是粒子具有波粒二象性，当一个概率波从左边射向势垒时，就像一束光从光疏介质射向光密介质，在分界面上，一部分光波被反射，还有一部分光波被透射。透射的概率波从势垒的右边射出，它与入射波的强度比称为透射系数，用符号 D 表示。

可以想象，透射系数将随着势垒的高度或宽度的增加而减小，量子力学的计算指出

$$D = D_0 e^{-2ka}, \quad k = \sqrt{2m(V_0 - E)/\hbar^2}$$

式中，m 为粒子的质量；D_0 是一个接近 1 的常数。表 12-1 给出了当势垒的高度 V_0 比能量 E 大 5eV 时，电子越过不同宽度 a 的势垒时的透射系数。

表 12-1 电子越过不同宽度势垒时的透射系数

$a/10^{-10}$ m	1.0	2.0	5.0	10.0
D	1.0×1.0^{-1}	1.2×10^{-2}	1.7×10^{-5}	3.0×10^{-10}

由此可见，透射系数对势垒的宽度极为敏感，扫描隧穿电子显微镜就是根据这一性质制成的。

扫描隧穿电子显微镜的工作原理是将极细小的针尖（针尖上只有单个原子）和被研究的材料表面作为两个电极，当样品表面与针尖接近到约 1nm 时，在所加电场电压作用下，由于隧穿效应，电子会穿越势垒（即两电极间的空气或液体间隙）产生隧穿电流。实验表

明，此隧穿电流的大小对势垒宽度的变化十分敏感，隧穿电流恒定就意味着针尖与样品表面原子间距离不变。实验时保持隧穿电流的大小不变，而让针尖在样品上进行水平横向扫描，这样就使针尖同时随着样品表面原子排列的高低起伏做上下移动。通过计算机处理和图像显示系统，便可以得到0.1nm量级的超高分辨率的表面原子图像，如图12-14所示。

1981年，宾尼（G. Binnig）和罗雷尔（H. Rohrer）首先发明了扫描隧穿电子显微镜，并用它给出了晶体表面的三维图像。利用扫描隧穿电子显微镜不仅能直接观察到单个原子，还可以按需要搬动单个原子。它的发明

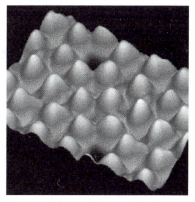

图 12-14　石墨表面的原子图像

对表面科学、材料科学乃至生命科学等领域都具有重大的意义，宾尼和罗雷尔因此获得了1986年的诺贝尔物理学奖。

12.4.4　薛定谔方程在原子分子中的应用

原子中电子的运动可以用薛定谔方程来求解，电子在原子中的高速运动无确定的轨道，但原子中的电子在核外出现的概率，在原子核外的分布还是有规律的。核外空间某些区域电子出现的概率较大，而一些区域则出现的概率较小。薛定谔方程的每一组合理解亦即波函数 ψ 及其对应的能量 E 就表示了原子中电子的一种可能运动状态，是粒子坐标（空间位置）的函数，波函数进一步求解的结果是三个量子数，再加上电子自旋量子数总共四个量子数一起决定电子的运动状态。

利用解薛定谔方程得到的波函数 ψ 能够求得描述原子的四个量子数。

1. 主量子数（n）

代表电子层，主量子数为 n，表示第 n 层电子层，是电子能量的主要决定因素。n 可取正整数即 $n=1,2,3,\cdots$。

	K	L	M	N	…
n:	1	2	3	4	
	第一层	第二层	第三层	第四层	

n 值越大，电子层越远离原子核，其能级越高。

2. 角量子数（l）

代表电子亚层，是电子能量的次要决定因素，决定原子轨道的形状。l 取 $0,1,2,3,\cdots,(n-1)$。

	s	p	d	f	…
l:	0	1	2	3	

同一电子层中 l 值越小，该电子亚层的能级越低。

3. 磁量子数（m_l）

代表原子轨道在空间的取向。每一个 m_l 值代表一个具有一定空间取向的原子轨道，m_l 的总取值数即 n 和 l 相同的原子轨道（叫简并轨道）的数目。

$$m_l = 0, \pm 1, \pm 2, \cdots, \pm l$$

4. 自旋量子数（m_s）

代表电子的自旋，只有两个取值，$\pm 1/2$。

电子所在的原子轨道离核越近，电子受原子核吸收力越大，电子的能量越低。反之，离核越远的轨道，电子的能量越高，这说明电子在不同的原子轨道上运动时其能量可能有所不同。原子中电子所处的不同能量状态称原子轨道的能级。

根据原子轨道能级的相对高低，可划分为若干个电子层，如 K、L、M、N、O、P、Q 等，同一电子层又可以划分为若干个电子亚层，如 s、p、d、f 等。每个电子亚层包含若干个原子轨道。原子轨道的能级可以通过光谱实验确定，也可以应用薛定谔方程求得。原子轨道的能级与其所在电子的电子层及电子亚层有关，还与原子序数有关。

12.5 量子点在医学中的应用

12.5.1 量子点结构

量子点，也被称为半导体纳米粒子，是一种极小的半导体纳米晶体。典型量子点是准零维的纳米材料，其内部仅包含有限数目的原子。在尺寸上，量子点在空间三个维度上都被限制在纳米量级上。与一维无限深势阱相比，量子点内部电子在空间各个方向的运动都会受到限制，因此量子点本身具有与原子类似的分立能级结构。在量子点中，由于电子（或空穴）被束缚在一个相对较小的区域内，这使得电子（或空穴）之间的库仑作用极其显著，这意味着填充一个电子（或空穴）就要克服量子点中已有电子（或空穴）的排斥作用。量子点的分立能级结构和库仑电荷效应是其基本的物理性质。

量子点的特殊结构，导致其展现出与宏观物质结构截然不同的物理效应。

1. 量子尺寸效应

固体能带理论表明，在高温或者宏观尺寸情况下，金属费米能级附近的电子能级往往是连续的，即大粒子或宏观物体的能级间距几乎为零。但是，随着粒子尺寸降低到足够小，金属费米能级附近的电子能级将由准连续变为离散能级的现象和能隙变宽的现象称为量子尺寸效应。很明显，尺寸受到限制的量子点具有量子尺寸效应。对量子点而言，由于纳米粒子的能级分裂引起的量子尺寸效应，会使量子点能级间距超过热能、磁能和静电能等，从而导致量子点的磁、光、热、电及超导电性与宏观材料特性显著不同。

2. 量子限域效应

当量子点尺寸小于激子玻尔半径时，空穴很容易与电子形成激子，引起电子和空穴波函数重叠。量子点尺寸越小，重叠因子越大，这会引起激子带的吸收系数随半径下降而增加，即出现激子增强吸收并蓝移，即量子限域效应。量子点比较强的量子限域效应使它的光学性能不同于常规半导体。

3. 表面效应

量子点表面原子数与总原子数的比值随着粒径变小而急剧增大后，引起的性质上的变化即表面效应。量子点尺寸小，表面原子数增多，表面能增大，导致量子点表面原子配位不足、不饱和键和悬挂键增多，从而使表面原子具有较高的活性，极不稳定，很容易与其他原子相结合。这种表面效应会使纳米材料具有很高的扩散速率,对先进陶瓷、粉末冶金、特种合金等材料非常重要。

4. 宏观量子隧道效应

如前文所述,微光粒子具有进入和穿透势垒的能力,即隧道效应。尺寸受限的量子点的宏观物理量如磁化强度、磁通量等,会受到微观机制的影响,微观的量子隧穿效应在宏观物理量中表现出来称为宏观量子隧道效应。该效应限定了电子器件信息存储的时间极限,是未来微电子器件的基础。例如,在制造半导体集成电路时,当电路的尺寸接近电子波长时,电子就通过隧道效应而溢出器件,使得器件无法正常工作。

12.5.2 量子点的医学应用

量子点具有和原子类似的分立的电子能级结构,因此也被称为"人造原子"。近些年,随着量子点技术的不断发展,量子点的应用已在多个领域取得了重要进展。例如,在光电子器件和通信信息等领域,量子点在红外探测器、单电子晶体管、量子计算、单光子光源以及量子点光放大器等方面成果显著。在生物医学领域,量子点特殊的光学性质使得它在生物化学、分子生物学、细胞生物学、基因组学、药物筛选、生物大分子相互作用等研究中具有极大的应用前景。

量子点的尺寸效应使其具有独特的电子和光学性质。例如,量子点的发光波长可通过改变量子点自身尺寸进行调谐。此外,量子点的荧光亮度远高于传统荧光材料,这意味着量子点在生物成像中的应用具有更高的信噪比和灵敏度。最后,量子点的荧光光谱十分稳定,不易发生漂白,可以在体内维持长时间的荧光。

上述荧光特性使得量子点在生物医学领域具有以下几个方面的应用:

(1) 细胞成像与示踪。利用量子点的高强度、稳定性和可调谐性,可以实现对细胞的高效、长期追踪和示踪。

(2) 药物输送与治疗。通过将量子点和药物结合,可以实现药物的精确输送和实施监控。这种策略对于癌症治疗、抗菌治疗等具有重要意义。

(3) 基因检测和诊断。量子点可以用于基因表达的检测和疾病诊断。比如,将量子点和特定基因序列结合,可以实现对基因的灵敏检测。

(4) 免疫分析。量子点可以作为标签用于免疫分析,提高检测的灵敏度和特异性。例如,将量子点与特异性抗体结合用于免疫分析,可以实现高灵敏度和特异性的检测目标物质。

(5) 生物探针。利用量子点荧光的高亮度、稳定性和可调谐性,可以用于生物探针的开发。这些生物探针可用于生物分子的检测、蛋白质相互作用的研究等。

(6) 光热治疗。将量子点应用于光热治疗是一种新型的治疗策略。通过近红外光的照射,量子点可以产生热量并杀死周围的癌细胞。这种治疗方法具有高效、对正常组织损伤小等优点。

习 题 12

12-1 波函数的物理意义?

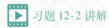

12-2 一维运动的粒子处在 $\psi(x,t) = \begin{cases} Axe^{-\lambda x} & (x \geq 0) \\ 0 & (x < 0) \end{cases}$ 的状态，其中 $\lambda > 0$。

（1）将此函数归一化；
（2）求粒子坐标的概率分布函数；
（3）在何处发现粒子的概率最大。

【（1）$A = 2\lambda\sqrt{\lambda}$；（2）$\begin{cases} 4\lambda^3 x^2 e^{-2\lambda x} & (x \geq 0) \\ 0 & (x < 0) \end{cases}$；（3）$x = \dfrac{1}{\lambda}$】

12-3 已知无限深势阱中粒子的波函数的定态形式为

$$\psi_n(x) = \begin{cases} \sqrt{\dfrac{2}{d}}\sin\dfrac{n\pi x}{d} & (0 < x < d) \\ 0 & (x \leq 0, x \geq d) \end{cases} \quad n = 1, 2, 3, \cdots$$

（1）试求处于最低能态的粒子在 $x = 0$ 与 $x = d/3$ 之间找到的概率；
（2）若粒子处于第二最低能态，粒子在 $x = 0$ 与 $x = d/3$ 之间被找到的概率为多少？

【（1）$\dfrac{1}{3} - \dfrac{\sqrt{3}}{4\pi}$；（2）$\dfrac{1}{3} + \dfrac{\sqrt{3}}{8\pi}$】

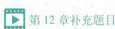

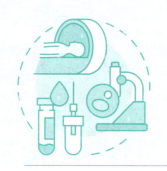

第13章 相对论基础

牛顿力学建立后，应用于各个方面，都获得了巨大的成功，对科学和技术的发展起到了很大的推动作用，自身也更趋完善。当历史跨入 20 世纪时，物理学的研究开始深入扩展到微观和高速的领域，这时人们发现牛顿力学具有局限性，标志着物理学重大发展的相对论应运而生。相对论的诞生是 20 世纪物理学最伟大的成就之一，它是基础科学以及现代工程技术所不可缺少的理论基础。

1905 年，爱因斯坦从运动物体的电动力学出发，将伽利略的力学相对性原理推广到全部物理学，提出两条基本假设——相对性原理和光速不变原理，得出了关于时间和空间的新观念，创立了狭义相对论。1915 年他又研究了加速参考系，创立了广义相对论。本章我们学习狭义相对论的主要内容。

13.1 力学相对性原理 伽利略变换

13.1.1 力学相对性原理

力学的概念如速度、加速度等以及力学规律都是对一定的参考系才有意义。牛顿定律只在惯性系中成立，而惯性系不止一个，相对于一个惯性系做匀速直线运动的任何参考系都是惯性系。对不同的惯性系，牛顿定律的形式是完全一样的吗？

牛顿力学认为相对任何惯性系，牛顿定律都成立，即相对不同的惯性系，力学的基本定律——牛顿定律的形式都是一样的，因此在任何惯性系中观察同一力学现象将按相同的规律发生和演变，这个结论叫作**力学相对性原理**。例如，牛顿第二定律可以表述为质点所受到的合力等于它的动量对时间的变化率。如果我们在某一个惯性系中测量一个质点所受到的合力 F 和它的动量的变化率 dp/dt，它们应该满足 $F = dp/dt$。在另一惯性系中，我们也考察这个质点，也测量它所受到的合力 F' 和它的动量变化率 dp'/dt'，同样有 $F' = dp'/dt'$。

力学相对性原理是伽利略发现的，所以也称为伽利略相对性原理。伽利略在宣扬哥白尼的日心说时，为了解释地球的表观静止，曾以大船做比喻，生动地指出：在"以任何速度前进，只要运动是匀速的，同样也不这样那样摆动"的大船船舱内观察各种力学现象，比如人的跳跃、抛物、水滴的下落、烟的上升、鱼的游动，甚至蝴蝶和苍蝇的飞行等，你会发现，它们都会和船静止不动时一样地发生，人们并不能从这些现象来判断大船是否运动。其实，在比伽利略早 1700 多年的我国西汉时代古书中就有关于相对性原理的思想。《尚书纬·考灵曜》中这样记述："地恒动不止而人不知，譬如人在大舟中，闭牖而坐，舟行而不觉也。"

在做匀速直线运动的大船（惯性系）内观察任何力学现象，都不能据此判断本身的运动，只有开窗向外看，当看到与地面相对静止的灯塔（惯性系）的位置相对于船不断变化时，才能判定出船相对于地面是运动的，并且可以由此确定船速。即使这样，也只能做出相对运动的结论，并不能肯定究竟是船在运动还是灯塔在运动，确定的只是这两个惯性系的相对运动速度。谈论某一个惯性系的绝对运动（或绝对静止）是没有意义的。这是力学相对性原理的一个重要结论。

13.1.2 绝对时空观和伽利略变换

任何运动都必须在一定的空间和时间内进行，牛顿在讨论运动和参考系的关系时，提出了绝对时间和绝对空间的观念，即**绝对时空观**。绝对空间的观念是指长度的量度与参考系无关，在任何参考系中测量同一个长度，其结果都是一样的；绝对时间的观念是指时间的量度与参考系无关，在任何参考系中测量同一个时间间隔，其结果也都是一样的。牛顿曾说过，"绝对空间，就其本性而言，与外界任何事物无关，而永远是相同的和不动的。""绝对的、真正的和数学的时间自己流逝着，并由于它的本性而均匀地与任何外界对象无关地流逝着。"下面我们定量地说明牛顿的绝对时空观，并由此得出伽利略变换。

如图 13-1 所示，S 和 S′ 是两个惯性系，它们的 x 轴重合，其他两条轴相互平行。S′ 系沿着 x 轴以速度 u 相对于 S 系运动。我们约定，把 O 和 O' 重合的时刻，作为计时的零点，即此时 $t = t' = 0$。

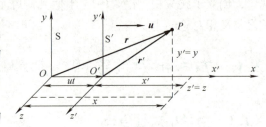

图 13-1　S 系和 S′ 系

若空间有一质点 P，它在两个坐标系中的空时坐标分别为 (x, y, z, t) 和 (x', y', z', t')，则有

$$\boldsymbol{r}' = \boldsymbol{r} - \boldsymbol{u}t \quad \text{或} \quad \begin{cases} x' = x - ut \\ y' = y \\ z' = z \\ t' = t \end{cases} \tag{13-1}$$

式 (13-1) 叫作伽利略变换，它反映了牛顿的绝对时空观。绝对空间是指空间长度与运动无关，绝对时间是指时间与运动无关，即在不同的惯性系中，长度和时间都是一样的。

把式 (13-1) 对时间求导，并考虑到 $t = t'$，得

$$\boldsymbol{v}' = \boldsymbol{v} - \boldsymbol{u} \quad \text{或} \quad \begin{cases} v'_x = v_x - u \\ v'_y = v_y \\ v'_z = v_z \end{cases} \tag{13-2a}$$

矢量式中，$\boldsymbol{v}'$ 是质点对 S′ 系的速度，可表示为 $\boldsymbol{v}_{P \to S'}$；$\boldsymbol{v}$ 是质点对 S 系的速度，可表示为 $\boldsymbol{v}_{P \to S}$；$\boldsymbol{u}$ 是 S′ 系对 S 系的速度，可表示为 $\boldsymbol{v}_{S' \to S}$，即

$$\boldsymbol{v}_{P\to S} = \boldsymbol{v}_{P\to S'} + \boldsymbol{v}_{S'\to S} \tag{13-2b}$$

式（13-2a）称为伽利略速度变换.

把式（13-2a）两边分别对时间求导，得

$$\boldsymbol{a}' = \boldsymbol{a} \quad \text{或} \quad \begin{cases} a'_x = a_x \\ a'_y = a_y \\ a'_z = a_z \end{cases} \tag{13-3}$$

式（13-3）表明，在不同的惯性系中，同一质点的加速度是相同的.

在经典物理学中，质量 m 相对于不同的参考系是相同的，即 m 是一常数，所以

$$\boldsymbol{f}' = m'\boldsymbol{a}' = m\boldsymbol{a} = \boldsymbol{f}$$

上式表明，牛顿定律在不同的惯性系中同时成立. 由于所有的力学规律都是由牛顿定律推出的，所以力学规律在一切惯性系内同时成立. 这就是说，对于力学规律所有的惯性系都是平权的，它们的地位都一样，不存在一个比其他惯性系更优越的惯性系. 在一个惯性系内进行的任何力学实验，均不能确定该惯性系本身是处于静止状态还是做匀速直线运动，因此，凭借力学实验想得到一个惯性系相对于另一个惯性系的速度是不可能的. 换句话说：所有的力学规律在所有惯性系中具有相同的形式. 对于力学规律，所有惯性系都是等价的.

13.1.3 伽利略变换遇到的问题

牛顿力学建立以后，在社会实践中取得了很大的成功，在相当长的时间内，人们认为牛顿运动定律是绝对正确的. 19 世纪 60 年代，麦克斯韦总结了电磁运动的规律，建立了麦克斯韦方程组，用这个方程组可以解释一切宏观电磁现象. 麦克斯韦电磁理论还预言了电磁波的存在，并且从理论上得到电磁波在真空中的速度是 $c = 3 \times 10^8 \text{m} \cdot \text{s}^{-1}$，与光速一致. 他由此指出，光也是电磁波. 当时人们认为，电磁波和机械波一样，必须通过媒质才能传播，并把传播光的媒质叫作"以太"，电磁波在真空中的速度就是电磁波相对于以太的速度. 以太弥散在整个空间，无色无味，弹性极好，密度极小，因此它能以极高的速度传播电磁波，它完全透明，能穿透一切实物物质，而对物体的运动不产生任何阻力，但是人们一直无法证实它的存在.

不过，如果 c 是光相对于以太的速度，而我们通过实验测出光相对于地球的速度 v，那么根据式（13-2a），就可以知道地球相对于以太的速度，从而可以间接地证实以太的存在. 为此，人们做了很多实验，其中最著名的是 1887 年迈克耳孙和莫雷所做的实验. 他们利用迈克耳孙创制的干涉仪，根据光的干涉条纹的移动来测量地球相对于以太的速度，他们估计干涉条纹可移动 0.4 条，比仪器可观察的条纹移动量（0.01 条）大得多. 原以为按所设计的实验可观察到条纹的移动，并指望由此判定地球相对于以太的运动（称为绝对运动），然而他们多次实验的结果却都是零，条纹根本没有移动. 这个结果大大出乎人们的预料，后来人们改进实验设备又反复做过这一实验，都得到零的结果，也就是始终没有观察到地球相对于以太运动的效应.

当时不少科学家还做了另外一些实验或进行天文观测来证明以太的存在，也提出了不同的假说来解释实验的结果，但是这些假说都不能圆满地解释所有的实验或观测结果. 经典物理在以太这个问题上无能为力，以至于 19 世纪末英国著名物理学家开尔文称它为物理学晴朗天空边际的一朵"乌云". 值得提出的是，当时几乎没有人怀疑牛顿的绝对时空观和伽利

略变换的正确性,所有假说都认为伽利略变换是正确的,因为这一变换的结论与现实生活的经验完全符合。

爱因斯坦深入研究了这一问题,他从根本上否定了以太的存在,提出了革命性的理论,创立了相对论,把物理学推进到了一个新的阶段。

13.2 狭义相对论的基本假设和时空观

爱因斯坦在 1905 年发表的论文《论动体的电动力学》中,坚持了为实践所证实的力学相对性原理,抛弃了绝对时空观,因而也就抛弃了伽利略变换。他提出了两条基本假设,创立了狭义相对论,成为继牛顿、麦克斯韦之后最伟大的物理学家。

13.2.1 狭义相对论的两条基本假设

1. 相对性原理

物理规律在所有的惯性系中都有相同的描述,也就是说在任何惯性系中做任何实验都无法检测到自己相对于其他惯性系的运动。

2. 光速不变原理

在任何的惯性系中,真空中的光速总是常量,与光源或观察者的运动无关,也同光的传播方向无关。1983 年国际上对"米"采用了"最后的"规定:1m 是光在真空中在 1/299792458s 内所行进的距离。因此真空中光速的值是一个规定值,$c = 299792458 \text{m} \cdot \text{s}^{-1}$。

第一条假设肯定了一切物理规律(包括力、电、光等)都应该遵从同样的相对性原理,可以看出,这是力学相对性原理的推广,它说明相对性原理适用于任何自然现象。同时,它也间接地证明了,无论什么物理实验方法都不能找到绝对参考系,也就是说绝对静止的参考系是不存在的。第二条假设指明电磁波相对于任何惯性系(包括地球)的速度都一样,与迈克耳孙-莫雷实验和其他有关实验结果是一致的,但是它与伽利略变换显然是冲突的,因此式(13-1)不可能成立。

爱因斯坦以这两条基本假设为基础,导出了能正确反映物理世界规律的相对论变换式,建立了新的时空观。

13.2.2 狭义相对论的时空观

爱因斯坦在对物理规律和参考系的关系进行考察时,不仅注意到了物理规律的具体形式,而且注意到了更根本、更普遍的问题——关于时间和长度的测量问题。

爱因斯坦对牛顿的绝对时间概念提出了怀疑,他从 16 岁就开始思考这个问题了,经过 10 年的思考,终于得到了异乎寻常的结论:时间和空间的量度是相对的,是与参考系有关的。在此基础上,他提出了新的时空观——狭义相对论时空观。狭义相对论时空观主要包括以下几方面:

1. 同时性的相对性

同时性的相对性是指:如果在一个惯性系中观察到两个事件是同时发生的,那么在另一个惯性系中观察,这两个事件并不一定同时发生。

我们考察图 13-2 所示的两个惯性系 S 和 S'。设在 S'系中的 x' 轴上 A'、B' 两点各放置一

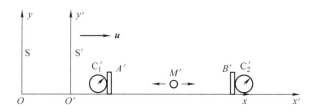

图 13-2 同时性的相对性（1）

个接收器，每个接收器旁各有一个静止的钟 C_1' 和 C_2'，在 $A'B'$ 的中点 M' 有一个闪光光源。

如果光源 M' 发出一个闪光，由于 $A'M' = M'B'$，而光朝各个方向传播的速度是相等的，所以这两个闪光必定同时到达这两个接收器，也就是说闪光到达 A' 和到达 B' 这两个事件在 S' 系中是同时发生的。

在 S 系中观察，整个仪器都在向右做匀速运动，上述两个事件是不是同时发生的呢？光从 M' 向 A' 运动的这段时间内，A' 迎着光走了一段距离，而在光从 M' 向 B' 运动的那段时间内，B' 却背着光走了一段距离。显然光从 M' 到 A' 所走的距离要比光从 M' 到 B' 所走的距离短，由于光传播这两段距离的速度相等，所以光必定先到达 A'，后到达 B'，或者说，光到达 A' 和到达 B' 这两个事件在 S 系中并不同时发生，而是在运动后方的那个事件（图 13-3 中是光到达 A' 的那个事件）先发生。所以同时性是相对的。

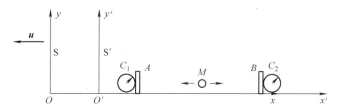

图 13-3 同时性的相对性（2）

如果 M、A、B 等是一套固定在 S 系中的类似装置，分析是同样的，如图 13-3 所示，在 S 系中观察，闪光同时到达 A 和 B；而在 S' 系中观察，由于仪器向左运动，位于运动后方的 B 迎着闪光运动，将先收到闪光。

分析这两种情况可以得到如下的结论：

沿两个惯性系相对运动方向发生的两个事件，若在其中一个惯性系中是同时的，在另一个惯性系中观察，总是在前一个惯性系运动的后方的那个事件先发生，即同时性是相对的。

2. 时间量度的相对性

我们在 S' 系中做一个假想实验。如图 13-4 所示，A' 点发出的一个闪光，沿 y' 轴传到平面镜 M' 再反射回 A' 点，$\overline{A'M'} = L$。

我们来研究"A' 发射闪光"和"A' 收到闪光"这两个事件的时间间隔。由于光速不变，在 S' 系中，该时间间隔是（参见图 13-4a）

$$\Delta t' = \frac{2L}{c} \tag{13-4}$$

在 S 系中看，这个时间间隔 Δt 是多少呢？在 S 系中，闪光发出以后，平面镜运动，到达平面镜的光不是竖直向上传播的，而是沿着斜线。同样，在 A' 收到的反射光也是沿斜线

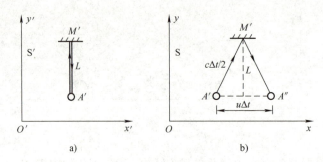

图 13-4 时间量度的相对性

传播过来的。由图 13-4b，可得

$$\left(c\frac{\Delta t}{2}\right)^2 - \left(u\frac{\Delta t}{2}\right)^2 = L^2$$

解出

$$\Delta t = \frac{2L/c}{\sqrt{1-u^2/c^2}} \tag{13-5}$$

比较式（13-4）、式（13-5），得到

$$\Delta t = \frac{\Delta t'}{\sqrt{1-u^2/c^2}} \tag{13-6}$$

因此 $\Delta t \neq \Delta t'$，它们之间的差别与两个惯性系的相对速度 u 有关，这个结果叫作**时间量度的相对性**。注意到 "A'发射闪光" 和 "A'收到闪光" 这两个事件发生在 S′系中的同一地点 A'，而在 S 系中则不在同一地点（A' 与 A''），由式（13-6）可知，$\Delta t > \Delta t'$，所以发生在同一地点的两个事件的时间间隔 $\Delta t'$ 是最短的，这样的时间间隔叫作**固有时间**或原时，用 $\Delta t_{固}$ 表示。所以，在任何惯性系中测量两个事件的时间间隔，以固有时间为最短，即有

$$\Delta t = \frac{\Delta t_{固}}{\sqrt{1-u^2/c^2}} \tag{13-7}$$

如果在 S′系中 A' 处有一只固定的时钟，每隔一小时敲一下，这里 "一小时" 就是 "敲第一下" 和 "敲第二下" 这两个事件的时间间隔，这两个事件发生在同一地点，所以 "1 小时" 是固有时间，$\Delta t_{固} = 60\text{min}$。在 S 系看来，钟是运动的，同样这两个事件的时间间隔就不是固有时间，其时间间隔按式（13-7）应为 Δt，比 $\Delta t_{固}$ 大，比如 $\Delta t = 70\text{min}$。所以在 S 系看来，S′中的钟是运动的，而且比 S 系中的钟慢，这样就有 "运动的钟变慢" 的结论。由于运动是相对的，S′中的观察者也认为 S 中的钟是运动的，与 S′中的钟相比，S 中的钟要慢些。运动的钟变慢也称为时间膨胀。

"运动的钟变慢" 的结论同日常生活经验的差距实在太大了，这是因为在日常生活中，物体运动的速度 $u \ll c$，Δt 与 $\Delta t'$ 的差别实在太小了，根本察觉不出来（见例 13-1），而认为 $\Delta t = \Delta t'$，这正与牛顿的绝对时间观念一致，所以牛顿的绝对时间观念是相对论时间观念在惯性系相对速度比光速小得多的情况下的近似。

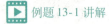
例题 13-1 讲解

【**例题 13-1**】 一飞船以 $u = 9 \times 10^3 \text{m} \cdot \text{s}^{-1}$ 的速率相对于地面（我

们假设为惯性系）匀速飞行。飞船上的钟走了 5s 的时间，用地面上的钟测量是经过了多少时间？

【解】 因为飞船上的钟走的 5s 时间是固有时间，所以地面上的钟测量的时间为

$$\Delta t = \frac{\Delta t_{固}}{\sqrt{1-\frac{u^2}{c^2}}} = \frac{5}{\sqrt{1-\left(\frac{9\times 10^3}{3\times 10^8}\right)^2}}s \approx 5.000000002s$$

这个结果说明，对于飞船这样的速率来说，时间膨胀效应实际上是很难测量出来的。

那么，当 u 很大时是不是可以发现 Δt 与 $\Delta t'$ 的不同呢？是否有什么事实证明它们之间的关系正是如式 (13-7) 所示的结果呢？我们看下面的例子。

【例题 13-2】 有一种基本粒子叫 μ 子，在实验室中静止（或运动速度很小）的 μ 子从其产生到衰变之间的时间间隔（称为平均寿命）为 $\tau_0 = 2.2 \times 10^{-6}$s。宇宙线中也有这种 μ 子，它们是在高空（离地 10km 左右）由初级宇宙线同原子核相互作用产生的 π 介子衰变出来的，这种 μ 子的速度极高，达到 $u = 0.998c$，问地面观测站能否检测到它们？

例题 13-2 讲解

【解】 按照经典力学，即使 μ 子以光速前进，在其有限的寿命 τ_0 内，也只能运动 $\tau_0 c = 660$m，也就是说它们运动了 660m 后就要衰变，地面观测站是不可能检测到它们的。

但是按照相对论，τ_0 是固有时间，μ 子高速运动时，在地面参考系中它的寿命变长了，则

$$\tau = \frac{\tau_0}{\sqrt{1-u^2/c^2}} = \frac{2.2\times 10^{-6}}{\sqrt{1-(0.998)^2}}s \approx 3.48\times 10^{-5}s = 15.8\tau_0$$

所以在地面上的观察者看来，μ 子的寿命延长到静止时的 15.8 倍，它们在衰变前可行进的距离也将是 660m 的 15.8 倍，即约为 10km，所以能够被地面观测站检测到。实际上，确实有很多 μ 子到达了地面观测站，这说明"运动的钟变慢"是实实在在的。

3. 空间量度的相对性

长度测量是和同时性的概念密切相关的。在某一参考系中测量尺子的长度，就是要同时测量它的两端点之间的距离。这一点在相对于尺子静止的参考系中并不重要，但在相对于尺子运动的参考系中却十分重要，为此我们设计下面的实验。

如图 13-5 所示，S 是静止参考系，S′ 以速度 **u** 相对于 S 系运动。假设在 S′ 系中有一支固定的直尺，沿运动方向放置，现测量尺子的长度。

在 S 中，取静止的 P 点为一参考点，尺子沿 x 轴运动。在某一时刻尺子的 B′ 端经过 P 点，即 B′、P 重合。经过时间 Δt 后，尺子的 A′ 端经过 P 点，即 A′、P 重合。"B′、P 重合"和"A′、P 重合"这两个事件发生在同一地点 P 点，其时间间隔 Δt 是

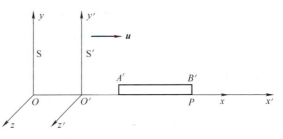

图 13-5 空间量度的相对性

固有时间，因此尺子的长度为 $L = u\Delta t$。

在 S' 系看来，尺子并不运动，而是 S 系向左运动，"B'、P 重合"和"A'、P 重合"这两个事件发生在不同的 B' 和 A' 两点，其时间间隔 $\Delta t'$ 为非固有时间，所以在 S' 系中的观察者认为，尺的长度是 $L_0 = u\Delta t'$，利用式（13-6），得

$$L_0 = u \frac{\Delta t}{\sqrt{1-u^2/c^2}} = \frac{L}{\sqrt{1-u^2/c^2}}$$

$$L = L_0 \sqrt{1-u^2/c^2} < L_0$$

注意到这支直尺是静止在 S' 系中的，静止直尺的长度 L_0 称为**固有长度**，用 $L_{固}$ 表示。在 S 系中，尺是运动的，测出的长度 L 要比固有长度 $L_{固}$ 短些，这个结论叫作"运动的长度变短"或"长度收缩"。在所有的惯性系中，相对于直尺静止的惯性系中的观察者测得其长度（固有长度）最长。同样，如果尺子固定在 S 系中，在 S 系中测出的尺子长度是固有长度，S' 系中测出此尺的长度要比固有长度短些。一般有

$$L = L_{固} \sqrt{1 - \frac{u^2}{c^2}} \tag{13-8}$$

这个论断有没有事实证明呢？有的，在上面关于 μ 子的例子中，如果观察者固定在 μ 子上，即 μ 子相对于观察者静止，其寿命 τ_0 不会延长，但是在他看来，地面是运动的，从高空到地面的距离要比在地面上量出的距离 10km（固有长度）短，只有

$$10\sqrt{1-0.998^2} \text{km} \approx 0.632 \text{km} = 632 \text{m}$$

显然 μ 子可以在 τ_0 时间内走完这段路程。

需要说明的是，"长度收缩"只发生在运动方向上，与运动方向垂直的长度是不变的。我们可以设想在山洞外停有一列火车，车厢高度与洞顶高度相等。现在使火车匀速地向山洞开去。假设高度由于运动而变小了，这样，在地面上观察，运动的车厢高度减小，它当然能顺利地通过山洞。如果在车厢上观察，则山洞是运动的，由相对性原理，洞顶的高度应减小。这样车厢势必在山洞外被阻住，这就发生了矛盾。但车厢能否穿过山洞是一个确定的物理事实，应该和参考系的选择无关，这说明上述假设是错误的。因此在满足相对性原理的条件下，在与运动垂直的方向上，车厢高度和洞顶高度不应该因运动而减小。

4. 洛伦兹变换

在 13.1 节中，我们由绝对时空观导出了伽利略变换，得到了在经典力学中两个惯性系对同一个事件的描述（空时坐标）之间的关系。但是按照相对论，时间量度和空间量度都是相对的。从这种新的时空观出发进行研究，伽利略变换必然被抛弃，必须用新的变换来取代它。在狭义相对论中，同一事件在两个惯性系中的空时坐标所满足的关系称为**洛伦兹变换**。

如图 13-6 所示，假定某一时刻 P 点发生了一件事，它在 S 系和 S' 系中的时空坐标分别为 (x,y,z,t) 和 (x',y',z',t')。

在 S 系看来，P 点在 S' 系中的 x 坐标为 $x'\sqrt{1-u^2/c^2}$，则

$$x = ut + x'\sqrt{1-u^2/c^2} \tag{13-9}$$

$$x' = \frac{x-ut}{\sqrt{1-u^2/c^2}} \tag{13-10}$$

反过来，在 S′ 系看来，有

$$x\sqrt{1-u^2/c^2} = ut' + x' \quad (13\text{-}11)$$

$$x = \frac{x' + ut'}{\sqrt{1-u^2/c^2}} \quad (13\text{-}12)$$

把式（13-10）代入式（13-11）中得

$$x\sqrt{1-u^2/c^2} = ut' + \frac{x-ut}{\sqrt{1-u^2/c^2}}$$

$$t' = \frac{t - \dfrac{u}{c^2}x}{\sqrt{1-u^2/c^2}} \quad (13\text{-}13)$$

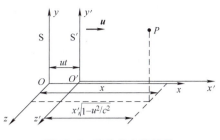

图 13-6　洛伦兹变换推导

同理，将式（13-12）代入式（13-9）中得

$$t = \frac{t' + \dfrac{u}{c^2}x'}{\sqrt{1-u^2/c^2}} \quad (13\text{-}14)$$

由此，我们得到了一组新的坐标变换

$$\begin{cases} x' = \dfrac{x-ut}{\sqrt{1-u^2/c^2}} \\ y' = y \\ z' = z \\ t' = \dfrac{t-(u/c^2)x}{\sqrt{1-u^2/c^2}} \end{cases} \quad 或 \quad \begin{cases} x = \dfrac{x'+u't}{\sqrt{1-u^2/c^2}} \\ y = y' \\ z = z' \\ t = \dfrac{t'+(u/c^2)x'}{\sqrt{1-u^2/c^2}} \end{cases}$$

这一组新的变换叫作**洛伦兹变换**。

说明：

（1）在绝对时空观中，时间和空间都是绝对的，与惯性系间的运动没有关系。而狭义相对论中的时空观则是相对的，时间和空间紧密地联系在一起，而且与运动不可分离。这里有一个位置和时间的混合。空间量度和时间量度之间的差值产生了一个新的空间量度。换句话说，某人的空间量度，在另一人看来，却掺入了一些时间的量度。按照现在的理解，我们应当能够看到一点别人的时间，比如说"滞后的"时间，即便是一点点。

（2）若 $u \ll c$，洛伦兹变换就过渡到伽利略变换。因此，经典力学是狭义相对论在低速情况下的近似。

（3）若令 $u > c$，则 $\sqrt{1-u^2/c^2}$ 变成虚数，洛伦兹变换失去意义。因此，狭义相对论认为，物体运动的速度（或能量传递的速度）不可能超过真空中的光速，即真空中的光速是一切物体运动速度的上限。

5. 时空间隔的绝对性

狭义相对论认为，时间和空间都是相对的，那么，在狭义相对论中有没有绝对的间隔呢？有，这就是时空间隔。

假设发生两个事件 A 和 B，在 S 系中它们的空时坐标分别是 (x_1, y_1, z_1, t_1) 和 (x_2, y_2, z_2, t_2)，在 S′ 系中它们的空时坐标分别是 (x_1', y_1', z_1', t_1') 和 (x_2', y_2', z_2', t_2')。

定义：S系中这两件事的**时空间隔**为

$$s = \sqrt{c^2(t_2-t_1)^2 - [(x_2-x_1)^2 + (y_2-y_1)^2 + (z_2-z_1)^2]} \tag{13-15}$$

S′系中这两件事的时空间隔为

$$s' = \sqrt{c^2(t'_2-t'_1)^2 - [(x'_2-x'_1)^2 + (y'_2-y'_1)^2 + (z'_2-z'_1)^2]}$$

利用洛伦兹变换容易证明，$s = s'$，即相对于不同的惯性系两件事的时空间隔是不变的。

6. 时序的相对性

对上述 A、B 两件事，利用洛伦兹变换，有

$$t'_1 = \frac{t_1 - ux_1/c^2}{\sqrt{1-u^2/c^2}}, \quad t'_2 = \frac{t_2 - ux_2/c^2}{\sqrt{1-u^2/c^2}}$$

所以

$$t'_2 - t'_1 = \frac{(t_2-t_1) - u(x_2-x_1)/c^2}{\sqrt{1-u^2/c^2}} \tag{13-16}$$

讨论：

（1）当 $t_1 = t_2$，$x_1 = x_2$ 时，有 $t'_1 = t'_2$。即在 S 系中同时同地发生的两件事，在 S′系中也是同时发生的。因此，同地同时是绝对的。

（2）当 $t_1 = t_2$，$x_1 \neq x_2$ 时，有 $t'_1 \neq t'_2$。即在 S 系中异地同时发生的两件事，在 S′系中不同时发生。因此，异地同时是相对的。

（3）当 $t_1 \neq t_2$，$x_1 \neq x_2$ 时，一般有 $t'_1 \neq t'_2$。若 $t_1 < t_2$，即在 S 系中 A 先发生，B 后发生，那么，对于不同的 (x_2-x_1)，$(t'_2-t'_1)$ 可能大于零，可能小于零，也可能等于零。即两件事发生的先后顺序，在不同的惯性系中，有可能颠倒。

把式（13-16）变形，得

$$t'_2 - t'_1 = \frac{(t_2-t_1)}{\sqrt{1-u^2/c^2}}\left(1 - \frac{u}{c^2}\frac{x_2-x_1}{t_2-t_1}\right) = \frac{(t_2-t_1)}{\sqrt{1-u^2/c^2}}\left(1 - \frac{u}{c^2}v_s\right)$$

式中，$v_s = \frac{x_2-x_1}{t_2-t_1}$ 是两件事在 S 系中的空间距离与时间间隔之比。

若两件事相距足够远，而时间间隔又足够小，则 v_s 可能很大，有可能出现 $v_s > c^2/u$，此时，$1 - uv_s/c^2 < 0$，$(t'_2-t'_1)$ 与 (t_2-t_1) 符号相反，两件事的时序就颠倒了。

当 $v_s = c^2/u$ 时，在 S′系中两件事同时发生。

当 $v_s < c^2/u$ 时，时序不会颠倒。有因果关系的两件事的时序不会颠倒，就是这个道理。如果 A 事件是 B 事件的原因，那么一定是由 A 向 B 发出了某种信号，如光信号等。因果关系的信号速度就是 v_s，因为 $v_s \leq c$，所以，$v_s < c^2/u$。因此有因果关系的时序不会颠倒。

【例题 13-3】 一短跑选手，在地球上以 10s 的时间跑完了 100m。在飞行速度为 0.6c 的飞船中的观察者测量，他跑了多长时间和多长距离？（设飞船的飞行方向和选手运动的方向相同）

【解】 严格地说这里的"10s"不是固有时间，因为这是在地面参考系中测得的两个事件（起跑和冲刺）的时间间隔，这两个事件并不发生在同一点。

选取地面为 S 系，飞船为 S′系，令飞船相对于地面的运动速度 u 的方向与选手运动方向为 x 轴正向。设"起跑"和"冲刺"在 S 系中的空时坐标分别为 (x_1, t_1) 和 (x_2, t_2)，在 S′系

中的空时坐标(x_1', t_1')和(x_2', t_2')，则
$$x_1 = 0, \ t_1 = 0; \ x_2 = 100\text{m}, \ t_2 = 10\text{s}; \ x_1' = 0, \ t_1' = 0$$
由洛伦兹变换得
$$x_2' = \frac{x_2 - ut_2}{\sqrt{1 - u^2/c^2}} = \frac{100 - 0.6c \times 10}{\sqrt{1 - 0.6^2}}\text{m} \approx -2.25 \times 10^9 \text{m}$$
$$t_2' = \frac{t_2 - ux_2/c^2}{\sqrt{1 - u^2/c^2}} = \frac{10 - 0.6c \times 100/c^2}{\sqrt{1 - 0.6^2}}\text{s} \approx 12.5\text{s}$$
即按照飞船上观察者，选手反向跑了2.25×10^9m，历时12.5s。

【例题 13-4】 远方的一颗星周期性地发出闪光，它以$u = 0.8c$的速度离地球而去，我们接收到它的闪光按5昼夜的周期变化，问固定在此星上的参考系测得的闪光周期是几昼夜？

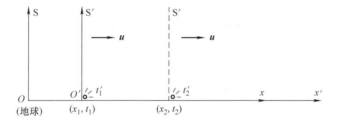

图 13-7　例题 13-4 图

【解】 取地球参考系为S系，地球位于原点O，星上参考系为S'系，星位于原点O'，S'相对于S的速度为u，沿x轴正向。在S'系中闪光是从O'点发出的，所求的周期是固有时间，即发出两个相邻闪光的时间间隔是固有时间，这两个闪光的空间坐标$x_1' = x_2' = 0$。在S系中，这两个相邻闪光发生在(x_1, t_1)和(x_2, t_2)，如图13-7所示。由洛伦兹变换得

$$t_2 - t_1 = \frac{t_2' - t_1'}{\sqrt{1 - u^2/c^2}} \tag{1}$$

$$x_2 - x_1 = \frac{u(t_2' - t_1')}{\sqrt{1 - u^2/c^2}} \tag{2}$$

注意：t_1与t_2并不是地球接收到的两相邻闪光的时刻。闪光从x_1传到O点（地球）历时x_1/c，所以地球接收到第一个闪光的时刻为$t_1 + x_1/c$；同理，收到第二个闪光的时刻为$t_2 + x_2/c$，时间间隔为$\Delta t_{地球} = t_2 - t_1 + (x_2 - x_1)/c$。将式（1）、式（2）代入，得

$$\Delta t_{地球} = \sqrt{\frac{1 + u/c}{1 - u/c}}(t_2' - t_1') \tag{3}$$

或

$$t_2' - t_1' = \sqrt{\frac{1 - u/c}{1 + u/c}} \Delta t_{地球} \tag{4}$$

代入数据，得

$$t_2' - t_1' = \sqrt{\frac{1 - 0.8}{1 + 0.8}} \times 5(\text{昼夜}) = \frac{5}{3}(\text{昼夜})$$

可见，当星球离我们而去时，我们收到的闪光的周期要比静止星球发出的闪光周期长些。

频率是周期的倒数。若用 ν_S 表示光源发光的频率，则 $\nu_S = 1/(t'_2 - t'_1)$；用 ν_R 表示地球收到光的频率，则 $\nu_R = 1/\Delta t_{地球}$，这样式（4）可写成

$$\nu_R = \nu_S \sqrt{\frac{c-u}{c+u}} \tag{13-17}$$

所以地球上收到星球的光的频率要比星球发出的光的频率低些，而且星球离去的速度越大，频率降低越多。在可见光谱中，红光的频率最低，所以频率降低称为光谱线的"红移"现象（退行红移）。天体物理学家将来自星体的光谱与地球上相同元素的光谱加以比较，发现几乎所有星体的光谱都发生红移，表明绝大多数星球都在离我们而去，这是提出宇宙大爆炸理论的重要依据之一。

如果星球迎着我们而来，式（13-17）中的 u 应取负值，地球收到的光的周期变小，频率变大，表现为光谱线紫移。

由于波源的运动，使观察者接收到的波的频率与波源发出的波的频率不同的现象称为波的多普勒效应。

7. 相对论的速度变换

同一个质点相对于 S 系和 S' 系的速度分别为 $\boldsymbol{v} = \mathrm{d}\boldsymbol{r}/\mathrm{d}t$ 和 $\boldsymbol{v}' = \mathrm{d}\boldsymbol{r}'/\mathrm{d}t'$。

对式（13-14）的两边求微分，得

$$\mathrm{d}x = \frac{\mathrm{d}x' + u\mathrm{d}t'}{\sqrt{1 - u^2/c^2}}, \mathrm{d}y = \mathrm{d}y', \mathrm{d}z = \mathrm{d}z', \mathrm{d}t = \frac{\mathrm{d}t' + u\mathrm{d}x'/c^2}{\sqrt{1 - u^2/c^2}}$$

因此

$$\begin{cases} v_x = \dfrac{\mathrm{d}x}{\mathrm{d}t} = \dfrac{\mathrm{d}x' + u\mathrm{d}t'}{\mathrm{d}t' + \dfrac{u}{c^2}\mathrm{d}x'} = \dfrac{\dfrac{\mathrm{d}x'}{\mathrm{d}t'} + u}{1 + \dfrac{u}{c^2}\dfrac{\mathrm{d}x'}{\mathrm{d}t'}} = \dfrac{v'_x + u}{1 + \dfrac{u}{c^2}v'_x} \\[2ex] v_y = \dfrac{\mathrm{d}y}{\mathrm{d}t} = \dfrac{\mathrm{d}y'\sqrt{1 - \dfrac{u^2}{c^2}}}{\mathrm{d}t' + \dfrac{u}{c^2}\mathrm{d}x'} = \dfrac{\dfrac{\mathrm{d}y'}{\mathrm{d}t'}\sqrt{1 - \dfrac{u^2}{c^2}}}{1 + \dfrac{u}{c^2}\dfrac{\mathrm{d}x'}{\mathrm{d}t'}} = \dfrac{v'_y \sqrt{1 - \dfrac{u^2}{c^2}}}{1 + \dfrac{u}{c^2}v'_x} \\[2ex] v_z = \dfrac{\mathrm{d}z}{\mathrm{d}t} = \dfrac{v'_z \sqrt{1 - \dfrac{u^2}{c^2}}}{1 + \dfrac{u}{c^2}v'_x} \end{cases} \tag{13-18}$$

在式（13-18）中，将 u 改为 $-u$，v 与 v' 互换，就可以用 v 来表示 v'，即

$$\begin{cases} v'_x = \dfrac{v_x - u}{1 - uv_x/c^2} \\[1.5ex] v'_y = \dfrac{v_y \sqrt{1 - u^2/c^2}}{1 - uv_x/c^2} \\[1.5ex] v'_z = \dfrac{v_z \sqrt{1 - u^2/c^2}}{1 - uv_x/c^2} \end{cases} \tag{13-19}$$

式（13-18）和式（13-19）就是**相对论的速度变换式**。当 $u \ll c$ 时，它们就成为经典力学

的速度变换式（13-2a）。

【例题 13-5】 火箭 A 以 $0.8c$ 的速度相对于地球向正东方向飞行，火箭 B 以 $0.6c$ 的速度相对于地球向正西方向飞行，求由 A 测得 B 的速度是多少？

【解】 设地球为 S 系，A 为 S′系，取正东方向为 x 轴正向，则 S′相对于 S 的速度为 $u = 0.8c$，B 相对于 S 的速度为 $v_x = -0.6c$，求由 A 测得 B 的速度，即求 B 相对于 S′的速度 v'_x。由式（13-19），得

$$v'_x = \frac{v_x - u}{1 - uv_x/c^2} = \frac{-0.6c - 0.8c}{1 - 0.8 \times (-0.6)} = -0.946c$$

所以由 A 测得 B 的速度为 $0.946c$，方向正西。

13.3 狭义相对论动力学基础

13.3.1 相对论质量

在经典力学中，物体的动量定义为物体质量与其速度的乘积，其中质量是与运动状态无关的量，关于动量的基本定律是动量守恒定律。在相对论中，动量守恒定律仍然被认为是一条基本的物理定律，而且动量仍被定义为质量与其速度的乘积，所不同的是，在洛伦兹变换的基础上，必须认为物体的质量与其速率有关。

如图 13-8 所示，考虑两个全同粒子 1 和 2 做完全非弹性碰撞的情况。设两个粒子的静止质量均为 m_0，碰前相对速度为 $\boldsymbol{v}$。建立两个惯性系 S 系和 S′系。在 S 系中观察，2 粒子静止，质量为 m_0，1 粒子沿 x 轴正向以速度 $\boldsymbol{v}$ 运动。在 S′系中观察，1 粒子静止，质量为 m_0，2 沿 x' 的反方向以速度 $\boldsymbol{v}$ 运动。设 1 粒子相对于 S 系的质量为 m，则由对称分析知 2 粒子相对于 S′系的质量也是 m。

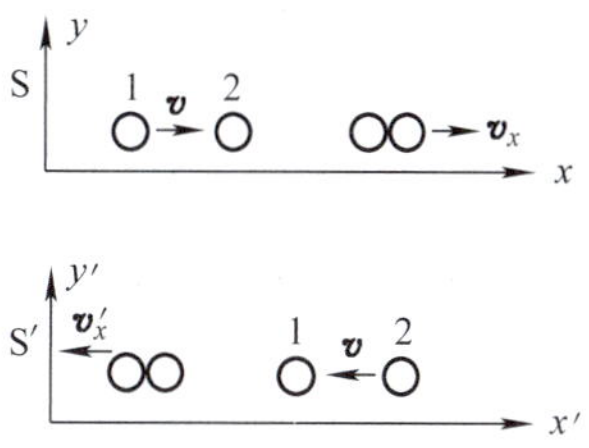

图 13-8 两全同粒子做完全非弹性碰撞

由于两个质点做完全非弹性碰撞，碰后粘在一起，以共同的速度运动。设两粒子粘在一起后的质量为 $m_合$，相对于 S 系的速度为 $\boldsymbol{v}_x$，相对于 S′系的速度为 $\boldsymbol{v}'_x$，则由对称分析知 $\boldsymbol{v}_x = -\boldsymbol{v}'_x$。在 S 系中质量与动量守恒，则

$$\begin{cases} m_0 + m = m_合 \\ mv = m_合 v_x \end{cases}$$

所以

$$\frac{m_0 + m}{m} = \frac{v}{v_x} \tag{13-20}$$

由速度变换式（13-19），得

$$v'_x = \frac{v_x - v}{1 - v_x v/c^2}$$

因此

$$\frac{v_x - v}{1 - v_x v/c^2} = -v_x$$

变形为
$$\frac{v}{v_x} - 1 = 1 - \frac{v^2}{c^2}\frac{v_x}{v} \tag{13-21}$$

把式 (13-20) 代入式 (13-21)，得
$$\frac{m_0 + m}{m} - 1 = 1 - \frac{v^2}{c^2}\frac{m}{m_0 + m}$$

化简上式得
$$m = \frac{m_0}{\sqrt{1 - v^2/c^2}} \tag{13-22}$$

式 (13-22) 即**相对论质量**，显然质量与运动有关，物体运动时的质量要比它静止时的质量大。

当 $v \ll c$ 时，$m \approx m_0$，这时可认为物体的质量与速率无关，等于其静止质量，这就是牛顿力学讨论的情况。在这里又可以看出，牛顿力学的结论是相对论力学在速度非常小的情况下的近似。

当 v 趋近于 c 时，m 接近于无穷大，也就是物体的惯性极大，要想改变物体的运动状态极其困难，因此物体的速度不可能达到光速。

13.3.2　相对论动力学基本方程

相对论动量为
$$\boldsymbol{p} = m\boldsymbol{v} = \frac{m_0}{\sqrt{1 - v^2/c^2}}\boldsymbol{v} \tag{13-23}$$

在物体高速运动的情况下，牛顿第二定律不能再写成 $\boldsymbol{F} = m\boldsymbol{a}$ 的形式，而应是
$$\boldsymbol{F} = \frac{\mathrm{d}\boldsymbol{p}}{\mathrm{d}t} = \frac{\mathrm{d}}{\mathrm{d}t}\left(\frac{m_0\boldsymbol{v}}{\sqrt{1 - v^2/c^2}}\right) \tag{13-24}$$

式 (13-24) 具有普遍的意义，它不仅适用于低速情况，而且适用于高速情况，在洛伦兹变换下是协变的。它是**狭义相对论的动力学基本方程**。

13.3.3　相对论能量

设有一个粒子，初始相对于某一惯性系静止于 x_0 处，外力 $\boldsymbol{F}$ 对它做功后，使之运动到 x 处，速度变成 v。此过程中，粒子增加的动能 E_k 应该等于 $\boldsymbol{F}$ 在这个过程中所做的功。

外力的功为
$$A = \int_{x_0}^{x} F\mathrm{d}x = \int_{x_0}^{x} \frac{\mathrm{d}}{\mathrm{d}t}\left(\frac{m_0 v}{\sqrt{1 - v^2/c^2}}\right)\mathrm{d}x = \int_0^v v\mathrm{d}\left(\frac{m_0 v}{\sqrt{1 - v^2/c^2}}\right)$$
$$= \int_0^v m_0 v \frac{\mathrm{d}v}{(1 - v^2/c^2)^{\frac{3}{2}}} = \frac{m_0 c^2}{\sqrt{1 - v^2/c^2}}\bigg|_0^v$$
$$= \frac{m_0 c^2}{\sqrt{1 - v^2/c^2}} - m_0 c^2 = mc^2 - m_0 c^2$$

所以粒子的动能为

$$E_k = mc^2 - m_0 c^2 \qquad (13\text{-}25)$$

这就是**相对论动能**。

式（13-25）中的 $E_0 = m_0 c^2$ 称为粒子的静止能量，$E = mc^2$ 是粒子的总能量，动能等于总能量减去静止能量。显然粒子的速度越大，动能越大。当 $v \to c$ 时，$E_k \to \infty$，它说明，要使物体的速度接近光速，外力需做无穷大的功，所以实际物体的速度不可能达到光速。

当 $v \ll c$ 时，物体的相对论动能过渡到经典的动能，即

$$E_k = \frac{m_0 c^2}{\sqrt{1 - v^2/c^2}} - m_0 c^2 = m_0 c^2 \left(\frac{1}{\sqrt{1 - v^2/c^2}} - 1 \right)$$

$$= m_0 c^2 \left(1 + \frac{v^2}{2c^2} - 1 \right) = \frac{1}{2} m_0 v^2$$

相对论中质量与能量的关系式为

$$E = mc^2 = \frac{m_0 c^2}{\sqrt{1 - v^2/c^2}} \qquad (13\text{-}26)$$

式（13-26）称为**质能关系**。它揭示了质量和能量这两个物质基本属性之间的内在联系，是狭义相对论最有意义的一个结果。它说明：一定的质量对应一定的能量，即使处于静止状态的物体也具有能量 $E_0 = m_0 c^2$。在经典物理中，物体的质量是一个不变量，其静止能量也是不变的，所以显示不出静能的存在。当静能转化成其他形式的能量释放出来时，它才能够表现出来。在某些原子核反应如重核裂变、轻核聚变时会出现静止质量减少的现象，这个现象叫质量亏损。由质能关系式可以知道，这时静止能量也会相应地减少，减少部分的能量转化为反应后粒子所具有的动能，而后者又可以通过适当的方式转变为其他形式的能量释放出来，这就是某些核裂变和核聚变反应能放出巨大能量的原因。原子弹、核电站的能量来源于重核裂变反应，氢弹和恒星的能量来源于聚变反应。质能关系式为人类利用核能奠定了理论基础，爱因斯坦称它是狭义相对论对人类最重要的贡献之一。由质能关系知，只要损失一点质量，释放的能量将是巨大的。例如，1kg 无烟煤的静止能量为 $E_0 = m_0 c^2 = 9 \times 10^{16}$ J，燃烧 1kg 无烟煤产生的热量为 $Q = 3.34 \times 10^7$ J，所以 1kg 无烟煤的静能相当于燃烧 $m_0 c^2 / Q = 2.69 \times 10^9$ kg = 269 万吨煤释放的化学能。

在经典物理中，质量和能量是各自独立的。然而，质能关系表明，一个孤立系统的总质量守恒，其总能量也必然守恒，反之亦然。因此在相对论中，两定律合二为一，成了质能守恒定律。

13.3.4 动量和能量的关系

作为粒子运动的两种量度，动量和能量有着密切的关系。把式（13-22）变形，容易得到

$$m^2 c^4 = m_0^2 c^4 + m^2 v^2 c^2$$

即

$$E^2 = E_0^2 + (pc)^2 \qquad (13\text{-}27)$$

该式就是动量和能量的关系。

由式（13-27）得
$$(E - E_0)(E + E_0) = p^2 c^2$$

由此，我们得到了相对论动能的另一表达式

$$E_k = E - E_0 = \frac{p^2 c^2}{E + E_0} = \frac{p^2 c^2}{(m + m_0) c^2} = \frac{p^2}{m + m_0} \qquad (13\text{-}28)$$

与式（13-28）相应的经典动能的表达形式是 $E_k = \dfrac{p^2}{2m_0}$。

动量和能量关系的一个推论就是在自然界中存在静质量为零的粒子。这在经典力学中是不可思议的。静质量为零的粒子一定以光速运动着，其能量、动量和质量分别为

$$E = pc, \quad p = \frac{E}{c}, \quad m = \frac{E}{c^2}$$

光子就是这样的粒子，其静质量为零，但光子只能以速度 c 运动，其动能、动量、质量皆不为零。由于它有动量，射到物体表面会产生光压，彗星的扫帚形状就是太阳光作用的结果。又因为光子具有质量，所以它经过大质量物体附近时，受引力作用，路径会弯曲。

13.4 相对论理论在医学中的应用

人们以为相对论这样很深奥的物理理论，主要应用于高速状态、微观世界和宏观世界的基础研究，似乎离我们的日常生活很遥远，没有什么实际应用价值。其实不然，除了应用在卫星定位系统外，原子弹、放射线治疗、粒子加速器的制造和使用，都需要借助于相对论效应。其中，粒子加速器产生高能粒子制造的同位素，用于临床治疗或造影，是目前肿瘤放射治疗、同位素示踪医学诊断、消毒等主要的放射源。

粒子加速器是一种用于研究微观粒子的重要装置，它可以将带电粒子加速到高能级，使得这些粒子能够以极高的速度进行碰撞或探测实验。粒子加速器的工作原理可以分为以下几个主要环节：粒子源、加速结构、磁场控制和探测器。

可以利用高能粒子束进行医疗诊断和治疗、杀菌灭菌等。例如，利用高能质子或者重离子束来治疗癌症，能比传统的 X 射线放疗更有效地杀死肿瘤细胞，同时减少对正常组织的损伤。还有利用高能电子束杀菌灭菌，可以延长食品的保质期，提高食品的安全性。除了作为高能物理研究的重要工具，粒子加速器在医学上有着广泛的应用。在医学领域，粒子加速器可以用于治疗肿瘤。通过将带电粒子加速到极高能量，并引导它们精确地击中肿瘤，可以对肿瘤进行高精度的"粒子植入"治疗，从而最大限度地减少对周围正常组织的损伤。同时，粒子加速器还可以用于生成放射性同位素，这些同位素可以用于医疗诊断和治疗，比如 PET 扫描和放射性示踪剂等。目前国际上使用最多的医疗加速器是直线电子加速器和回旋粒子加速器。

在直线电子加速器中粒子被加速后，根据质量速度关系式，质量就会增大，当粒子接近光速时，直线电子加速器不能明显提高粒子的速度。由于相对论效应，粒子会将电能转化成

质能，因此须使用微波（高频）共振腔来提高电场的转换速率以抵抗相对论效应，从而提高粒子的能量或者质量。直线电子加速器因其造价和体积均大幅度减少，已经在临床大量普及。电子直线加速器是放射治疗的主要设备，它可以发射高能射线用于治疗肿瘤。直线加速器发射的射线主要有两种：高能 X 线和高能电子线。兆伏（MV）级 X 射线由于穿透能力强，主要用于治疗深部肿瘤，射线穿过人体表面进入内部，将携带的能量投放在肿瘤上。相比之下，电子线发射兆电子伏（MeV）级能量，由于易于散射，常用于治疗表浅部位的肿瘤。

回旋粒子加速器中的相对论效应会使粒子质量发生改变。根据相对论理论，随着粒子被加速而不断向光速接近，不仅其动能增加，其相对论质量也会随之增加。在匀强磁场中，随着粒子不断被加速，其相对论质量增加，在高频频率保持恒定时，则会导致其运动速度相对减慢，偏向圆心发生加速相位移动，粒子回旋频率发生改变（即回旋周期或时间不等）。受此限制，经典劳伦斯回旋加速器的粒子能量难以超过 25MeV。目前国际上已经开展了利用质子和碳离子加速器进行治疗的最新技术设备。

医用粒子加速器作为恶性肿瘤的主导放射设备，其研制和生产在当今国际医药界方兴未艾，已经成为衡量国际科技实力的标准之一。为推进健康中国建设，提高人民健康水平，响应建设世界科技强国的号召，提升国产医用粒子加速器的研发水平刻不容缓。这就要求我们掌握相对论基础理论，在构筑强大的科技实力和创新能力方面做出贡献，为实现科技兴国和健康中国的伟大梦想添砖加瓦。

习 题 13

13-1 真空中以速度 $0.8c$ 相对于地面运动的粒子 A，朝运动前方发射一个光子，光子相对于 A 的速度为 c，求此光子相对于地面的速度。 【c】

13-2 一个在实验室中以速度 $0.8c$ 运动的粒子，飞行了 3m 后衰变，按这个实验室中的观察者的测量，求粒子的寿命。由一个与该粒子一起运动的观察者来测量，该粒子的寿命为多少？
【1.25×10^{-8}s；7.5×10^{-9}s】

13-3 某介子静止时寿命是 10^{-8}s，如它在实验室中速度为 2×10^8m/s，则在实验室中测量，求它"一生"中能飞行的距离。 【2.68m】

13-4 一根长 1m 的尺子沿着它的长度方向相对于观察者以 $0.6c$ 的速度运动，则尺子通过观察者所需要的时间是多少？ 【4.4×10^{-9}s】

13-5 两条静止长度均为 L 的相同的棒 a、b 放在做匀速运动的列车上，车相对于地面的速度为 v，其中 a 与运动方向平行，b 与运动方向垂直，求地面上观察者测得两棒长度。 【$L_a = L\sqrt{1 - \dfrac{v^2}{c^2}}$，$L_b = L$】

13-6 两艘宇宙飞船 A 和 B 沿一直线做相向运动，一个地球上的观测者测得飞船 A 的速度大小为 $0.75c$，而 B 的速度大小为 $0.85c$，求 B 相对于 A 的速度。 【$-0.977c$】

13-7 μ 子的静止质量是电子质量的 207 倍，它静止时的平均寿命为 2×10^{-6}s，如果 μ 子在实验室中的平均寿命为 6×10^{-6}s，它这时的质量等于电子质量的多少倍？ 【621】

13-8 一静止棒长为 L，质量为 m，则线密度 $\rho = m/L$。若此棒沿长度方向以速度 v 运动，其线密度为 ρ 的多少倍？ 【$1/1 - \dfrac{v^2}{c^2}$】

13-9 若一粒子的总能量是它的静止能量的 k 倍，则其速度为真空中光速的多少倍？ 【$\dfrac{c}{k}\sqrt{k^2 - 1}$】

 第13章补充题目1　　 第13章补充题目2

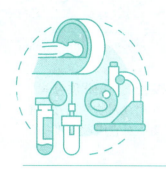

第14章 X 射 线

德国物理学家伦琴在 1895 年研究低压气体放电现象时发现了 X 射线,由于当时不知道这种射线的本质,所以把它称为 X 射线。为了纪念伦琴的发现,X 射线又称为伦琴射线。后来经过科学家对 X 射线的研究,特别是 1912 年,劳厄通过晶体衍射实验证实 X 射线是一种波长很短的电磁波,并测出了它的波长,其波长在 0.001~10nm 之间,从而证明了 X 射线是和普通的可见光一样的电磁波,只是波长更短。X 射线的发现对物理学的理论研究和技术应用都有重大的意义。为此,伦琴成为第一个获得诺贝尔物理学奖的物理学家(1901年)。伦琴发现 X 射线后,很快应用于临床诊断,之后又被应用于肿瘤的放疗。

X 射线具有的独特性质,使它在医学上的应用占有重要地位,尤其是 20 世纪 70 年代初,X-CT 的发明是影像诊断技术发展的重要里程碑,它使 X 射线成像技术进入了数字化时代并实现了真正的断层成像,使医学界梦寐以求的用无创伤方法摄取人体任一层面图像的愿望变成了现实。

本章主要介绍 X 射线的性质、X 射线的产生、X 射线的强度和硬度、X 射线谱、X 射线的吸收以及 X 射线在医学上的应用。

14.1 X 射线的性质

X 射线的本质是电磁波,波长在 0.001~10nm 之间,与可见光完全相同,仅是波长短而已,波长介于紫外线和 γ 射线之间。

X 射线在传播过程中表现为波动性,能产生反射、折射、干涉、衍射等现象。X 射线以一定的波长和频率在空间传播,在真空中的传播速度与光速 c 相同。X 射线的波长、频率和波速的关系为

$$\lambda = \frac{c}{\nu}$$

X 射线在与物质相互作用时表现为粒子性,具有能量和动量,即 X 射线具有波粒二象性。X 光子的能量为

$$E = h\nu = h\frac{c}{\lambda} \tag{14-1}$$

式中,h 为普朗克常量;ν 为 X 射线的频率;λ 为 X 射线的波长。

X 射线除具有电磁波、光波的一般性质外,由于其波长短,能量大,还具有如下特性:

1. 贯穿本领

X 射线对各种物质都有一定程度的穿透作用。研究表明，X 射线穿透物质的程度与 X 射线的波长有关，也与物质的原子序数或密度有关。X 射线波长越短，X 射线对物质的穿透能力越强，即贯穿本领就越大。医学上利用 X 射线的贯穿本领和不同物质对它吸收程度的不同进行 X 射线透视、摄影和防护。

2. 电离作用

X 射线能使物质原子、分子发生电离，因此，对有机体可诱发各种生物效应。在 X 射线作用下，空气可被电离而导电，利用 X 射线电离作用这一特性可制作测量 X 射线强度的仪器。

3. 荧光作用

X 射线照射某些物质，如钨酸钙、铂氰化钡、硫化锌、磷等时，这些物质能够发出荧光，称为荧光效应。荧光的强弱与 X 射线强度有关，X 射线透过人体不同部位后的强度不同，在荧光屏上可以形成明暗不同的影像，X 射线透视就是利用这一性质，称为 X 射线透射术。

4. 光化学作用

X 射线能够使某些物质产生化学反应，例如使照相底片感光等，感光程度与 X 射线强度有关。医学上对人体某部位拍摄 X 射线底片，使组织影像出现在胶片上，就是利用这一性质，称为 X 射线摄影术。

5. 生物效应

X 射线照射生物有机体产生的电离或激发作用，能使组织细胞发生损害、抑制，甚至坏死，这种现象称为 X 射线的生物效应，它是治疗某些癌症的基础。

各种恶性肿瘤对 X 射线的敏感度可大致分为三类：恶性淋巴瘤、白血病等对 X 射线最敏感；皮肤和黏膜的鳞状细胞癌等对 X 射线有中等敏感度；肉瘤、神经胶质瘤等有抗 X 射线能力。对 X 射线敏感度高的癌细胞，放射治疗效果较好，至少可以抑制它生长。敏感度不高或有实际抗拒性的肿瘤，一般不宜用放射治疗。X 射线对正常组织也产生损害，甚至有诱发癌症的可能性，因此应注意防护。

14.2　X 射线的产生

14.2.1　产生 X 射线的装置

当高速运动的电子轰击到能阻碍它运动的物体上时，电子动能的一部分会转化为光能，产生 X 射线。因此，产生 X 射线的基本条件是必须有高速运动的电子流和用来阻止电子流的障碍物——靶。

根据 X 射线产生的基本条件，人们设计出 X 射线产生装置，其中主要包括三个部分：X 射线管、低压电源和高压电源。

X 射线管是 X 射线产生装置的核心元件，图 14-1 所示的是普通的热阴极 X 射线管（图 14-1a）和旋转阳极式 X 射线管（图 14-1b）。

如图 14-1a 所示，X 射线管是在一个高度真空的硬质玻璃管做成的外壳中，封装一个阴极和阳极。阴极由钨丝制成，单独用低压电源供电，以加热钨丝发射热电子。阳极是用铜制圆柱体和钨板制成，铜圆柱体主要起散热作用，钨板是接受高速电子流撞击的靶。玻璃外壳内的高真空（压强为 $10^{-7} \sim 10^{-4}$ Pa）环境可以使电子在运动过程中尽可能减少能量损耗，保护灯丝不被氧化。工作时 X 射线管的阴极和阳极之间加有几十万伏的直流高压，称为**管电压**，常用 kV 作为单位。灯丝发出的热电子在强大的电场力作用下高速飞向阳极形成电流，称为**管电流**，常用 mA 作为单位。当高速电子流撞击到阳极时，被钨靶急剧减速，此时电子的动能会有少部分转变为光能，产生 X 射线，而其余动能则被转变为热能。

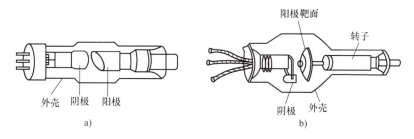

图 14-1 X 射线管

在阳极靶材料的选择上需要考虑两个方面的问题。一是由于在高速电子轰击时平均不到 1% 电子动能转变为 X 射线能量，而 99% 以上的能量转变为阳极的热能，使阳极温度升高，所以应当选用熔点高的物质来做靶。能够在高温下仍然保持自身的强度，钨几乎是唯一的材料。二是 X 射线的转化效率。理论和实验都表明，在同样速度和数目的电子轰击下，原子序数 Z 不同的各种物质做成的靶所发出 X 射线的光子总数和光子总能量近似与 Z^2 成正比，所以 Z 越大则产生 X 射线的效率越高。因此，在兼顾熔点高、原子序数大和其他一些技术要求时，阳极靶材料一般选择钨（$Z=74$）和它的合金（主要是钨铼合金）；在需要波长较长的 X 射线的情况下，如乳房透视，此时管电压较低，也有用钼（$Z=42$）作为靶材料的，其标识 X 射线所具有的能量很适合这类特殊用途。

为把阳极发出的热量发散掉，阳极的基体一般采用导热系数较大的铜做成，受电子轰击的钨或钼靶则镶嵌在铜座上，以便更好地导出和散发热量。

由于阳极产生的热量非常多，所以通常的 X 射线管不能连续工作太长时间，否则阳极靶可能因为过热而熔毁。为解决这一问题，按照 X 射管的功率的大小，阳极采用散热片通风冷却，或把阳极做成中空的，用流动的冷却油进行降温，并把整个 X 射线管完全浸在绝缘油中。

图 14-2 是一个比较典型的 X 射线机的基本线路示意图。它主要包括：①X 射线管；②升压变压器，用以提供阴极与阳极之间的高压，通过对初级线圈的调节，可调节输出电压；③降压变压器，组成低压电源（一般为 5~10V），用来给阴极钨丝供电，也包括调节钨丝电流的变阻器 R，可以改变钨丝电流，即改变阴极发出的热电子数，从而控制管电流；④全波桥式整流器，由四个大功率二极管构成，将升压变压器次级线圈输出的高压交流电变为阳极所需要的高压直流电。此外，X 射线发生装置还应包括灯丝稳压线路、延时电路和限时器、控制 X 射线管运动的装置及自动保护设备等部分。

14.2.2 有效焦点和实际焦点

高速电子流在靶面上轰击的实际面积称为实际焦点，实际焦点的投影面积称为有效焦点，如图 14-3 所示。一般 X 射线管的阳极靶面，均做成斜面，钨靶为一矩形。图中实际焦点为 $a \times b$。θ 角是靶面与垂直于电子流方向间的夹角，有效焦点面积近似等于 $ab\sin\theta$。焦点的尺寸对 X 射线成像来讲有重要的影响。从产生模糊最小的 X 射线图像来说，希望焦点越小越好，因为焦点越小在 X 射线投影时交错程度越小，在荧光屏或照相底片上所成的像越清晰。但焦点小往往容易导致热量集中，造成对钨靶的破坏。在实际应用中要求实际焦点大些，以便于散热，而影像清晰度又要求有效焦点小些。为了解决这一矛盾，可将固定阳极改为旋转阳极，如图 14-1b 所示。将钨靶做成环带状，并镶嵌在碟形的可旋转基座上，制作成旋转阳极式 X 射线管。高速电子束轰击的区域不是固定在一处，而是均匀地分布在整个环面上，这样热量就分散在整个钨盘上，从而避免了局部温度过高的情形。实际焦点的大小和灯丝的形状有关，长灯丝所形成的焦点叫大焦点，短灯丝形成的焦点叫小焦点。有效焦点的大小除了跟实际焦点有关外，还和靶面与垂直于电子流方向间的夹角即靶的倾斜度有关，大约只有实际焦点的 1/4 到 1/2，近似成正方形。虽然电子撞击在靶上的面积较大，但 X 射线却像是从较小的面积上发射出来。一般诊断用的 X 射线管采用小焦点，而治疗用 X 射线管则采用大焦点，因为治疗时需要 X 射线功率较高。

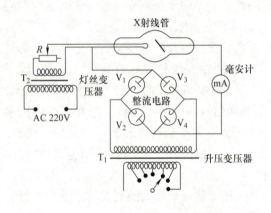

图 14-2　X 射线机的基本线路

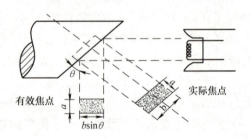

图 14-3　实际焦点和有效焦点

14.3　X 射线的强度和硬度

14.3.1　X 射线的强度

X 射线的**强度**表示 X 射线的"量"，指的是单位时间内通过与 X 射线方向垂直的单位面积的辐射能量，单位为 $W \cdot m^{-2}$。它与两个因素有关：一是每个光子所具有的能量（$h\nu$），二是靶在单位时间内发出 X 光子数目的多少。如果用 $N_1, N_2, \cdots, N_n$ 分别表示在单位时间内通过与 X 射线垂直的单位面积上的光子数目，其能量分别为 $h\nu_1, h\nu_2, \cdots, h\nu_n$，X 射线的强度 I 可以表示为

$$I = N_1 h\nu_1 + N_2 h\nu_2 + \cdots + N_n h\nu_n = \sum_{i=1}^{n} N_i h\nu_i \tag{14-2}$$

由此可知，轰击靶的高速电子数目越多，靶辐射出来的 X 光子数目就越多，X 射线的辐射强度就越大。也就是说，X 射线的强度与管电流成正比。由于光子的数量不易测出，通常在管电压保持一定的条件下，通过调节管电流来控制 X 射线的强度。因此，在医学中用**管电流的毫安（mA）数来表示 X 射线的强度**。

在管电压一定的情况下，X 射线管灯丝电流越大，灯丝热电子发射的数目就越多，这时管电流也就越大。因此，可以通过调节灯丝电流大小的方法改变管电流，从而调节 X 射线的强度。X 射线的照射具有累积效应，所以在考虑 X 射线通过某一截面积的总辐射能量时必须还考虑照射时间。通常 X 射线的总辐射能量采用管电流的毫安数（mA）与辐射时间（s）的乘积表示，其单位为 mA·s。

14.3.2 X 射线的硬度

X 射线的**硬度**是表示 X 射线的"质"，它是**指 X 射线对物质穿透能力的大小**。对一定的被照射物质，X 射线贯穿的距离越远，则 X 射线的硬度越大。X 射线的硬度与 X 光子的数量无关，仅仅决定于每个 X 射线光子的能量，X 光子的能量越大，穿透物质的本领越大，硬度也越大。

加在 X 射线管两端的电压越高，到达阳极靶的电子动能越大，产生的 X 光子能量越大，X 射线就越硬。因此，医学上通常用管电压的千伏（kV）数来表示 X 射线的硬度。调节管电压可控制 X 射线的硬度。

医学上常把不同硬度的 X 射线按管电压大小分为极软、软、硬、极硬四类，它们的管电压、最短波长和用途见表 14-1。

应该指出，增大管电压，不但增加了电子的能量，而且也增加了单位时间内到达阳极靶的电子数，这就是说，在增大 X 射线硬度的同时，X 射线的强度也会增大。在 X 射线机的设计上采用了补偿措施，即在增大管电压的同时，适当降低热阴极的电流，减少发射电子的数量，这样就可以在增大 X 射线硬度的同时，保持射线的强度不变。

表 14-1　X 射线按硬度的分类

名称	管电压/kV	最短波长/nm	主要用途
极软 X 射线	5~20	0.25~0.062	软组织摄影，表皮治疗
软 X 射线	20~100	0.062~0.012	透视和摄影
硬 X 射线	100~250	0.012~0.005	较深组织治疗
极硬 X 射线	250 以上	0.005 以下	深部组织治疗

14.4　X 射线谱

通常 X 射线发生装置产生包含各种不同波长的 X 射线，通过 X 射线摄谱仪得到的强度按照波长排列的图谱，称为 **X 射线谱**。

图 14-4 为钨靶的 X 射线谱，下部是照在底片上的 X 射线谱，上部是谱强度与波长关系

的曲线。从图14-4可清楚地看到，X射线谱包括多种X射线波长成分，根据相对强度的不同可认为X射线谱由两部分组成：一是包含有各种波长的X射线，构成一较宽的连续带，称为**连续X射线谱**或**连续谱**；二是重叠在连续X射线谱上的几条强度较大的离散尖峰，称为**标识X射线谱**，它仅有几种不同波长的X射线成分。

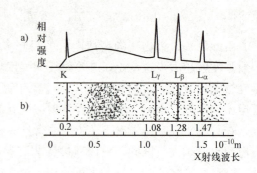

图 14-4　X 射线谱

14.4.1　连续 X 射线谱

1. 产生机制

当高速电子流撞击在阳极靶上，电子在原子核附近通过时，在原子核强电场作用下，其速度大小和方向都会发生剧烈变化，其中一部分动能转化为 X 光子的能量，即以 X 射线的形式辐射出去，这种辐射被称为**轫致辐射**。

由于各个电子运动的轨迹到原子核的距离不同，速度变化情况也各不一样，所以每个电子损失的动能会不同，这样辐射出来的光子能量也会有不同的数值，而且分布是随机的，从而形成具有各种波长成分的连续 X 射线谱。同时，实验指出，在管电压较低的情况下，只有 X 射线连续谱出现。

2. 连续谱的特性

图 14-5 是钨靶 X 射线管在四种不同管电压下所产生的连续 X 射线谱，四条曲线代表四种不同的管电压。由图可见，连续 X 射线谱的强度随波长是连续变化。

从图 14-5 上可以看出，在每一个管电压条件下，X 射线的强度都是从长波的一端开始逐渐上升，达到最大值后很快下降为零。在强度为零处 X 射线拥有的最短波长被称为**短波极限**，用 λ_{min} 表示。曲线最高处代表 X 射线拥有最大强度。比较不同的曲线，可以看到当管电压增大时，各波长的强度都增大，在不同管电压作用下连续谱中最大强度对应的波长位置并不一样，强度最大处对应的波长和短波极限都随管电压的增大向短波方向移动。

显然，短波极限对应于最大能量的 X 光子，它是撞击靶的电子与核电场一次作用时，把全部动能转化为一个 X 光子的能量而产生的。

设管电压为 U，电子电荷量为 e，质量为 m，由于电子的动能是从电场加速而来，所以电子的动能为

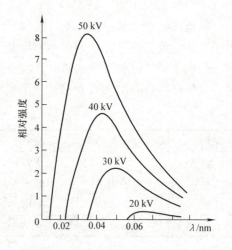

图 14-5　钨的连续 X 射线谱

$$E_k = \frac{1}{2}mv^2 = eU$$

若电场对电子做的功 eU 全部转化为 X 光子的能量 $h\nu_{max}$，则其对应的波长即为短波极限 λ_{min}，则有

$$E_k = eU = h\nu_{max} = h\frac{c}{\lambda_{min}}$$

即

$$\lambda_{min} = \frac{hc}{eU} \tag{14-3}$$

将 h、c、e 的值代入式（14-3），管电压用 kV 为单位，则

$$\lambda_{min} = \frac{1.24}{U}(\text{nm}) \tag{14-4}$$

由式（14-4）可知，短波极限与管电压成反比，管电压越高，λ_{min} 越短。

连续 X 射线谱的强度同时受到靶子原子序数、管电流及管电压影响，其中靶原子序数的变化与连续谱强度的变化成正比，这是因为原子的序数等于它的核电荷数，原子序数大的原子核电场强，对电子的减速作用大，因此电子损失能量多，辐射出来的光子能量大，X 射线的强度就大。

14.4.2 标识 X 射线谱

1. 产生机制

实验证明，当管电压较低时，X 射线管只发射连续谱。例如，前面讨论的钨靶在 50kV 以下工作时，只发射连续谱。但当管电压超过 70kV 时，从图 14-6 可以看到，在连续谱上波长 0.02nm 附近出现了四条强度更大的谱线，即钨的标识 X 射线谱。

标识 X 射线谱的产生与原子可见光谱的产生相类似，可见光谱的产生是由于原子外层电子的跃迁，而**标识 X 射线谱的产生是由于靶原子内层电子的跃迁**。当高速电子的动能足够大时，它不仅有可能进入靶原子与某个内层电子相碰撞，而且能把该电子打出原子之外，这样在原子内层某一轨道上就出现了一个空位。如被打出去的是 K 层电子，则空出来的位置就会被外面的 L 层、M 层或更外层的电子填补，并在跃迁过程中发出标识 X 射线，其射线能量等于两个能级的能量差。这样发出的谱线，通常以符号 $K_\alpha, K_\beta, K_\gamma, \cdots$ 表示，称为 K 线系，如图 14-7 所示。如果空位出现在 L 层（这个空位可能是由高速电子直接把一个 L 层电子击出去，也可能由 L 层电子跃迁到 K 层而产生），那么这个空位就可能由 M、N、O 层电子来补充，并同样在跃迁中发出标识 X 射线，以符号 $L_\alpha, L_\beta, \cdots$ 表示，称为 L 线系。依次类推，还有 M 和 N 等线系。因为离核越远的电子其能级差越小，所以 L 线系的谱线波长比 K 线系要长。同理，M 线系的波长会更长。不同能级的电子到达同一壳层的空位时发出的谱线组成一个线系，在一个线系中有一个最短的波长，是由自由电子（或近似认为是最外一层的电子）进入该空位时产生。而且，由于原子中各内层轨道的能级差是随着原子序数增加而增加的，因此对于原子序数越高的元素，各标识 X 射线谱的最短波长越短。

2. 标识谱的特性

对于一定的靶材料，管电压变化，连续谱会发生相应的变化，但其表征标识谱的尖峰的位置不会发生改变。对于钨靶而言，管电压在 50kV 以下时只产生连续 X 射线谱。当管电压

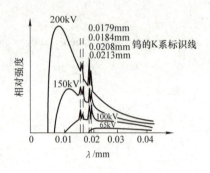

图 14-6　钨靶标识 X 射线谱

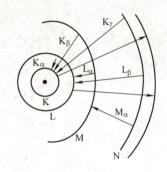

图 14-7　钨靶标识 X 射线的产生

增加到 70kV 以上时，在连续谱上出现几个尖峰，即标识谱出现，且不随管电压变化而变化。所以标识谱的波长是一个定值，只取决于阳极靶的材料，与管电压无关。由于每一种元素都有其特定波长的线状 X 射线谱，可成为这种元素的标识，所以称为标识 X 射线谱。

3. X 射线微区分析

由于每一种元素都有其特定波长的标识 X 射线谱，所以可以利用这一特征对未知元素成分的物体进行成分分析。用很细的电子射线束去轰击由未知元素组成的样品，采集样品中所含有的元素发出的标识 X 射线谱，根据谱特征，便可以确定样品的成分。由于电子射线束非常细，所以通常叫作电子探针，被轰击的区域也很微小，通常称为微区，所以这种分析样品的方法被称为 X 射线微区分析，或者电子探针微区分析。目前，X 射线微区分析不但广泛应用于金属、陶瓷、半导体材料等，也被应用于生物医学领域，如对动物的皮毛或其他组织进行分析。应用 X 射线微区分析不但能够鉴定组成样品的元素，而且还能对元素浓度进行测量，做到定量分析。

顺便指出，医用 X 射线管中发出的 X 射线主要是连续 X 射线，标识 X 射线所占比例很少。

14.5　X 射线的吸收

当 X 射线通过物体时，由于射线与原子的相互作用，它的能量有一部分转化为其他形式的能量，还有一些 X 光子被散射而改变了进行方向，因此 X 射线在原来方向上的能量就减少了。也就是说，X 射线所损失的能量被物体吸收了，若 X 射线通过某物体后能量减少很多，或者说 X 射线的强度减弱很多，则此物体对 X 射线的吸收本领就大。

14.5.1　单色 X 射线的衰减规律

1. 吸收规律

设未放吸收物之前一束单色（只含有一个频率）的 X 射线的强度为 I_0，若放入厚度为 d 的吸收物，则 X 射线通过吸收物后的强度 I 与吸收物厚度 d 服从指数衰减规律，其表达式如下：

$$I = I_0 e^{-\mu d} \tag{14-5}$$

式中，μ 为**线性吸收系数**。若吸收物厚度 d 的单位为 cm，则线性吸收系数 μ 的单位为 cm^{-1}。

2. 线性吸收系数和质量吸收系数

线性吸收系数 μ 表示物质对 X 射线吸收本领的大小。μ 值越大，物质的吸收本领越大，X 射线在物质中的强度减弱得越快。

对于同一种物质而言，密度越大，则单位体积内的原子数就越多，X 射线被吸收的概率也越大。这就是说，线性吸收系数的大小不仅与物质的种类有关系，而且它与物质的密度也有关。

因此，线性吸收系数 μ 不便于比较不同物质或同种物质不同状态时的吸收本领，为此引入**质量吸收系数** μ_m，它是物质的线性吸收系数 μ 与物质密度 ρ 的比值

$$\mu_\text{m} = \frac{\mu}{\rho} \tag{14-6}$$

由于质量吸收系数 μ_m 与物质的密度无关，所以对于同样材料的吸收物质，不论是气态、液态还是固态，μ_m 值都相同，使用起来比较方便。采用质量吸收系数 μ_m 后，式（14-5）改为

$$I = I_0 e^{-\mu_\text{m} d_\text{m}} \tag{14-7}$$

式中，$d_\text{m} = \rho d$，称为**质量厚度**，它等于单位面积中厚度为 d 的吸收物的质量。d_m 的单位为 $\text{kg} \cdot \text{m}^{-2}$，$\mu_\text{m}$ 的单位为 $\text{m}^2 \cdot \text{kg}^{-1}$。

3. 半价层

由于 X 射线的强度随进入物质距离的增加按指数形式衰减。为了计算方便，引入另一物理量——半价层的概念。**X 射线在某种物质中强度减少一半所对应的厚度，称为该物质的半价层**，用 $d_{1/2}$ 来表示。X 射线对物质的贯穿本领常用半价层来表示。

由式（14-5）和式（14-7）可得

$$d_{1/2} = \frac{\ln 2}{\mu} = \frac{0.693}{\mu} \tag{14-8}$$

$$d_{\text{m}1/2} = \frac{\ln 2}{\mu_\text{m}} = \frac{0.693}{\mu_\text{m}} \tag{14-9}$$

引入半价层概念后，式（14-5）和式（14-7）可分别写为

$$I = I_0 \left(\frac{1}{2}\right)^{\frac{d}{d_{1/2}}} \tag{14-10}$$

$$I = I_0 \left(\frac{1}{2}\right)^{\frac{d_\text{m}}{d_{\text{m}1/2}}} \tag{14-11}$$

各种物质的吸收系数都与 X 射线波长有关，因此，以上各式只适用于单色 X 射线束。X 射线主要成分是连续谱，所以 X 射线的总强度并不是严格地按照指数规律衰减的。在实际问题中，经常近似地运用上述指数衰减规律，这时式中的吸收系数应当用各种波长的吸收系数的一个适当的平均值来代替。

X 射线通过物质时强度按指数规律衰减，其微观机制是 X 射线与物质发生多种相互作用。X 射线与物质的相互作用将在以后讨论。

14.5.2 吸收系数与波长、原子序数的关系

对于医学上常用的低能 X 射线，光子能量在数十千伏到数百千伏之间，各种元素的质量吸收系数近似地适用下式：

$$\mu_m = kZ^\alpha \lambda^3 \tag{14-12}$$

式中，k 大致是一个常数；Z 是吸收物质的原子序数；λ 是 X 射线的波长；指数 α 通常在 3 到 4 之间，与吸收物质和 X 射线波长有关。吸收物质为水、空气和人体组织时，对于医学上常用 X 射线，α 可取 3.5。吸收物质中含有多种元素时，它的质量吸收系数大约等于其中各种元素的质量吸收系数按照物体中所含质量比例计算的平均值。

从式（14-12）得出两个有实际意义的结论：

1. 原子序数越大的物质，吸收本领越大

人体肌肉组织的主要成分是 H、O、C 等，而骨的主要成分是 $Ca_3(PO_4)_2$，其中 Ca 和 P 的原子序数比肌肉组织中任何主要成分的原子序数都高，因此骨骼的质量吸收系数比肌肉组织的大，在 X 射线照片或透视荧光屏上显示出明显的阴影。在胃肠透视时口服钡盐也是因为钡的原子序数较高（$Z=56$），吸收本领较大，可以显示出胃肠的阴影。铅的原子序数很高（$Z=82$），因此铅板和铅制品是应用最广泛的防护材料。

2. 波长越长的 X 射线，越容易被吸收

这就是说，X 射线的波长越短，则贯穿本领越大，即硬度越大。因此，在浅部治疗时应使用较低的管电压，在深部治疗时则使用较高的管电压。

根据上述结论可知，当 X 射线管发出的含有各种波长的射线进入吸收体后，长波成分比短波成分衰减得快，短波成分所占的比例越来越大，平均吸收系数则越来越小。这也就是说，X 射线进入物体后越来越硬了，称为它的硬化。利用这一原理，常常让 X 射线通过铜板或铝板，使软线成分被强烈吸收，这样得到的 X 射线不仅硬度较高，而且射线谱的范围也较窄，这种装置称为滤线板。具体的滤线板往往由铜板和铝板组合构成。在使用时，铝板应当放在 X 射线最后出射的一侧。这是因为各种物质在吸收 X 射线时都会发出它自己的标识 X 射线，铝板可以吸收铜板发出的标识 X 射线，而铝板发出的标识 X 射线波长约在 0.8nm 以上，很容易在空气中被吸收。

14.6 X 射线在医学中的应用

X 射线在医疗上的应用，主要有治疗和诊断两个方面。

14.6.1 治疗

X 射线在临床上主要用于治疗癌症，其治疗机制是，X 射线通过人体组织能产生电离作用、康普顿散射及生成电子对，由此可诱发出一系列生物效应。研究表明，X 射线对生物组织细胞有破坏作用，尤其是对于分裂活动旺盛或正在分裂的细胞，其破坏力更强。组织细胞分裂旺盛是癌细胞的特征，因此，用 X 射线照射可以抑制它的生长或使它坏死。各种细胞对 X 射线的敏感性是不一样的，因此放射治疗方案的设计就显得尤为重要，不仅要根据肿瘤位置及细胞种类计算出给予病人肿瘤的照射量，还要及时测定和调节治疗设备输出的射

线量。

用于治疗的 X 射线设备有两种，即普通 X 射线治疗机和"X-刀"。普通治疗机与常规摄影 X 射线机的结构基本相同，只是 X 射线管采用了大焦点，常用来治疗皮肤肿瘤。"X-刀"是利用直线加速器产生的高能量 X 射线和电子线作为放射源，围绕等中心点做 270°到 360°旋转，依其垂直旋转及与操作台 180°范围内的水平旋转，在靶区形成多个非共面的聚焦照射弧，使照射线集中于某中心点上以获得最大的辐射量。"X-刀"可用于各器官、组织肿瘤的放射治疗。

由于 X 射线能引起生物效应，人体组织受过量 X 射线照射后会引起某些疾病。因此，应尽量减少病人不必要的照射。对经常从事 X 射线工作的人员要注意防护，常用的防护物品有铅板、含铅玻璃、含铅胶皮裙和手套等。

14.6.2 诊断

X 射线常规透视、摄影、X-CT 以及近几年出现的数字减影血管造影技术是医学影像诊断中应用最普遍的检查手段。

1. 常规透视和摄影

其基本原理是，由于体内不同组织或脏器对 X 射线的吸收本领不同，强度均匀的 X 射线透过人体不同部位后的强度是不相同的，透过人体后的 X 射线投射到荧光屏上，就可以显示出明暗不同的荧光像。这种方法称为 **X 射线透视术**。如果让透过人体的 X 射线投射到照相胶片上，显像后就可在照片上观察组织或脏器的影像．该技术称为 **X 射线摄影**。

X 射线透视或摄影可以清楚地观察到骨折的程度、肺结核病灶、体内肿瘤的位置和大小、脏器形状以及断定体内异物的位置等。若延长 X 射线透视时间，还可以观察脏器的运动情况。X 射线摄影的位置分辨能力和对比度分辨能力都较好，照片可以永久保存。X 射线透视时，荧光屏上的影像也可以用胶片记录下来，以供保存和长时间观察，但分辨能力不及直接摄影，这种方法主要用于普查。

在用 X 射线摄影时，由于 X 射线的贯穿本领大，致使胶片上乳胶吸收的射线量不足。如果在底片前后各放置一个紧贴着的荧光屏，就可以使摄影胶片上的感光量增加很多倍，这个屏称为增感屏。使用增感屏摄影时可以降低 X 射线的强度或缩短摄影时间，从而减少患者所接受的照射量。此外还可使用影像增强管提高影像亮度以及实现数字 X 射线摄影。

在对软组织摄影时，不能使用硬 X 射线。因为软组织对硬 X 射线的能量吸收较少，X 射线几乎可以全部透过，无法达到分辨不同组织的目的，因此采用较软的 X 射线以增大软组织之间的影像反差。目前低电压（约 25kV）的钼靶 X 射线管专供软组织特别是乳腺摄影之用，取得了较好的结果，为乳腺的良性病变和乳腺癌的早期诊断及普查提供了有力的工具。

人体某些脏器或病灶对 X 射线的吸收本领与周围组织相差很少，在荧光屏或照片上不能显示出来。一种解决的办法就是给这些脏器或组织注入吸收系数较大或较小的物质来增加它和周围组织的对比，这些物质称为造影剂。例如在检查消化道时，让受检者吞服吸收系数很高的"钡盐"（即硫酸钡），使它陆续通过食管和胃肠，并同时进行 X 射线透视或摄影，就可以把这些脏器显示出来。在做关节检查时，可以在关节腔内注入密度很小的空气，然后用 X 射线透视或摄影，从而显示出关节周围的结构。类似的方法也可以用来观察大脑和心脏。

2. 数字减影血管造影（DSA）

其基本原理是，把穿过人体的X射线影像通过影像增强器转变为光学图像，然后经摄像管变成视频信号，再把视频信号进行对数转换和模数转换后，就可获得一幅图像的数字信号，并暂时存入图像存储器。把未注入造影剂时获得的影像称为"原像"或"本底图像"，注入造影剂后的图像称为"造影像"，这两种图像分别以数字形式存在两个图像存储器内。通过图像处理器将代表"原像"和"造影像"的数字相减，即从造影像中减去原像，使充盈造影剂的血管图像保留下来，而骨髓等无关组织的影像则被减影除去。保留下来的血管图像信号再经过放大处理使对比度提高，然后经数模转换器恢复为视频信号，输入监视器的阴极或栅极，就可得到实时血管图像。

DSA是一种理想的非损伤性血管造影检查技术，它取代了危险性较大的动脉造影检查。DSA不仅用于血管疾病的诊断，如观察血管梗阻、狭窄、畸形及血管瘤等，而且还可为血管内插管进行导向，从而施行一些"手术"和简易治疗，如吸液、引流、活检和化疗或阻断肿瘤血供等。

3. X射线断层摄影

X射线透视或摄影所得到的影像实际上是人体内部各个脏器和组织的立体形象在底片上的重叠投影。这就使得对比度不高或范围不大的病变组织难以分辨。断层摄影又叫体层摄影，是使机体内某一层结构或病变突出地在胶片上显现出来，而将其他平面上的结构都变得模糊不清。图14-8是断层摄影的示意图。图中 P 和 Q 代表两个不同平面上的点。在一般的摄影中 P 和 Q 在底片上的像重合在一起。但在断层摄影术中可获得较为清晰的 P 点影像，其原理如下：

在断层摄影时，X射线源 S 和底片 F 在两个平行平面上沿相反方向运动，如箭头所指。它们的速度保持着一定的比例，$v_1 : v_2 = S_1 P : PP_1$。从图14-8可知，当X射线源在 S_1 和 S_2 的位置时，P 的投影点 P_1 和 P_2 实际上是在底片上的同一点，所以能够造成清晰的影像，但是对于不同平面上的点 Q，在X射线源在和底片相对移动的过程中，底片上的投影点从 Q_1 移到 Q_2，即其影像在胶片上的投影位置连续移动，成为一片模糊不清的背景。这就使得在与 P 点处在同一平面上的附近各点，在底片上得出一个清晰的影像，而不在这一平面上的点在底片上扩散成为模糊阴影显像不清。因此，利用X射线断层摄影术可以获得

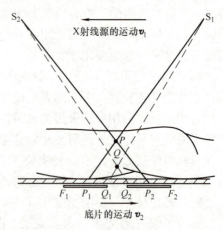

图14-8 X射线断层摄影示意图

不同断层的清晰影像。但是由于不在该平面上的各点扩散而形成了模糊背景，降低了影像的分辨能力。这一缺点可以用20世纪70年代发展起来的电子计算机断层摄影术加以克服。

14.6.3 X-CT

X射线计算机辅助断层扫描成像装置，简称X-CT。它通过X射线管环绕人体某一层面

的扫描，利用探测器测得从各个方向透过该层面后的 X 射线强度值，采用一定的数学方法经计算机求出该层面的线性吸收系数分布，再应用电子技术获得该层面的图像。

传统 X 射线摄影把射线穿过的某一厚度范围内所有的组织结构压缩到一个平面内显示，造成大量信息互相重叠而变得难以区分，尤其是对于吸收系数差别较小的低对比度组织，成像效果就更差。此外还存在散射线影响，使最后的影像模糊不清。20 世纪 30 年代出现的 X 线断层摄影是技术上的革新，虽然可以在某种程度上显示指定的人体断层，但还不能从根本上解决相邻层面结构之间由于信息重叠干扰而引起的模糊效应，图像质量远远未能令人满意。20 世纪 70 年代 X 射线 CT 的诞生，是放射学和影像诊断技术发展的重要里程碑，它使 X 射线成像技术进入了数字化时代并实现了真正的断层扫描和三维成像。CT 扫描技术彻底解决了传统 X 线摄影的投影重叠和图像模糊问题，使医学界梦寐以求的用无创伤方法摄取人体任一层面影像的愿望变成了现实。图 14-9 为 X-CT 扫描机外观。

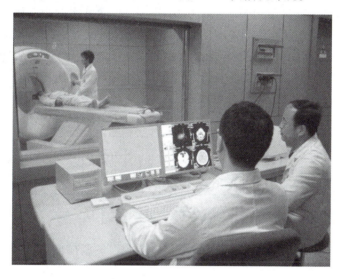

图 14-9　X-CT 扫描机外观

随着科技的进步，X-CT 经历多次更新换代，从扫描装置采用平移——旋转方式（T-R 系统）的第一代 CT 发展到目前采用电子束扫描的第五代 CT，各项性能指标都有较大改善。

下面仅简单介绍 X-CT 的基本原理、图像重建方法和扫描方式等。

1. X-CT 成像的基本原理

设用单色 X 射线通过密度均匀的介质，根据式（14-5）可得到介质的线性吸收系数 μ 与射线强度 I_0 和 I，以及介质层厚度 x 的关系为

$$\mu = \frac{1}{x}\ln\frac{I_0}{I} \tag{14-13}$$

如果介质沿 X 射线入射方向的密度不均匀，则可将整个介质分成若干个很小的体积元，其线度为 l，每一个体积元可视为均匀介质，体积元中的 μ 相同。该体积元称为**体素**，如图 14-10 所示。根据吸收规律，X 射线穿过第一个体素后的强度为

$$I_1 = I_0 e^{-\mu_1 l}$$

穿过第二个体素后的强度为

$$I_2 = I_1 e^{-\mu_2 l}$$
$$= (I_0 e^{-\mu_1 l}) e^{-\mu_2 l}$$
$$= I_0 e^{-(\mu_1+\mu_2)l}$$

穿过第 n 个体素后的强度，也就是穿过整个介质后的强度为 I，即

$$I = I_0 e^{-(\mu_1+\mu_2+\cdots+\mu_n)l}$$

I 值可以测量，I_0 和 l 值为已知，则根据式（14-13），可求出线性吸收系数之和为

$$\mu_1 + \mu_2 + \cdots + \mu_n = \frac{1}{l}\ln\frac{I_0}{I}$$

或

$$\frac{1}{l}\ln\frac{I_0}{I} = \mu_1 + \mu_2 + \cdots + \mu_n = \sum_{i=1}^{n}\mu_i \tag{14-14}$$

式（14-14）是 X-CT 建立层面图像的主要依据。

当穿透人体的 X 射线经组织吸收后，透射部分的强度可用探测器接收，其信号强弱取决于人体的组织密度。不同的信号强度反映不同组织的特性，也就是 μ 值不同，于是把 μ 值作为一种成像参数。所以，一幅 X-CT 图像实际上是反映层面 X 射线线性吸收系数 μ 的空间分布。如何求得层面中每一个体素的 μ 值，是 X-CT 成像的关键所在。

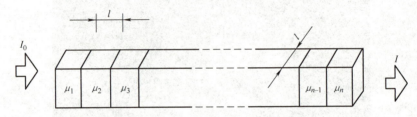

图 14-10 X 射线穿过 n 个厚度相同体素的衰减

为了得到人体某一断面的 X-CT 图像，可以将要观察的断层面看成是一个二维矩阵，如图 14-11 所示，它包含 $n \times n$ 个体素，每个体素的长度和宽度都相同，用 l 表示，它们的吸收系数用 μ_{ij} 表示，于是一共有 n^2 个未知的 μ_{ij} 值待测定。当 X 射线束水平穿透层面第一排体素时，透射强度 I_1 与该射线路径上各体素的线性吸收系数的总和有关。常把某方向各体素线性吸收系数的总和称为**投影值**，用 p 表示，则有

$$\mu_{11} + \mu_{12} + \cdots + \mu_{1n} = \frac{1}{l}\ln\frac{I_0}{I_1} = p_1$$

同样，当 X 射线束依次穿透第 $2,3,\cdots,n$ 排时，测量透射 X 射线的强度 $I_2, I_3, \cdots, I_n$，根据 $I_2, I_3, \cdots, I_n$ 这组数据可得到该特定方向的相应投影值 $p_1, p_2, \cdots, p_n$，有

$$\mu_{21} + \mu_{22} + \cdots + \mu_{2n} = \frac{1}{l}\ln\frac{I_0}{I_2} = p_2$$
$$\vdots$$
$$\mu_{n1} + \mu_{n2} + \cdots + \mu_{nn} = \frac{1}{l}\ln\frac{I_0}{I_n} = p_n$$

这样共获得 n 个方程和 n 个投影值，远小于待求值的个数 n^2，显然，各个体素的线性吸收系数 μ_{ij} 的值是不能仅从单方向的投影值求出来的。

如果此时 X 射线源和探测器一起转动一个很小的角度 φ，如图 14-11b 所示，则可获得

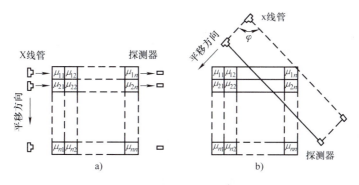

图 14-11　层面矩阵扫描示意图

第二个特定方向下的投影值。继续改变角度 φ，每改变一个角度记录下该方向的投影值，直到记录足够多的投影值（或方程），使各体素 μ_{ij} 值所组成的方程式的个数多于 n^2 个，就能将每个体素的 μ_{ij} 值计算出来。故重建图像的关键是从多个方向测量投影值，最后求出层面的吸收系数分布。

2. 图像重建的基本方法

图像重建的数学方法主要有：联立方程法、反投影法、滤波反投影法、二维傅里叶变换法、卷积反投影法及迭代法等。下面介绍两种求解线性吸收系数的方法，作为理解复杂重建图像原理的基础。

（1）联立方程法

现以断层面为一个 2×2 简单体素矩阵来说明，如图 14-12 所示。设体素的线性吸收系数分别为 μ_{11}、μ_{12}、μ_{21} 和 μ_{22}，由水平方向两射线路径得出投影值为

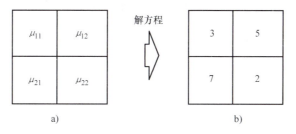

图 14-12　一个 2×2 矩阵的简单层面

$$p_1 = \mu_{11} + \mu_{12} = 8$$
$$p_2 = \mu_{21} + \mu_{22} = 9$$

垂直方向得出的投影值为

$$p_3 = \mu_{11} + \mu_{21} = 10$$
$$p_4 = \mu_{12} + \mu_{22} = 7$$

虽然有四个方程，但只有三个方程式是独立的，无法得到层面各个体素的线性吸收系数。必须再取另一扫描方向以建立第四个独立方程式，如取左上右下对角线方向扫描，得

$$p_5 = \mu_{11} + \mu_{22} = 5$$

这样，所列出方程个数多于 2^2 个，解上述方程组，可得出 $\mu_{11}=3$，$\mu_{12}=5$，$\mu_{21}=7$ 以及

$\mu_{22} = 2$。见图 14-12b。实际上，一个层面的体素对应于荧光屏上图像的像素矩阵远不止 2×2，常采用的有 256×256、512×512 等矩阵。对于 256×256 矩阵来说，用此法就得求解多于 65536 个方程联立的 65536 个未知数，运算量相当大，因而需要使用高速计算机才能完成。

(2) 反投影法

此法是把各向投影值沿投影反方向投影回矩阵里，然后把它们累加起来，经数学方法处理后，得到重建一幅图像的 μ 值方阵。为了理解这种建像方法，仍用图 14-12a 中的 2×2 矩阵的特例加以说明。如图 14-13a 所示，开始时体素的 μ 值为未知，水平方向的投影值为 $p_1 = 8$ 和 $p_2 = 9$，反投影法将这些数值放入两射线所穿过的体素格内。

假如第二个方向与水平方向成 45°，如图 14-13b 所示，此时的投影值为 $p_1 = 5$，$p_2 = 5$，$p_3 = 7$，并将这些数值叠加到对应的体素格内。

第三个方向是垂直投影，其投影值 $p_1 = 10$ 和 $p_2 = 7$，将这些数值反投影叠加后，得到一个新的总数（见图 14-13c）。

第四个方向的投影如图 14-13d 所示，其投影值为 $p_1 = 3$，$p_2 = 12$，$p_3 = 2$。将这些数值加到体素格内而得到最终的总数为 26、32、38 和 23。为了提高图像的对比度，需将这些数做最后一个步骤处理，即把每个体素格内的数减去一个底数 17，并除以 3，使各体素降低到一个最简单的比例，结果是 3、5、7 和 2。由此法得到的结果与联立方程法得到的一样。

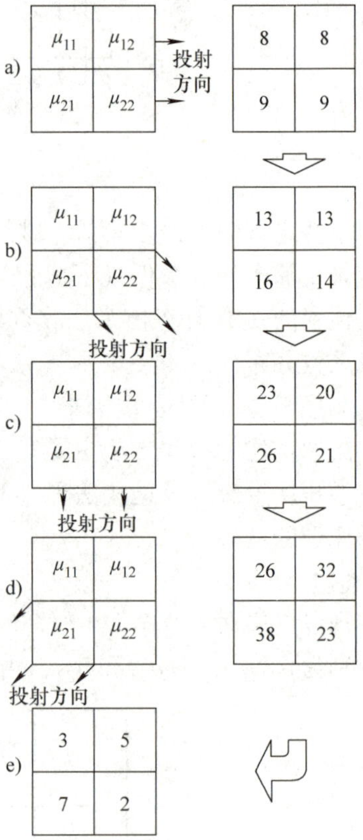

(3) 图像重建

当 X 射线管与探测器做同步平移和旋转或只做旋转进行扫描时，可得到被观测层面的一系列 X 射线透射强度投影值，经模-数转换成数字信号后，输入计算机中央处理系统，它按照一定的图像重建方法，经快速运算得到层面各体素 μ 的相对值，这些原始数据再由计算机按层面体素矩阵与显示器图像的像素矩阵一一对应进行排列组合及数学处理，得出可在荧光屏上显示图像的数据，存入磁盘，然后经数-模转换成模拟信号，加在电视显像管的控制栅极（或阴极）上，依 CPU 的指令，由电视扫描系统把观测层面的图像显示在荧光屏上。若利用各个层面的图像数据及三维成像软件还可显示脏器的立体影像。

图 14-13　反投影法求解

X-CT 从根本上解决了常规摄影、透视及断层摄影中存在的影像重叠问题，医生可看到人体各种器官和骨骼的断层影像及形态，并能分辨出密度相差很小的组织，从而判断病变的部位、形态和性质。为了使病变和正常组织的密度吸收区别更明显，可使用造影剂（碘类化合物）进行增强扫描。目前使用的 X-CT 机几乎能诊断人体各个部位的疾病，尤其对识别良性或恶性肿瘤，具有较高的确诊价值。X-CT 是临床诊断的重要设备之一。

3. X-CT 扫描机

X-CT 扫描机主要是由 X 射线管与探测器组成的扫描系统。依据探测器的排列和移动方式的不同，出现了多种形式的 CT 机，按其扫描方式大致可分五种。

（1）单束扫描（称第一代 CT）

单束扫描由一个 X 射线管和单一探测器组成。X 线管和检测器对所检查的断层面做同步直线平移扫描运动，获得一组投影数据（如 160 个数据），然后整个扫描系统旋转一个小角度（如旋转 1°），再做第二次直线平移扫描，获得另一组投影数据，重复上述过程如图 14-14 所示，直到扫描系统旋转了 180°为止。在整个扫描过程中可获得 160×180＝28800 个投影数据。如果图像矩阵取 160×160，则通过所采集到的原始数据列出所要方程，并运用计算机求解，就可得到每一个体素的吸收系数。

单束扫描的运动是旋转加平移，它的缺点是扫描速度慢，一个断面要 5～6min，效率低，只能用于头颅，目前已淘汰。

（2）窄角扇束扫描（称第二代 CT）

为减少扫描时间，提高成像速度，出现了窄角扇束扫描，其扫描装置由单个 X 射线管（射线束张角为 10°～20°）和二三十个的探测器所组成，扫描过程同单束扫描，如图 14-15 所示。用这种方法做全身扫描可缩短到 18s 左右。但扇束的中心射线和边缘射线束测得数据不同，容易得出伪像，必须进行校正，目前用的很少。

（3）广角扇束扫描（称第三代 CT）

用一个 X 射线管，射线束张角为 30°～45°，被检查断面完全包含在广角扇形射束内，探测器增加到 250～350 个，如图 14-16 所示。扫描系统不需做直线平移扫描，只要做旋转扫描。因此在很短时间内就能获取全部的投影数据。全身扫描时间可缩短到 2.5s，是目前流行的一种。缺点和窄角扇束扫描相同，不进行校正，会产生伪像。

（4）反扇束扫描（称第四代 CT）

这种扫描机把探测器的数量增加到 1500 个左右，扫描时探测器固定不动（见图 14-17），X 射线管可以更高的速度进行扫描。单帧扫描时间可缩短到 2s 以内。

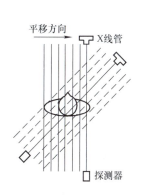

图 14-14　平移和转动扫描

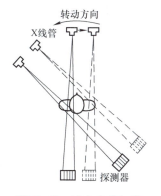

图 14-15　窄角扇束扫描

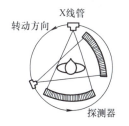

图 14-16　广角扇束扫描

（5）动态空间扫描（称第五代 CT）

扫描装置由 28 个 X 射线管排成半圆形和与之相对应的 28 个影像增强器组成，是一种取消机械运动的全电子控制的扫描系统，称为动态空间重现技术（DSR）。该装置能获得心脏和肺等动态的图像,如图 14-18 所示。

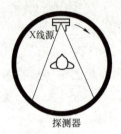

图 14-17 反扇束扫描

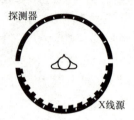

图 14-18 动态空间扫描

除以上五种扫描机外,还有电子束扫描。螺旋扫描 CT 是近几年推出的新机型,就其扫描方式而言,仍属第三代。它采用滑环技术解决了高压电缆随 X 射线管连续旋转而缠绕的问题,使扫描速度大大提高。传统方式扫描时,X 射线管围绕人体做往返圆周运动。螺旋方式扫描时,是在床面匀速运动的同时,球管绕人体连续旋转,球管相对人体而言经历一螺旋形路径,故称螺旋扫描。扫描过程中探测器可连续采集数据,一次扫描十几个层面只需几秒钟。

4. CT 值和窗口技术

(1) 像素的 CT 值

一幅 X-CT 图像是由一定数量的由黑到白不同灰度的小方块,按矩阵排列方式组成的,这些小方块称为**像素**,其灰度与观测层面相对应体素的线性吸收系数大小有关。但在图像重建过程中,并不直接运用线性吸收系数来进行处理,而是用与此有关并且能表达组织密度的合适数值来反映,这一数值叫**像素的 CT 值**。实际上,它是将待检体的线性吸收系数 μ 与水的线性吸收系数 μ_w 作为比值计算,并以骨和空气的线性吸收系数分别作为上下限进行分度。CT 值的计算公式为

$$\text{CT 值} = k \frac{\mu - \mu_w}{\mu_w} \tag{14-15}$$

式中,k 在多数 CT 机中规定为 1000。CT 值的单位是 Hu。我们知道,水的吸收系数 $\mu_w = 1$,空气的吸收系数 $\mu_{\text{气}} = 0.0013$,骨的吸收系数 $\mu_{\text{骨}} = 2.0$,从式(14-15)可计算出水的 CT 值 $= 0$Hu。空气的 CT 值 ≈ -1000Hu,而骨的 CT 值 $= 1000$Hu,其他人体组织的 CT 值介于 $-1000 \sim 1000$Hu 之间。吸收系数大于水的物质,其 CT 值为正,小于水的物质其 CT 值为负。

(2) 窗口技术

人体组织的 CT 值范围大致可分成 2000 个等级,但人眼无论如何也分辨不出如此微小的灰度差别。一般黑白显像管(简称 CRT),由黑到白分为 10~30 个灰度等级或灰阶,已能满足人眼对灰阶的分辨能力。设荧光屏上的图像是由 10 个灰度来反映 2000 个分度,则图像能被分辨的 CT 值是 200Hu,即两组织的 CT 值相差 200Hu 以下时,就不可能加以分辨。为了提高图像的分辨率,在 CT 成像中,常把感兴趣部位的对比度增强,无关紧要部位的对比度压缩,使 CT 值差别小的组织能得到分辨,这一工作称为**窗口技术**。即把某一段 CT 值扩大到整个 CRT 的灰度等级。

常用窗宽表示 CRT 所显示的 CT 值范围;用窗位表示 CRT 所显示的中心 CT 值位置。窗

口的上限和下限所包含的范围叫窗宽。依窗口的设置，组织的 CT 值比设置的窗口上限高的在图像显示中为白色，比窗口下限低的为黑色，介于窗口上下之间的组织就形成灰度不同的图像。

例如在图 14-19a 中，图面的像素每相差 200 个 CT 值为一个灰度等级，图像中病变细节难以分辨。但如所检查部位组织的 CT 值在 -200~300Hu 之间，窗口的上限为 300Hu，下限为 -200Hu，则 -200Hu 至 300Hu 叫窗口，此时窗宽为 500Hu，窗位选定在 50Hu。这样被检查部位每 50 个 CT 值表示一个灰度等级，如图 14-19b 所示。若图面仍不能判断病变细节，可改变窗位和进一步压缩窗宽。如图 14-19c 所示，其窗位为 100Hu，窗宽为 200Hu，窗口上限为 200Hu，下限为零，即每一个灰度等级相当于 20 个 CT 值。从上面的例子说明图像可分辨的细节与窗口的上、下限差值有关，大窗口图像可

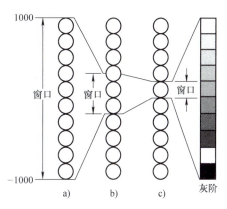

图 14-19 窗口技术

分辨的细节少，但图面的可见度具有较宽的 CT 值范围。而小窗口可提高图像的分辨率，突出难以分辨的病变细节，提高病变的确诊率。可见，正确运用窗口技术在观察 CT 图像和拍摄 CT 照片时是非常重要的。

习 题 14

14-1 产生 X 射线的必要条件是什么？

14-2 一连续工作的 X 射线管，工作电压为 250kV，电流是 40mA，假定产生 X 射线的效率是 0.7%，问靶上每分钟会产生多少热量？ 【595.8kJ】

14-3 什么是 X 射线的强度和硬度？如何调节？

14-4 什么是韧致辐射？连续 X 射线谱中的最短波长是如何产生的？

14-5 标识 X 射线是如何产生的？

14-6 设 X 射线机的管电压为 80kV，计算光子的最大能量和 X 射线的最短波长。【80keV，0.0155nm】

14-7 已知铝（Al）对 $\lambda = 0.7 \times 10^{-10}$m 的 X 射线的质量衰减系数为 $0.5 m^2 \cdot kg^{-1}$；铝密度为 $2.7 \times 10^3 kg \cdot m^{-3}$，若要使波长为 0.7×10^{-10}m 的 X 射线的强度减至原来强度的 1/100，问铝板应多厚？

【3.41×10^{-3}m】

14-8 若将 X 射线的强度减少到原强度的 1/80，需几个"半价层"？ 【6.32】

14-9 已知水对能量为 1MeV 的 X 射线的"半价层"为 10.2cm，求

（1）水的线性衰减系数和质量衰减系数；

（2）此 X 射线的波长。 【(1)$6.79 m^{-1}$，$6.79 \times 10^{-3} m^2/kg$；(2) 1.24×10^{-12}m】

14-10 对波长为 0.154nm 的 X 射线，铝的衰减系数为 $132 cm^{-1}$，铅的衰减系数为 $2610 cm^{-1}$，要和 1mm 厚的铅层得到相同的防护效果，铝板的厚度应为多大？ 【1.98×10^{-2}m】

14-11 X-CT 与常规 X 射线摄影的成像方法有何不同？

14-12 设有一个 2×2 图像矩阵，其中像素的 CT 值为 5、7、6、2，试用反投影法重建该图像矩阵。

14-13 某波长的 X 射线通过水时的吸收系数为 $0.77 cm^{-1}$，通过某人体组织时的吸收系数为 $1.02 cm^{-1}$，k 值为 1000，水的 CT 值等于零，求此人体组织的 CT 值。 【324.5Hu】

14-14 什么叫窗宽？若窗宽为 400Hu 和 800Hu，那么图像矩阵中像素可识别的灰度差所对应的 CT 值

分别是多少？设黑白显示器荧光屏的灰度可分为16个等级。 【25Hu，50Hu】

14-15 什么叫窗位？若窗宽为500Hu，窗口上限为400Hu，那么窗位为多少？可观测的CT值范围是多少？ 【150Hu，-100~400Hu】

▶ 第14章补充题目

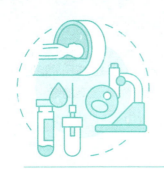

第15章 原子核和放射性

原子核物理学是研究原子核的性质、结构和相互转化规律的学科,其应用涉及包括工农业生产和医药事业在内的许多领域。放射性同位素、医用粒子加速器、核磁共振成像技术等为医学的研究以及疾病的诊断和治疗提供了新的技术手段和方法。

本章主要介绍原子核的结构与基本性质、放射性核素的衰变规律、射线与物质的相互作用、放射性核素的医学应用等内容,为今后学习核医学打好基础。

15.1 原子核的基本性质

15.1.1 原子核的组成

理论和实验证实原子核是由**质子**和**中子**组成的,质子和中子统称为**核子**。质子是带有一个电子电荷量的正电荷,常用符号 p 表示;中子不带电,常用符号 n 表示。

质子的质量 $m_p = 1.672\,623\,1 \times 10^{-27}\,\text{kg}$,中子的质量 $m_n = 1.674\,928\,6 \times 10^{-27}\,\text{kg}$,中子质量比质子质量稍大。由于质子、中子和原子核的质量很小,用 kg 或 g 作单位来表示很不方便,因此,国际上统一规定了一种专用的质量单位——**原子质量单位**来量度它们,记作 u。规定 1u 等于 1 个碳原子(自然界中含量最丰富的 $^{12}_{6}\text{C}$)质量的 1/12,即

$$1u = 1.660\,540\,2 \times 10^{-27}\,\text{kg}$$

以原子质量单位来度量,质子和中子质量分别为

$$m_p = 1.007276u$$
$$m_n = 1.008665u$$

原子核常用符号 $^{A}_{Z}\text{X}$ 表示,其中 X 代表元素的符号;A 为原子的质量数,即原子核内质子数和中子数之和;Z 为原子的原子序数,即原子核内质子数或电荷数。例如氢核、氧核分别由 $^{1}_{1}\text{H}$ 和 $^{16}_{8}\text{O}$ 表示。显然,核内的中子数等于 ($A-Z$),如 $^{235}_{92}\text{U}$ 表示铀原子核,它的质量数为 235,原子序数为 92,中子数是 143。因为对一定的核素来说 Z 是已知的,所以 $^{A}_{Z}\text{X}$ 的左下标常略去而写成 ^{A}X,如 ^{60}Co 和 ^{131}I 等,分别读作钴 60、碘 131。

含有一定数量中子和质子的各种原子核统称为**核素**。质子数相同而质量数不同的核素,属于同一种化学元素,在元素周期表中处于同一个位置,具有相同的化学性质,称为**同位素**。例如,^{3}H、^{2}H、^{1}H 都是氢的同位素,但它们是三种不同的核素。质量数相同而核电荷数

不同的核素，称为**同量异位素**，例如 $^{40}_{18}\text{Ar}$ 和 $^{40}_{20}\text{Ca}$。质子数和质量数都相同，但处于不同能量状态的核素，称为**同质异能素**，例如 $^{99m}_{43}\text{Tc}$ 和 $^{99}_{43}\text{Tc}$，在左上角加"m"，表示处于较高能级。

15.1.2 原子核的性质

1. 原子核的大小与密度

不同的原子核都近似地看成球体。实验表明，各种原子核的半径 R 与其质量数 A 有如下关系：

$$R = R_0 A^{\frac{1}{3}} \tag{15-1}$$

式中，R_0 是常数，其值约等于 $1.2 \times 10^{-15}\,\text{m}$。

如果把原子核近似为密度均匀的球体，原子核的平均密度为

$$\rho = \frac{m}{V} = \frac{m}{4\pi R^3/3} = \frac{Au}{4\pi R_0^3 A/3} = \frac{3u}{4\pi R_0^3}$$

式中，m 为原子核质量。设每个核子的质量近似为 1u，则 $m = Au$，将 u 和 R_0 的数值代入式（15-1）可得 $\rho \approx 2.29 \times 10^{17}\,\text{kg} \cdot \text{m}^{-3}$，各种原子核的密度是相同的，大约为水的密度的 10^{14} 倍，可见原子核的密度是非常高的。

2. 核力

核子之间除有万有引力作用外，还存在有电磁力的作用。核子之间的万有引力非常小，与电磁力相比完全可以忽略。可以想象到，核子之间还应该有另一种强度更大的引力作用，这种作用把核子紧紧束缚在一起，否则的话，质子之间的强静电力的作用将使原子核解体。核子之间具有的这种更强大的引力称为**核力**，它既不是万有引力，也不是电磁力，而是核子间的强相互作用力。显然，原子核的各种特性必定与核力的性质有关。

理论和实验表明，核力具有如下主要性质：

（1）核力是短程力。只有当核子间的距离等于或小于 $10^{-15}\,\text{m}$（即 1fm）数量级时，核力才会表现出来。

（2）核力是强相互作用力。核力是目前已知的最强的力，其强度可以克服质子之间的静电力而将它们紧紧束缚在一起，核力大约是库仑力的 100 倍。

（3）核力是具有饱和性的交换力。一个核子只能与它紧邻的几个核子有核力作用，而不是和原子核中的所有核子有作用，这种性质称为核力的饱和性。

（4）核力与电荷无关。大量的实验表明，在原子核内，无论中子与中子之间，质子与质子之间，还是质子与中子之间，表现出来的核力都是相同的，与核子是否带电无关。

综上所述可认为，每个核子，无论是质子还是中子，都占有相同的体积，只能与紧邻的核子以核力相互吸引，大小基本相同，并与电荷无关，是最强的力。

3. 核能级

原子核和原子一样具有分立的能级，它可以处在不同的能量状态，称为**原子核能级**，在外界干扰下，可发生能级跃迁。

15.1.3 质量亏损和结合能

1. 质量亏损

原子核是由核子组成，它的质量应等于全部核子质量之和，若以 m_0、m_p 和 m_n 分别表

示原子核 ^{A}X、质子和中子的质量，应有如下关系：
$$m_0 = Zm_p + (A - Z)m_n$$
但实验测定的 m_0 总是少于 $Zm_p + (A - Z)m_n$，其差值为 Δm，称为**质量亏损**，Δm 为
$$\Delta m = [Zm_p + (A - Z)m_n] - m_0 \tag{15-2}$$
在实际运算时，常用氢原子质量和某元素的原子质量代替 m_p 和 m_0，在相减的过程中，相差的 Z 个电子的质量恰好抵消，不会影响 Δm 的数值，而且一般的实验只能测定原子的质量。

【例题 15-1】 已知氢原子的质量为 1.007825u，氦原子质量为 4.002603u，计算 $^4_2$He 核的质量亏损。

【解】 由题意可知，质量亏损为
$$\Delta m = [2 \times 1.007825\text{u} + (4 - 2) \times 1.008665\text{u}] - 4.002603\text{u}$$
$$= 0.030377\text{u}$$

2. 结合能

质子和中子组成原子核时释放出来的能量称为**结合能**。根据爱因斯坦的质能关系，核子结合成原子核时发生了 Δm 的质量亏损，相应地释放出来的结合能 ΔE 为
$$\Delta E = \Delta mc^2 \tag{15-3}$$
与 1 个原子质量单位对应的能量为
$$1(\text{u})c^2 = [1.66054 \times 10^{-27} \times (2.99792 \times 10^8)^2]\text{J} = 1.49242 \times 10^{-10}\text{J}$$
再根据能量单位 eV 和 J 的换算关系得
$$1(\text{u})c^2 = 931.5\text{MeV}$$

【例题 15-2】 已知氢原子的质量为 1.007825u，氦原子质量为 4.002603u，计算 $^4_2$He 的结合能。

【解】 由题意可知，$^4_2$He 核的质量亏损 Δm 为
$$\Delta m = [2 \times 1.007825\text{u} + (4 - 2) \times 1.008665\text{u}] - 4.002603\text{u}$$
$$= 0.030377\text{u}$$
$^4_2$He 的结合能 ΔE 为
$$\Delta E = \Delta mc^2 = (0.030377 \times 931.5)\text{MeV} = 28.296\text{MeV}$$

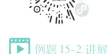

例题 15-2 讲解

3. 原子核的稳定性

结合能既表示核子结合成核时所释放出的能量，同时又表示将核分裂成质子和中子时应供给原子核的能量。

在原子核物理中常用平均结合能来表示原子核的稳定性。设某原子核的结合能为 ΔE，核子数（即质量数）为 A，则 $\varepsilon = \Delta E/A$ 称为**平均结合能**，它的大小可以表示原子核结合的强弱程度，平均结合能越大，原子核分解为单个核子所需要的能量就越大，原子核就越稳定。图 15-1 给出了不同原子核的平均结合能随着对应的核子数的变化曲线。由图中可以看出，对于大多数中等质量的原子核，其平均结合能比轻核和重核都大，因此，中等质量的核比较稳定。较轻核（$A < 30$）和重核（$A > 200$）相对结合较弱。原子核的稳定性还与核内质子数与中子数的奇偶性有关，当原子核内的质子数和中子数都是偶数的原子核最稳定。

如果核内的中子数与质子数比例失调（中子数过多或质子数过多），原子核也不稳定。当核子数 >209，都不能组成稳定的核，这种原子核称为**放射性核素**，它们能够自发放出特定的射线，以调整质子和中子比，衰变为 A 值较低的稳定核。平均结合能曲线还表明，将重

核分裂为中等质量的核（即裂变）或将轻核聚合为中等质量的核（即聚变）是利用原子能的两条主要途径。

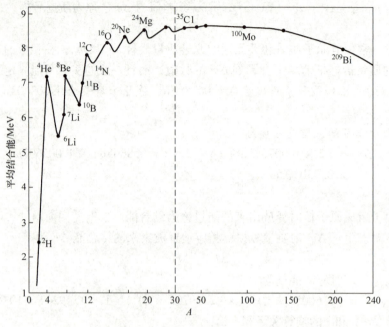

图 15-1　原子核的平均结合能曲线

15.2　原子核的衰变类型

核素有两大类，即放射性核素和稳定性核素。放射性核素又分为天然放射性核素和人工放射性核素（简称人造核素）。人造核素主要由反应堆和加速器制备。目前已知的元素有 110 多种，而核素有 2000 多种，近 90% 是放射性核素。

稳定性核素在没有外来因素（如高能粒子轰击）时，不发生核内结构或能级的变化。而放射性核素能自发放出射线而变为另一种核素，这种现象称为**原子核的衰变**，简称**核衰变**。

核衰变过程遵守电荷、质量、能量、动量和核子数守恒定律。下面讨论几种主要核衰变类型。

15.2.1　α 衰变

放射性核素放射出 α 粒子而衰变为另一种核素的过程称为 α **衰变**。α 粒子就是氦原子核 ^4_2He，它由 2 个质子和 2 个中子组成。α 衰变反应式为

$$^A_Z X \rightarrow \, ^{A-4}_{Z-2} Y + \, ^4_2 He + Q \tag{15-4}$$

式中，X 为衰变前的核，称为**母核**；Y 为衰变后的核，称为**子核**。α 衰变后子核与母核相比较，质量数减少 4，电荷数减少 2，所以在元素周期表中的位置比母核前移两个位置，这就是 α 衰变的位移定则。Q 为**衰变能**，是核衰变过程中所释放的能量，衰变能由子核和 α 粒

子共同分享。按质能关系，由核衰变前后静止质量的差值可求出 Q 的数值。

如镭-226 的 α 衰变反应式为

$$^{226}_{88}Ra \rightarrow ^{222}_{86}Rn + ^{4}_{2}He + 4.784 MeV$$

此过程中衰变能绝大部分转化为 α 粒子的动能，子核所占的动能很小。α 粒子以很高的速度从母核中飞出，受物质所阻而失去动能，俘获两个电子而变成一个中性氦原子。实验表明，在发生 α 衰变的核素中，只有少数几种核素放射出单能的 α 粒子。而大多数核素放出几种不同能量的 α 粒子，因此，子核有的处于基态，有的处于激发态，处于激发态的子核向基态跃迁过程中放出 γ 射线。图 15-2 表示镭核（$^{226}_{88}Ra$）α 衰变的三种方式。

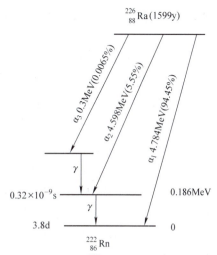

图 15-2 镭核（$^{226}_{88}Ra$）α 衰变的三种方式

15.2.2 β 衰变和电子俘获

β 衰变包括 β⁺ 衰变、β⁻ 衰变和电子俘获三种类型。

1. β⁻ 衰变

放射性核素放射出 β⁻ 粒子而衰变为另一种核素的过程称为 **β⁻ 衰变**。β⁻ 粒子就是高速电子，用符号 $^{0}_{-1}e$ 表示，衰变反应式为

$$^{A}_{Z}X \rightarrow ^{A}_{Z+1}Y + ^{0}_{-1}e + \tilde{\nu} + Q \tag{15-5}$$

如 $^{32}_{15}P$ 的衰变就是 β⁻ 粒子，它的衰变反应式为

$$^{32}_{15}P \rightarrow ^{32}_{16}S + ^{0}_{-1}e + \tilde{\nu} + 1.71 MeV$$

β⁻ 衰变实际上是母核中的一个中子（$^{1}_{0}n$）转变为一个质子（$^{1}_{1}H$），发射出一个电子和反中微子（$\tilde{\nu}$）的过程，即 $^{1}_{0}n \rightarrow ^{1}_{1}H + ^{0}_{-1}e + \tilde{\nu}$。反中微子是不带电的中性微粒，它的静止质量接近于零，是中微子（ν）的反粒子。它与其他粒子的相互作用极其微弱，它沿直径穿过地球而能量几乎没有损失。发生 β⁻ 衰变后，子核与母核质量数相同，子核的原子序数增加 1，在周期表中后移 1 位，这就是 β⁻ 衰变的位移定则。图 15-3 为两种放射性核素的 β⁻ 衰变，其中钴 60 是放射治疗中常用的核素。可见，发生 β⁻ 衰变的核素，有的只放射单能 β⁻ 粒子；有的要放射 2 种或

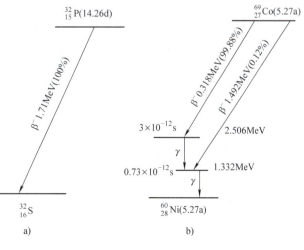

图 15-3 β⁻ 衰变图

多种能量的 β^- 粒子同时还伴随有 γ 粒子的产生。

2. β^+ 衰变

放射性核素放射出 β^+（正电子 ^0_1e）粒子和一个中微子 ν 而变成原子序数减少 1 的核素的过程称为 **β^+ 衰变**。这种衰变只有人工放射性核素才能发生，产生原因通常是核内质子数偏多而中子数偏少，它的衰变式为

$$^A_Z X \rightarrow\ ^A_{Z-1}Y + ^0_1e + \nu + Q \tag{15-6}$$

如 $^{13}_7 N$ 的衰变可以表示为

$$^{13}_7 N \rightarrow\ ^{13}_6 C + ^0_1 e + \nu + 1.24\text{MeV}$$

如图 15-4 所示，β^+ 衰变可以看成是母核中的一个质子（^1_1H）转变为一个中子（^1_0n），同时放射出一个正电子（^0_1e）和中微子（ν）的过程，即 $^1_1H \rightarrow\ ^1_0n + ^0_1e + \nu$。$\beta^+$ 粒子是不稳定的，只能存在短暂时间，当它被物质阻碍失去动能后，可与物质中的电子相结合而转化成一对沿相反方向飞行的 γ 光子，这一过程称为湮没辐射。每个 γ 光子的能量为 0.511MeV，正好与电子的静止质量相对应，核医学诊断所用的正电子 ECT（简称 PET）影像设备就是利用湮没辐射原理而成像的。

3. 电子俘获

电子俘获是指原子核内质子俘获一个核外电子，放出一个中微子而转变为中子的过程，记作 EC。因 K 层最靠近原子核，故 K 俘获的概率最大，它的衰变式为

$$^A_Z X + ^0_{-1}e \rightarrow\ ^A_{Z-1}Y + \nu + Q \tag{15-7}$$

电子俘获后，核外缺少一个内层电子，当外层电子填补这个空位时，便会发出子核的标识 X 射线。

β 衰变所放出的能量主要用由 β 粒子和中微子共有（子核的反冲能量可忽略不计），但能量在它们之间的分配是不固定的。若中微子获得的能量大，则 β 粒子占有的能量较小，反之亦然。因此，同一种核素放出的 β 粒子的动能不是单值的，而是包括从零到最大值 $E_m = Q$ 的所有数值，形成一个连续的能谱，如图 15-5 所示，各种核素放出的 β 射线能谱的 E_m 都各不相同，但能谱的形状大致相同，其中能量接近 $E_m/3$ 的 β 粒子最多，或者说粒子的平均能量约为 $E_m/3$，一般图表上所给的 β 射线的能量是指最大值 E_m。

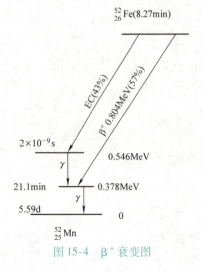

图 15-4 β^+ 衰变图

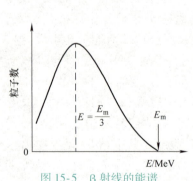

图 15-5 β 射线的能谱

15.2.3 γ衰变和内转换

原子核的能量也是量子化的,常用能级来表示。原子核处于能量最低的状态,称为**基态**。处于能量较高的状态称为**激发态**。处于激发态的核是不稳定的,当它向基态或较低能态跃迁时,就把多余的能量以γ光子的形式辐射出来。把原子核由高能态向低能态跃迁时释放γ光子的现象称为**γ衰变**,也称γ跃迁。原子核经γ衰变后,子核的质量数和原子序数不变,只是能级发生了改变,γ衰变可以表示为

$$^{Am}_{Z}X \rightarrow ^{A}_{Z}X + \gamma \tag{15-8}$$

如处于激发态的 $^{210m}_{85}Br$ 衰变式为

$$^{210m}_{85}Br \rightarrow ^{210}_{85}Br + \gamma$$

在一次γ衰变中,γ射线的能量是单一的,其大小等于母核与子核的能级之差,多数α和β衰变产生激发态子核,随后就发生γ衰变,有的γ衰变伴随着两次γ跃迁,因而放出γ射线的能量也有两种,如图15-4所示。

处于激发态的原子核向低能态跃迁时,还可以把能量直接传递给核外的某个电子,使它脱离原子核的束缚而成为自由电子,这种现象称为**内转换**,放出的电子称为**内转换电子**。参与内转换的主要是K层电子。偶然也有L层或其他层电子。内转换发生后,在原子的K层或L层留下空位,外层电子将会填充这个空位,因此还会有标识X射线或俄歇电子出现,这与电子俘获的情况类似。

15.3 原子核的衰变规律

15.3.1 核衰变定律

放射性核素无论是天然的,还是人工的,其衰变过程都遵循着共同的基本规律。对于任一种放射性核素,虽然它的每一个核都能发生衰变,但它们并不是同时进行的,而是有先有后,对于某一个核,无法预知它在什么时候衰变,但对大量的相同原子核所组成的放射性样品,它们的衰变过程都服从一定的统计规律。

由于放射性核素的不断衰变,母核的数量随时间而减少,设在时间 dt 内母核衰变的数量为 dN,理论和实验证明,单位时间内衰变的母核数 $-dN/dt$(即衰变率)正比于当时的母核数 N,即

$$-\frac{dN}{dt} = \lambda N \tag{15-9}$$

式中,负号表示 dN 本身是负值,即母核数随时间 t 的增加而减少。将式(15-9)分离变量后积分,并利用 $t=0$ 时,$N=N_0$ 的条件,可得

$$N = N_0 e^{-\lambda t} \tag{15-10}$$

这就是放射性衰变定律。它表明,放射性核素是按指数规律衰减的。λ 为表征衰变快慢的比例系数称为**衰变常量**,单位为 s^{-1}。λ 的物理意义是每个核在单位时间内衰变的概率,λ 越大,衰变越快,反之,则衰变越慢。实验证明,放射性核素衰变的快慢由原子核本身的性质

决定，而与其化学状态无关，也不受温度、压力等物理因素的影响，且每一种放射性核素都有各自的 λ 值。如果一种核素同时发生几种类型的核衰变，且它们的衰变常量分别为 λ_1, $\lambda_2,\cdots,\lambda_n$，总的衰变常量 λ 等于各衰变常量之和，即

$$\lambda = \lambda_1 + \lambda_2 + \cdots + \lambda_n \tag{15-11}$$

放射性核素衰变规律是一个统计规律。放射性样品在一定时间内实际衰变的原子核个数，通常并不等于按照衰变定律计算的结果，有时多些，有时少些，称为**统计涨落现象**。统计涨落现象是一切放射性测量中的制约因素，但当放射性样品实际衰变的原子核的个数足够多时，按照衰变定律计算的结果更接近实际衰变原子核的个数。

15.3.2 半衰期和平均寿命

1. 半衰期

除了用衰变常量 λ 表示核衰变的快慢外，在实际中也常用半衰期来表示核衰变的快慢。**半衰期**是指放射性核素在数量上衰减一半所需要的时间，用符号 T 表示。当 $t=0$ 时，核素的个数为 N_0；当 $t=T$ 时，核素的个数 $N=N_0/2$，代入式（15-10），有

$$\frac{N_0}{2} = N_0 \mathrm{e}^{-\lambda T}$$

两边取对数得

$$T = \frac{\ln 2}{\lambda} = \frac{0.693}{\lambda} \tag{15-12}$$

式（15-12）表明，半衰期与衰变常量成反比，核素的衰变常量越大，其半衰期就越短。自然界中各种放射性核素的半衰期长短相差很大。镭226 的半衰期为 1600 年，氡222 的半衰期为 3.824 天。表 15-1 列出了医学上常用的几种放射性核素的半衰期。

表 15-1 一些放射性核素的衰变类型和半衰期

核素	衰变类型	半衰期	核素	衰变类型	半衰期
$^{68}_{31}\text{Ga}$	β^+、EC、γ	68min	$^{203}_{80}\text{Hg}$	β^-、γ	46.9d
$^{99m}_{43}\text{Tc}$	γ	6.1h	$^{125}_{53}\text{I}$	EC、γ	60d
$^{198}_{79}\text{Au}$	β^-、γ	2.7d	$^{60}_{27}\text{Co}$	β^-、γ	5.26a
$^{131}_{53}\text{I}$	β^-、γ	8.4d	$^{90}_{38}\text{Sr}$	β^-	28.8a
$^{32}_{15}\text{P}$	β^-	14.3d	$^{137}_{55}\text{Cs}$	β、γ	30a

将式（15-10）中的衰变常量用半衰期代替，有

$$N = N_0 \mathrm{e}^{-\frac{\ln 2}{T}t} = N_0 \left(\frac{1}{2}\right)^{\frac{t}{T}} \tag{15-13}$$

式（15-13）是用半衰期表示的衰变定律，当 t 是 T 的整数倍时，应用式（15-13）极为方便。例如，^{60}Co 的半衰期约为 5.3 年，经过一个半衰期就剩下原来的 1/2，经过两个半衰期（约 10.6 年）就剩下原来的 1/4，依此类推。

2. 有效半衰期

当放射性核素注入体内时，其原子核的数量一方面要按自身的衰变规律递减，另一方面

还要通过人体的代谢排泄而减少，使体内的放射性核素的减少比单纯的衰变要快。假设由于人体的排泄作用使放射性核素也是按指数规律衰减的，与之对应的衰变常量称为**生物衰变常量**，用 λ_b 表示，其相应的半衰期称为**生物半衰期**，用 T_b 表示。于是，根据式（15-11），生物体内放射性核素的实际衰变常量应等于其物理衰变常量 λ 与生物衰变常量 λ_b 之和，即

$$\lambda_e = \lambda + \lambda_b \tag{15-14}$$

式中，λ_e 称为**有效衰变常量**，相应的半衰期称为**有效半衰期**，用 T_e 表示。由式（15-12），可得

$$\lambda_e = \frac{\ln 2}{T_e}, \quad \lambda = \frac{\ln 2}{T}, \quad \lambda_b = \frac{\ln 2}{T_b}$$

将上面三式代入式（15-14），有

$$\frac{1}{T_e} = \frac{1}{T} + \frac{1}{T_b} \tag{15-15}$$

可见，有效半衰期比物理半衰期和生物半衰期都短。

3. 平均寿命

放射性核素在衰变过程中，有的原子核衰变得早，有的衰变得晚，每个核在衰变前都要存在一定的时间，这就是它们的寿命。对于单一核素的放射性样品来说，其每个原子核在衰变前平均存在的时间，称为**平均寿命**，用 τ 表示。

设 $t=0$ 时，放射性样品的原子核个数为 N_0，经过时间 t 后，原子核个数变为 N，则由式（15-9）知，在 t 到 $t+dt$ 时间内发生衰变的核素为 $-dN = \lambda N dt$，它们的寿命都为 t，显然，$-dN$ 个核素的总寿命为

$$-t dN = \lambda N t dt$$

所以，样品中全部放射性原子核的总寿命为

$$\int_{N_0}^{0} -t dN = \int_{0}^{\infty} \lambda N t dt$$

因此，原子核平均寿命 τ 为

$$\tau = \frac{1}{N_0}\int_{N_0}^{0} -t dN = \frac{1}{N_0}\int_{0}^{\infty}\lambda N t dt = \int_{0}^{\infty}\lambda e^{-\lambda t}t dt = \frac{1}{\lambda} \tag{15-16}$$

平均寿命、衰变常量和半衰期三者的关系为

$$\tau = \frac{1}{\lambda} = \frac{T}{0.693} \tag{15-17}$$

式（15-17）说明平均寿命等于衰变常量的倒数，在 τ、T、λ 三个物理量中只要知道任意一个，就可以很方便地求出另外两个。

【**例题 15-3**】 已知某放射性核素在 5 min 内减少了 43.2%，求它的衰变常量、半衰期和平均寿命。

【**解**】 由题意，根据衰变定律 $N = N_0 e^{-\lambda t}$，有

$$(1 - 43.2\%)N_0 = N_0 e^{-300\lambda}$$

所以

$$0.568 = e^{-300\lambda}$$

$$\lambda = -\frac{1}{300}\ln 0.568 \, \text{s}^{-1} = 0.00188 \, \text{s}^{-1}$$

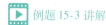
例题 15-3 讲解

再由式（15-12）和式（15-16），得

$$T = \frac{0.693}{\lambda} = 368\text{s}, \tau = \frac{1}{\lambda} = 532\text{s}$$

15.3.3 放射性活度

在应用放射性核素时需要了解它的放射性强弱。如果在单位时间内原子核衰变的个数越多，则该放射源发出的射线也就越强，反之则射线越弱。因此，用单位时间内发生衰变的原子核数来表示放射性强度，又称为**放射性活度**，记作 A。由式（15-9）和式（15-10）可得

$$A = -\frac{\mathrm{d}N}{\mathrm{d}t} = \lambda N = \lambda N_0 \mathrm{e}^{-\lambda t} = A_0 \mathrm{e}^{-\lambda t} \tag{15-18}$$

式中，A_0 是 $t=0$ 时的放射性活度。式（15-18）表明，放射性活度也是按指数规律衰减的。如果将 $T = \ln2/\lambda$ 代入式（15-18），可得到用半衰期 T 表示的放射性活度，即

$$A = A_0 \left(\frac{1}{2}\right)^{\frac{t}{T}} \tag{15-19}$$

当 t 是半衰期的整数倍时，应用式（15-19）计算放射性活度很方便。

放射性活度的国际单位是贝可（Bq），$1\text{Bq} = 1$ 次核衰变·s^{-1}。常用的旧单位是居里（Ci），国际上规定 1Ci 的放射源每秒发生 3.7×10^{10} 次核衰变，即

$$1\text{Ci} = 3.7 \times 10^{10}\text{Bq}$$

Ci 是一个很大的单位，在核医学检测中通常用 mCi 或 μCi，即

$$1\text{mCi} = 3.7 \times 10^{7}\text{Bq}, \quad 1\mu\text{Ci} = 3.7 \times 10^{4}\text{Bq}$$

在放射性治疗中用的 ^{60}Co 放射源，其放射性活度很大，通常高达数百至一千居里。

【例题 15-4】 已知 U_3O_8 中的 ^{238}U 为放射性核素，今有 $5\text{g}U_3O_8$，求其放射性活度。

【解】 U_3O_8 的分子量为 $238 \times 3 + 16 \times 8 = 842$，所以 $5\text{g}U_3O_8$ 中铀的质量为

$$m = 5 \times \frac{238 \times 3}{842}\text{g} = 4.24\text{g}$$

在 $5\text{g}U_3O_8$ 中铀的原子数为

$$N = \frac{4.24}{238} \times 6.023 \times 10^{23} \text{个} \approx 1.0730 \times 10^{22} \text{个}$$

已知 ^{238}U 的半衰期为 $T = 4.5 \times 10^9 \text{a} = 4.5 \times 10^9 \times 365 \times 24 \times 60^2 \text{s} \approx 1.4191 \times 10^{17}\text{s}$，所以其放射性活度为

$$A = \lambda N = \frac{0.693}{T}N = \frac{0.693}{1.4191 \times 10^{17}} \times 1.0730 \times 10^{22} \text{Bq} \approx 52\,399\text{Bq} \approx 1.42\mu\text{Ci}$$

15.3.4 放射性平衡

自然界里的一些重元素往往发生一系列连续的衰变而形成所谓**放射族**或**放射系**。天然存在的放射族有铀族、钍族和锕族，它们都是从一个长寿命的核素开始，这个起始的核素称为母体，这些母体的半衰期都很长，有些可和地质年代相比拟。如铀族：母体是 ^{238}U，半衰期 $T = 4.51 \times 10^9 \text{a}$，经过 8 次 α 衰变和 6 次 β^- 衰变最后生成稳定的 ^{206}Pb；钍族：母体是 ^{232}Th，半衰期 $T = 1.4 \times 10^{10}\text{a}$，经 6 次 α 衰变和 4 次 β^- 衰变，最后达到稳定的 ^{208}Pb；锕族：母体是铀的同位素 ^{235}U，半衰期 $T = 7.04 \times 10^8\text{a}$，经 7 次 α 衰变和 4 次 β^- 衰变，最终生成铅同位

素 ^{207}Pb。在上述放射族中都存在母体衰变为子体，再衰变为第三、第四代子体等，各代衰变快慢相差很大。对母体来说其数量一方面取决于自己衰变快慢，但对于子体来说就要复杂得多，这是因为子体不断衰变为第三代核，另一方面又从母体的衰变中获得补充，这样，子体在数量上的变化不仅和它自己的衰变常量有关，而且也和母体的衰变常量有关。由于母体的衰变，子体的核数将逐渐增加，这些子体将按照自己的规律进行衰变。因为衰变率是与现有核数成正比的，所以随着子体的积累，子体每秒钟衰变的核数也将增加。经过一段时间后，子体每秒衰变的核素将等于它从母体衰变而得到补充的核数，子体的核数就不再增加，达到**放射性平衡**。

放射性平衡在放射性核素的应用中具有一定的意义。半衰期短的核素在医学应用中有很多优越性，但在供应上有很大困难，有些短寿命核素是由长寿命核素衰变产生的，当母体与子体达到或接近放射性平衡时，子体和母体的放射性活度相等。若把子体从母从分离出来，经过一段时间后，子体和母体又会到达新的放射性平衡，再把子体分离出来，又会再达到新的放射性平衡。这种由长寿命核素不断获得短寿命核素的分离装置叫**核素发生器**，俗称"母牛"，目前常用的有 $^{99}_{42}$Mo→$^{99m}_{43}$Tc、$^{113}_{50}$Sn→$^{113}_{49}$In、$^{68}_{32}$Ge→$^{68}_{31}$Ga、$^{137}_{55}$Cs→$^{137m}_{56}$Ba 和 $^{226}_{88}$Ra→$^{222}_{86}$Rn 等。

由于母体的寿命较长，一条"母牛"可以在较长时间供应短寿命核素，很适合远离同位素生产中心、交通不便的地方开展短寿命核素的应用工作。

15.4 射线与物质的相互作用

原子核在衰变过程中会发出 α、β、γ 等各种射线，它们通过物质时，将与物质发生一系列的相互作用。射线与物质相互作用的规律是射线探测、射线防护、射线诊断和治疗的基础，因而具有十分重要的意义。

15.4.1 带电粒子与物质的相互作用

1. 电离和激发

α 粒子与 β 粒子等带电粒子通过物质时，能量不断地损耗，其速度逐渐减慢，损失的能量主要用来使物质中的原子电离和激发。由于带电粒子和原子的核外电子间的静电力作用，会使轨道电子获得足够的能量，脱离原子或分子束缚，成为自由电子，这个过程称为**电离**，又称为直接电离。这样电离出来的自由电子通常具有较高的动能，它又可引起其他的原子或分子电离，称为**间接电离**。

带电粒子通过物质时，如果壳层电子获得的能量不足以使它脱离原子，而只能使它由低能级跃迁到高能级，使原子处于激发态，这一过程称为**激发**。处在激发态的原子极不稳定，很容易放出多余能量而回到基态。

由于电离，在带电粒子经过的途径上会留下许多离子对。带电粒子通过 1cm 路径上产生的离子对的数目称为**电离比值**，又叫**电离密度**或**比电离**。它反映了带电粒子电离本领的大小，电离比值大，粒子对物质的电离作用强；反之，则电离作用弱。对生物体而言，它表示对机体的损伤程度。电离比值的大小取决于带电粒子的电荷量、速度和被照射物质的密度。粒子电荷多、速度小和物质的密度大，电离比值就大。如果粒子带的电量多，静电作用强，则对原子外层电子的作用力就大；粒子的速度较小，它与电子作用时间就长；物质的密度大，它的电子密度也大，粒子通过物质时，与电子作用的机会就高，所以电离比值就大。由于 α 粒子比 β 粒子的电荷多、速度小，因此在相同的能量条件下，在同种物质中，α 粒子的电离比值为 4×10^4 离子对/cm，而 β 粒子的电离比值约为 50 离子对/cm。

2. 散射

当带电粒子通过物质时，因受到物质原子核电场的作用而改变运动方向，这种现象称为**散射**。若作用过程没有能量损失，仅改变运动方向，这种散射称为弹性散射。若带电粒子不仅改变运动方向并且损失一部分能量，则称为非弹性散射。由于 α 粒子质量较大，散射不太明显，它的路径基本上是直的。β 粒子质量较小，散射较为明显，因散射作用而不断改变运动方向，所以 β 粒子的径迹十分曲折。

3. 韧致辐射

带电粒子通过物质时，受到物质原子核电场的作用而突然减速，损失能量以电磁波的形式辐射出来，这种现象称为**韧致辐射**，辐射的电磁波就是连续 X 射线。

和电离作用相比，带电粒子由于散射和韧致辐射所损失的能量要小得多。

4. 射程和吸收

带电粒子在通过物质时，由于电离、激发、散射和韧致辐射，其能量不断减小，最后停止在物质层内，即穿出的粒子数减少了，这种现象称为**粒子吸收**。能量耗尽后的 α 粒子将俘获两个自由电子，变成中性的氦原子；β 粒子则成为一般的电子；而 β^+ 粒子则与自由电子结合，转化为两个能量各为 0.511MeV 的光子。

粒子在被吸收前所通过的距离称为**射程**。电离比值越大，粒子的能量损失越快，射程就越短。β 粒子的电离比值比 α 粒子小得多，所以 β 粒子的射程比 α 粒子大得多，即 β 粒子的穿透本领比 α 粒子强得多。α 粒子在空气中的射程一般为 2~10cm，在生物体内的射程只有 0.03~0.13mm；而 β 粒子在空气中的射程可达数米，在生物体内的射程也有几毫米到几十毫米。因此。在外照射的情况下，α 粒子的危险性不大，也易于防护，而 β 粒子的危害就大得多。至于内照射，则由于 α 粒子的电离比值大，伤害很集中，应特别注意防护。

图 15-6 是 α 射线在空气中吸收的情况，曲线自开始的一段相当长的距离内是近似水平的，射线的能量在这段距离内虽然不断减少，但粒子数并没有明显减少。但是，当超过某一穿透厚度时，粒子数很快减少到零。而 β 粒子的情况则不同，图 15-7 是 β 射线通过铝片时的吸收曲线，表明在射程内其粒子数近似地按照指数规律衰减。

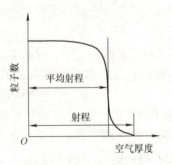

图 15-6　α 粒子吸收曲线

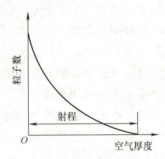

图 15-7　β 粒子的吸收曲线

15.4.2 光子与物质的相互作用

X 射线、γ 射线都是光子流，是从原子核衰变中放射出来的，自身不带电，都是电磁波，它与物质相互作用机制与带电粒子不同，其作用方式主要有三种，分述如下。

1. 光电效应

光子与物质相互作用，将其全部携带的能量交给一个壳层电子，使其脱离原子而成为自由电子，光子本身被物质吸收，这一过程即光电效应，如图 15-8a 所示。释放出来的电子主要是内壳层电子，即光电子，它吸收光子的能量，除了一部分用于克服电离能外，其余能量转化为光电子的动能。值得说明的是内层电子释放后，在原子内壳层留下空位，较外层电子填补，则将发射标识 X 射线或俄歇电子。

2. 康普顿效应

当入射光束与物质原子较外层电子作用时，光子把部分能量传给电子，使其脱离原子成为反冲电子，而光子自身的能量减少，改变运动方向，这一过程称为**康普顿效应**或**康普顿散射**。对光子束来说，由于散射作用，光子束在原来行进方向的强度减弱，如图 15-8b 所示。

3. 电子对产生

当光子的能量大于 1.022MeV 时，光子在原子核电场的作用下可能转化为一个电子和一个正电子，同时光子消失，这一过程称为**电子对产生**，如图 15-8c 所示。这时光子的能量除转化为两个电子的静止质量外，其余的转化为正负电子的动能。电子成为物质中的自由电子，而正电子则可能捕捉物质中的一个自由电子而产生电子对湮没。

光子与物质作用的三种形式与光子的能量和物质的原子序数 Z 有关。能量低的光子和高原子序数的物质作用时，以光电效应为主；中等能量的射线以康普顿散射为主；电子对生成主要发生在高能光子和高原子序数的物质中，但在能量极高光子作用下，较低原子序数物质中，电子对生成也不可忽视。

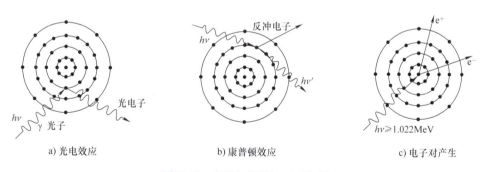

a) 光电效应　　　　b) 康普顿效应　　　　c) 电子对产生

图 15-8　光子与物质的相互作用

15.4.3 中子与物质的相互作用

中子不带电，在物质中不直接引起电离而损失能量，它在物质中能穿行很长的距离。中子与物质的相互作用主要是受到原子核的散射或与原子核发生核反应。在中子与原子核发生碰撞时，将部分能量传递给原子核，并改变自身运动的方向和降低速度，引起原子核发生反冲，这种作用称为中子的弹性散射。能量低的中子与轻核相互作用主要是弹性散射，即反冲核越轻，在弹性碰撞时得到的反冲能量越多，中子损失的能量越大，而且反应中生成的核素多数是稳定的。所以常用含氢多的水、石蜡等使中子减速，防护中子照射。

由于中子不受库仑电场的阻碍，容易进入原子核，引起核反应，放射出各种次级射线，其反应前后的中子和原子核系统的总能量也就不再相等，这种现象叫非弹性碰撞。能量大的（1MeV 以上）中子与重核相互作用主要是非弹性碰撞。中子与原子核发生核反应，其反应的产物有稳定的核素和放射性核素，并伴随着各种射线产生。

如原子核俘获中子，中子留在核内并发射 γ 射线，这种反应叫中子俘获反应（n,γ），其反应式写成 $^1n + ^1H \rightarrow ^2H + \gamma$，简写为 $^1H(n,\gamma)^2H$；若中子留在核内而发射质子，叫电荷交换反应（n,p），如 $^1n + ^{14}N \rightarrow ^{14}C + p$，简写为 $^{14}N(n,p)^{14}C$。此外还有中子留在核内发射 α 粒子，叫（n,α）反应。中子与原子核反应的产物（α、β 粒子和 γ 射线等）都有电离作用，可导致生物组织的电离，有些放射性核素还可能较长时间滞留在人体内，造成组织损伤，所以中子对机体的危害是很大的。

15.5 射线的剂量、防护与测量

α、β、γ 和中子射线通过物质时，能直接和间接产生电离作用，统称为电离辐射。各种电离辐射都将使物质发生变化，称为辐射效应。人体组织吸收电离辐射能量后，会产生物理、化学和生物学的变化，导致生物组织的损伤，称为生物效应，这种效应的程度正比于生物体吸收的电离辐射的能量。因此，准确了解组织中吸收的电离辐射能量，对评估放射治疗的疗效及其副作用是很重要的，是进行放射治疗最基本的医用物理学知识。"剂量"是用来表示人体接受电离辐射的量。本节主要介绍剂量的概念、单位，放射防护的知识及测量剂量的原理和方法。

15.5.1 射线的剂量

1. 照射量

X 或 γ 射线的照射量定义为

$$E = \frac{dQ}{dm} \tag{15-20}$$

式中，dQ 是当射线在质量为 dm 的干燥空气中形成的正或负离子的总电荷量；E 为**照射量**，单位为 $C \cdot kg^{-1}$，曾用单位为伦琴（R），$1R = 2.58 \times 10^{-4} C \cdot kg^{-1}$。照射量是用来量度 X 或 γ 射线导致空气电离程度的物理量。dQ 中不包括因次级电子发生韧致辐射而产生的电离。

单位时间内的照射量称为照射率，其单位用 $C \cdot kg^{-1} \cdot s^{-1}$ 或 $R \cdot s^{-1}$ 表示。

照射量和照射率只适用于 X 和 γ 射线，而且以空气电离为基础来定量其单位。在其他介质中，相同的照射量不一定引起相等的电离效应。

2. 吸收剂量

电离辐射在物体中所引起的效应，特别是对生物体的效应，是个很复杂的过程，但归根结底，是由于生物体吸收电离辐射的能量而引起的，因此生物效应的强弱与吸收能量的多少有关。为了表示物体内某处吸收辐射能量的多少，引入**吸收剂量**的概念，用 D 表示。它定义为单位质量的受照射物质从任何射线吸收的能量，即

$$D = \frac{dE}{dm} \tag{15-21}$$

式中，dm 为受照射物质的质量；dE 为其吸收的射线能量。吸收剂量的单位为戈瑞（Gy），$1Gy = 1J \cdot kg^{-1}$，曾用单位拉德（rad），$1Gy = 100rad$。

单位时间内的吸收剂量称为吸收剂量率，其单位为 $Gy \cdot s^{-1}$。

吸收剂量适用于任何类型和任何能量的电离辐射，以及受照射的任何物质。由于在同样照射条件下，不同物质，像骨和软组织等吸收辐射能量的本领有差异，所以在谈及吸收剂量时，应该说明辐射类型、是什么物质和照射位置。

3. 剂量当量

辐射对生物体的损伤不但与吸收剂量大小有关，还与射线的种类和照射条件有关。对于不同类型的辐射，尽管它们具有相同的吸收剂量，但在生物体内产生的生物效应是有很大差别的。例如 1rad 的 β 射线对肌体造成的伤害程度仅为 1rad 中子或质子射线造成伤害的 1/10。根据射线生物效应的强弱程度，引入**相对生物效应**，它的意义是：对肌体造成相同的生物效应所需要的 250kV 的 X 射线的吸收剂量与所需的某种射线的吸收剂量的比值。如以 RBE 表示相对生物效应，则

$$RBE = \frac{产生一定生物效应的 X 或 \gamma 射线的吸收剂量}{相同生物效应的其他射线的吸收剂量} \tag{15-22}$$

此外，生物效应还与细胞的种类和所处环境有关。

根据射线的生物效应强烈程度，引入一个称为品质因素 Q 的无量纲的量，则**剂量当量 H** 定义为

$$H = D \cdot Q \tag{15-23}$$

式中，D 的单位为 Gy。为了与吸收剂量相区别，H 的单位在 SI 中用希沃特（Sv），$1Sv = 1J \cdot kg^{-1}$。剂量当量习惯用单位为雷姆（rem），$1rem = 0.01Sv$。表 15-2 列出几种射线的 Q，表中是以 X(γ) 射线作为比较标准。

表 15-2 射线的 Q

射线种类及能量范围	Q（近似值）
X（γ）射线	1
$β^-$ 和 $β^+$ 射线	1
中子，能量 <10keV	5
中子，能量 10~100keV	10
中子，能量 100~2MeV	20
中子，能量 2~20MeV	10
中子，能量 >20MeV	5
质子，能量 >2MeV	5
α 粒子、重核	20

15.5.2 射线的防护

放射性核素在医学等领域的广泛应用，使接触放射性核素的人日益增多，因此，在使

用、保存和清除放射性废料时，都应采取相应的措施，以达到安全使用的目的。

1. 最大容许剂量

人在自然条件下会受到各种射线的照射，这些射线来自宇宙和地球上的放射性物质，可见受到一定剂量射线照射并不影响人体的健康。国际上规定经过长期积累或一次性照射后，对机体既无损害又不发生遗传危害的最大容许剂量，叫**最大容许剂量**（MPD）。对这一剂量各国规定并不完全相同，我国现行规定的 MPD 为每周 100mrem，即每年不超过 5rem。放射性工作地区附近居民不得超过 $5 \times 10^{-3} \mathrm{rem \cdot d^{-1}}$，一般居民还应低，但医疗照射不受这个限制。

2. 外照射防护

放射源在体外对人体进行的照射称为**外照射**。人体接受外照射的剂量与离放射源的距离及停留的时间有关。因此，与放射性核素接触的工作人员，应尽可能利用远距离的操作工具，并减少在放射源附近停留的时间。此外在放射源与工作人员之间应设置屏蔽，以减弱放射性强度。

对 α 射线，因其贯穿本领低，射程短，工作时只要戴上手套就能有效进行防护。对 β 射线，除利用距离防护和减少暴露时间防护外，注意使用的屏蔽物质不宜用高原子序数的材料，以避免产生轫致辐射，一般采用有机玻璃、铝等中等原子序数的物质作为屏蔽材料。对于 X（γ）射线，因其穿透能力强，采用高原子序数的物质，如铅衣、铅和混凝土等作为屏蔽材料。

3. 内照射防护

用放射性核素进入人体内产生的照射叫**内照射**。由于 α 射线在体内具有高电离比值，其造成的损害比 β 和 γ 射线都要严重。因此，除因介入疗法或诊断的需要必须向体内注入放射性核素外，任何内照射都应尽量避免。这就要求使用放射性核素的单位要有严格的规章制度，对接触人员的一切行为进行规范，以防止放射性物质进入体内。

15.5.3 射线的测量

放射性核素应用于临床诊断和研究，都是通过探测其放出的射线来实现的。利用射线探测器可以将射线的能量转换成可记录的电脉冲信号。下面介绍几种常用的射线探测器，即盖革计数器、闪烁探测器和热释光剂量仪。

1. 盖革计数器

盖革计数器也称 G-M 计数器，它是由盖革计数管和其他附属装置组成，如图 15-9 所示。计数管的外壳为一密封的圆柱形玻璃管，管内有一条沿轴的金属丝作为阳极，金属片围成圆筒形作为阴极，阴阳两极分别从玻璃管引出。管内充有约 10mmHg 的惰性气体，作为电离介质。此外还充有少量的猝灭气体，如酒精、乙醚等有机气体，或者是卤素气体。

计数管两端加稳定的高压，当射线进

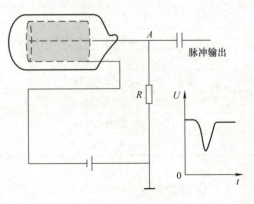

图 15-9 盖革计数器原理

入计数器后，使管内的惰性气体被电离，产生离子对，在极间电场作用下，正离子和电子分别向两极运动。电子质量小，在向阳极运动过程中逐渐被加速而获得足够大的动能，当它与气体分子碰撞时可以产生次级电离。电子到达阳极附近时，次级电离急剧增加，产生"雪崩"现象。这时阳极电压瞬时下降，形成一个负脉冲信号，输入电子测量系统中进行处理，从而测出放射性活度或辐射剂量。放电以后，阳极周围的电子被中和，剩下的正离子包围着阳极，称为正离子鞘。正离子受阴极吸引而向阴极运动，由于它质量更大、速度更小，它向阴极移动过程中不会产生电离，这就防止了连续放电。目前使用的各种电离室探测器基本上依照上述原理工作。

计数管两极间电压降低后，需用一定时间才能恢复。在这段时间内，若有粒子进入管中，则不能产生电压脉冲，这段时间称为死时间，约为 10^{-4} s。由于存在死时间，所以盖革计数器只适用于低强度辐射的探测，否则容易发生漏记现象。盖革计数器对带电粒子的探测效率接近 100%，然而对 γ 射线的探测效率很低，仅为 1%～2%，这是因为 γ 射线直接引起管内气体电离的作用很弱。此外，盖革计数器只能探测入射粒子的数目，而不能测量单个粒子的能量。

2. 闪烁探测器

闪烁探测器是射线探测的基本仪器，它由闪烁晶体、光电收集系统和光电倍增管组成，如图 15-10 所示。它不但能将入射的 γ 光子全部记录下来，而且能分辨 γ 光子的能量。其测量的原理是：将入射 γ 光子的能量转换成荧光，利用光导和反射器组成的光收集器将光子投射到光电倍增管的阴极上，击出光电子，光电子在光电倍增管内被倍增、加速，在阳极上形成电流脉冲输出。光电流脉冲与射线的强度成正比，电流脉冲的个数与辐射源入射的光子数成正比，即与辐射源的活度成正比。

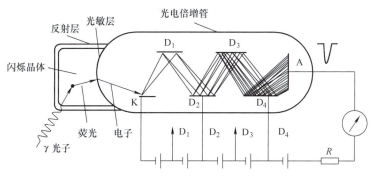

图 15-10 闪烁探测器

闪烁探测器是相当成熟的一种探测器，它不仅可以测量光子也可以探测带电粒子，特别是对射线有很高的探测效率，经光电倍增管给出的电流脉冲有较强的抗干扰能力，适用于复杂的环境下工作，它是现代核医学影像设备的基本部件。

（1）闪烁晶体　闪烁晶体是由一定量的闪烁物质并以适当方式加入少量激活元素制成，它是闪烁探测器的敏感元件。快速带电粒子通过闪烁晶体时，使其原子成分或分子发生电离或激发，在它复合或消退时即发生荧光。中性粒子（如光子）是通过与它们发生的各种效应，如光电效应、康普顿散射中产生的次级带电粒子来产生荧光的。

（2）光学收集系统　为了使闪烁晶体发出的荧光均匀有效地传输到光电转换器件（光

电倍增管的光阴极）上，往往需要在闪烁晶体与光电倍增管之间加入光学收集系统，它包括反射层、光电耦合剂和光导。

反射层：它的作用是把闪烁晶体向四周发射的光有效地收集在一个方向上。作为反射层的材料有氧化镁、二氧化碳、铝箔、镀铝塑料薄膜等。

光电耦合剂：其作用是有效地把光传递给光电倍增管的光阴极，减少光在闪烁晶体与光阴极窗界面的反射。作为光耦合剂的材料有：硅油、硅脂、甘油等。

（3）光电倍增管　光电倍增管是一个真空光电器件，由光电阴极 K、电子光学输入系统、二次发射倍增系统及阳极组成。光电倍增管中有一个易于发生光电效应的光敏层，即阴极 K，另一端为阳极 A，两极之间有若干个（通常为 7~11 个）中间电极 D。工作时各电极依次加上递增电压（100V 左右），当 γ 光子作用于晶体上时，发出的荧光光子打在光电阴极 K 上，产生一些光电子，其数量与闪光强度成正比。这些光电子被电场加速后打在第一个中间电极 D_1 上，每个光电子能够使 D_1 发射 3~5 个二次电子。这些二次电子被电场加速后，又打在第二个中间电极 D_2 上，再发射的二次电子数目又增加了数倍。以此类推，最后落在阳极 A 上的二次电子比阴极发射的光电子增加了几百万倍。

从上面的分析可知，当一个 γ 光子打在闪烁体上时，就会在光电倍增管的阳极电路中形成一个负的电压脉冲，其幅度与 γ 光子的能量成正比。该信号经放大、整形后，即可进行计数。

3. 热释光剂量仪

热释光剂量仪的基本原理图 15-11 所示。由固体能带理论，具有晶体结构的固体，因含有杂质，造成晶体缺陷，称为"陷阱"。当价带上的电子获得电离辐射的能量，跃迁到导带，不稳定而落入"陷阱"，如对该物质加热，会使电子重新回到价带上，并将电离辐射获得的能量，以可见光的形式辐射出去，这种现象称为热释光。实验表明，发光强度与陷阱释放的电子数成正比，而电子数又与晶体

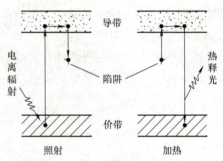

图 15-11　热释光剂量仪原理图

的吸收剂量有关，于是可通过测量光的强度或能量而得知吸收剂量。

常用的热光材料有氟化锂（LiF）晶体，其有效原子序数为 8.2，与软组织（有效原子序数为 7.4）比较接近，适合临床应用。此外还有天然萤石（CaF_2）等。为了携带方便，通常将晶体粉末包藏在聚氟乙烯中，压制成薄片（或装在毛细管中），可以戴在从事放射性工作人员的身上，也可以放进病人体内的空腔脏器如膀胱、肛门内，用于测量个人所受到的射线剂量。

热释光计量仪的整个装置如图 15-12 所示，从病人体内或工作人员身上取下热光元件，放在暗盒内加热到一定时间，所发出的光经光电倍增管变为电流，从而测量出热光元件所接受的剂量。

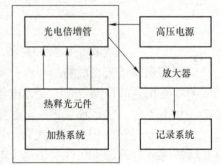

图 15-12　热释光剂量仪示意图

15.6 放射性核素在医学中的应用

15.6.1 示踪的原理

放射性核素作为示踪原子是指一种元素的各种同位素都有相同的化学性质，它们在机体内的分布、转移和代谢都是一样的。如要研究某一种元素在机体内的情况，只要在这种元素中掺入少量该元素的放射性核素，这些放射性核素在体内参与各种过程的变化，然后借助它们放出的射线，在体外探查该元素的行踪，这种方法称为**示踪原子法**。引入的放射性核素称为**标记原子**或**示踪原子**，就是说使该元素无形中带上一种特殊的标记，便于从体外进行追踪。

如将经放射性核素标记的药物引入体内，根据放射性药物聚集在体内某些脏器、参与代谢过程和流经的通道，据此探测其分布、聚集和流通量，可以作为诊断疾病的重要依据。临床上的示踪诊断应用日益广泛，如应用 ^{131}I 标记的马尿酸作为示踪剂，静脉注射后通过肾图仪描记出肾区放射性活度随时间变化情况，可以反映肾动脉血流、肾小管分泌功能和尿路排泄情况。又如，把胶体 ^{198}Au 注入体内后，容易通过血液运输而集积在肝脏内，但它不能进入肝肿瘤中，如果从体外探测 ^{198}Au 发出的 γ 射线线，就可以了解这种 ^{198}Au 在肝脏内的分布，为肝癌的诊断提供有用信息。

1. 体外标本测量

它是将放射性药物引入体内，然后取其血、尿、粪或活体组织等样品，测量其放射性活度。如口服维生素 B_{12} 示踪剂，通过测定尿液排出的放射性活度，可以间接量度胃肠道吸收维生素 B_{12} 的情况。

2. 放射自显影

放射性核素发生的射线能使胶片感光，人们利用胶片来探测和记录放射性的方法称为放射自显影，它是追踪标记药物或代谢物在体内去向的一种有效方法，如把细胞培养在含有放射性脱氧核糖核酸（DNA）的水中，就可以把细胞内的染色体标记上放射性核素，通过放射自显影，可观察到染色体分裂过程中 DNA 的变化细节。

示踪原子法的优点是灵敏度高，可在生理活性条件下研究物质在机体内的代谢规律，而且简单易行。

15.6.2 放射诊断

放射诊断主要介绍放射性核素成像，简称核素成像，是一种利用放射性核素示踪方法显示人体内部结构的医学影像技术。由于体内不同组织和脏器对某些化合物具有选择性吸收的特点，故选用不同的放射性核素制成的标记化合物注入体内后，可以使体内各部位按吸收程度进行放射性核素的分布、再根据核素放出射线的特性，在体外用探测器进行跟踪，以获得反映放射性核素在体内的浓度分布及其随时间变化的图像。借助这种影像技术可以了解各种组织/脏器对药物的选择吸收、正常组织与病变组织的吸收差异、血液循环情况对药物吸收的影响等，医生可以根据图像中某脏器的占位性病变和功能变化进行医学诊断。

核素成像仪器早期有闪烁扫描机和 γ 照相机，目前临床使用最多的是发射型计算机断层成像（ECT）。

1. γ 照相机

它是一种用宽面闪烁探测器测定放射性核素在体内和脏器中分布的核医学显像装置。它不仅能提供静态图像，而且可提供随时间变化的动态图像，显示血流和代谢过程，是诊断肿瘤和循环系统疾病的重要设备。

γ 照相机的基本结构如图 15-13 所示，主要包括探头、位置信号通道、能量信号通道及显示系统。其中探头又包括准直器、闪烁晶体、光电倍增管和电阻矩阵电路等。准直器由一块多孔金属板制成，其作用是对入射的 γ 线束校正，并阻挡斜向散射线。临床检查时首先把放射性核素标记的化合物注入病人体内，将探头对准受检部位，从体内放射源发出的 γ 射线通过准直器入射到晶体上，一个 γ 光子经过能量转换产生多个荧光光子，称为闪烁光，该入射位置称为闪烁点。实现 γ 照相的关键问题是准确测定闪烁点的位置与入射光子的能量。闪烁光被光电倍增管（阵列）转换成电脉冲信号，经过电阻矩阵电路处理后分两路输出。第一路称为位置通道，其作用是形成 X、Y 位置信号电压，分别加于示波器的水平偏转板 X_1 与 X_2 和垂直偏转板 Y_1 与 Y_2 上，使光点在图像中的位置与体内 γ 光子发射的位置相对应。另一路称为能量通道，其作用是把 γ 光子在各个光电管引起的脉冲按幅度相加，形成脉冲总和信号，再经过脉冲幅度分析器，产生一个正脉冲电压加于示波器的栅极，显示屏上出现一个亮度与 γ 光子能量相对应的光点，脉冲幅度分析器的作用是设置一个能窗，只允许一定能量的 γ 线产生的脉冲信号通过，从而有效地阻挡散射线产生的干扰信号。经过一段时间对 γ 光子的采集，监视屏上光点数目积累得足够多，便形成放射性核素在体内分布的图像，图像中各部位的亮度差异，反映了被测脏器中放射性核素的密度分布。由于人体正常组织和病变组织吸收放射性药物的能力不同，所以根据 γ 照相图可以鉴定肿瘤或病变部分的位置和大小，γ 照相机常用的放射性核素有 ^{99m}Tc、^{204}Tl、^{131}I 和 ^{67}Ga 等。

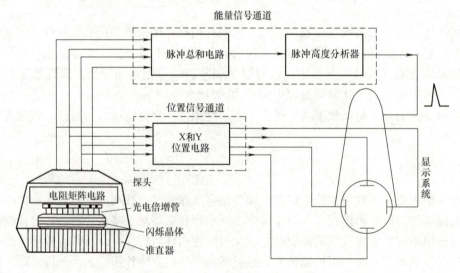

图 15-13 γ 照相机基本结构示意图

2. 发射型计算机断层成像（ECT）

ECT 可分为单光子发射型计算机断层成像（SPECT）和正电子发射型计算机断层成像

（PET）。

（1）**单光子发射型计算机断层成像**（SPECT） 单光子发射型计算机断层成像的基本原理是用探测器绕着人体外部分别把各个方向放射性核素所放射出来的射线强度记录下来。其过程是先进行直线扫描，将每一条直线上体内放射性核素发射出来的射线记录下来，得到一组直线的投影值（见图 15-14）。每完成一次直线扫描，探测器旋转一定角度，再重复以上过程，直到绕人体一周。然后将每一个角度的直线投影值集合组成一个投影正层面，这就是人体内某一断层面上放射性核素分布的层面图像。

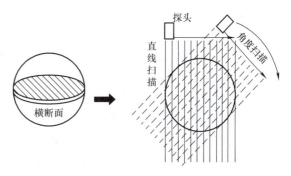

图 15-14 SPECT 扫描示意图

设被扫描的断层面是 $n \times n$ 个体素（每个体素的放射性核素密度可视为均匀的）组成的，每个体素的放射性强度为 $I_{11}, I_{12}, \cdots, I_{1n}$ 等。从探测器得到每条线上放射性强度的总和为 $y_1, y_2, \cdots, y_n$ 等。即 $y_1 = I_{11} + I_{12} + \cdots + I_{1n}$，$y_2 = I_{21} + I_{22} + \cdots + I_{2n}$ 等，则一个断层面至少应由 n^2 个方程组成，将这些大小不同的强度值经 A/D 转换，送进电子计算机去解，就可以把这一层面的每一个体素的放射性强度计算出来。这一过程如同早期的 X-CT 扫描，再经图像重建和 A/D 转换成层面的体素在图像中对应像素的灰度，得到一幅按层面放射性核素密度分布的层面图像。

但 SPECT 所产生的图像仅是描绘人体内组织和脏器断层中放射性核素的浓度分布，这种分布不是有关断层的解剖学形态，而是把放射性核素注入体内一个或几个有关组织脏器时的生理、生化过程的分布。SPECT 常用的放射性标记物主要有 ^{99m}Tc、^{204}Tl、^{131}I 和 ^{67}Ga 等能产生 γ 射线的核素。

（2）**正电子发射型计算机断层成像**（PET） PET 是通过探测注入人体内的 $β^+$ 放射性核素所放射的 $β^+$ 射线产生的湮灭光子而实现断层成像的，是目前大型的医学影像设备之一。

PET 的基本原理：X-CT 的原理是通过体外 X 线穿透机体，根据不同组织对 X 线的吸收差别，由探测器接收后再由计算机处理重建断层图像，反映机体内组织的结构和形态，是一种获得解剖学图像的设备。PET 不同于 X-CT，它是通过跟踪技术将具有选择性吸收的 $β^+$ 放射性核素或其标记化合物引入体内某些特定的脏器或病变部位，根据探测正电子在体内器官湮没辐射到体表的光子，由计算机处理重建图像。其探测方法和重建图像所用数据表示的物理意义不同于 X-CT。

在 PET 中，探测器放置在需要扫描的断层周围。由于体内放射性核素衰变而产生的正电子，与组织的分子、原子相互作用而使本身的能量很快消耗，故在人体组织内的射程最多只有几毫米。正电子的寿命很短，它丧失全部动能后即与电子复合，发生电子对湮没，同时放射出的两个能量均为 0.511MeV 的光子，沿相反方向离开湮没点。PET 探测系统的特点是位于扫描断层两侧的一对探头同时工作，只有当两个探头都分别接收到湮没光子时，才有信号发生。

图 15-15 所示为 PET 的探头及其电子准直特性，设扫描断层中 a、b、c 为某瞬间正电子

湮没点，其放射出的光子，a 和 b 点的一对光子只有一个进入探头，因而没有信号发生，称为无效辐射，只有 c 点的一对光子同时进入探头对，符合计数探测要求，称为符合事件。可以通过测定两探头间组织中湮没光子的起点而推知放射源的位置，这是因为该起点离正电子的初始位置，即放射源（衰变核）位置最多差几毫米。

早期的 PET 检测系统是六角形阵列，现在都演变为多环结构，如图 15-16 所示的为一个环形探测器阵列。为了获得某一断层面成像的投影数据，需要将许多探头按环状紧密排列成一个圆环，其中彼此相差 180°的两个探头的输出与符合电路相连。当正对的两个探头同时检测到 γ 光子时，符合电路就有信号输出，可形成一次有效计数，产生图像上的一个光点。由于两个湮没光子是同时发射的，且传播方向几乎正好相反，因此根据探测结果，可以推知各对探测器两探头之间的组织中湮没点的位置。

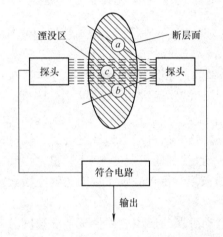
图 15-15 PET 探头及电子准直特性

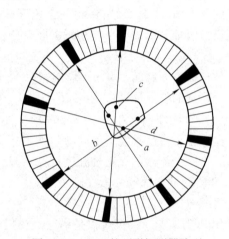
图 15-16 PET 的环形探测器阵列

由于湮没辐射具有自准直作用，所以，PET 不需要笨重的铅准直器，它利用两个探测器对湮没光子进行符合探测。这种"电子准直"的方法视野均匀、探测效率高，不受准直孔深度的影响，图像的对比度和空间分辨率高，因此，PET 所得的断层图像比 SPECT 的图像更逼真和清晰。但 PET 的设备昂贵，需要配置小型回旋加速器，以便快速制备各种 β^+ 衰变的标记化合物，这就使它的推广应用到受到限制。

PET 使用的标记化合物相当多，如测定糖代谢的 ^{18}F-DG、^{11}C-DG，测定血流量的 $^{13}NH_3$、$C^{15}O_2$，测定血容量的 $C^{15}O$，测定蛋白质合成的 ^{11}C-蛋氨酸等，其中 C、N、O 和 F 是构成人体组织的基本元素，它们在体内的代谢、生化反应和稳定性元素一样，将这些标记化合物注入体内后，在体内用 PET 即可记录到有关组织脏器的摄取、吸收、分泌、代谢、排泄等一系列生理和生化反应过程。因此，PET 所提供的图像是反映人体的生理、病理及功能的状况。又由于 PET 所使用的核素半衰期非常短，可以注入较大的剂量，而人体接受的辐射剂量却相对较小，这就有利于提高图像的对比度和空间分辨能力。总的来说，用 PET 所得到的断层图像比 SPECT 真实、清晰，不论器官大小都能反映放射量的分布。

SPECT 的应用提高了影像对比度与分辨力，可以测量病变的大小、范围和脏器的体积，定量分析放射性在脏器内的分布等。而 PET 能探测 C、N、O 等标记的化合物，是研究生命现象的重要手段，用图像的方法来表达人体在生理条件下的血流量、血容量、耗氧量、糖代谢、蛋白质合成及受体的分布和功能。因此，PET 有可能将人的思维、行为和脑化学联系起来，探讨、解释和定位人脑的功能活动。对于许多精神、感情、功能及运动障碍等功能性疾病，PET 具有理论意义和实用价值。

15.6.3 放射治疗

放射治疗简称放疗，是治疗肿瘤的一种有效物理疗法。它是利用放射性核素放出的射线通过机体时，会对机体组织产生破坏作用，来达到治疗肿瘤的目的。从射线的照射方式可分为外照射、近距离照射和内照射。

如将放射源密封直接放入人体的内腔，如食管、宫颈、直肠等部位进行照射，叫近距离照射；利用人体某些组织或器官对某种放射性核素的选择性吸收，将该放射性核素注入体内进行治疗，称为内照射。如 ^{131}I 注入体内，会很快集中到甲状腺，利用它发射的 β 射线将甲状腺组织的癌细胞杀死，以达到治疗甲状腺癌的作用。

以下将介绍临床广泛使用的外照射装置。

1. 钴 60 治疗

主要用于治疗深部肿瘤。医学研究表明，癌细胞生长迅速，代谢旺盛，对射线的敏感性比正常细胞高，故用射线照射时，癌细胞受到的破坏要比正常细胞大。利用这种敏感性的差别，可以杀死癌细胞或抑制其生长。^{60}Co 治疗是利用其发射的 γ 射线照射疾患部位，其特点是放射性活度很大，约为数百到一千居里，与高压 X 射线相比，γ 光子能量大，射线单纯，而且治疗设备简单。钴 60 治疗机又称为钴炮，图 15-17 是回转式钴 60 治疗机结构简图。该设备由机头、机架、治疗床以及控制台等组成，机头是治疗机的核心部件，其内装有 ^{60}Co 放射源、光栅、移动机构、屏蔽装置等。平时，钴源置于屏蔽良好的储藏位置，治疗时，电传动机构将它移出，经过调整照射视野，然后用 ^{60}Co 发出的 γ 射线，对疾患部位进行治疗。

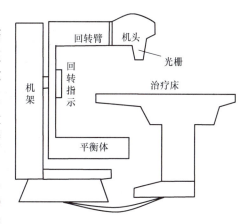

图 15-17 回转式钴 60 治疗机示意图

2. γ 刀

它是一种立体定向放射外科技术，它将高能量的 γ 射线聚焦于某一局部组织靶区，使之发生放射性坏死。其特点是受照病灶的损毁边界清晰，犹如刀割模样，故称 γ 刀。它的治疗效果与 X 刀类似。目前主要用来治疗颅内肿瘤和脑血管疾病，还可以应用于神经外科手术等。

γ 刀治疗系统主要由辐射装置、头盔准直器、治疗床、液压动力系统、控制台、治疗计划系统等组成，其中辐射装置是核心部件，如图 15-18 所示。图中上部为半球壳屏蔽体，由铸铁制成，其外半径为 82.5cm，厚度为 40cm，内半径为 42.5cm，内侧的中间体安放在 201 个 ^{60}Co 放射源，用来发射 γ 射线。每一个放射源的射线强度不小于 30Ci，201 个放射源的射线经准直孔向一点聚焦，总的射线强度可高达 6400Ci，照射时间为 10～20min，中间体的下方有球形空腔（称为头盔），治疗时将患者头部移入头盔内。借助磁共振成像（MRI）或 X-

CT扫确定病变组织的位置和大小,应用立体定向装置使病灶精确地定位在准直射线束的聚集中心。

γ刀无手术创伤,不经开颅便可"切除"颅内肿瘤,而且在治疗过程中病人可保持清醒,不需要麻醉。这种手术精确度高,定位误差小(±0.1mm),只要使用得当,对周围组织不会造成损伤。

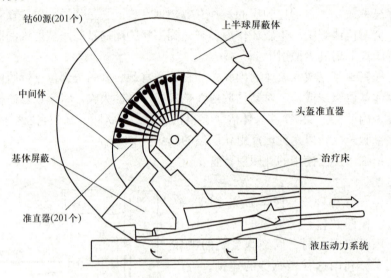

图15-18　γ刀辐射装置的截面示意图

习　题　15

15-1　如果原子核半径公式为 $R = 1.2 \times 10^{-15} A^{1/3}$ (A 为质量数),试计算:
(1) 核物质的密度;
(2) 核物质单位体积内的核子数。　　　　　　　【(1) $2.3 \times 10^{17} \text{kg} \cdot \text{m}^3$;(2) $1.4 \times 10^{44} \text{m}^{-3}$】

15-2　计算两个 ^{2}H 原子核结合成 1 个 ^{4}He 原子核时释放的能量(以 MeV 为单位)。　【23.69MeV】

15-3　解释下列名词:
(1) 同位素、同质异能素、结合能、平均结合能、质量亏损;
(2) 核衰变、电子俘获、内转换;
(3) 半衰期、平均寿命、放射性活度。

15-4　试计算氚核和氦原子核的结合能和平均结合能。
　　　　　　　　　　　　　　　　　　　　　　【氚:2.23MeV,1.11MeV;氦:28.28MeV,7.07MeV】

15-5　^{32}P 的半衰期为 14.3 天,求它的衰变常量和平均寿命?　　　【$4.85 \times 10^{-2} \text{d}^{-1}$;20.62d】

15-6　1μg 的 ^{32}P 放射性活度是多少?经过多少天 ^{32}P 样品的放射性活度衰变到原来的 1/8?(^{32}P 的半衰期为 14.3 天)。　　　　　　　　　　　　　　　　　　　　　　【1.06×10^{10}Bq;42.9d】

15-7　^{131}I 的半衰期是 8.04 天,在某月 12 日上午 9 时测得该种核素样品的放射性活度为 5.6×10^8 Bq,到同月 30 日下午 3 时,它的放射性活度应该是多少?　　　　　　　【1.7×10^8Bq】

15-8　$1g^{226}_{88}$Ra 的放射性活度为 0.98Ci,问 $^{226}_{88}$Ra 的半衰期为多少年?(1 年等于 3.1557×10^7s)

【1614a】

15-9　利用 ^{131}I 做甲状腺扫描,在溶液出厂时只需注射 0.5mL 就够了,如果溶液出厂后贮存了 11 天,做同样的扫描需要注射多少毫升?　　　　　　　　　　　　　　　　　　　　　【1.3mL】

15-10　一种含有^{3}H的放射性样品，其放射性活度为0.01μCi，问该样品中^{3}H的含量是多少？（^{3}H的半衰期为12.33年）　　　　　　　　　　　　　　　　　　　　　　　　　　　【1.04×10^{-12}g】

15-11　一放射性物质含有两种放射性核素，其中一种的半衰期为1天，另一种的半衰期为8天，开始时短寿命核素的放射性活度为长寿命核素的128倍，问经过多少时间后两者的活度相等？　　　【8d】

15-12　某一放射性核素的原子核数为N_0，经过24小时后衰变为原来的1/8，问该放射性核素半衰期应为多少？　　　　　　　　　　　　　　　　　　　　　　　　　　　　　　　　　　　　【8h】

15-13　将少量含有放射性钠的溶液输入病人血管，当时每分钟的核衰变个数为12000，30小时后抽出1mL血液，测得的每分钟核衰变个数为0.5，设钠的半衰期为15小时，试估算病人全身的血量。（不考虑代谢）　　　　　　　　　　　　　　　　　　　　　　　　　　　　　　　　　　　　　　【6000mL】

15-14　为什么同位素发生器可以供应短寿命的放射性核素？能否连续供应？为什么？

15-15　带电粒子与物质有哪几种作用？其中哪一种是主要的？光子与物质又有哪些作用？

15-16　解释下列名词：

（1）电离比值、弹性散射、轫致辐射、射程；

（2）康普顿效应、电子对生成、电子对湮没；

（3）电离辐射、照射量、剂量当量、内照射、外照射。

15-17　为什么可以利用放射性核素做示踪检查？

第15章补充题目1　　　第15章补充题目2

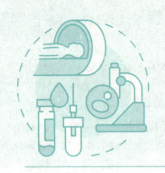

第16章 激光及其医学应用

激光是20世纪60年代初出现的新光源,它的英文名称是Laser(light amplification of stimulated emission of radiation),是受激辐射光放大的简称,它的理论基础是1917年爱因斯坦提出的受激辐射概念。1926年狄拉克指出,根据受激辐射的特点可以制成量子放大器,1954年汤斯(Townes)和他的同事使用NH_3制成了微波量子放大器(Maser)。1958年肖洛(Schawlow)和汤斯指出可以在可见光波段实现光放大,1960年梅曼(Maiman)终于发明了世界上第一台红宝石激光器。从此,激光的发展突飞猛进,并促使光学发生了革命性的变化,派生了许多崭新的学科。目前,激光已广泛应用于科学技术、工业、农业、国防、医药卫生和日常生活等各个方面。

我国在激光领域的起步几乎与国际同步,1961年邓锡铭(我国著名激光科学家)领导的科研小组发明了我国第一台红宝石激光器;1964年12月著名科学家钱学森教授给Laser起了个中国名字,称之为"激光"。历经40余年的辛勤耕耘,我国的激光科学与技术以及激光工程居于世界先进之列。

激光和微电子技术、电子计算机、原子能一起被称为20世纪人类的四大发明。由于激光所具有的无可比拟的特性,它可以转化为一系列的新工艺和新技术。如以激光为基础形成了光电子学和光电子技术,光电子技术是现代信息技术的基石和控制全局制高点的核心技术,并以此形成了新兴的工业门类——光电子产业。同时,激光与医学相结合形成了一门新兴前沿学科——激光医学。

本章主要介绍激光的基本原理、特性及其在医学中的应用。

16.1 激光的基本原理

16.1.1 原子的能级与粒子数按能级分布的规律

1. 原子的能级

原子是由原子核和绕核运动的电子组成。电子只能在一系列特定的轨道上绕核运动,即原子只能处在一系列特定的能量状态。把分立的原子能量值称为原子的能级。在原子可能的能量状态中,其中最低者称为**基态**,其余称为**激发态**。

粒子(原子、分子、离子等)处于基态最稳定,而处于激发态则不稳定,且停留时间既很短暂又互不一致。为此定义大量粒子在某激发态停留时间的平均值称为该激发态的**平均寿命**，一般在 $10^{-9} \sim 10^{-7}$ s。某些平均寿命相对较长，一般在 $10^{-3} \sim 10^{-2}$ s 的激发态称为**亚稳态**。

处于某一能级的粒子可以跃迁到另外的能级，这种跃迁必然伴随与外界交换能量的过程。跃迁只在满足所谓"选择定则"的能级之间才能实现，且各能级之间跃迁的概率也并不一致，有的大，有的小。粒子实现能级间跃迁的方式有两种：一种是以光能的形式吸收或释放，称为光辐射或辐射跃迁；另一种是以非光能（例如热能）的形式吸收或释放，称为非光辐射或无辐射跃迁。

2. 粒子数按能级分布的规律

在热平衡状态下，粒子数按能级的分布遵从玻尔兹曼定律，即

$$\frac{n_2}{n_1} = e^{-\frac{E_2-E_1}{kT}} \tag{16-1}$$

式中，$k = 1.38 \times 10^{-23}$ J·K^{-1}；T 为系统在此热平衡状态下的热力学温度；E_1 和 E_2 是粒子的任意两个能级，且 $E_1 < E_2$；n_1 和 n_2 分别是处于能级 E_1 和 E_2 上的粒子数。由式（16-1）可知

$$\frac{n_2}{n_1} = e^{-\frac{E_2-E_1}{kT}} < 1$$

即 $n_2 < n_1$。所以，在正常状态下，处于基态的粒子数总是最多的，能级越高，处于该能级的粒子数越少。例如，氖原子的 3s 态与基态的能量差为 2.704×10^{-19} J，在常温 $T = 300$ K 时两能级原子数之比 $n_2/n_1 = e^{-653} \ll 1$，即氖原子此时几乎都在基态。

16.1.2 光与物质的相互作用

人们对于光的性质的了解，都是通过观察光与物质相互作用而获得的。为了解激光产生的原理，先讨论光与物质的相互作用。光与物质的相互作用可以归结为光与原子的相互作用，爱因斯坦指出，光与原子的相互作用应包含原子的自发辐射、受激吸收和受激辐射三种过程。

1. 自发辐射

处于激发态的原子是不稳定的，它们在激发态的停留时间一般都非常短暂，大约在 10^{-8} s 的数量级。在不受外界的影响时，它们会自发地从激发态跃迁到基态，并释放出光子。这种处于高能级（E_2）的原子自发地跃迁到低能级（E_1），并发射

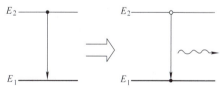

图 16-1 自发辐射过程示意图

出一个能量为 $h\nu$（$h\nu = E_2 - E_1$）的光子的过程，叫作**自发辐射**，如图 16-1 所示。

自发辐射的特点：自发辐射过程与外界作用无关，只与原子本身性质有关。各个原子的辐射都是自发地、独立地、随机地进行的，因而各个原子发射出的光子在频率、初相位、偏振态和传播方向上都彼此无关，因此，自发辐射发出的光是非相干光。普通光源发出的光都属于自发辐射，因此，普通光源发出的光是非相干光。自发辐射光子的能量等于两个能级能量值之差，即 $h\nu = E_2 - E_1$。

2. 受激吸收

原子通常处于基态，如果没有外界的作用，它就很稳定。如果有外来光子照射它，则它可能会吸收一个光子而跃迁至激发态。这种处于低能级（E_1）的原子，在频率为 $\nu(h\nu = E_2 - E_1)$ 的外来光子照射下，受激跃迁至高能级（E_2），并吸收一个光子的过程，叫作**受激吸收**，如图 16-2 所示。

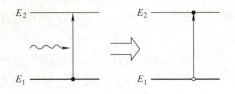

图 16-2　受激吸收过程示意图

受激吸收的特点：受激吸收过程不仅与原子本身性质有关，还与外界作用有关。受激吸收不是自发进行的，必须要有外来光子的作用（照射），并且外来光子的能量等于两个能级能量值之差，即 $h\nu = E_2 - E_1$。

3. 受激辐射

处于激发态的原子在不受外界影响时，会自发地跃迁到基态。但如果处于激发态的原子受到外来光子的作用，它就可能释放出一个与外来光子状态相同的光子。这种处于高能级（E_2）的原子，在频率为 $\nu(h\nu = E_2 - E_1)$ 的外来光子照射下，受激跃迁至低能级（E_1），并发射出一个与外来光子性质完全相同的光子的过程，叫作**受激辐射**，如图 16-3 所示。

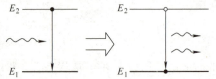

图 16-3　受激辐射过程示意图

受激辐射的特点：受激辐射过程不仅与原子本身性质有关，还与外界作用有关。受激辐射不是自发进行的，必须要有外来光子的作用（照射），并且外来光子的能量等于两个能级能量值之差，即 $h\nu = E_2 - E_1$。受激辐射发射出的光子与外来作用的光子具有相同的频率、相同的相位、相同的偏振态、相同传播方向等，因此受激辐射发出的光是相干光。激光产生的机理便是受激辐射，因此激光是相干光。

要强调指出的是，受激辐射与自发辐射的极为重要的区别——相干性。如前所述，自发辐射是非相干的，而受激辐射是相干的，这是由它们各自的辐射跃迁过程的特点决定的。在爱因斯坦预言存在受激辐射 40 余年后，由于第一台激光器开始运转，而得到了有力地证实，从此人类拥有了强相干光源。

16.1.3　光的受激辐射放大与粒子数反转分布

要产生激光，则必须实现光的受激辐射放大和光的自激振荡。前者反映了激光的物理本质；后者则是要维持光的受激辐射放大，并实现光波模式的选择，使特定的模式不断得到加强，产生振荡。

1. 光的受激辐射放大

当一个光子射入一个原子体系后，激发某一原子发生受激辐射而产生第二光子，这两个光子再激发其他原子产生受激辐射，于是有四个光子存在。这个过程继续进行下去就会得到越来越多的光子，而且这些光子的特征是完全相同的，这就实现了光放大。这种原子系统在一个入射光子作用下，引起大量处于高能级的原子产生受激辐射，产生出大量特征完全相同光子的现象称为**光放大**。

但是，光与原子体系相互作用时，总是同时存在着受激吸收、自发辐射和受激辐射三种过程，不可能要求只存在受激辐射过程。问题是在什么样的特定条件下，受激辐射可能强于受激吸收和自发辐射，并在三个过程中占主导地位，实现光的受激辐射放大。这个条件就是原子体系处于粒子数反转分布状态。

2. 粒子数反转分布

在正常状态（热平衡状态）下，粒子数按能级的分布遵从玻尔兹曼分布律。即当原子体系处于正常状态时，低能级（E_1）上的原子数（n_1）总是多于高能级（E_2）上的原子数（n_2），即 $n_1 > n_2$。通常绝大多数原子都处于基态，若有入射光照射，则受激吸收过程占优势，宏观效果是光被减弱。而处于高能级的粒子向较低能级跃迁时，自发辐射较之受激辐射又占有极大优势。总之，在正常状态下，受激辐射总是被湮没，宏观上得不到光放大的效果。

要实现光的受激辐射放大，则必须改变粒子数按能级分布的正常状态，**使高能级（E_2）上的原子数（n_2）多于低能级（E_1）上的原子数（n_1），即 $n_2 > n_1$，这种分布状态称为粒子数反转分布，这是产生激光的必要条件。**

实现粒子数反转分布的物质叫作**激光工作物质**。各种物质并非都能实现粒子数反转分布，能实现粒子数反转分布的物质也不是在构成该物质原子的任意两个能级间都能实现粒子数反转分布。

要使物质实现粒子数反转，必须具备两个条件：一是物质必须具有合适的能级结构（要有亚稳态）；二是外界向激光工作物质供给能量，使正常分布下处于低能态的大量粒子尽快被激发或抽运到较高能态去，这个过程叫作**激励**（激发、抽运或泵浦）。这样，在外界能源不断地激励下，工作物质中的大量原子被抽运到高能态，从而可在亚稳态或平均寿命相对较长的激发态出现原子积累，使其与较低能态之间形成粒子数反转分布。在满足频率条件的光子（来自外界或自发辐射）照射下，导致形成反转分布的两能级间出现受激辐射，且占优势，继而实现对光的放大。

16.1.4 光学谐振腔

实现了粒子数反转分布的工作物质尽管能对光进行放大，但还不能得到激光。这是因为在实现了光放大的同时，总是还存在着光的损耗。但如果工作物质足够长，不管进入工作物质的光信号 I_0 多么微弱，光强将被不断放大，并趋于饱和，形成确定大小的光强 I_m，这就是振荡的概念。

实际上，并不需要真正将工作物质的长度无限增加，只需要在一定长度的工作物质的两端放置一种装置，使在某一方向上的受激辐射不断得到放大和加强。就是说，使受激辐射在某一方向上产生振荡，这样，就能在这一方向上实现受激辐射占主导地位的情况。这种使受激辐射在有限体积的工作物质中能持续进行，光可被反复放大形成稳定振荡的装置称为**光学谐振腔**。经光学谐振腔输出的才是激光。

光学谐振腔由置于工作物质两端的两块互相平行，且与工作物质轴线垂直的光学反射镜（平面或球面）构成（见图16-4）。其中一端为全反射镜，反射率接近100%；另一端为部分反射镜，反射率在90%以上。受激辐射中沿腔轴方向往返行进的光可被反复多次雪崩式放大，直到足以抵偿各种损耗时，可在腔内形成持续稳定的振荡而由部分反射镜一端射出来即为输出之激光。凡是不沿腔轴方向行进的光子都将很快通过腔的侧面逸出,自发辐射的光子也不能参与光振荡过程。

在工作物质产生受激辐射形成光放大的同时,谐振腔内还存在许多光能的损耗因素。第一类称为内损耗,是由于工作物质对光的折射、散射、吸收等造成的。第二类称为镜损耗,是由于反射镜产生的吸收、散射、衍射、透射(包括输出的激光)等造成的。因此,欲产生激光,光学谐振腔还必须满足阈值条件,即光的放大(或增益)超过或至少等于上述光损耗。

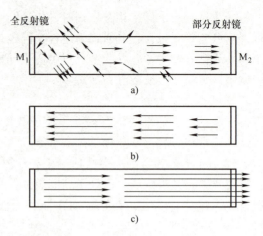

图 16-4 光学谐振腔内激光产生原理图

为描述谐振腔的质量,引入品质因数 Q,定义为

$$Q = 2\pi\nu \text{ 谐振腔内储存的能量} / \text{每秒钟损耗的能量} \tag{16-2}$$

腔内损耗低则 Q 值高,反之则 Q 值低。由于损耗中包括输出部分,Q 值也不是越高越好。因此,在设计谐振腔时应对其合理选择。

光学谐振腔还决定激光的模式,即电磁场在腔中的振荡方式。激光的模式分为纵向模式和横向模式两种。纵向模式,简称**纵模**,是指电磁场沿谐振腔轴向的振荡方式。光在腔中来回反射形成相干叠加,只有满足相位差条件的光才能形成稳定的驻波。因此,腔中只能允许某些特定频率的光在其中持续振荡。不同的纵模表达光波在腔内轴向不同的驻波场分布。只有一个频率输出称为单纵模,含有几个频率称为多纵模。显然谐振腔具有选频作用,根据纵模可分辨输出激光的频率,从而也保证输出激光的单色性。横向模式简称横模,是指电磁场沿谐振腔径向的稳定分布,即激光束在其横截面上的光强或光斑分布。每一种分布称为一个横模。其中单横模或基模的光斑为一光强呈高斯分布的圆形亮斑,由于其光束性质良好,对于医用激光器具有特殊的意义。

总之,光学谐振腔的主要作用是:第一,使受激辐射光放大过程能在有限体积的工作物质中持续进行,且在满足阈值条件下形成光振荡,输出激光;第二,对输出激光束的方向给予限定;第三,有选频作用;第四,调整激光的模式;第五,通过调 Q、锁模等技术以改善激光的输出波形。

16.2 激光器

产生激光的装置称为激光器。目前激光器的种类已达数百种之多。就激光工作物质而言,有固体、液体、气体和半导体。就激光输出的波长范围而言,从远红外到紫外甚至 X 光波段;波长可以是单一的,也可是多种可调的。就激光的发光粒子而言,有原子、分子、离子、准分子等。就激光输出方式而言,可以是连续的,也可是多种形式的脉冲。就激光输出功率而言,从 mW 到 10^5 W,脉冲峰值可达 10^{13} W。就激光器的几何尺寸而言,有微米(μm)量级的激光二极管,也有要一个足球场才能放置下的巨型激光系统。下面介绍激光器的构成和几种典型的激光器。

16.2.1 激光器的构成

实现工作物粒子数反转分布是产生激光的必要条件，具备光学谐振腔是产生激光的充分条件。对于任何激光器，都必须满足上述两个条件。由此可以看出激光器一般应由三部分组成，即工作物质、激励系统与光学谐振腔，如图 16-5 所示。

1. 工作物质

工作物质是激光器的核心部分，它必须要有合适的能级结构（要有亚稳态）和必要的能量输入系统（以便从外界输入能量）。工作物质包括激活介质与一些辅助物质。激活介质内激活粒子的能级中参与受激辐射，即与出现反转分布有关的能级称为工作能级。一般依

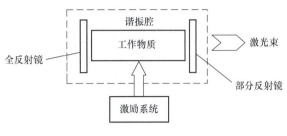

图 16-5 激光器结构示意图

工作能级的多少将激活介质分为"三能级"与"四能级"系统。

2. 激励系统

由外界向激光工作物质供给能量的装置叫作激励系统或泵浦系统。激励系统的作用就是向工作物质提供能量，使激活介质中的粒子被激发到高能级上以便实现粒子数反转分布。由于供能形式不同，激励系统有光激励、电激励、化学激励、热激励、核激励以及用一种激光器去激励另一种激光器等。

3. 光学谐振腔

16.1 节已述，不再重复。

值得指出的是近年出现的自由电子激光是一种非受激辐射，其产生机制不同于前述激光，它无须粒子数反转分布，具有一系列优于普通激光器的特点。中国科学院高能物理研究所已于 1993 年制成我国第一台红外自由电子激光装置。

16.2.2 激光器举例

这里以红宝石激光器为例介绍激光产生的原理。

红宝石激光器的结构如图 16-6 所示。作为激光工作物质的红宝石棒的两端磨成相互平行的反射镜，平行度极高。一端镀银成全反射镜，另一端成部分反射镜，激光由此端输出。红宝石是一种 Al_2O_3 中掺入少量（0.05%～1%）Cr_2O_3 的晶体，在光照下呈淡红色，Cr^{3+} 均匀地分布在晶体中。红宝石激光器是一个典型的三能级系统的激光器，图 16-7 是 Cr^{3+} 能级简图。Cr^{3+} 在激励光源的照射下吸收合适的光子从基态 E_1 跃迁到激发态 E_3，而后经无辐射跃迁至亚稳态 E_2，其自发辐射概率很小，于是在此出现粒子的积累。这样在氙灯强大的激励下，在亚稳态 E_2 与基态 E_1 之间可形成粒子数反转分布，当激励的氙灯的光强增加到某一阈值，以致增益满足振荡条件，于是激光器开始振荡，受激辐射占据主导地位，激光器便发出 694.3nm 的红色激光。

从上面的分析可看出，三能级系统中能实现粒子数反转分布的上能级是 E_2（亚稳态），下能级是 E_1（基态）。由于基态上总是聚集着大量的粒子，因此要实现粒子数反转分布，激励能源必须很强。此外，三能级系统的转换效率也很低。这是三能级系统的显著缺点。

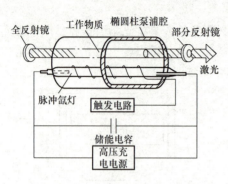

图 16-6　红宝石激光器结构示意图

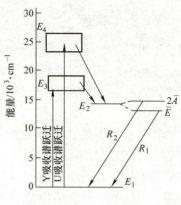

图 16-7　Cr^{3+} 的能级简图

16.2.3　医用激光器

应用于医学领域的激光器一般可按工作物质形态（固体、气体、液体、半导体等）、发光粒子（原子、分子、离子、准分子等）、输出方式（连续、脉冲等）以及波段、功率等进行分类。常见的医用激光器如表 16-1 所示。

表 16-1　常用的医用激光器

类别	名称	输出方式	波长/nm	主要应用
固体	Ruby	脉冲	694.3	眼科，皮肤科，基础研究
固体	Nd：YAG	连续、脉冲	1064	各科手术，内镜手术
固体	KTP/Nd：YAG	脉冲、连续	532	眼科，皮肤科，肿瘤科，显微外科，内镜手术，微光束技术
固体	Ho：YAG	脉冲	2120	胸外科，耳科，内镜手术，口腔科
固体	Er：YAG	脉冲	2080；2940	耳科，皮肤科，眼科，口腔科
气体	He-Ne	连续	632.8	各科弱激光治疗，PDT，全息照相，基础研究
气体	CO_2	连续、脉冲	10600	体表与浅表体腔各科手术，理疗
气体	Ar^+	连续	488；514.5	眼科，皮肤科，内镜手术，针灸，全息照相，微光束技术，扫描共焦显微镜
气体	N_2	脉冲	337.1	肿瘤科，理疗，基础研究
气体	He-Cd	连续	441.6	肿瘤荧光诊断，针灸，理疗
气体	ArF	脉冲	193	眼科 PRK
气体	XeCl	脉冲	308	血管成形术
气体	Cu	脉冲	510.5；578	PDT，皮肤科
液体	Dye	连续、脉冲	300~1300	眼科，PDT，皮肤科，内镜治疗，细胞融合术
半导体	半导体	连续、脉冲	330~34000	各科手术，内镜治疗，基础研究，弱激光治疗

激光治疗机通常由激光器、与之耦接的导光系统以及支架、排烟装置等辅助设备构成。导光系统有光导纤维与机械关节臂两类，前者利用全反射原理使光在芯体中无损传输，后者

利用反射定律使光路能较灵活地改变，以到达输出端。

16.3 激光的特性

从前面的分析中，知道激光的产生机理与普通光很不相同。因此，激光除具有普通光的性质外，更具有普通光所无法比拟的特性。激光的特性可归纳为：方向性好、亮度高、强度大、单色性好、相干性好以及偏振性好等。激光的这些特性使它具有特殊的应用。

16.3.1 方向性好

发散角是衡量光束方向性好坏的标志，方向性表明光能量在空间分布上的集中性。普通光源发出的自然光射向四面八方，常常使用聚光装置来改善它的方向性。激光由于受激辐射的光子行进方向相同以及谐振腔对腔内离轴光子的淘汰作用，使得只有沿轴向的光波才能形成振荡并输出，因而有很好的方向性。激光束的发散角一般在 $10^{-4} \sim 10^{-2}$ rad，与普通光束比相差 $10 \sim 10^4$ 倍。这一特性被用作精密长度测量。例如曾利用月球上的反射镜对激光的反射来测量地球与月球之间的距离，其精度可达几个厘米。激光束是理想的平行光束，还被广泛用于准直、目标照射、通讯和雷达等方面。

由于激光器输出端造成光的衍射，使激光束的发散角以其衍射角为极限而不能无限减小。

16.3.2 亮度高、强度大

亮度是衡量光源发光强弱程度的标志，表明光源发射的光能量对时间与空间方向的分布特性。激光器由于其输出端发光面积小、光束发散角小、输出功率高，而使其亮度，尤其是超短脉冲激光的亮度可比普通光源高出 $10^{12} \sim 10^{19}$ 倍。因此激光是目前世界上最亮的光源。例如将长 1m、端面输出孔径为 4mm、发散角为 3mrad 的 40W 二氧化碳激光管与一支长 1m、直径为 40mm、发散角为 π rad 的 40W 日光灯管输出光的亮度进行比较，前者是后者的 100 亿倍。

对同一光束，强度与亮度成正比。激光极高的亮度加之方向性好而能被聚焦成很小的光斑，故激光的强度比普通光也大得惊人。目前激光的输出功率可达 10^{13} W，可聚焦到 $10^{-2} \sim 10^{-3}$ mm 之内，强度可达 10^{17} W·cm^{-2}，而氧炔焰的强度不过 10^3 W·cm^{-2}。这可用于制造激光武器以及工业上的打孔、切割、焊接等。利用极高强度的脉冲激光加热氘和氚的混合物可使其温度达到 0.5 亿~2 亿度，有望用于实现受控热核聚变。在临床治疗中，激光这一特性被用作手术刀与用于体内碎石。

16.3.3 单色性好

谱线宽度是衡量光单色性好坏的标志，谱线宽度越窄，颜色越纯，则单色性越好。单色性表明光能量在频谱分布上的集中性。普通光源发出自然光的光子频率各异，含有各种颜色。激光则由于受激辐射的光子频率（或波长）相同与谐振腔的选频作用而使其具有很好的单色性。例如普通光源中单色性最好的氪（Kr^{86}）灯（605.7nm）谱线宽度为 4.7×10^{-4} nm，而 He-Ne 激光器发出的红光（632.8nm）谱线宽度则小于 10^{-8} nm，两者相差数万倍。故激光器是目前世界上最好的单色光源。

由于光的生物效应强烈地依赖于光的波长，使得激光良好的单色性在临床治疗上获得重要应用。激光的单色特性在光谱技术、全息技术及光学测量中得到广泛应用，已成为基础医学研究与临床诊断的重要手段。

16.3.4　相干性好

自发辐射产生的普通光是非相干光；而受激辐射产生的激光则是相干光，具有良好的相干性。

同一地点、不同时刻发出的光相干，即空间同一位置在相同时间间隔 τ_c 的相位关系不随时间而变化，这称为光的时间相干，称 τ_c 为相干时间，而 $L_c = c\tau_c$ 则称相干长度。τ_c 或 L_c 越长，则光的时间相干性越好。时间相干性起因于粒子发光的间断性，由物理光学可知相干时间就是粒子发光的持续时间，而粒子在受激辐射上能级的平均寿命 τ 即是粒子相应发光的持续时间，故有

$$\tau_c = \tau \propto \frac{1}{\Delta \nu} \tag{16-3}$$

受激辐射高能级的平均寿命很长，其谱线宽度（$\Delta\nu$）很窄，因此，激光的时间相干性很好。例如，氪（Kr^{86}）灯的相干长度只有几十厘米，而单模稳频 He-Ne 激光器的相干长度达几十千米，两者相差十万倍。

式（16-3）表明：时间相干性越好，则其单色性也越好；时间相干性越差，则其单色性也越差。

同一时刻、不同地点发出的光相干，即空间不同位置在同一时刻的相位关系不随时间而变化，称为光的空间相干。满足此相干的空间发光范围称相干面积，相干面积越大则光的空间相干性越好。空间相干性起因于粒子发光之间的联系，尤其是相位关系。受激辐射的光子在相位、频率、偏振方向上都相同，再加之谐振腔的选频作用，使激光束横截面上各点间有固定的相位关系，所以激光的空间相干性也很好。

空间相干性越好，则其方向性也越好；空间相干性越差，则其方向性也越差。

激光器的问世，提供了最好的相干光源，促使相干技术获得飞跃发展，全息技术才得以容易实现。

16.3.5　偏振性好

受激辐射的特点表明激光束中各个光子的偏振状态相同。利用谐振腔输出端的布鲁斯特窗在临界角时只允许与入射面平行的光振动通过，可输出偏振光，并可对其调整。因此，激光具有良好的偏振性。

上述激光在五个方面的特性彼此是相互关联的，可以概括为两大方面。第一，与普通光源相比，激光器所输出的光能量的特别之处不在于其大小而在于分布特性，即光能量在空间、时间以及频谱分布上的高度集中，使激光成为极强的光。第二，激光是单色的相干光，而普通光是非相干光。显然，这些特性的产生都是源于激光特殊的发射机理与光学谐振腔的作用。这些特性正在不断地获得应用。例如激光通信是利用信号对激光载波进行调制而传递信息，其最大优点是传输的信息量大，理论上红外激光可同时传送上千亿个电话。利用激光

技术获得低温的方法叫激光冷却，现已可使中性气体分子达到 10^{-10} K 的极低温状态。朱棣文（S. Chu）、达诺基（C. C Tannoudji）和菲利浦斯（W. D. Phillips）因在激光冷却和捕陷原子研究中的出色贡献而共同获得了 1997 年诺贝尔物理学奖。

16.4 激光的医学应用

医学是激光的首批应用领域。1961 年世界上第一台医用激光器——红宝石视网膜凝固机在美国问世，至 20 世纪 80 年代末已建立较为系统、完整的理论体系。于是，一门新的交叉学科——激光医学便逐渐形成了。目前激光医学包括激光医学基础、临床检测诊断与治疗、医学生物学用激光器械与技术、激光的安全与防护等四部分内容。

16.4.1 激光的生物作用

激光和生物组织相互作用后所引起的生物组织的任何变化，称为激光生物效应。激光的生物效应是激光应用于医学的基础。激光与生物组织的相互作用及其机理很复杂，至今尚待充实、完善，其滞后也制约了激光临床治疗的发展。

激光生物效应的强弱不仅与激光的性能有关，而且与生物组织的性质有关。在医学领域，激光对被照射的生物组织，若能直接造成不可逆性损伤者称其为强激光，若不能直接造成不可逆性损伤者称其为弱激光。

激光的生物作用一般认为有五种，即热作用、机械作用、光化作用、电磁场作用和生物刺激作用，现分别阐述如下。

1. 热作用

激光照射生物组织使组织温度升高，性质发生变化，这即是激光的**热作用**。低能量光子（红外激光）可使组织直接生热，高能量光子（可见与紫外激光）则需经过一些中间过程才能使组织生热。

热作用对蛋白质、酶、神经细胞、皮肤等的影响效果是不一样的。温升将引起生物组织内的热化反应及生物分子变性，对代谢率、血液循环以及神经细胞带来影响，造成热损伤。对于不同的照射时间，生物组织损伤的阈值温度不同。照射时间越短，生物组织能耐受的温度越高。

例如，皮肤受到激光照射后，被照处的温度升高，随着温度的升高，在皮肤与软组织上将由热致温热（38～42℃）开始，相继出现红斑、水泡、凝固、沸腾、碳化、燃烧，直至 5730℃ 以上的热致气化等反应。在临床上，热致温热与红斑被用于理疗；沸腾、碳化、燃烧统称为"汽化"，被用于手术治疗，热致气化用于直接破坏肿瘤细胞与检测微量元素等。

在临床治疗中，应根据需要选择适当的激光器。例如用激光手术刀切开时，可选用 Nd：YAG 或 CO_2 激光刀；治疗肿瘤时，应选用强激光；理疗时应选用 He-Ne 激光等。

2. 机械作用

生物系统吸收激光能量时会产生蒸发和机械波，前者一定伴有后者，而后者不一定伴有前者发生。机械波是由一系列压强因素造成的。激光照射生物组织，可直接或间接产生对组织的压强称为激光的**机械作用**，也称为激光的**压强作用**。

光压是激光本身辐射压力所形成的压强，是光子将其动量传递给被照射组织的结果。气流反冲压是当组织吸收聚焦的激光能量急剧升温，直至沸腾，从受照处喷出气流并夹有组织碎片，同时对组织形成与气流方向相反的反冲压力。此种作用对致密组织明显。内部汽化压是发生在组织内部或封闭腔（眼球、脑室）内部的汽化所形成的类似冲击压的瞬变压强，可使其内部"爆炸"，造成的损伤是定域的。体膨胀超声压是由于被强激光照射的生物组织迅速升温形成汽化和体膨胀，从而在其边区产生的超声振动发出在生物体内传播的超声波所产生的压强，可造成体内远距离的损伤。强脉冲激光照射生物组织形成的等离子体强烈吸收光能引起体膨胀，产生冲击波，破坏局部组织，此压强称为等离子体膨胀压。电致伸缩压是在强激光的强电场作用下生物体被极化而出现形变，即电致伸缩所产生的压强，它将在体内激起冲击波、超声波。这种压强显然与能量吸收无直接关系，透明越好的组织此项压强越显著。光压形成一次压强，其他压强因素形成二次压强。前者一般可忽略，只有超短波激光的光压才予考虑；后者显著，尤其体膨胀超声压是形成机械波最重要的因素，它大约比光压大 6~7 个数量级。激光在生物组织中产生的机械波由于频率高还具有空化作用，从而引起组织发生化学变化，结果使机械能直接转化为化学能。

激光的机械作用对临床治疗有利也有弊。例如在眼科利用二次压强打孔，可降低眼压，治疗青光眼、白内障，在外科手术中用于切开组织等。而在眼球与颅内由于二次压强剧升会形成"爆炸"性损伤，甚至导致死亡。二次压强也可使被照射的肿瘤组织被压向深部或反向飞溅而造成转移等。

3. 光化作用

生物大分子吸收激光光子的能量受激活而引起生物组织内一系列的化学反应称之为**光化反应**。激光照射直接引起机体发生光化反应的作用称为**光化作用**。

光化反应与热化反应不同（在产生原因、产物、对光频的选择、受温度影响等方面）。光化反应分为两个过程，初级过程有光参与，产物不稳定，可进一步触发化学反应，即次级过程，生成最终的稳定产物。次级过程一般不需光参与。

光化作用的基本规律由两个定律表达：

光化学第一定律（吸收定律）——只有被分子吸收了的光子才能引起光化反应。由此推知光化反应具有波长选择性。

光化学第二定律（量子定律）——在光化反应中，每个分子只吸收一个单色光的光子而成为光化激活分子。因此，光化反应的程度，即最终产物的多少应与被吸收的光子总数，亦即激光的总剂量成正比。应指出第二定律不适用于强激光，因为生物组织对强激光可发生一个分子吸收多个光子，即多光子（或非线性）吸收的现象。即使是红外激光，只要光强足够也能引起光化反应。

光化反应有光致分解、光致氧化、光致聚合、光致异构以及光致敏化等类型。其中光致敏化是指生物系统所特有的由光引起的、在敏化剂参与下发生的化学反应。这种反应因有无氧分子参与而分为两类，前者称光动力学作用，常用的敏化剂有血卟啉衍生物（HpD）等；后者即无须氧分子参加的光致敏化反应，常用的敏化剂有呋喃香豆素等。敏化剂能有选择地长时间集中于体内病变组织，并在适当波长激光照射下发生光致敏化反应。因而，光致敏化对肿瘤的治疗具有重要的意义，并已做出贡献。光化作用还可引起红斑效应、色素沉着、维生素 D 合成等生物效应。

由于激光有高度的单色性和足够的光强，使得它的光化作用被应用于杀菌、同位素分离、物质提纯、分子剪裁等方面。

4. 电磁场作用

激光是电磁波,激光对生物组织的作用就是电磁场对生物组织的作用。一般认为这一作用主要是电场所致。强激光可在组织内形成 $10^6 \sim 10^9 \mathrm{V \cdot cm^{-1}}$ 的高强电场,从而使组织中产生光学谐波、电致伸缩、受激拉曼散射、等离子体等,并能导致生物组织电系统的重新分布,即可使无序的生物分子发生电离、极化,趋于有序。这又将进一步在组织内引起高温、高压,从而使组织受到破坏或损伤。

关于激光的电磁场作用,目前详细的研究报道还较少。

5. 生物刺激作用

生物刺激作用主要是弱激光的作用。弱激光对生物过程(例如血红蛋白的合成,糜蛋白酶的活性,细菌的生长,白细胞的噬菌作用,肠绒毛的运动,毛发的生长,皮肤、黏膜的再生,创伤、溃疡的愈合,烧伤皮片的长合,骨折再生,消炎等)、对神经、通过体液或神经-体液反射而对全身、对机体免疫功能等都有刺激作用。

目前观察、研究较多的是弱 He-Ne 激光的刺激作用,发现它对生物分子、细胞、细菌与微生物都有作用,并总结出定量的规律:一是能量密度小时起兴奋作用,能量密度大时起抑制作用,这是相对受照射的生物过程而言的;二是刺激作用有累积效应,最终效果取决于总剂量;三是刺激作用强弱与刺激次数(等间隔、等剂量)的关系呈现出抛物线特征。应指出以上规律对于其他波长的激光是否成立尚待研究。对于 He-Ne 激光刺激作用的机制研究目前也尚不成熟。尽管如此,弱激光的生物刺激作用却已被广泛应用于临床,效果是肯定的。

对于以上激光的五种生物作用,在临床应用上,强激光主要表现为机械作用、电磁场作用与光化作用,弱激光主要表现为生物刺激作用与光化作用,而热作用则在各类激光中普遍被利用。

影响激光与生物组织相互作用的因素有两方面。

一方面是激光的性能参量,其中有:波长(由于不同波长光子的能量不同,将直接影响与生物组织的相互作用及其过程);作用于靶组织的激光能量与能量密度(也称物理剂量,即垂直作用于靶组织单位面积的能量);激光功率与功率密度;作用时间及其间隔。激光对生物组织的作用存在一个临界值,即当激光强度小于某种临界值时,则作用时间无论多长都无效。故在临床上必须考虑构成物理剂量的四个要素:功率、照射时间、组织受照面积、激光入射角。此外,也应注意激光输出方式(例如连续、脉冲、调制等不同方式对生物组织作用过程及效果不同)、光强分布、光束发散角、相干、偏振等因素。

另一方面是生物组织的性质,其中有:组织的物理性质,例如光学性质(反射率、吸收率、透射率、散射系数等)、热学性质(热导率、热扩散率、热传递方式等)、机械性质(密度、弹性等)、电学性质(电阻抗、电极化率等)、声学性质(声阻抗、声的反射率、吸收率等)等;组织的生物特性,例如色素、含水量、血流量、供氧、代谢等状态以及组织的性质、结构与不均匀性等;生物剂量,即直接将生物组织对激光辐照的反应强弱程度按照一定标准进行分级。

把握以上诸因素及其影响,对于激光医学基础研究与临床应用都是十分重要的。

16.4.2 激光在基础医学研究中的应用

1. 激光对生物分子、细胞、组织的作用与效应

（1）对生物分子　激光作为刺激源可在分子水平上调整蛋白质与核酸的合成与活性，影响 DNA 的复制、各种酶的活性与功能、氨基酸的变化等。温升将加快酶的催化作用，但当温升超过损伤阈值时，可引发热化反应以及蛋白质的凝固、变性。

生物大分子吸收光子能量受激活产生受激原子、分子和自由基，引起一系列光化反应，使生物分子在组成、性质、构型等方面出现不可逆的改变。高强度激光照射生物组织产生的光学谐波中有的波长正处于蛋白质、核酸的吸收峰，从而引起对这些谐波的吸收而导致变性。

（2）对细胞　激光问世以来，一方面为细胞生物学的研究提供了全新的手段与技术；另一方面就各类激光的照射对细胞器、细胞质、细胞核、线粒体等及细胞性质与功能等的影响做了广泛研究，在此基础上已逐渐形成一门新的学科——激光细胞生物学。其研究方法大体分为两类，一类是利用激光原光束或扩束照射群体细胞；另一类是利用激光微光束照射单个细胞或细胞内某一特定部分。

激光通过对细胞的作用而影响细胞的增殖、分化、遗传、发育、凋亡、代谢以及免疫等过程或功能，而且这种影响往往还有双向作用。其含义有两层：一层是照射剂量小则兴奋，大则抑制；另一层是可使细胞功能从不同方向的偏离恢复正常。对于肿瘤细胞，激光有三种作用：一是热凝，即利用在 41～45℃癌细胞比正常细胞对热更敏感来达到热杀癌细胞而保留正常细胞的目的；二是气化，即利用强激光照射，使温度剧升至 5700℃直接气化癌细胞；三是光致敏化作用，尤其是光动力学作用。以上作用为临床治疗癌症提供了三种激光疗法。

（3）对组织　激光照射组织，当剂量足够大时将造成对组织的损伤直至完全破坏。这种损伤分为热损伤与非热损伤两大类。一般多为热损伤，是由于热作用导致组织的凝固、汽化（包括炭化、燃烧）、气化所造成的。非热损伤，包括机械作用导致的冲击波对组织的损伤，甚至远距离损伤；强电场作用导致的光击穿或产生等离子体；光化作用导致的光化激活组织，发生光化反应造成对组织的损伤等。实际过程中往往是一种作用为主并伴有其他作用或多种的协同作用造成对组织的损伤。激光照射靶组织一般有两种情况：一种是激光束焦斑落于组织表层造成开放性损伤，另一种是激光束聚焦于组织内部造成封闭性损伤，损伤中心被正常组织所包围。激光停止照射后在靶区还会出现充血及水肿现象。

激光除对组织有损伤作用外，还有修复作用。由于激光的生物刺激作用加之温热、光化、机械等作用对细胞的影响以及对修复机制的调动，使得受损伤的组织在一定剂量范围内的激光照射下能加快修复与再生的过程。

上述激光对组织的损伤与修复作用，正好分别是强、弱激光用于临床治疗的依据与基础。

2. 用于医学基础研究的激光技术

激光的问世为医学基础研究提供了新的技术手段，简单介绍如下。

（1）激光微光束技术　激光经透镜或显微镜光学系统聚焦后可形成强度很高而光斑直径在微米量级的微光束。利用此微光束可进行细胞水平的研究，形成激光的光镊术、显微照射术、细胞打孔术、细胞融合术等以实现对细胞进行俘获、转移、穿孔、移植、融合及切断等微操作。激光微光束的另一种应用是激光微探针分析术,即标本的微区在激光微光束照射下被汽化,同时用摄谱仪或质谱仪记录进行微量和痕量元素的定性或定量分析。此项技术被用于测定各种生理离子及痕量元素在软组织中的分布、生物矿化结构中痕量元素的分析及矿化过程的研究、生物组织中有毒痕量元素的检测、体液中各种元素含量的分析及生物样品中有机化合物的定量测定等。

(2) 激光流式细胞计　这是激光、电子检测与计算机等多种技术与流式计数方法结合而形成的一种新型生物医学仪器。其原理是让染色细胞在稳定的液体流动中排队成行,逐个依次且恒速通过激光束的焦斑区。用探测器检测细胞被激光照射后所发出的荧光与散射光并经计算机处理而自动显示结果。它可对细胞逐个进行定量分析与分选,其特点是分析速度快、灵敏度高、分选纯度高,可对一个细胞同时定量测定多种参数(例如DNA、RNA含量、细胞体积等)等。这一新技术在细胞生物学、免疫学、遗传学、肿瘤学以及药学等方面有广泛的应用前景。

(3) 激光拉曼光谱技术　当光子与物质分子相互作用时,除有与入射光频率相同的瑞利散射外,还有由于非弹性碰撞而在其谱线两侧对称分布的散射光,称之为拉曼散射。

拉曼散射光和瑞利散射光的频率之差,即拉曼频移与物质分子的振动、转动能级结构有关,而与入射光频率无关,故可用拉曼光谱对生物分子进行结构分析。

由于拉曼散射的强度只有瑞利散射的万分之一,一般不易观测到。只有用高强度、高单色性以及谱线范围宽广的激光作激发光源,才能使激光拉曼光谱具有实用意义。加之它对样品几乎无损害,可让样品处于与生物活性物质相同的环境下进行分析等优点,此项技术已在核酸与蛋白质的高级结构、生物膜的结构和功能、酶的催化动力学、药理学(特别是抗癌药物与癌细胞的作用机制)等的研究中得到应用。

(4) 激光多普勒技术　这是利用激光照射运动物体所发生的光的多普勒效应进行检测的技术。

激光多普勒血流计可用于对人体甲皱、口唇、舌尖微循环与视网膜微血管等的血流速度进行检测。激光多普勒电泳是应用激光多普勒效应与电泳技术结合的一种分析、检测新技术,可快速自动准确地测量生物细胞及大分子的电泳迁移率、表面电荷、扩散系数等重要参量。此外,激光多普勒技术还用于对巨细胞质流、精子活力、眼球运动、耳听力等的测定。由于此项技术具有极高空间分辨率、快速、灵敏、连续、非侵入性等特点,被应用于微循环、血液流变学、病理生理学、免疫学等方面的研究。

(5) 激光全息显微技术　全息术是利用光的干涉在底片上记录被摄物体反射光的频率、强弱与相位信息,再利用光的衍射重现被摄物体的三维空间图像。正是激光具有高度的时间与空间相干性,以它作光源才使全息术得以实现。

激光全息显微技术是激光全息术与光学显微系统结合的产物。它具有分辨率高、像差小、景深大、能对活标本进行动态观察等优点,被用于对细胞的观测分析。

(6) 激光扫描共聚焦显微镜　这是激光与显微镜、光度技术及计算机图像分析技术结合的产物。是形态学、分子与细胞生物学、神经科学、遗传学、药理学等领域研究的有力工具。

除上述外,还有激光荧光显微技术、激光漂白荧光恢复测量技术、激光扫描细胞计等激光技术用于医学基础研究。

16.4.3　激光的临床应用

诊断和治疗是临床医学的两大根本任务。下面介绍激光在诊断和临床治疗中的应用。

1. 激光诊断方法

诊断是治疗疾病的前提。显然，疾病治疗水平的提高有赖于诊断准确率的提高，而诊断准确率的提高则有赖于科学技术的提高。诊断学的发展与科学技术的应用密切相关，激光作为 20 世纪的重大科技发明之一，为诊断学增添了一种新方法。

激光诊断应用始于 20 世纪 60 年代。以光学分析分类，激光诊断一般有如下方法：①激光光谱分析法（荧光光谱、微区光谱、拉曼光谱等）；②激光干涉分析法（全息术、干涉条纹视力测定、视觉对比敏感度测量、散斑技术等）；③激光散射分析法（多普勒技术、静态和动态散射技术、闪烁细胞计等）；④激光衍射分析法（用于测红细胞变形能力）、激光透射分析法（用于检查软组织肿物）；⑤激光偏振法（用于鉴别肿瘤细胞）；以及其他激光分析法（流式细胞计、扫描检眼镜等）。

当前，诊断学正在向非侵入性、微量化、自动化及实时快速方向发展，激光检测和诊断技术为此开辟了新途径。

2. 激光治疗方法

所谓治疗，是指采取措施去消除疾病，包括去除病因、消除症状、改善机体功能、减少病人痛苦和促进病人恢复健康的过程。激光治疗是激光医学要研究的最重要的内容，是激光在医学应用中最成熟的领域。

激光作为一种手段应用于临床已遍及内科、外科、妇科等各科近 300 余种疾病的治疗，且兼有中、西医的疗法。现在，已经广泛应用的激光治疗的基本方法有激光外科术、激光理疗术、激光针灸术、激光内镜术和激光光动力学术等。

（1）激光手术治疗　这是以激光束代替金属的常规手术器械对组织进行分离、切割、切除、凝固、焊接、打孔、截骨等以去除病灶以及吻合组织、血管、淋巴管、神经等的治疗方法。手术用激光治疗机统称光刀，按其作用机理分为热光刀（利用可见与红外激光对组织的热作用与二次压强作用进行手术，刀头焦点附近不同区域接触组织有不同效果）与冷光刀（利用紫外激光的光致化学分解作用进行手术，术中切口两侧无热损伤）两大类。激光手术有多功能、止血效果好、感染少、质量高、可选择性破坏特定组织等优点，还可做各种精细的显微手术。

（2）弱激光治疗　弱激光以其特有的生物作用被用于治疗几十种疾病。其方法主要有三种：①激光理疗，用弱激光作为理疗的物理因子进行治病的疗法；②激光针灸，利用弱激光的生物刺激作用代替传统的毫针和燃着的艾绒的刺激作用进行治疗的方法；③弱激光血管内照射疗法（ILLLIT，以弱激光光针插入静脉照射循环血液的疗法）。

（3）激光光动力学治疗　有分子氧参加的光敏化作用称为光动力作用，以及利用光动力作用治疗疾病的方法称为光动力学疗法，简称 PDT。这是主要治疗恶性肿瘤的方法，其原理是将血卟啉衍生物（HPD，是一种对肿瘤有选择性亲合力的光敏化剂）注射于体内，利用肿瘤吸收多、排泄慢的特点，使用激光照射肿瘤后引起光敏化反应而杀死癌细胞。

（4）激光内镜术治疗　通过内镜对内腔疾病进行激光治疗的方法。可做腔内手术、理疗与光动力学治疗，具有很大的发展前景。

16.4.4 激光的安全防护

由于激光是一种能量密度极高的光束，它容易对人体造成危害，即使是医学上常用的弱激光，如一台 10mW 的 He-Ne 激光器，其辐射亮度也比太阳大 1 万倍，太阳光尚需防护，激光就更不用说了。如果激光使用不当，或出现一些意外失误，则会对人体带来危害。从事激光工作的人员，应该学习安全防护知识，尽量避免激光引起的伤害。

激光对人体可能造成的危害有两类。一类是直接危害，即超阈值的激光照射将对眼睛、皮肤、神经系统以及内脏造成损伤。另一类是与激光器有关的危害，即电损伤、污染物、噪声、软 X 射线以及泵或管的爆裂等。为此应采取的安全措施也有两方面。一是对激光系统及工作环境的监控管理。激光器因其辐射危害而分为四类，对其应有明显的专用标志，应有自动显示、报警、停车装置。室内应充分通风，光线充足，有吸、排烟装置消除有害物质等。二是个人防护。工作人员要培训，严格按规章操作，避免直接或间接（反射或漫反射）的激光照射，佩戴与激光输出波长相匹配的防护眼镜以及尽量减少身体暴露部位，使人体接触的激光剂量在国家安全标准之内。严格实行医学监督，定期对工作人员进行体检是十分必要的。

激光防护又分为直射光和散射（镜反射、漫反射、透射）光的防护。人们对直射光的防护通常都很重视，但对散射光的防护却不被重视，因而造成不少悲剧。例如，据报道，国外某研究者，因观察激光轰击粉笔，而造成眼严重烧伤；黑色相纸反射的激光曾将实验者的眼严重烧伤。眼球是人体对光最敏感的器官，即使散射激光对其危害也很大，应特别注意防护。另外，应注意对皮肤的防护。

习 题 16

16-1 试阐述自发辐射与受激辐射的特点。

16-2 试阐述激光产生的基本思想。

16-3 什么是粒子数反转分布？实现粒子数反转分布的条件是什么？

16-4 激光器有哪些基本组成部分？它们各有何作用？怎样才能获得激光的输出？

16-5 试阐述激光的特性。

16-6 试阐述激光的生物作用及影响激光生物作用的因素。

16-7 激光在医学领域有哪些主要应用？如何采取对激光的防护措施？

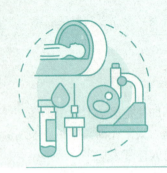

第 17 章 磁共振成像

在现代医学中，影像技术已成为医学应用技术一个重要部分。20 世纪 80 年代以后出现的磁共振成像与超声成像、X-CT 等技术一起成为临床医学诊断中获取人体内部图像数据的必须工具，得到了快速发展和广泛应用，被称为现代医学中三大成像技术。三大成像技术在临床医学诊断学方面各有所长，互为补充，不仅大大提高了临床医学诊断水平，而且解决了很多疑难杂症的诊断问题，为人类健康做出了巨大贡献。

核磁共振（nuclear magnetic resonance，NMR）是原子核产生的一种特殊物理现象。早在 1946 年布洛克（Block）与珀塞尔（Purcell）就报道了这种现象并应用于波谱学。劳特布尔（Lauterbur）1973 年提出了利用核磁共振信号成像的方法，使核磁共振不仅用于物理学和化学，也应用于临床医学领域。为了和放射性核素成像相区别，医学上把核磁共振成像称为磁共振成像（magnetic resonance imaging，MRI）。近年来，磁共振成像技术发展十分迅速，已日臻成熟完善。其检查范围基本上覆盖了全身各系统，并在世界范围内推广应用。与其他成像技术相比较，磁共振成像技术是一种多参数、多核种的成像技术。其基本原理是利用射频电磁波，对处于磁场中的人体内自旋不为零的原子核进行激发。这些自旋不为零的原子核在电磁波作用下会发生核磁共振，吸收电磁波的能量。在射频电磁波消失后原子核又会发射电磁波。利用感应线圈检测到这些来自人体组织中的电磁波信号之后，经计算机处理和图像重建，得到人体的断层图像。由于磁共振信号的产生受周围化学环境的影响，所以由磁共振成像获得的人体断层图像不但提供了形态学方面的信息，也包含了与病理、生化有关的信息。因此被认为是一种研究活体组织、诊断早期病变的医学影像技术。

本章主要介绍磁共振的基本概念、磁共振成像的基本原理及磁共振成像系统及在医学中的应用等。

17.1 磁共振的基本概念

17.1.1 原子核的自旋和磁矩

1. 原子核的自旋

由量子力学和核物理的知识可知，原子核具有自旋的性质。自旋是微观粒子的一种运动形式，可以理解成微观粒子像地球一样绕自转轴高速旋转，但是自旋不能被理解为像宏观物体一样经典的自旋,它是一种微观粒子的固有属性。由于微观粒子的固有角动量和轨道角动量是自旋存在的原因,角动量是度量转动的重要物理量,所以在考虑自旋时可用角动量表述。

在量子力学中,角动量是量子化的,核自旋角动量的大小

$$L = \sqrt{I(I+1)}\frac{h}{2\pi} \tag{17-1}$$

式中,h 为普朗克常量;I 为核自旋量子数,只能取整数和半整数,即只能取 $0,1/2,1,3/2$,…。不同种类的原子核 I 值不相同,具体与构成原子核的中子数和质子数有关。原子核中的质子数 Z 和中子数 N 相等,且均为偶数的核称为偶偶核,这类核的自旋量子数都是零,即 $I=0$,如 ^{12}C。原子核中的质子数 Z 和中子数 N 有一个为奇数,另一个为偶数的核称为奇偶核。这样的核自旋量子数都是半整数,即 $I=1/2,3/2,\cdots$,如 ^{1}H、^{31}P、^{15}C 等。原子核中的质子数 Z 和中子数 N 都是奇数的核为奇奇核。这样的核自旋都是整数,即 $I=1,2,3,\cdots$,如 ^{14}N。

目前,应用于医学成像的核主要是 ^{1}H 核,其自旋量子数为 $1/2$。

在量子力学中,除了角动量大小是量子化的以外,核自旋角动量也具有空间量子化的性质,即 L 在外磁场方向(z 方向)的分量 L_z 也只能取一系列不连续的值

$$L_z = m_I \frac{h}{2\pi} \tag{17-2}$$

式中,$m_I = I, I-1, I-2, \cdots, -I$,是核自旋的磁量子数,总共有 $(2I+1)$ 个可能值。

2. 原子核的磁矩

原子核具有电荷,做自旋运动的时候如同圆线圈中的环形电流,会产生磁矩,叫作**核磁矩**。而自旋则是原子核产生磁矩的根本原因,它的大小与磁矩大小的关系如下:

$$\mu = g\frac{e}{2m_p}L \tag{17-3}$$

式中,L 为自旋角动量;μ 为核磁矩;g 为朗德因子,其大小与核种类有关;e 为质子的电荷;m_p 是质子的质量。式(17-3)也可写成

$$\mu = g\mu_N\sqrt{I(I+1)} \tag{17-4}$$

式中,$\mu_N = \dfrac{eh}{4\pi m_p}$ 称为核磁子,是核磁矩的基本单位,其值为 $5.05 \times 10^{-27} \mathrm{J \cdot T^{-1}}$。

在核磁共振中,常将核磁矩与核自旋关系表示为

$$\mu = \gamma L \tag{17-5}$$

式中,γ 被称为**旋磁比**,定义为原子核的磁矩与其角动量之比。

不同种类的原子核,γ 的大小不同。例如 ^{1}H 的 γ 为 $42.58\mathrm{MHz/T}$,^{31}P 的 γ 为 $17.24\mathrm{MHz/T}$,^{23}Na 的 γ 为 $11.26\mathrm{MHz/T}$。

17.1.2 原子核在外磁场中的运动

在经典力学中,当具有角动量的物体受到一个力矩的作用时,角动量会发生改变。如果力矩与角动量始终垂直,角动量大小不变,方向发生连续变化,表现为角动量矢端沿一圆周旋转,合起来表现为沿自身轴旋转的同时又沿另一个轴做旋转运动,这种运动被称为**进动**,

也称旋进，如旋转陀螺在地球引力场中的运动。

如果把原子核置于外部静磁场 B_0 中，如图 17-1 所示，在外部磁场作用下，自旋核会受到一个与核磁矩方向垂直的力矩，所以原子核在自身旋转的同时又会以 B（外磁场）为轴旋进。其旋进角频率 ω，称为**拉莫尔频率**，该频率的大小与外磁场强度成正比，并由拉莫尔方程决定：

$$\omega = \gamma B_0 \tag{17-6}$$

式中，γ 是旋磁比。

由拉莫尔方程可知，对于同一种原子核，外部磁场越强，原子核进动的频率越高。而对不同种类的原子核，在相同的外部磁场中，γ 不同，原子核进动的频率也不同。

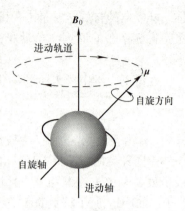

图 17-1 原子核的自旋

17.1.3 原子核在外磁场中的能级分裂

把具有自旋磁矩的核置于外磁场中，磁场对核磁矩的作用力将使核磁矩具有一定的附加能量。由于核自旋在外磁场中取向具有空间量子化的性质，所以核磁矩在外磁场中的能量也是量子化的，其核能级的数目取决于核自旋量子数 I，能级总数为 $(2I+1)$，即磁量子数 m_I 的取值个数。m_I 为正值的那些状态，核磁矩在 z 轴方向（外部静磁场方向）取向与静磁场方向相同，其能量为负，称之为低能态；而 m_I 为负值的那些状态，核磁矩取向与静磁场方向相反，其能量为正，称之为高能态。

对于氢原子核而言，只有一个质子，其自旋量子数等于 $1/2$。在外磁场的作用下，核磁矩在 z 轴方向上有两个平衡态：即平行或反平行于外磁

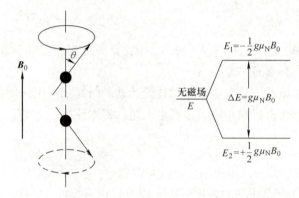

图 17-2 外磁场中质子的自旋与能级

场，如图 17-2 所示。前者为稳定平衡，是低能态；后者为不稳定平衡，是高能态。两个能级上的能量分别为

$$E_1 = -\frac{1}{2}g\mu_N B_0 \quad \text{和} \quad E_2 = +\frac{1}{2}g\mu_N B_0$$

两能级之间的能级差为

$$\Delta E = g\mu_N B_0 \tag{17-7}$$

所以，原子核原来的一个能级，如果受外磁场作用下就可分裂为 $(2I+1)$ 个。物理学上把这种基态能级在外磁场中发生分裂的现象称为**塞曼效应**。

17.1.4 纵向磁化与纵向磁化强度

现在引入**磁化强度矢量**（简称磁化强度）的概念，其定义为单位体积中所有原子核磁矩 $\boldsymbol{\mu}_i$ 的矢量和，用 $\boldsymbol{M}$ 表示，即

$$M = \sum \mu_i \tag{17-8}$$

在无外磁场时，由于热运动，核系统中各个核磁矩的空间取向是无序的、杂乱无章的，它们的核磁矩的矢量和等于0，即 $M = 0$，不呈现磁性。

若在竖直（z轴）方向加上外磁场 B_0，则系统中的所有核磁矩都会绕 B_0 旋进并产生能级分裂。由于核磁矩在外磁场中的空间取向不同，因此不同取向的核磁矩绕外磁场旋进运动会描绘出一些不同的圆锥面，这些圆锥面对应不同的能级。图17-3 表示由质子组成的系统，由于质子在外磁场中有两个空间取向，描绘出上、下两个不同的圆锥面。处在低能级的核磁矩均匀分布在上方的圆锥面上，其磁矩的合矢量 M_+ 与 z 轴同向。高能级的核磁矩均匀分布在下方圆锥面，其磁矩的合矢量 M_- 与 z 轴反向。根据微观粒子在热平衡状态下的玻尔兹曼分布规律，处在低能级的核子数多于高能级的核数，所以 $M_+ > M_-$，因此核系统总的磁化强 M_0 不为零。由此可知，在外磁场中，核系统产生一个磁化强度 M_0 并与外磁场的方向相同，在 MRI 中习惯把 B_0 方向称为纵向，与之垂直方向称为横向。把核系统在外磁场中产生沿外磁场方向的磁化强度 M_0 现象称为纵向磁化，M_0 称为纵向磁化强度，又称宏观磁矩。质子系统在外磁场中产生一纵向磁化强度 M_0，这一状态是不随时间变化，称为平衡状态。

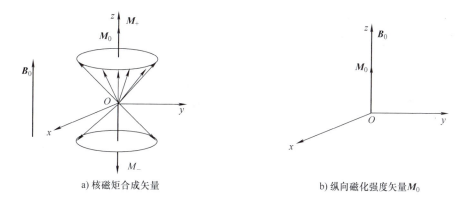

a) 核磁矩合成矢量 b) 纵向磁化强度矢量 M_0

图 17-3 质子系统的纵向磁化

注意：对于具有大量核的系统而言，在上、下两圆锥面上旋进的核磁矩的分布是均匀对称的，所以它们在 xOy 平面上的分量相互抵消，即磁化强度的横向分量 $M_{xy} = 0$。

17.2 磁共振

17.2.1 磁共振现象

当原子核处于外磁场 B_0 中时，它的能级将产生塞曼分裂，当处于热平衡时，位于低能级的原子核要多于处于高能级的原子核。对于氢原子来讲，塞曼分裂后相邻两能级之间的能量差为 $\Delta E = g\mu_N B_0$。如果在与外磁场 B_0 垂直的方向上再施加一个射频磁场 B_1，当射频脉冲的频率 ν 满足

$$h\nu = \Delta E = g\mu_N B_0 \tag{17-9}$$

即射频脉冲的能量正好等于核的两相邻能级间能量差时，原子核会表现出对射频脉冲能量的强烈吸收，从低能级跃迁到高能级去，这种现象称为**核磁共振**，ν 称为共振频率。

由于射频磁场 B_1 变化的角频率 $\omega = 2\pi\nu = 2\pi g\mu_N B_0/h$，而 $\gamma = 2\pi g\mu_N/h$，可以看出，射频磁场的角频率等于拉莫尔频率。

磁共振发生后，产生两种效应：①质子由低能级（对应上面圆锥面）跃迁到高能级（对应下面圆锥面），指向下质子抵消了指向上质子的磁化强度，于是纵向磁化强度减小，由 M_0 减小到 M_z；②同时，射频脉冲还使旋进的质子不再均匀分布在上、下两个圆锥面，而是做同步、同方向、同速运动，即处于同相位。这样，所有质子在同一时刻指向同一方向，并以拉莫尔角频率 $\omega = 2\pi\nu = 2\pi g\mu_N B_0/h$ 绕外磁场旋进，其核磁矩也在该方向叠加起来，于是出现了横向磁化，产生的横向磁化强度 M_{xy}，在射频脉冲作用后情况如图17-4所示。

在射频脉冲的作用下，质子系统的纵向磁化强度减小，由 M_0 减小到 M_z，横向磁化强度由零变到 M_{xy}，纵向磁化强度 M_z 和横向磁化强度 M_{xy} 的矢量和为质子系统在射频脉冲作用下总的磁化强度 M，它的方向与外磁场方向成 θ 角，其大小与 M_0 的大小相同。因此，质子系统在射频脉冲作用下的宏观表现就是其纵向磁化强度 M_0 由沿外磁场方向（z 轴）向 xOy 平面翻转，当射频脉冲停止后，M_0 与 z 轴成 θ 角，如图17-5所示。

需要特别注意的是：由于 M_{xy} 是由于在射频脉冲作用下，质子群在同一时刻指向同一方向，即同相位，其核磁矩也在该方向叠加起来而产生的，所以 M_{xy} 将以拉莫尔旋进角频率 ω 绕外磁场旋进，则在射频脉冲作用下翻转的磁化强度也以拉莫尔角频率 ω 绕外磁场旋进。质子系统在射频脉冲作用下的宏观表现就是其纵向磁化强度 M_0 由沿外磁场方向（z 轴）向 xOy 平面翻转，与 z 轴成 θ 角，这实际上是在旋转坐标系中观察的结果。

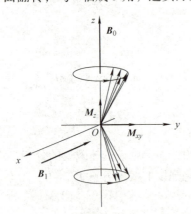

图17-4 纵向磁化减小与产生横向磁化

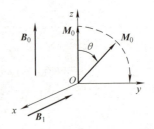

图17-5 纵向磁化向 Oxy 平面翻转

我们知道，所有质子在受到任何类型的磁场作用后，都会绕磁场轴发生旋进，由于 B_1 作用，M_0 既要绕外磁场 B_0 以角速度 ω 旋进，同时还要绕 x 轴以角速度 ω_1 旋进，根据拉莫尔旋进公式可知：$\omega_1 = \gamma B_1$，ω_1 仅与 B_1 有关，与外磁场 B_0 无关。M_0 在绕 B_0（z 轴）以 ω 旋进的同时，又绕 B_1（x 轴）以 ω_1 旋进，导致磁化强度 M_0 由 z 轴按螺旋形向 Oxy 平面运动，这种螺旋形运动称为**章动**，如图17-6a所示。

纵向磁化强度 M_0 在射频脉冲的作用下偏离 z 轴，与 z 轴成 θ 角，这个 θ 角称为翻转角。使 M_0 发生 θ 角翻转的射频脉冲称为 θ 角脉冲。正好使 M_0 翻转到 Oxy 平面上时的脉冲称为

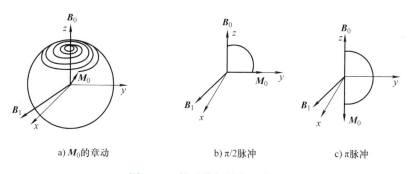

a) M_0 的章动   b) π/2 脉冲   c) π 脉冲

图 17-6 核磁共振的宏观表现

π/2 脉冲，此时翻转角为 90°（见图 17-6b）；正好使 M_0 翻转到 z 轴的负方向时的脉冲称为 π 脉冲，此时翻转角为 180°（见图 17-6c）。翻转角的大小取决于射频脉冲的强度与持续的时间。当纵向磁化强度 M_0 偏离 z 轴时，质子系统都是处在不平衡状态。

17.2.2 弛豫过程与弛豫时间

当射频脉冲停止作用后，核磁矩解脱了射频场的影响，而只是受到主磁场 B_0 的作用，这时所有核磁矩逐步向原来的平衡状态恢复，恢复过程中会把吸收的能量以电磁波的形式发射出去。这种恢复不是立即完成的，而是慢慢进行最后回到平衡位置，其过程称为**弛豫过程**。

以 90°脉冲后的弛豫过程为例分析弛豫过程情况。如图 17-7 所示，随着原子核中处于高能态和低能态数目分布向平衡状态的恢复和各核磁矩旋进相位的分散，从各矢量大小来看，M_z 会逐步增大，而 M_{xy} 则逐步减小。整体看来就像宏观磁矩 M_0 逐步绕回到 z 轴方向。

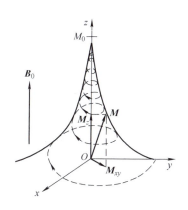

图 17-7 弛豫过程

根据 M_{xy} 和 M_z 变化原因的不同，把这一过程分为两种独立的弛豫。随着 M_0 逐渐回到平衡位置，M_{xy} 逐渐衰减，而 M_z 则是逐渐增大的。把 M_{xy} 的衰减过程称为**横向弛豫过程**，而把 M_z 恢复过程称为**纵向弛豫过程**。这两种情况对应着不同的能量交换机理。M_{xy} 的衰减对应着相位分散的过程，从能量的角度可以理解为是一个同种核互相交换能量的过程，所以也称自旋-自旋弛豫过程。M_z 恢复过程是将共振吸收的能量释放到周围物质中，所以也称自旋-晶格弛豫过程。

M_z 的恢复和 M_{xy} 衰减都有一定的规律，M_z 向平衡位置恢复和 M_{xy} 衰减的速度与它们偏离平衡位置的程度成正比，即

$$\frac{dM_z}{dt} = -\frac{M_z - M_0}{T_1} \tag{17-10}$$

$$\frac{dM_{xy}}{dt} = -\frac{M_{xy}}{T_2} \tag{17-11}$$

对于 $\frac{\pi}{2}$ 脉冲来说，以上两式的解分别为

$$M_z = M_0(1 - e^{-t/T_1}) \tag{17-12}$$

$$M_{xy} = M_0 e^{-t/T_2} \tag{17-13}$$

由此可见，纵向磁化强度 M_z 按指数规律增长而趋向于平衡值 M_0；M_{xy} 随时间按指数规律衰减至零。变化情况如图 17-8 所示。T_1 和 T_2 是描述 M_z 和 M_{xy} 增长和衰减快慢的特征量，分别为达到 M_z 最大值的 63% 和减小到 M_{xy} 最大值的 37% 的时间，分别被称为纵向、横向弛豫时间。

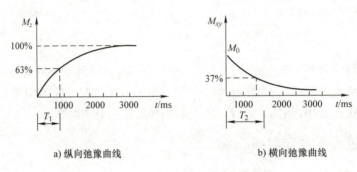

a) 纵向弛豫曲线　　　b) 横向弛豫曲线

图 17-8　弛豫过程和弛豫时间

从表面上看，T_1 和 T_2 只是个时间的概念，与 MRI 图像没有关系。但是它们却决定了组织从受射频脉冲激发产生磁共振时起，到射频脉冲终止后的这一段时间里，纵向和横向磁化强度的恢复与衰减情况。从后面内容可以看到，它们将影响到接收信号强度，而信号强度代表 MRI 图像中的灰度。各种组织的 T_1 和 T_2 值不同，其在射频脉冲终止后的同一时间测量的信号强度就不相同，因而在图像中的明暗亮度也就不相同，这就能够区分不同的组织，以进行解剖定位和病变显示。

17.2.3　自由感应衰减信号

在横向弛豫过程中如果在 y 轴上放置一个如图 17-9 所示的线圈，并让 y 轴通过线圈的中心轴线。那么，当 M_{xy} 反复扫过接收线圈时，便在线圈中感生出一个很小的电动势，这个电动势就是磁共振信号，称为**自由感应衰减（FID）信号**。FID 信号的强度与自旋核密度有关，而且随着时间的推移按指数规律衰减，衰减速度由 T_1 和 T_2 决定。

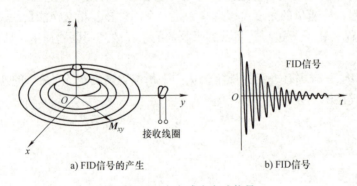

a) FID信号的产生　　　b) FID信号

图 17-9　自由感应衰减信号

17.2.4 人体组织的质子密度

利用 FID 信号，可以获得关于核密度 ρ 和 T_1、T_2 的信息，而人体内不同组织不同器官的氢核密度与 T_1 和 T_2 等参数是不同的，进而可以利用这些信号进行成像。采用氢核密度差别作为对比度的来源，其所用的磁共振（MR）信号最强，产生的密度图像也最清晰，分辨率也最高。人体各种组织含水比例不同，即氢核密度不同，则 MR 信号强度有差异，利用这种差异作为特征量，把各种组织区分开，这就是氢核密度的 MR 图像。表 17-1 列出了几种人体组织和脏器的含水比例。

表 17-1　几种人体组织和脏器的含水比例

组织名称	含水比例（%）	组织名称	含水比例（%）
皮肤	69	肾	81
肌肉	79	心	80
脑灰质	83	脾	79
脑白质	72	肝	71
脂肪	80	骨	13

但是，很多人体组织含水比例差别很小，所以图像反差不大。人体不同组织的 T_1 和 T_2 值差别远大于含水比例的差别，所以常采用 T_1 和 T_2 加权成像，获得的图像的反差比密度图像好。同时 T_1 和 T_2 加权图像还能反映氢核周围分子结构、生化特征的信息。如脂肪、脊髓、白质和灰质，其 T_1 差异就较大。表 17-2 列出几种人体正常组织在同一磁场下的不同 T_1 和 T_2。此外，同一组织在正常和病变状态下的 T_1 和 T_2 也存在差异，如正常的肝组织与肝癌、肝脓肿。由于氢核密度相差无几，所以在密度图像中没有明显的差别。但在 T_1 加权图像中，由于肝脓肿 T_1 很长，肝癌次之，正常肝较短，所以三者灰度等级有明显差别，即肝脓肿最暗，肝癌次之，正常肝较为明亮；而在 T_2 加权图像中，由于肝脓肿 T_2 最长，肝癌和正常肝的 T_2 值相近，所以肝脓肿在图像中变得相当明亮，肝癌和正常肝差别却很小。表 17-3 列出几种病变组织和正常组织不同的 T_1 和 T_2。所以在 MRI 中，选择合适的成像参数，获得不同 ρ 和 T_1、T_2 的加权图像，对为疾病的定位、定性诊断是非常重要的。

表 17-2　几种人体正常组织在 0.5T 情况下的 T_1 和 T_2 值范围

组织名称	T_1/ms	T_2/ms
脂肪	240 ± 20	60 ± 10
肌肉	400 ± 40	50 ± 20
肾	670 ± 60	80 ± 10
胰	398 ± 20	60 ± 40
肝	380 ± 20	40 ± 20
主动脉	860 ± 510	90 ± 50
骨髓	380 ± 50	70 ± 20
胆道	890 ± 140	80 ± 20
尿	2200 ± 610	370 ± 230

表 17-3　几种病变组织在 0.5T 情况下的 T_1 和 T_2 值范围

组织名称	T_1/ms	T_2/ms
肝癌	570 ± 190	40 ± 10
胰腺癌	840 ± 130	40 ± 10
肾上腺癌	570 ± 160	110 ± 40
肺癌	940 ± 460	20 ± 10
前列腺癌	610 ± 60	140 ± 90
膀胱癌	600 ± 280	140 ± 110
骨髓炎	770 ± 20	220 ± 40

17.3　磁共振成像原理

任何一种断层数字图像都有两个必须解决的问题，其一是从体素上测得成像参数，并用以控制对应像素的灰度；其二是获得层面内体素的空间位置，这包括层面及体素在层面上的位置。在 MRI 中前一问题主要是如何从 MR 信号中提取出成像参数，后一问题是体素的空间位置编码。

17.3.1　加权图像

核磁共振信号的强度是由一些基本物理量决定的，其中最重要的是质子密度 ρ、纵向弛豫时间 T_1 和横向弛豫时间 T_2，其数学表达式为

$$I \propto kM_0 f_1(T_1) f_2(T_2) \tag{17-14}$$

式中，k 为与电子线路有关的常量；M_0 为纵向磁化磁化强度，有关质子密度 ρ 的信息就包含在 M_0 内；f_1 和 f_2 为 T_1 和 T_2 的函数。

为了对这些基本参数进行测量，常采用脉冲序列对病人扫描。不同形式的脉冲序列将直接影响图像的对比度以及质子密度 ρ、纵向弛豫时间 T_1 和横向弛豫时间 T_2 等对信号的影响。例如通过改变脉冲序列重复时间 T_R 和接收信号时间 T_E 等扫描参数，可突出 T_1 对磁共振信号的影响，这样得到的图像就是 T_1 加权图像。

这里简单介绍**自旋回波**（SE）脉冲序列。自旋回波序列是由 90°和 180°脉冲组成的，其序列结构和用该序列得到的 MR 信号，如图 17-10 所示。

图中第一个 RF 脉冲为 90°脉冲，对样品起着激励作用，使其产生 M_{xy}。由于磁场总是存在一定的空间不均匀性，即自旋核所在处的磁场大小不一，这样自旋核磁矩旋进的速度不一样，造成自旋核磁矩相位比理论横向弛豫更快的分散，达到相位完全错乱的状态。其宏观效果是使 M_{xy} 很快衰减，在接收信号时刻 FID 信号已经消失。

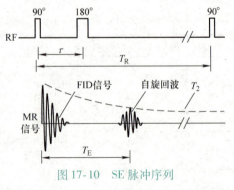

图 17-10　SE 脉冲序列

为消除磁场不均匀的影响,在90°脉冲后经过 τ 时间,再施加一个180°脉冲,如图17-11所示。180°脉冲使处于前面旋进速度快的核排到了后面,而后面的核排到前面。但旋进速度的大小和方向不变,故原来散开的核磁矩又重新聚集起来,于是 M_{xy} 由零开始增大,但达到最大后又散开,后又变为零。这段时间称为自旋-回波时间,用 T_E 表示,接收到的信号称为自旋回波信号。由于180°脉冲只是抵消了磁场不均匀的影响,反映样品特性的横向弛豫时间 T_2 不受影响,所以,每次回波信号幅值随时间变化且以 T_2 时间常数按指数规律衰减。在整个过程中,纵向磁化强度以 T_1 时间常数按指数规律恢复,直到下一个90°脉冲为止。两个相邻90°脉冲之间的时间间隔称为重复时间,用 T_R 表示。由磁共振理论,可以证明在自旋回波序列作用下,MR信号的幅度变化符合下列规律:

$$A = A_0 \rho (1 - e^{-T_R/T_1})(e^{-T_E/T_2}) \tag{17-15}$$

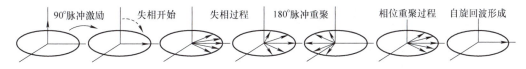

图17-11 自旋回波的形成机制

式中,A_0 为常数;ρ 为质子密度。下面分三种情况讨论:

(1)当 $T_R \gg T_1$、$T_E \ll T_2$ 时,式(17-15)可化简为

$$A = A_0 \rho$$

此时信号的幅度主要取决于质子的密度,用此信号获得的图像就称为质子密度加权图像。在实际操作中获得质子密度加权成像的典型数据为 $T_E \leq 30\text{ms}$,$T_R \geq 1500\text{ms}$。

(2)当 $T_R \leq T_1$、$T_E \ll T_2$ 时,式(17-15)可化简为

$$A = A_0 \rho (1 - e^{-T_R/T_1})$$

此时信号幅度主要由 T_1 和质子密度决定,由这种信号获得的图像反映了组织 T_1 的差异,称为 T_1 加权图像。若 T_R 取得越短,A 受 T_1 影响越大,则称 T_1 加权越重。实际操作中获得 T_1 加权图像的典型数据为 $T_R \leq 300\text{ms}$,$T_E \leq 30\text{ms}$。

(3)当 $T_R \gg T_1$、$T_E \geq T_2$ 时,式(17-15)可化简为

$$A = A_0 \rho (e^{-T_E/T_2})$$

此时信号幅度主要取决于组织的 T_2 和质子密度,用这样的信号所获得的图像就称为 T_2 加权图像。T_E 取得越长,信号幅度受 T_2 影响越大,则称 T_2 加权越重。实际上 T_E 不可能取得很长,否则信号减弱太大,降低信噪比,影响图像质量。在实际操作中获得 T_2 加权图像的典型数据为 $T_R \geq 1500\text{ms}$,$T_E \geq 60\text{ms}$。

使用自旋回波脉冲序列时用户适当选取 T_R 和 T_E,就可获得质子密度图像和 T_1 和 T_2 加权图像,或者获得不同 T_1、T_2 加权程度的图像,利用加权图像可以获得更丰富的信息,以提高诊断的准确度。

此外,常采用的序列还有梯度回波序列、多回波序列、平面回波序列等。

17.3.2 空间编码

从MR信号中提取出MRI的成像参数后,需要在对应的空间位置将成像参数表示出来,

那么如何获得获取 MR 信号源处的空间位置,也就是体素的空间位置编码。体素的空间位置编码是用磁场值来标定受检体共振核的空间位置,其理论基础是决定自旋角动量在磁场中旋进频率的拉莫尔公式 $\omega=\gamma B_0$。由拉莫尔公式可知,沿梯度场方向的位置不同,共振频率不同。如果人为在样品中建立一个由体素空间坐标 x、y、z 决定的磁场强度 $B(x,y,z)$,则此体素上发生的核磁共振频率 ν 就与 x、y、z 有对应的关系,也就是说可以用 ν 去表示体素的空间坐标。MRI 中体素的空间位置的标定是分步进行的,首先标定层面位置 z,而后标定体素在层面内的 x、y 坐标位置。位置标定时需提供加在主磁场 B_0 上的分别与 x、y、z 有线性关系的梯度磁场。

空间位置编码中首先进行的是层面的选择,即先标定层面位置 z。将成像物体置于沿 z 轴方向分布均匀的磁场 B_0 中,磁场方向即是 z 轴方向。然后在均匀磁场的基础上叠加一个同方向的线性梯度场 B_z,磁感应强度沿 z 轴由小到大均匀改变,如图 17-12 所示。根据拉莫尔公式,在不同的 z 位置上,将有不同的共振频率,也就是说可以用不同的共振频率来表示自旋核所在的层面。设计合适频率的射频脉冲,可使其中一层面的自旋核发生共振,而其他层面的自旋核因不满足拉莫尔公式而不发生共振。通过这种梯度磁场,就可以做到层面的选择。层面的选择也称为选片,所以 B_z 称为选片梯度场。

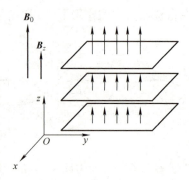

图 17-12 选片梯度场

通过合适的 RF 脉冲,可以在 z 方向选取出一层面,但仍需对这一层面上的 x、y 位置进行编码。在选片中同一层面上的所有自旋核的核磁矩于激励脉冲结束瞬间在旋进圆锥上都处于同一相位,如图 17-13 所示。此时若沿层面的 y 方向加一梯度磁场 B_y,由于不同 y 轴位置的自旋核所受磁场强度不同,其核磁矩的旋进频率将沿 y 方向递增,在一定时间后,各体素的磁化强度在旋进圆锥上所处位置不同,即它们的相位不等,如图 17-14 所示。图中不同的箭头即代表不同的相位,且相位与 y 成正比,即空间位置 y 用相位进行编码。

需要注意的是相位编码须在选片之后、接收信号之前实施。

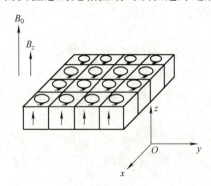

图 17-13 同一层面各体素具有相同相位

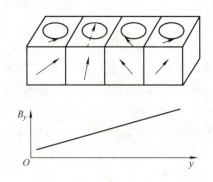

图 17-14 y 轴方向的相位编码

若沿 y 方向的梯度磁场撤销后,转而沿 x 方向加一强度为 B_x 的线性梯度磁场。在刚加上 B_x 梯度场时,各自旋核受 B_y 梯度场编码而产生的相位差,将保留下来,现在,在 B_x 磁场作用下，不同 x 位置的自旋核核磁矩的旋进频率随 x 作线性增加，于是 x 方向的空间位置可用频率进行编码（见图17-15）。

17.3.3 图像重建

首先在扫描过程中，通过 z 轴方向的层面选择梯度磁场和 RF 脉冲频率的选择，将扫描层面确定在感兴趣的区域上。再通过 y 方向的相位编码梯度磁场和最终读出回波信号时施加的 x 方向频率编码

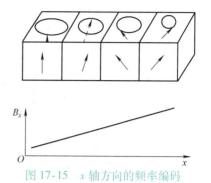

图 17-15　x 轴方向的频率编码

梯度磁场，这样得到的选片层面内各体素的 MR 信号包含了不同相位和频率。在图像重建时，则利用该信号所携带的相位编码和频率编码的特征，将层面内各体素的 MR 信号的谐波成分彼此分离，这个过程称为解码。解码工作由计算机来完成，通常采用二维傅里叶逆变换对采集后存储于 k 空间内的 MR 信号进行处理，将谐波成分分离，从而得到具有不同相位和频率特征（代表体素的空间位置）的信号，最后根据各体素与层面选择编码的对应关系，将体素信号按空间位置顺序依次显示在荧光屏上。这样就获得了断层的 MR 信号的图像，完成了图像重建工作。

17.4　磁共振成像设备

磁共振成像设备又称为 MRI 扫描仪，临床 MRI 系统可分为可以扫描人体全身的全身系统和扫描局部人体的专用系统。全身系统按磁场强度高低又可分为如下三种：①低场系统：磁场范围从 0.02T 到 0.35T，以永磁系统为主，另有少量的电磁系统；②中场系统：主要是磁场强度为 0.5T 和 1.0T 两种，是超导系统，以 0.5T 系统为主；③高场系统：主要以 1.5T 和 2.0T 两种超导系统，以 1.5T 系统为主。专用系统按用途可分以下两种：①专科诊断系统：如乳腺机、四肢机、头机等，乳腺机的磁体和 0.5T 超导全身系统几乎相同，只是磁体比较短，四肢机的磁体比较小，着重扫描四肢关节；②手术介入系统：主要用于监视开颅手术，识别和区分肿瘤和正常组织，磁场强度从 0.15T 到 0.7T 不等。

磁共振成像技术发展很快，成像系统也各不相同，但主要都包括三个组成部分：磁体系统、谱仪系统和计算机图像重建系统，图 17-16 给出了 MRI 扫描仪的方框图。

17.4.1　磁体系统

磁体系统是 MRI 系统的关键部分，它主要由主磁体、梯度线圈组成，它提供主磁场 $\boldsymbol{B}_0$、空间编码梯度磁场。

主磁场 $\boldsymbol{B}_0$ 决定了拉莫尔频率，它是由主磁体产生的，成像中对主磁体的指标、工艺都有很高的要求。对整体成像其腔空直径在 1m 左右，磁感应强度一般为 0.15～3T，腔空成像范围内磁场的均匀对要求要在 $10^{-6} \sim 10^{-5}$，即要求在成像体积范围内达到几个 ppm，稳定度为 10^{-5}/h。目前有三种类型的主磁体：①电磁体：载流导线周围存在磁场，其场强与导体中的电流强度、导线的形状和周围磁介质的性质有关，利用这一原理用线圈绕成的空芯电磁体的磁感应强度可达到 0.2T，均匀度可满足 MRI 的基本要求，但耗电耗水量大；②永磁

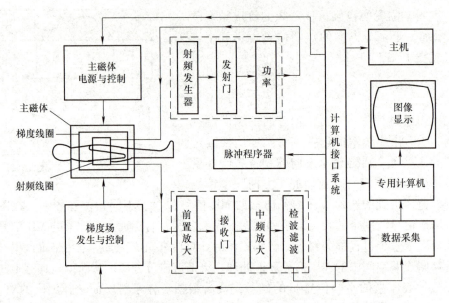

图 17-16 MRI 扫描仪结构方框图

体:磁感应强度可达 0.3T,在磁体极面严格加工要求的情况下,其均匀度可以满足要求,且使用这种磁体没有昂贵和复杂的附加设备,操作维护比较简单、方便;③超导磁体:磁场有 0.5T、1.0T、1.5T、2.0T、3.0T 等,有很高的场强、均匀度和稳定性,图像的信噪比较高,许多需要高场强和高梯度磁场性能的复杂序列和快速成像脉冲序列,只有在超导高场强的机型上才能完成。所以,代表最新成像功能和代表最新 MRI 技术发展方向的新产品都是超导磁体。但其造价较高,维护比较复杂。

梯度线圈用来产生梯度磁场,以实现磁共振信号的空间编码。梯度线圈有三组线圈,产生 x、y 和 z 三个方向的线性梯度磁场,这三个方向的线性梯度磁场叠加起来,可以形成任意方向的线性梯度磁场。梯度磁场的性能是 MRI 系统的重要指标之一,好的梯度场要求具备一定的强度、良好的线性度,并且要求有较快的梯度场切换率,即梯度上升的时间较短。

MRI 系统为了建立强大的磁场环境,一般在中心设计圆桶状的磁体腔,供患者静卧,磁体腔四周是密封的,以便磁体腔四周线圈形成环状结构,增加主磁场强度。超导 MRI 磁体是一个圆柱形结构,长度在 2m 以内,其横截面结构如图 17-17 所示。其主要部件是产生主磁场 B_0 的超导主线圈,其次是保证 B_0 均匀度的超导匀场线圈组以及自屏蔽线圈。这些超导线圈都装在液氦杜瓦瓶内,浸泡在 4.2K 液氦中以保持其超导性。液氦杜瓦瓶是一个有圆柱形室温孔(直径一般为 80~100cm)的结构,在室温孔中有一个柱形匀场骨架,骨架的材料是抗磁性的,有三个梯度线圈分别绕在三个柱形骨架上。在梯度线圈之内,有一个带射频屏蔽的通用射频脉冲体线圈,上述部件都封在塑料壳内,最后留直径为 50cm 的净孔为病人及床的进出口。一般在中心 0.5m 直径球体积是成像区域,其内磁场均匀度达几个 ppm。磁孔内材料尽可能采用如钢化玻璃、碳素纤维、陶瓷、塑料等抗磁性材料,以保证主磁场 B_0 的均匀性不被破坏。为了避免涡流,磁孔内尽量不用金属材料,因此病人床通常不是金属制造,螺钉尽量不用金属。

近几年来许多厂家出于介入诊断、介入治疗和增加病人的舒适感等的需要,推出了一种

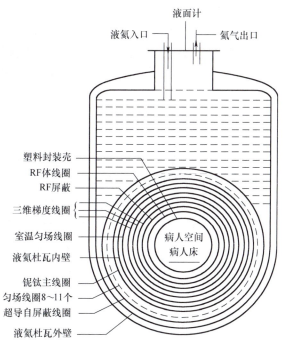

图 17-17　MRI 超导磁体系统的装配机构示意图

叫开放式的 MRI 系统，其主要是对主磁场、梯度磁场和扫描床架等的布局做了改变，磁体腔不再是圆柱形的，而是四周均有开口，病人在受检时的空间环境较好，不易产生幽闭恐惧症，留出的开口也是进行 MRI 介入操作的医生接近病灶区域的最佳位置，其功能与封闭式 MRI 系统一样，所以，目前开放式的 MRI 系统受到医患双方的欢迎。但这一系统磁场的磁感应强度都不会超过 0.3T，不具备在磁体获得波谱的功能。

17.4.2　谱仪系统

MRI 系统的另一个重要组成部分是谱仪系统，它主要由梯度场的发生与控制、射频发射以及 MR 信号的接收等部分组成。

射频发射部分包括频率合成器、正交调制器、射频功率放大器、射频开关以及射频发射线圈等。其作用是提供短而强的射频磁场，以脉冲形式施加到成像物体上，使其质子发生磁共振现象。具体说频率合成器是一个高度稳定频率可调的标准信号源，可提供激发某一层面的中心频率为 ω_0 的射频信号，调制器可输出对应一定层厚的，一定带宽的射频信号（$\omega_0 \pm \Delta\omega$），射频信号的中心频率 ω_0 和带宽 $\Delta\omega$ 满足要求后，匹配耦合馈入射频发射线圈，产生射频脉冲。

MR 信号的接收部分包括射频接收线圈、射频低噪声前置放大器、衰减器、射频放大器、正交相敏检波器、低通滤波器、音频放大器和模数转换器等。这一部分的作用是接收 MR 信号并数字化。具体说就是在射频脉冲激励下，翻转到横向的磁化强度在射频接收线圈中感应出 MR 信号调制的射频信号（载频为 ω_0），该信号载有空间编码信息，经射频低噪声前置放大器和一个衰减器调整动态范围后，分两路在相敏检波器中经正交解调，抑制掉载频

ω_0,即减去 ω_0 后得到音频 MR 信号,之后经低频放大器放大后在模数转换器中进行模数转换,于是就得到数字化的 MR 信号。

射频发射线圈和接收线圈可以是同一个线圈,也可以是两个相互垂直的线圈,常把它们称为探头。不论使用两个射频线圈分别发射和接收,还是一个射频线圈兼做发射和接收,均通过射频开关来转换工作状态。

17.4.3 计算机图像重建系统

这一部分的主要作用是用来进行图像处理,给出激发层面的组织分布图像。其硬件部分由控制台计算机、主计算机、射频脉冲和梯度脉冲控制器、图像显示与储存等组成。软件系统大体分为三类:①系统控制软件,其功能是控制整机各硬件部分正常运行;②巡回检测、故障诊断软件,负责报告异常情况;③成像协议软件,包括各种脉冲序列。计算机主要用于进行离散傅里叶变换,相位校正和产生图像,利用显示器显示得到的图像,可以利用控制台调节图像的清晰度。将控制梯度场、射频脉冲和某些设备的运行任务交给计算机,计算机以合适的时间形式控制操作。

17.5 磁共振成像在医学中的应用

17.5.1 磁共振成像在疾病诊断中的应用

MRI 技术的突出优势是能提供和 X-CT 相媲美的解剖学图像,同时还能提供与生化、病理有关的信息。如今这项技术可提供质子密度 ρ、纵向弛豫时间 T_1、横向弛豫时间 T_2 和组织流动等四个参数的图像。可分别成像,也可将其中两者加权成像。ρ 的成像主要提供观测层面组织脏器的形态和位置;T_1、T_2 因含有丰富的生化代谢信息,通过与 ρ 结合成像,可得到形态学图像和体内组织细胞代谢的生化蓝图,监测诸如炎症、良性和恶性病变的性质;组织流动参数的成像,可反映体内血流状况,对循环系统疾病诊断有特殊意义。这项技术具有许多独到之处,如脊柱成像能得到其他成像技术不能接近和难以接近的图像。而心电图门控心脏 MRI 是用 MRI 技术来获得心动周期任意相位的心脏图像,它是基于心脏搏动和瓣膜振动的规律性,用心电图的 R 波触发典型的反转恢复序列,可以清晰显示整个心脏搏动过程任意时刻的心内结构,既能反映心脏功能的形态变化,还能提供心肌代谢的信息,是一种比较理想的心脏成像技术。与超声、X-CT 检查相比,MRI 技术在中枢神经系统、骨关节系统及大部分实质性脏器的成像上有其绝对的优势,在心血管系统、盆腔脏器的检查中也取得了突破。特别是功能性磁共振成像的应用,使临床疾病的诊断从单纯的形态学诊断,发展到形态学和功能诊断相结合。而且随着磁共振磁体等硬件的发展,多功能、多用途的磁共振设备使医学影像学科逐步向诊断结合治疗的跨学科领域发展。

在脑卒中检查中,MRI 检查在检出时间和准确度方面表现出独特的优势。通常情况下,CT 对急性缺血性脑卒中的敏感性较低,对脑卒中的检查一般在 24h 后才有阳性表现。与 CT 相比,MRI 敏感性更高,准确率更高,常规在 12h 后表现出来。采用功能性磁共振技术,如弥散成像和灌注成像检查,可在病变发生后 2~4h 内做出诊断,部分动物试验的最快的检出时间是45min，这为临床采取溶栓治疗提供了极重要的依据。

神经外科的发展、微创手术的推广、计算机导航术后系统的应用、脑内细胞刀治疗帕金森氏病和癫痫病灶、伽马刀治疗脑内小病变等各种新的手段，常规的影像学诊断是远远不能满足临床需要。功能性MRI成像结合常规图像，可以详细地分辨病变与脑内重要的功能区的关系、病变与神经纤维走形的关系，使临床在处理病变的同时，尽可能避开功能区及神经纤维，从而提高病人在治疗后的生活质量。

在心血管方面，超声检查一直是最主要的方法。传统的成像技术提供的信息只能提示心脏的形态改变，而不能对心功能状态进行评估。新的MRI扫描技术对于怀疑或已知缺血性心脏病人进行全面心脏检查，包括心肌的灌注成像检查、静息或应激状态下整体或局部心肌功能状态的评估以及心肌存活力的评估。再结合其他的检查，包括超声心动、血管造影和核医学等，能够准确地评估心脏功能状态，已日渐成为主要心脏影像诊断方式。

在产前胎儿先天性发育异常检查方面，目前主要通过超声进行诊断，具有安全性高、无辐射、价格低、快速、便捷的优点，通过设立的多项评估胎儿生长和胎儿循环参数的指标来诊断胎儿各系统的畸形，但在临床应用中发现其诊断的准确率相对较低，无法对所有部位和类型的胎儿先天性发育异常进行诊断和鉴别诊断。胎儿MRI技术是近年来发展的新技术并被逐步应用于胎儿结构异常的检测中，其视野宽阔，在软组织比较中具有高分辨率，而且不容易受母体情况和羊水量多少的影响，是对超声影响检测方法的重要补充，有时可以为临床提供超声以外的产前诊断信息。

在肿瘤检查方面，由于MRI具有良好的软组织分辨率和多层面成像的优势，利用MRI可以显示出病灶的形态、位置、肿瘤坏死程度等重要信息，这些信息对临床医师制定放化疗方案有着很大的帮助。以颅内原发性中枢神经系统淋巴瘤为例，它是脑肿瘤中比较罕见的类型，病情进展快，恶化之后患者的生存期很短，因而临床医师需尽快对患者进行正确的诊断。通过MRI检查，临床医师可以知道肿瘤的位置，进而判断是否可以实施手术治疗，若位置较深则放弃手术治疗，采用放疗、化疗方案；弥散加权成像检测对少量出血的情况比较敏感，通过弥散加权成像临床医师可检出病灶内的出血情况；肿瘤坏死程度不同则磁共振成像也不相同，临床医师可通过这一点来判断肿瘤坏死程度，若其T2WI序列上的信号为等信号或低信号，则表示肿瘤无坏死或坏死程度较轻；若其T2WI序列上的信号为高信号，则表示肿瘤中、高度坏死。

在骨科检查方面，MRI检查仍然发挥重要作用。骨关节在日常生活中应用相对较多，其需要承受更多的负重，并且有着相对复杂的屈曲性关节，这对机体的运动有着非常关键的作用。由于骨关节具有非常复杂的生理结构，一旦受到外界的暴力作用，极易引起各种类型的损伤。而关节软骨主要覆盖于关节表面，由软骨细胞以及基质等共同构成，具有良好的弹性，能够承受较大的外力作用，起到缓冲的效果，进而对关节发挥保护作用。关节软骨对于维持骨关节的正常运转处于不可或缺的地位，但是在受到外力作用时，其容易出现不同程度损伤，且这些症状在早期并不显著。但是随着病情的不断恶化，等到病情发展到晚期以后会导致患者发生水肿、裂隙等情况，对患者的日常生活造成了非常不利的影响。以往，临床通过CT、X射线等检查方法对膝关节损伤的程度进行检查，由于CT只能判定膝关节损伤的类型，而 X 射线只对明显骨折的判定较高，同时两种检查方法具有局限性，例如分辨率低下、无法多方位成像，在诊断膝关节损伤、不完全性骨折方面的效果较差，无法给予临床准确治疗的参考依据。磁共振成像技术的应用，在膝关节软组织损伤的诊断中效果突出，能够更加准确地判断出骨髓变化情况，在早期观察到骨髓中的水肿等情况，精确判断出病变位置、程度以及范围，该种检查方法可以将 X 射线未能检查出的不完全性骨折清晰地显示，由于具有分辨率高的特点，仅通过一次检查，就能解决 X 射线以及 CT 无法检查出的图像，具有判定准确的优势。

17.5.2 磁共振成像的现状与发展趋势

目前 MRI 技术正集中在对肺和脑功能成像的研究。其中肺脏的 MRI 一直是个盲区，而肺部的疾病是人类的一种常见病。为解决这个问题，研究人员提出参照核医学的方法，从外界引入一个信息载体——激光预极化惰性气体^{129}Xe，采用大功率阵列式激光二极管可连续产生的惰性气体浓度，在磁场中形成足够大的纵向磁化强度用于肺部成像。而惰性气体的 MRI 在磁共振领域里属气体成像，解决了肺部的 MRI 问题，能弥补 MRI 的缺陷，提高 MRI 的竞争能力，进一步完善和扩大 MRI 的应用范围。这项研究已取得质量相当不错的人体肺部图像，但尚无法和 X-CT 相比，所以人们预测它在 20 世纪初仍然是医学影像技术的研究热点。

MR 显微技术更是诱人的研究方向，目前其分辨率已达 $6\mu m$，已能实现单细胞的 MRI，可直接观察活细胞中细胞核的变化。化学位移的 MRI 能提供更精细的组织结构和生化代谢信息。活体定域组织谱分析的 MRI 技术已进入临床，但要从波谱中得到诊断信息，需要有一个临床实践过程。目前 MRI 的分辨率已达到 $1.0mm$ 左右，配有各种表面线圈其空间分辨率已达到先进的 X-CT 水平。由于这种成像技术所使用的稳定磁场、梯度磁场和射频场都是非电离性的，因而不存在对人体造成伤害。缺点是成像时间比较长，对装有心脏起搏器、人工关节、假牙等患者不宜做这种检查。

近年来，随着计算机科学的发展，人工智能逐渐和各领域的发展相融合，如农业、通信、医疗、社会治安、服务业、金融行业以及大数据运用等。在医学方面，人工智能在医学影响方面的应用逐渐成为医疗领域的重要研究方向，其研究领域主要包括两个方面：一是对成像过程的增强，包括对图像信号采集后的图像重建、滤波、超分辨和图像去噪等过程，其目的是为了使图像采集时间更短、成像质量更好；二是图像采集结束之后的诊断鉴别，利用人工智能对于影像数据进行定量的挖掘，快速准确地分析医学影像，帮助医生进行诊断。通过对大量数据的分析和学习，人工智能可以帮助医生快速发现异常区域，辅助诊断疾病，从而大大降低了医生重复性的劳动，减少误诊的发生，提高了诊断效率与准确性；人工智能可以进一步预测疾病发展的趋势，提供更加个性化的治疗方案，为个性化的精准医疗创造条件。

习 题 17

17-1 解释下列名词：核磁矩、旋进、宏观磁矩、拉莫尔频率、旋磁比、自由感应衰减信号、磁共振。

17-2 说明纵向弛豫与横向弛豫和 T_1 与 T_2 的物理概念。

17-3 什么叫选片、相位编码和频率编码？

17-4 什么叫 T_1 和 T_2 加权图像？

17-5 MRI 系统主要有哪几部分组成？并说明各部分的作用。

17-6 设在 MRI 系统中主磁场和梯度场之和的磁感应强度是在 1.500~1.501T 范围内，试估算氢核成像应施加的射频脉冲所包含的频谱范围。 【63.870~63.913MHz】

参 考 文 献

[1] 胡新珉. 医学物理学 [M]. 5版. 北京：人民卫生出版社，2001.
[2] 唐伟跃. 医用物理学 [M]. 2版. 北京：高等教育出版社，2015.
[3] 梁路光，赵大源. 医用物理学 [M]. 北京：高等教育出版社，2004.
[4] 李宾中. 医学物理学 [M]. 北京：科学出版社，2010.
[5] 洪洋，鲍修增. 医用物理学 [M]. 北京：高等教育出版社，2004.
[6] 胡纪湘. 医用物理学 [M]. 4版. 北京：人民卫生出版社，1995.
[7] 喀蔚波. 医用物理学 [M]. 2版. 北京：高等教育出版社，2008.
[8] 邝华俊. 医用物理学 [M]. 3版. 北京：人民卫生出版社，1978.
[9] 刘普和. 医学物理学 [M]. 北京：人民卫生出版社，1989.
[10] 卢希庭. 原子核物理 [M]. 北京：原子能出版社，1981.
[11] 孟燕军，秦瑞平. 医学物理学 [M]. 北京：科学出版社，2016.
[12] 王磊，冀敏. 医学物理学 [M]. 9版. 北京：人民卫生出版社，2018.
[13] 熊兴良，陈龙聪. 医学物理学 [M]. 北京：科学出版社，2023.
[14] 缪毅强，黄昕. 医用物理学 [M]. 上海：上海交通大学出版社，2022.